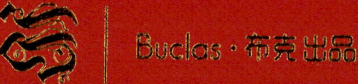

《全球眼科史集》系列丛书中文版

The History of Strabismology
斜视学历史

[英]GK 冯·诺登（Gunter K. von Noorden） 著

付晶 主译
刘佩佩 刘祥祥 副主译
王宁利 孙兴怀 主审

天津出版传媒集团
天津科学技术出版社

Buclas·布克

图书在版编目（CIP）数据

斜视学历史 /（英）GK 冯·诺登著；付晶主译.
天津：天津科学技术出版社，2024. 12. -- ISBN 978-7-5742-2641-8

Ⅰ. R777.4-09

中国国家版本馆CIP数据核字第2025GP7541号

斜视学历史
XIESHIXUE LISHI

策划编辑：冀云燕　　韦　奥
责任编辑：冀云燕　　韦　奥　　张　跃
责任印制：刘　彤

出　　版：	天津出版传媒集团 天津科学技术出版社
地　　址：	天津市西康路35号
邮　　编：	300051
电　　话：	(022)23332399
网　　址：	www.tikjcbs.com.cn
发　　行：	新华书店经销
印　　厂：	北京九州迅驰传媒文化有限公司

开本 889×1194　1/16　印张 21.25　字数 350 000
2024年12月第1版第1次印刷
定价：568.00元

《13岁时的自画像》阿尔布雷希特·丢勒 1484年
银铅笔、粉纸 27.5×19.6cm

阿尔布雷希特·丢勒（Albrecht Dürer，1471年—1528年），生于纽伦堡，德国画家、版画家及木版画设计家。
他的13幅自画像中有4幅也显示了外斜视。这是丢勒13岁时为自己画的《自画像》。

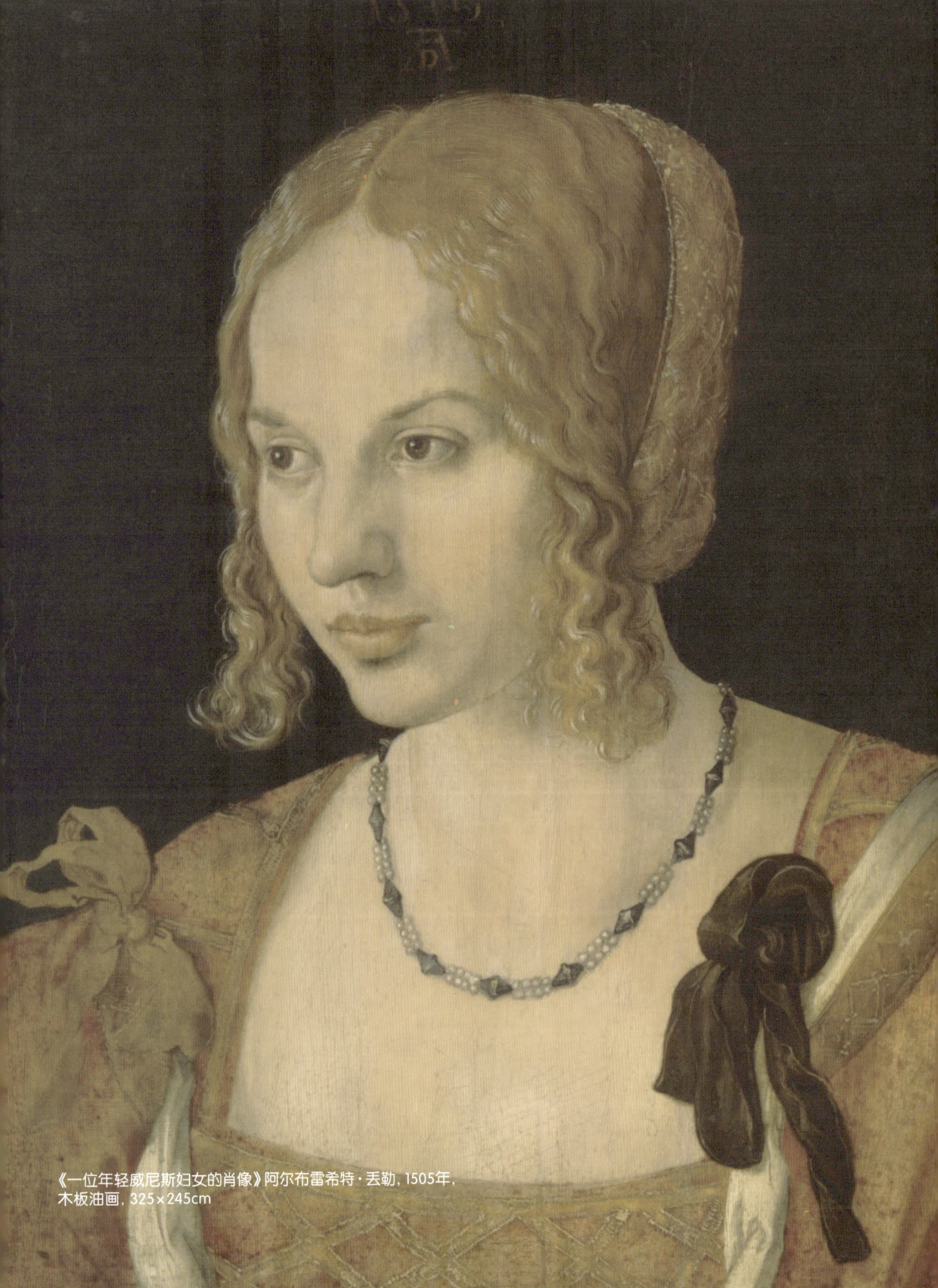

《一位年轻威尼斯妇女的肖像》阿尔布雷希特·丢勒,1505年,木板油画,325×245cm

The History of Strabismology
斜视学历史

"经验丰富的人读书用两只眼睛，一只眼睛看到纸面上的话，另一眼睛看到纸的背面。"

——约翰·沃尔夫冈·冯·歌德

主译介绍

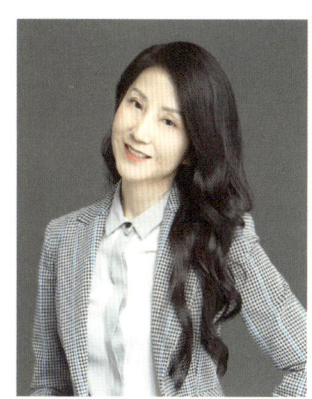

付晶
Jing Fu

首都医科大学附属北京同仁医院斜视与小儿眼科主任，主任医师，教授，博士研究生导师。眼科学博士，公共卫生事业硕士，美国霍普金斯大学医学院博士后，美国哈佛大学医学院访问学者。

现任中华医学会眼科分会青年委员、中华医学会神经眼科学组委员、中国医师协会眼科医师分会儿童眼健康专业委员会副主任委员、中国医药教育协会第二届眼科专业委员会候任主任委员、秘书长等。

长期从事斜视与小儿眼科临床工作与科研，擅长疑难、复杂的斜视、弱视等儿童眼病视觉康复，近视防控，视光相关功能性眼病及神经眼科传出性疾病的诊治。作为北京市高层次公共卫生技术人才建设项目培养计划学科带头人、北京市卫生系统高层次卫生技术人才学科骨干，她主持过包括国家自然科学基金面上项目、首都卫生发展科研专项重点攻关等项目在内的国家级、省部级、局级课题十余项。以第一和通信作者发表文章100余篇，其中SCI收录30余篇。作为主编（译）、副主编（译）及参编、参译专业书籍十余部。

代表性研究包括间歇性外斜视发病机制和联合防控诊疗研究、急性共同性内斜视发病特征和发病机制研究等。她主持开展了规模达2000余人的拉萨儿童眼病流行病学6年队列随访研究，填补了国内空白。在 Investigative Ophthalmology & Visual Science (IOVS)、EYE 等眼科学国际顶级期刊上发表多篇论文。

任《中国斜视与小儿眼科杂志》副主编，《中华眼视光杂志》《眼科》《中华眼科医学杂志（电子版）》编委，BMC Medicine、European Journal of Ophthalmology、BMJ case reports 等杂志的特邀审稿人。

译者(按拼音排序)

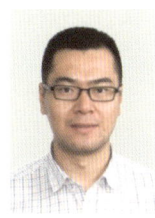

陈伟伟

北京同仁医院主治医师,眼科学博士后,中国医学装备协会眼科专业委员会秘书,中国医师协会循证医学专业委员会委员。专业特长:斜视与小儿眼科、青光眼。主持国家自然科学基金青年项目1项,北京市首发专项青年优才项目1项,中国博士后科学基金面上项目1项,北京市博士后科研工作经费1项。入选北京市"青苗计划"。以第一作者发表论著14篇,其中SCI论文7篇,参与编写眼科学著作4部。获2018年"北京市科技进步奖"二等奖(第4完成人),2016年"北京市医学科技奖"一等奖(第3完成人),2014年"国家科技进步奖"二等奖(第7完成人),2013年"中华医学科技奖"一等奖(第13完成人)。

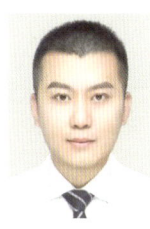

崔建涛

首都医科大学附属北京同仁医院眼科,眼科学博士,博士毕业于中国医学科学院北京协和医学院。主要从事斜视与小儿眼科临床工作,擅长儿童斜弱视的诊治及儿童与青少年近视防控,在国际期刊发表多篇学术论文。在儿童弱视治疗、青少年近视个性化防控方面有丰富的临床经验。

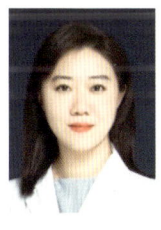

郝洁

首都医科大学附属北京同仁医院,主治医师、于首都医科大学取得眼科学博士学位,于瑞士巴塞尔大学取得博士后学位。目前从事斜视与小儿眼科临床工作,科研方向为斜弱视、神经眼科。主持国家自然科学基金青年项目1项,入选北京市医管局"青苗计划"人才项目,以第一作者发表SCI文章十余篇;参编著作4部,翻译著作3部。中国生物医学工程学会医学人工智能分会青年委员;中国医学装备协会眼科专业委员会委员。

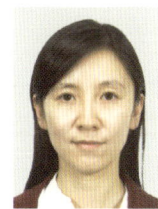

洪洁

眼科学博士,副主任医师,在同仁医院眼科工作十余年,接受了全面、规范化的眼科培训。目前致力于斜视、弱视、眼视光等儿童及成人眼病的临床诊治;关注斜视、弱视儿童视觉发育及视觉功能重建。以第一作者发表SCI及核心期刊学术论文十余篇,主持及参与国家级、省部级及局级课题研究多项,北京医师协会眼科专科医师分会斜视与小儿眼病分委会委员,中国医疗保健国际交流促进会视觉健康分会委员,中国女医师协会健康管理专业委员会委员。

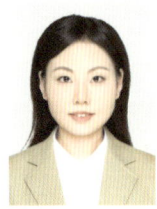

刘佩佩

首都医科大学附属北京同仁医院斜视与小儿眼科专业、主治医师、医学博士。从事眼科工作十余年，具有深厚的理论基础和丰富的临床实践经验。目前致力于斜视、弱视、屈光不正、近视防控等眼科疾病的诊断与治疗，并持续关注该领域的最新研究进展。主持及参与国家级、省部级及局级课题研究多项，涉及基础与临床研究，参编多部眼科学专著及科普书籍，以第一作者发表SCI及核心期刊学术论文、科普文章多篇。积极投身于大众科普及眼科公益活动，向公众传递眼科健康知识。

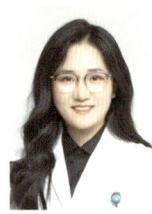

刘祥祥

首都医科大学附属北京同仁医院斜视与小儿眼科主治医师，眼科学博士。美国Bascom Palmer眼科研究所访问学者，北京眼科学会会员。主持国家自然科学基金1项，院内人才资助项目2项，参与多项国家、省部级课题研究；发表SCI论文20余篇，参编、参译眼科学专著6部，任Brain-X杂志青年编委，任Eye and vison, Acta Ophthalmologica, Clinical Ophthalmology, Eye and Brain等10余部SCI杂志审稿人。

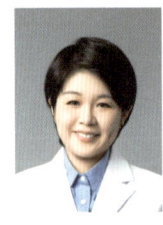

孟昭君

北京同仁医院斜视与小儿眼科，副主任医师、讲师，眼科学博士。2013年毕业于北京大学医学部。主要擅长儿童及成人斜视的手术及肉毒素治疗、儿童屈光不正、弱视的诊断和治疗，儿童近视防控指导等。担任北京围手术期医学研究会眼科专委会青年委员、北京眼科学会会员。参与多项国家级、省部级课题研究并发表国内外期刊论著数十篇。获"北京同仁医院临床医疗技术骨干及优秀教师"等荣誉称号。多次参与公益扶贫及科普推广工作。

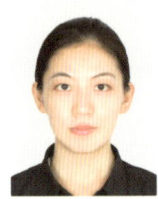

邱媛

首都医科大学附属北京同仁医院斜视与小儿眼科主治医师，医学博士，毕业于北京大学医学部。接受了全面、规范化的眼科培训，熟练掌握各类眼科疾病的处理。目前致力斜视、弱视、眼视光、眼睑痉挛等儿童及成人眼病的临床诊治。参与多项国家级及省部级课题研究，入选北京同仁医院"青年后备人才"计划。北京眼科学会会员。以第一作者发表多篇核心期刊文章及SCI论著。

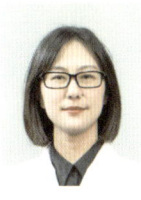

孙芸芸

博士,北京同仁医院斜视与小儿眼科,主治医师、助理研究员。长期从事斜视、弱视、近视等儿童眼病的临床诊治及科学研究。当选"中国眼视光英才培育计划明日之星""北京同仁医院青年拔尖人才""北京同仁医院青年临床医疗技术骨干"等,主持国家级、局级等课题多项,发表科学论文40余篇,担任多个SCI杂志审稿人。

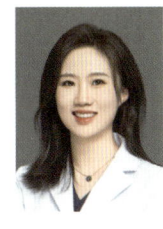

许晖

眼科学博士,2021年毕业于北京大学医学部,在临床及基础研究方面积累了丰富的经验。擅长斜视、儿童屈光不正、弱视的诊断和治疗,儿童眼底病诊治及儿童近视防控指导等。主要从事斜弱视相关的临床科研工作,参与多项科研课题,发表 SCI 科研论著十余篇,任北京眼科学会会员,获"北京同仁医院青年后备人才"称号等。

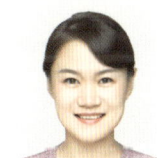

赵博文

首都医科大学附属北京同仁医院斜视与小儿眼科。眼科学博士,曾在美国伊利诺伊视光学院进修斜弱视及角膜接触镜专业。任中国人口促进会眼科专业委员会委员,北京中西医结合学会眼科分会青年委员,北京慢性病防治与健康教育研究会眼科专业委员会委员,《中国中医眼科杂志》青年编委等。主持局级课题1项,院内骨干课题1项,人才资助项目2项,参与多项省部级课题研究。以第一作者发表论文11篇,其中4篇被SCI收录。作为主要参与人拥有专利授权1项。

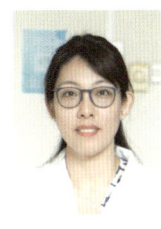

赵国宏

医学博士,主要进行斜视与小儿眼科及眼睑痉挛相关研究,主持国家级课题1项,参与多项国家级及省部级课题研究。发表多篇小儿眼科SCI文章。擅长斜视与小儿眼科等疾病的手术和非手术治疗。

译者合影

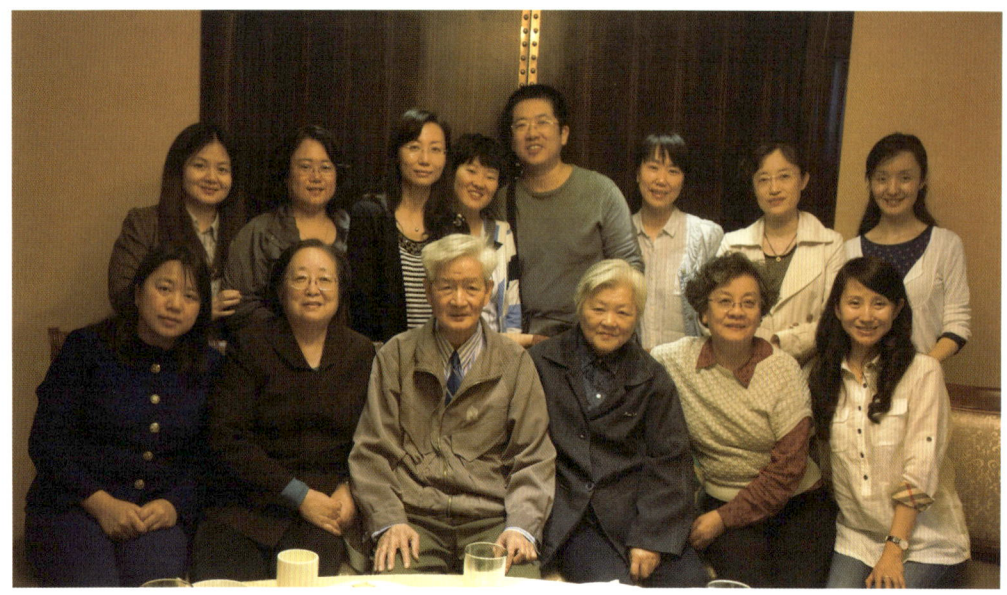

前排左起：焦永红、卢炜、张方华、孔令媛、吴晓、付晶
后排左起：孙省利、王京辉、孙阿莉、董芳、刘刚、成娟娟、艾立坤、傅涛

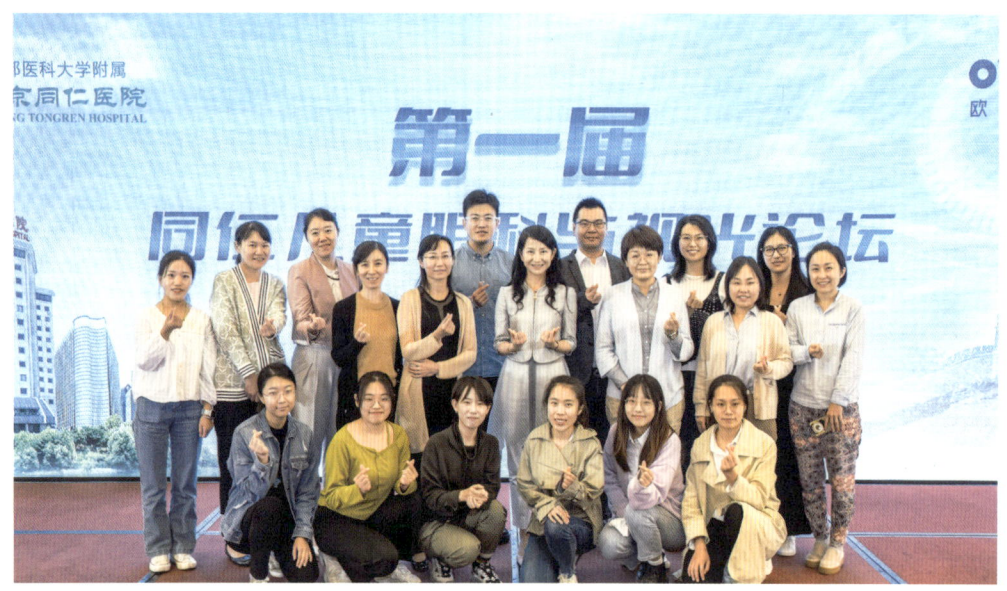

前排左起：王美旭、李慧馨、姚瑶、戴薇、陈嘉煜、张琼月
后排左起：姜美霞、赵博文、郝洁、洪洁、孙阿莉、李慧健、付晶、陈伟伟、孟昭君、马丹丹、刘佩佩、孙芸芸、王怡

科室介绍

1964年5月，我国著名眼科学家，中国斜视弱视专业的开拓者——张方华教授建立了北京同仁医院眼肌专业（今斜视与小儿眼科）。1984年，他担任刘家琦教授等建立的中国斜视专业组（今斜视与小儿眼科学组）副组长，为我国斜弱视及小儿眼科学科的建设发展做出了卓越的贡献。作为杰出的老一辈眼科大家，张方华教授生前所获荣誉无数。自创建、主持同仁医院斜弱视、眼肌专业以来，带领科室成员勤敏善察，笔耕不辍，在国内最早报告了多例罕见病及少见病，在国内率先开展多项检查和治疗，在1966年首先对先天性眼球震颤实施了手术，并探索了下斜肌转位术、上斜肌转位术、单眼四条肌肉手术矫正大角度外斜视，正常青年人隐斜及融合力的测定，A型肉毒素治疗眼睑面肌痉挛及斜视，4°三棱镜试验在诊断微小度数斜视中的应用等，许多手术方式沿用至今，被同道后学奉为经典。

科室注重人才培养和团队建设，培养了孔令媛教授、吴晓教授、卢炜教授、王昆明教授等一大批优秀的人才。20世纪90年代至2000年，在吴晓教授、卢炜教授的带领下，专业组在国内首先进行A型肉毒素治疗眼睑、面肌痉挛及斜视的临床研究工作，对A型肉毒素在眼外肌中注射的作用，在麻痹性斜视的治疗中应用的效果及方法进行了深入的研究，并深入探讨了眼外肌病的发病机理及其诊断治疗中的影像学的应用。研究眼肌手术术式创新，如改良直肌线状折叠术、内直肌眶缘固定术等，并对斜视、弱视治疗前后双眼视觉的临床研究。在观察斜视双眼视觉的过程中发现了间歇性外斜视交叉视差和非交叉视差的损害规律。观察到后像试验检查方法是中枢融合检测方法，对其是异常视网膜对应的检测方法提出挑战。焦永红主任在国内较领先地将现代影像学技术用于眼球运动神经的近全程显示，为一些先天性脑神经支配异常性斜视提供了诊断依据；并研究眼球运动异常的多模态磁共振诊断，拓展现代影像技术在眼球运动异常相关眼部和中枢神经系统疾病诊断中的实用性；探讨了先天性神经源性、肌源性所致特殊类型斜视致病基因的鉴定及神经分子机制研究等。

自2013年付晶教授担任专科主任以来，为科室的可持续发展注入了新的活力。在继承和延续前辈们优秀学术成果的基础上，进一步对于A型肉毒素的眼科临床应用、复杂斜视矫正、斜视的功能影像学研究、儿童眼病流行病学研究等方面进行了深入研究，其开创性工作和显著成就得到了国家和行业的广泛认可。主要临床结合科研的创新和进展包括：①间歇性外斜视发病机制和联合防控诊疗研究。确立了儿童近视—间歇性外斜视共现性疾病互为促进的科学证据，探索间歇性外斜视发生的中枢机制，并建立多因素预测数学模型。②眼外肌内A型肉毒素注射治疗共同性斜视的临床研究。开展了一系列临床和基础研究，明确了部分发病危险因素，为眼外肌内A型肉毒素注射治疗儿童共同性斜视提供了循证医学证据，明确了急性共同性内斜视发病的部分危险因素，并对需临床干预的患者进行科学的治疗探索。③视感知觉技术在斜弱视疾病中的研究。通过将视感知觉检查训练系统引入部分弱视患儿及间歇性外斜视患者的治疗中，有效预测共同性外斜视患者术后远、近立体视功能的恢复状况，为术后患者制定进一步的诊疗策略提供依据。④开展儿童眼病流行病学随访研究。开展拉萨儿童眼病研究和北京全儿童期眼病研究，了解儿童的眼球及视功能发育规律，探索儿童的眼球及视功能发育规律和眼病情况，并对需临床干预的儿童进行及时科学有效的防治。⑤基于虚拟现实和人工智能的斜视患者筛查技术和临床评估。研发了基于虚拟现实和人工智能的斜视筛查新技术，能对斜视诊断关键结构进行精准识别及坐标化，识别精确度高。上述学科建设和发展上取得了丰硕成果，具有科学自主性和原创性特征，蕴含深远的社会经济效益。

同仁医院斜视与小儿眼科不仅临床经验丰富，且在科研与教学领域发挥着重要作用。科室近年来承担了多项国家级、省部级、局级科研课题，并多次主办全国专业学术会议和研讨会，发表高质量学术论文约1000篇，参与编写了多部眼科学专业巨著、科普书籍，翻译了多部外文文献，将先进的知识和理念介绍给国内同道，开拓视野，共同提高。同时，科室时刻紧跟国际眼科领域的发展动态，积极与世界发达国家开展学术交流和合作，不断引进和应用新技术、新方法，为患者提供最优质的医疗服务，不断提升自身的诊疗水平和科研能力。

展望未来，科室将秉持着创新、协作与卓越的精神，不断追求卓越的医疗质量。积极引入前沿的医疗技术和理念，不断提升医疗团队的专业素养和服务水平，也将加强科室内部的沟通与协作，营造和谐、融洽的工作氛围，激发每位成员的工作热情和创造力。相信通过全体成员的共同努力和不懈追求，科室的未来必将更加美好，为儿童眼健康事业做出更大的贡献。

序一

海伦·凯勒在《假如给我三天光明》中写道:"第一天,我要看人,他们的善良、温厚与友谊使我的生活值得一过。第二天,我要在黎明前起身,去看黑夜变为白昼的动人奇迹,我将通过艺术来搜寻人类的灵魂。第三天,我将在当前的日常世界中度过,我从我的家,长岛的弗拉斯特小而安静的郊区出发……在所有感官中,我相信,视觉一定是最令人赏心悦目的。"对于一个人来说,除了丧失生命,没有什么比丧失视觉更加痛苦与遗憾。

医学是帮助人们直面痛苦的科学,作为一名医生,我们每天都面对着成千上万随时可能失去视觉的患者,有老人,有年轻人,也有儿童。当你只把自己当作一个临床医生的时候,当你独自面对疑难杂症的时候,当你感觉束手无策的时候,你可能会有点自卑,会觉得自己在疾病面前有点渺小、无力,但翻开眼科学的历史,看到一门学科从最原始、最懵懂的开始走到了今天,走到了已经可以在各种先进仪器、技术和人工智能的帮助下进行0.056毫米的角膜手术的程度,一路走来,眼科学这门学科,蹒跚学步,跨越荆棘,甚至跟跟跄跄,从无数跌倒中爬起,在无数错误中反思,但是从未停止,一往无前。你就会产生一种巨大的信心与斗志,你不仅仅是一个普通的临床医生,你还是伟大的人类文明所孕育的后代,继承了一门学科3000多年来沉淀的智慧和经验,你无时无刻不是站在一个个伟大先驱的肩膀上,你所做的那些烦琐枯燥的日常工作,无时无刻不在成为后来者沉甸甸的基石,一路攀登的天梯。翻开眼科学的历史,那一刹那,你就成了一个继往开来的片段,书写进一门学科发展的篇章里,这门学科有着一个无比光荣的责任:为人类带来光明。

"眼科学"不仅仅是一门医学科学,它还是人类文明所有学科中的追光者、发现者。在国际盲人节活动的现场,孩子们说:"虽然我看不到世界,但我希望世界可以看到我。"我们的同仁们更应该看到他们,不仅看到今天的他们,还要看到昨天的和明天的他们,既然一个在昨天还无法解决的疾病,今天已经不能再给人类带来黑暗;那么,一个今天无法医治的疾病,必定会在明天被医学攻克,而这是来自古今中外所有医者亦步亦趋的努力,这些画面共同组成了历史,道阻且长,昨日的求索铸就今天的历史,今天的攀登亦会成为明天的历史,这就是《全球眼科史集》中的我们——一名眼科医生,渺小而伟大。

《全球眼科史集》丛书兼具极高的科学性和艺术性,它的英文版至今已出版30多个分册,是当下全球最为详尽、系统、深入的眼科学历史系列丛书,它记载了从史前到21世纪,3000多年来不同文明时期的人类眼科学发展史。从人类历史早期的魔法与巫术、宗教与祈祷、植物药剂、人体结构及对眼睛解剖的探究,到尝试解释眼睛识别物体的视觉原理,再到技术发展对眼科医学诊断及治疗的推进。娓娓道来,生动有趣,这是一本适合所有人看的书,为大众和医学人士提供了一个接触和了解眼科学的机会。

翻译这套丛书的过程,时而让人百感交集,时而让人掩卷沉思,时而让人会心一笑,相信读者在阅读的过程中也会开卷有益。更让人欣慰的是,在丛书翻译的过程中,经过努力,我们的《中国眼科史》英文版将作为《全球眼科史集》的分册,在全球发布,让更多全球眼科界同仁能系统学习、了解我国的眼科发展史,让中国眼科的发展历史汇入到世界眼科发展历史的洪流中去,站在世界这个大舞台上,绽放独属于它的文化和科学魅力,让世界更了解中国眼科,这将是何等自豪的一件事。

　　一大批年轻的、热血的眼科医生,他们真正热爱着自己所从事的行业,积极参与丛书翻译这个有挑战、有意义的工作,成为最早感受到这套书魅力的人,每个人都或多或少有些感触和收获。最后,衷心感谢参与此书翻译工作的年轻医生们,在书籍出版过程中勤苦付出的专家和编辑们,以及所有默默支持我们的家人、朋友及同事,谢谢。

眼科学与耳鼻咽喉科学专家
国际眼科科学院院士
北京同仁医院原院长、眼科中心主任
首都医科大学眼科学院院长
国家眼科诊断与治疗工程技术研究中心主任

序二

成为一名眼科医生,缘起于我的父亲因眼疾变成"低视力",每每看到父亲看信,总是手拿放大镜吃力地阅读,那种渴望看到清晰世界的情形,深深地烙印在我心里!因此,在众多医学细分领域中,我选择了做一名眼科医生,想要为更多像我父亲那样的、深受眼病困扰的患者解除痛苦。

从医40多年,有疲惫,有焦虑,也有无数喜悦自豪的时刻:看到当时仅有几个月的青光眼婴儿如今已经长成高大英俊的小伙子;进行青光眼手术的少年不仅健康成年还寄来喜糖……这些都让我深深感动,体会到作为一名普通医生,也许只需要深厚的专业素养;但要想成为一名优秀的医生,就不仅要有科学家的素养,还要抱着对患者的同情,给予他们深切的人文关怀;而想要成为一个学科领域里的"尖子兵""领头羊",还需要保持清醒的头脑,对学科发展的来龙去脉有清醒的认识,从历史到今天,从今天到未来,做好学科发展的规划。想当一个有志向的好医生,绝不仅仅是学好专业知识那么简单,也缺不了医学人文素养和医学背景知识的积淀。

这一次,有幸参与到《全球眼科史集》丛书中文版的出版工作,展卷之余,深有感触。我们人类医学发展的历程,涉及历史学、考古学、文献学、哲学、自然科学、社会学等,不仅是简单的经验积累,更多的是一种多学科交叉融合的系统性进步。

《全球眼科史集》为眼科学这一科学领域进行了一次人文的、艺术的和历史的洗礼,作为我国第一套完整、系统的眼科学历史丛书,填补了国内权威眼科医学史的空白,实属难得。这套书深入记载了人类眼科医学发展的全过程,三个系列分别从人类不同文明时期、不同眼科亚专业和全球眼科专家三个角度记录了眼科学的发展和变革,颇有趣味。

眼科学一直处于医学领域的前沿,从角膜假体到角膜移植,从人工晶状体到激光手术,眼科学领域拥有无数伟大的发明创造,今天,基因疗法等最前沿的科学技术也在眼科学领域里发光发热,这些,都在书中一一呈现。回首前途,这些令人钦佩的发明创造,组成了眼科学行业发展的壮阔神奇之旅。

阅读历史上那些经典的眼科患者故事,浏览艺术作品中关于眼睛的内容,为枯燥的眼科教学带来美感。即便是普通人,阅读这一系列的图书,也能获知关于眼睛的结构,视觉的产生,疾病的故事,了解那些为人类眼科医学发展做出重要贡献的专家们的个人成长、学术成果和人格魅力。

期待这套丛书的出版能为广大读者带来一场科学技术与人文历史共舞的盛宴。

眼科学教授,博士生导师
复旦大学上海医学院眼科学与视觉科学系主任
中华医学会眼科学分会候任主委
中国研究型医院学会眼科学与视觉科学专委会主委

前言
Preface

从事斜视与小儿眼科多年，也翻译、编写过许多眼科著作，但这本斜视学历史，却是我觉得最特别的一本。作为科学工作者，平素阅读的都是专业书籍，科学书籍逻辑严谨、数据精准、理论深邃，这种追求客观与理性的特质有时会让人感受到一种"冷酷"的氛围。然而，历史作为人类过往经验的积累与传承，却以其丰富的故事性、多彩的人物形象和深刻的社会变迁，赋予了人们无尽的温暖与感悟。读史以明智。了解历史，就像是穿越时空的旅行，让我们能够亲眼见证那些曾经辉煌的时刻、伟大的发明以及平凡人物的非凡故事。这些历史的片段，不仅仅是冷冰冰的事件堆砌，更是先知们智慧与勇气的生动展现。它们让我们感受到知识的进步与倒退、文化的交融与碰撞，从而能更加深刻地理解这门学科。

自古以来，人类从未停止对于视觉的探索。眼睛，作为感知外界的主要器官，其功能和健康状态对于人类生活的影响至关重要。而斜视，作为一种常见的视觉障碍，其历史沿革与治疗方法的发展，更是眼科医学领域的重要篇章。斜视学是一门古老而复杂的学科，具有悠久的历史和深厚的背景，它不仅仅关注眼睛本身的结构和功能，更涉及视觉系统、神经系统以及全身多个领域的交互作用。需要综合运用多种学科的知识和方法进行研究和治疗。

斜视这种疾病，在古代就充满了神秘的色彩，甚至人们膜拜的神祇都以斜视形象出现。斜视是一种古老的疾病，公元前2700年，古埃及法老的雕像上即有表现。在那些年代，是没有学科限制的，所有人都可以从事眼科事业，各种神学家、天文学家、哲学家、数学家、外科医生、光学专家、生理学家，他们天马行空，无拘无束，碰撞出无数思想的火花。人们奇思妙想，制作了许多如今看起来难免有些古怪的器具，发明了各种各样奇特的治疗方法。有些难免简陋粗糙，但正是从这些稚嫩的萌芽里，在前人的肩膀上，眼科学才长成如今学科发展的参天大树。

在这本书里，你可以看到很多只闻其名的眼科大师，各种古老的器械和发明，甚至很多草稿与草图。翻开这本书，像是走进了一个微缩的博物馆，你会忍不住驻足，请记住放慢脚步。这里有学术，也有八卦；有普通人的喜怒哀乐，也有大师们的颠沛流离；有志同道合者的彻夜长谈，也有为争取首发权的唇枪舌剑。

翻译这本书的过程中，我常有很多感慨，看到这门古老的学科时而被奉上神坛，时而无人问津，不免唏嘘。历史的长河波澜壮阔，每个人不过是沧海一粟，但我们都在为斜视学科的发展贡献着属于我们的一份力量，历史不是由几个人创造的，而是由你我，我们每一个人共同创造的。前路虽道阻且长，当知为者常成，行者常至。

几千年的历史，几百页的书籍自然是不能尽述的。原著作者语调幽默风趣，不拘一格，翻译虽已尽心尽力，力求精准与传神，但深知学海无涯，难免有未尽之处。在此，诚挚地邀请各位读者，在品味书中精华之时，也请不吝赐教。本书希望通过回顾斜视学的发展历程，激发读者对于视觉现象的探索热情，同时也希望能够为斜视患者和研究者提供一些有益的参考和启示。让我们一起走进斜视的世界，感受视觉的奇妙与魅力。

2024年5月

目录 Contents

I 从开始到19世纪中叶的斜视学*
STRABISMOLOGY FROM ITS BEGINNINGS TO THE MIDDLE OF THE 19th CENTURY

- 003 第一节 词源介绍
- 004 第二节 斜视的最早描述
- 006 第三节 斜视学的开端：从希波克拉底到阿卡里乌斯
- 008 第四节 斜视的病因和发病机制
- 026 第五节 斜视的非手术矫正方法
- 035 第六节 从非手术矫正眼位到改善功能
- 044 第七节 通过肌肉减弱手术矫正眼位

II 欧洲斜视学历史*
THE HISTORY OF EUROPEAN STRABISMOLOGY

- 081 第一节 从约翰内斯·彼得·缪勒到第二次世界大战
- 115 第二节 从1945年至今

III 美国斜视学历史
THE HISTORY OF STRABISMOLOGY IN THE UNITED STATES OF AMERICA

135　第一节　19世纪

145　第二节　20世纪上半叶

162　第三节　20世纪下半叶

IV 墨西哥斜视学历史
THE HISTORY OF STRABISMOLOGY IN MEXICO

193　第一节　前哥伦布时期

195　第二节　殖民地独立时期

201　第三节　当代

V 南美洲斜视学的历史
THE HISTORY OF STRABISMOLOGY IN SOUTH AMERICA

211　第一节　前殖民时期

212　第二节　殖民时期

213　第三节　后殖民时期

VI 澳大利亚和新西兰的斜视学发展史
THE HISTORY OF STRABISMOLOGY IN AUSTRALIA AND NEW ZEALAND

227   第一节 概述

229   第二节 墨尔本

235   第三节 悉尼

238   第四节 澳大利亚的其他中心

240   第五节 新西兰

241   第六节 视轴矫正

243   第七节 总结

VII 日本斜视学发展史
THE HISTORY OF STRABISMOLOGY IN JAPAN

247   第一节 早期的术语和概念

248   第二节 早期

252   第三节 19世纪

254   第四节 20世纪上半叶

255   第五节 20世纪下半叶

VIII 视轴矫正的历史全球概况
THE HISTORY OF ORTHOPTICS A WORLD VIEW

265　第一节 融合训练的开始

270　第二节 新兴职业

274　第三节 战争年代

276　第四节 战后和国外视轴矫正的传播情况

285　第五节 美国和加拿大视轴矫正的发展

290　第六节 视轴矫正的范围变化

295　第七节 国际活动

300　第八节 视轴矫正当前和未来的角色

I

从开始到19世纪中叶的斜视学 *
HANS REMKY

*译者:冈特 K·冯·诺登

本章主要从以下内容开始介绍斜视的发展。

1. 词源介绍
2. 斜视的最早描述
3. 斜视学的开端:从希波克拉底到阿卡里乌斯
4. 斜视的病因和发病机制
5. 斜视的非手术矫正方法
6. 从非手术矫正眼位到改善功能
7. 通过肌肉减弱手术矫正眼位

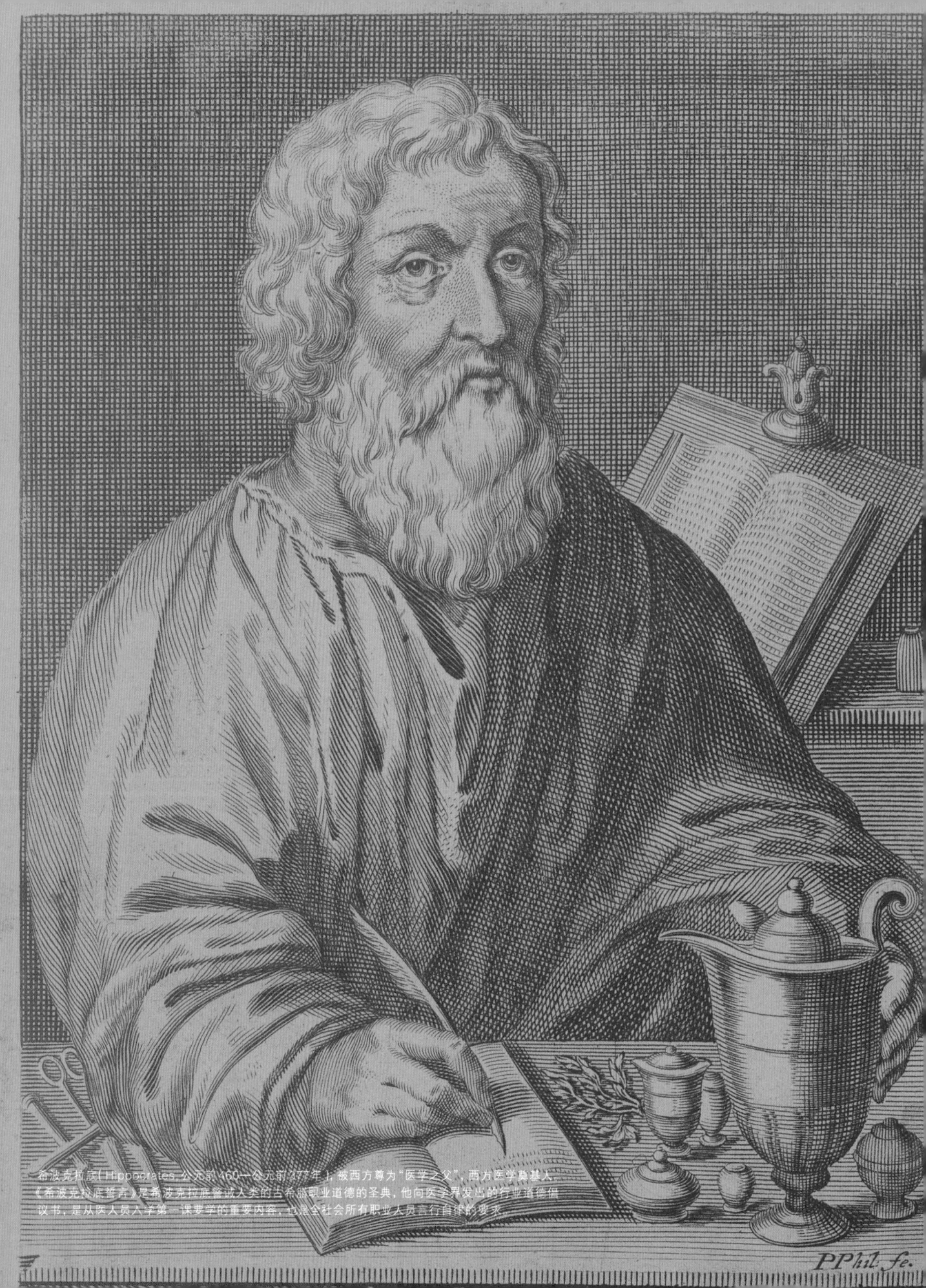

希波克拉底（Hippocrates，公元前460—公元前377年），被西方尊为"医学之父"，西方医学奠基人。《希波克拉底誓言》是希波克拉底警诫人类的古希腊职业道德的圣典，他向医学界发出的行业道德倡议书，是从医人员入学第一课要学的重要内容，也是全社会所有职业人员言行自律的要求。

第一节 词源介绍

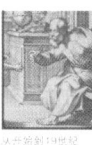

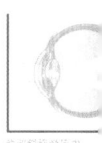

希波克拉底(公元前460年—公元前377年)将斜视者称为"strebloi(στρεβλοι)"。单词"strabos(στραβος)"和"strabismos(στραβισμος)"可能源自动词"strebloun(στρεβλουν)",意思为"转弯"。也有人推测拉丁词"strabo"与居住在罗马的希腊地理学家斯特拉博(公元前60年—公元20年)有关,根据杜克·埃尔德[76,p.213]的说法,斯特拉博应该有"特别严重和不合时宜的斜视"。但是,对于这个推测,杜克·埃尔德[76,p.213]曾记载:"'strabo'这个词在希波克拉底出生之前就已经被普遍使用,因此二者应该没有关系。"但奇怪的是,我们不知道在希波克拉底之前有谁在提到斜视时会写"strabones"。

"Strabo"成为后来通用术语的词根,如"strabology",意思是"斜视学",再如更奇怪的单词"strabotomy",意思是"斜视手术学"。幸运的是,"strabotomy"这个词已经从我们的术语中消失了,但是在法国和最近的(原书创作时期)德国,尽管该词词源有特殊性,但其已深入人心。单词"strabismology"的意思是斜视手术学,是英美文学中的首选术语。

古希腊人将轻微的斜视称为"hygron omma(υγρον ομμα)",意思是"湿润的眼睛"(源自希施贝格[110]《有趣的样子》一书)。在德语中,"Silberblick"的意思是"白色的外观"。在法国,"非常美丽但眼睛内聚的女士们"在革命前的王室中指的是"des yeux a la Montmorency",其可能是一位来自古老贵族家庭的斜视女士[49]。

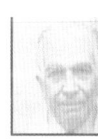

18世纪和19世纪,人们习惯于区分strabismus和luscitas,即正常眼球运动的眼球失衡和麻痹性斜视[161,179]。"Luscitas"起源于拉丁语"luscus",一个来源不明的词,意思是"瞄准时闭上一只眼",但也有"只有一只眼睛"或"半盲"的意思。现在表示"斜视"和"将要斜视"的法语动词"loucher"和形容词"louche"起源于"luscus"。直到19世纪末,在法国"louche"还被用作"srabique"的同义词。"louche"还有另一个含义,即阴暗或肮脏。直到今天,阴暗的商业交易还被称为"une louche事件"。

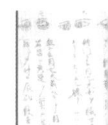

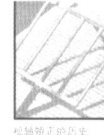

第二节 斜视的最早描述

一、埃及

据称,已知最早的斜视描述是在萨卡拉发现的第三王朝(公元前2778—公元前2723年)法老乔赛尔的雕像[76]。然而,斜视的诊断是在这尊雕像的双眼"剜除"后做出的。古埃及首都从孟菲斯迁移到塞柏后,盗墓者可能摘除了由珍贵材料制成的镶嵌眼睛,留下空洞和带有阴影的眼眶,给人一种内斜视的印象(图1-1)[133]。

十八王朝(公元前1878—公元前1834年)法老辛努赛尔特(三世)的雕像呈现出不同的眼位。

在被称为Isis夫人的石棺里,一个保存完好的彩绘盖上发现了对于内斜视的清晰描绘,该夫人的配偶可能是收入颇丰的艺术家卡贝肯特(公元前13世纪的十八王朝末)(图1-2)[46]。

在公元前18世纪末的两份医用纸莎草纸卷轴中发现了关于斜视(nhet m mrtë)的评论,在德国的埃及古物学家乔治·埃伯斯收藏的纸莎草纸卷轴中(超过20 m长,在1875年获得后不久翻译和出版)[77]提到了"眼睛的扭曲"。美国的埃及古物学家埃德温·史密斯的纸莎草纸卷轴(超过4 m长,在史密斯去世几十年后才获出版)[39]主要用于手术,但其中提到了眼睛"拒绝看"(弱视?)。《爱柏氏纸草纪事》也包含对神灵的祈求,但与眼病的治疗无关。在拉美西德时代(公元前1291—公元前1185年)的另一篇文章中,我们发现了对伟大的阿蒙神的祈求,"他无须药物就能治愈眼睛,他睁开眼睛就能让斜视消失"[128, p. 67]。为了治疗斜视,《爱柏氏纸草纪事》建议使用以香料制备的乌龟脑。

二、中国

伏羲是中国神话中的三位皇帝之一,在公元前18世纪后的丝绸画上曾被描绘为大角度的内斜视[182]。关于这位皇帝眼疾的故事可能是道听途说的,但在公元前3世纪的墓葬雕像上可清楚地辨认出他的内斜视(图1-3)[126]。

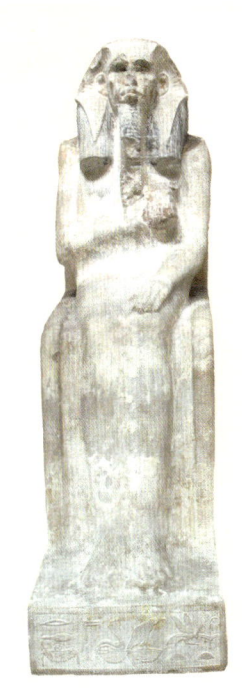
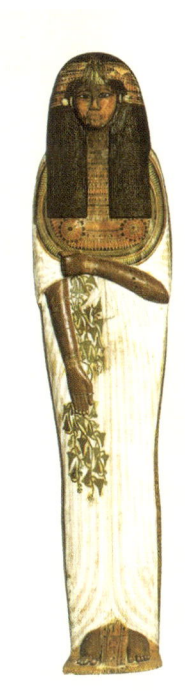
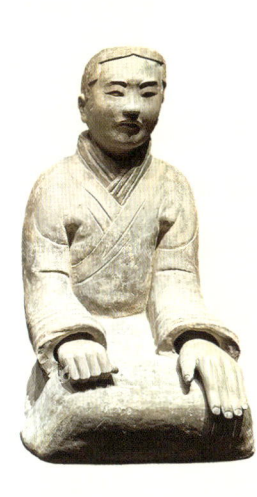

图 1-1
乔赛尔
图片来源：朗格 K（Lange K），希默 M（Hirmer M）：埃及；三千年的建筑、雕塑、绘画。慕尼黑，赫尔墨（Hirmer）/派珀（Piper）1965（133）

图 1-2
达姆·伊西斯（Dame Isis）
图片来源：拉美西斯大帝。大皇宫国家美术馆，巴黎 1976（47）

图 1-3
坟墓中的人物
图片来源：中华人民共和国考古基金会，维也纳展览目录，1974（126）

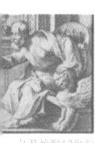
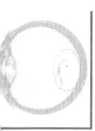

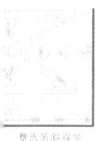
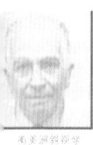

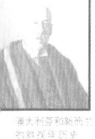
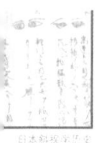
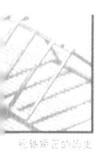

第三节 斜视学的开端：从希波克拉底到阿卡里乌斯

一、希腊–罗马–古希腊文化

公元前 460—公元前 380 年	希波克拉底（古希腊，多德卡尼斯群岛，科斯岛）	斜视遗传[24,110]
公元前 384—公元前 302 年	亚里士多德（古希腊）	哲学家（柏拉图的学生），亚历山大大帝时期的教育家、自然科学家、物理学家、假设存在运动中心[173]
公元前 25 年—公元 50 年	奥卢斯·科尼利厄斯·塞尔苏斯（罗马）	并非专业医生，而是一名百科全书编纂者，描述了眼外肌麻痹[172]
公元 131—201 年	克劳迪亚斯·盖伦（罗马）	医生，著有 250 篇医学文献，希波克拉底评论员，区分斜视眼外肌和麻痹，不合并视觉障碍的水平斜视，水平晶状体脱位[113]
公元 150 年左右	克罗狄斯·托勒密（亚历山大）	天文学家、"世界体系"、数学家、物理学家；对光学的贡献：光的折射、视野、"由视觉功能引导的运动"[139]
公元 325—400 年	奥里巴思修斯（君士坦丁堡）	君士坦丁堡主教朱利安·阿波斯塔皇帝的私人医生，百科全书编纂者，斜视时眼睛下移[111]
公元 502—575 年	阿米达的埃蒂乌斯（美索不达米亚、君士坦丁堡）	著有《四书志》：61 种眼疾，先天性斜视无法治疗[109]
公元 625—690 年	保卢斯，埃伊纳岛（亚历山大）	百科全书编纂者，在眼科方面有大量贡献，包括眼科手术、斜视面罩、眼位引导装置、眼球运动训练、弱视？[6]

二、阿拉伯文化（伊拉克、伊朗、埃及）

公元 777—857 年	亚哈·本·马萨维（梅苏伊森）（巴格达）	卡利夫·哈伦拉·希德的私人医生，《眼睛之书》，不合并视觉障碍的水平斜视[164]
公元 813—873 年	阿布·尤素福·雅各布·本·伊沙克·阿金地（巴格达）	在欧洲家喻户晓，如"阿尔肯达斯"，知识渊博的学者；200 篇出版物，哲学、数学、天文学、斜视遮盖治疗、眼球运动训练[107]
公元 836—901 年	阿布·哈桑·萨比特·本·古拉·本·扎赫鲁姆·哈拉尼（巴格达）	医生和著名天文学家，著有《视觉与知觉》，斜视中的遮盖及首次描述遮盖治疗弱视[210]
公元 965—1038 年	阿布·阿里·穆罕默德·本·哈桑·本·海什木·巴士拉（阿尔哈曾，开罗）	自托勒密以来，对光学最重要的贡献者，眼外肌神经支配[3,180]
公元 950 年后	阿布·哈桑·艾哈迈德·本·穆罕默德·塔巴里（巴格达）	其所处时代的著名医生，治疗斜视的双开口头部绷带[114]
公元 980—1037 年	阿布·阿里·侯赛因·本·阿卜杜拉·本·西那（阿维森纳，伊斯法罕）	完整的眼科论著，斜视的原因：定位不良，肌肉无力，麻痹[118]
公元 1050 年左右	阿里·本·伊萨（耶稣堂）（巴格达）	被称为"el Kahhal"，即眼科医生，治疗斜视，矫正眼位[115]

三、西方和东方罗马文化

公元 1215—1270 年	彼得鲁什·希斯帕尼斯（又名佩德罗·胡利奥，天主教教皇约翰二十一世）（罗马）	4 位教皇的私人医生，眼科之书，眼球运动障碍的主要机制（神经支配）[23]
公元 1242—1310 年	帕西迈利斯·乔治乌斯（君士坦丁堡）	历史学家，恩请皇帝迈克尔八世对斜视患者宽大处理[86]
公元 1296—1359 年	帕拉马斯·格列高利（阿托斯，塞萨洛尼基）	圣人，神秘主义者，塞萨洛尼基大主教，认为斜视患者是"pneumatomachoi"（=圣灵的敌人）[86]
公元 1335 年左右	阿卡里乌斯·乔安尼斯（君士坦丁堡）	法医，20 篇医学论文，渊博的学者，描述了斜视中眼肌的挛缩和萎缩[108]

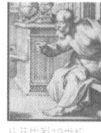

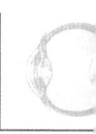

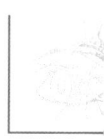

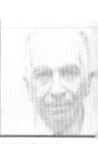

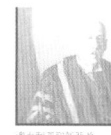

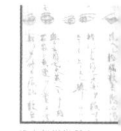

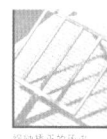

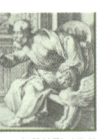

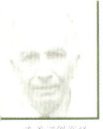
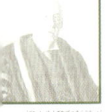

第四节 斜视的病因和发病机制

一、遗传、模仿、习惯

根据希波克拉底的说法，斜视的遗传性是众所周知的事实（图1-4）[84]，希施贝格[110]写道，这种联系（斜视和遗传之间）是最古老的医学科学原理之一。乔治·巴提旭（Georg Bartisch, 1535—1606）在他的第一本德语眼科教科书（1583）[13]中也承认遗传，这种描述虽然相当沙文主义，但很有趣："第二章描述了遗传和先天性斜视/因为它是从母亲子宫中遗传下来的。斜视有很多种形式，眼睛可能会转向、向上、向下、向外朝向太阳穴，向内朝向鼻子。首先，它会从母亲的子宫传给儿童和成人，遗传自父母和先天。这可能是由于母亲的疏忽造成的。例如，当他们看到闪亮的盔甲，火和风暴，闪电，枪火，水中反射的太阳，也来自看到垂死的人或其他人，因严重疾病而崩溃，那些以狰狞的方式扭曲他们的眼睛。同样，当他们看着屠杀动物，窒息和死亡，在痛苦中眼睛扭曲的人们，或看着那些因看不清而眯眼的人。由于所有这些粗心大意，女人会变得邋遢，对她子宫中的胎儿造成损害，然后将其传给孩子。"*（附录II，图1）

图1-4
希波克拉底文本（84；110）："既然秃头会遗传，蓝眼睛会遗传，斜视会遗传，至少在大多数情况下，对于身体其余部分也是如此。那为什么脑袋很长不能遗传呢？"

*这是我小时候最喜欢的一个伎俩,通过在晚餐时主动内聚我的眼睛来惹恼我的父母。我记得祖母来看我的时候不经意提到,如果我内聚眼睛时闹钟碰巧敲响,那么我的眼睛就会永远卡在这个位置上,听到这种说法以后,我立即停止了这个特技(冈特 K·冯·诺登)。

尽管有这些关于斜视遗传起源的早期描述,但直到19世纪上半叶,仍有一些斜视学家对病因发表了不同的看法。如1825年,伦敦的帕里报道说,一对父母的两个孩子都变成了斜视,因为他们模仿了自己的父母[155]。约翰·克里斯蒂安·金肯(Johann Christian Jiingken, 1793—1875)在他的《眼科教科书》(1832年,960页)中写道,孩子模仿他们的斜视父母和"这解释了这种异常的遗传"[123, p.871]。模仿(除了遗传)也被巴提旭列为斜视的原因之一[13]。约翰·弗里德里克·迪芬巴赫(Johann Friedrich Dieffenbach, 1794—1847)直到1842年才提到模仿是一种病因,但他补充说:"不能否认斜视是从父母传给孩子的。我已经看到斜视遗传了三代,并且经常观察到许多斜视的父母,其后代也有大量的斜视患者"[66, p.10]。同年,吕西安·布瓦耶(Lucien Boyer, 1804—1870)做了类似的观察[37]。

自中世纪以来[塔巴里(Tabari)、伊本·西那(Bin Sina)、阿卡里乌斯(Actuarius)]婴儿的斜视被归咎于摇篮摆放的位置不合适,例如对着窗户、灯或其他显眼物体。它还被归咎于始终用同一只手臂抱着婴儿或总是用同一侧乳房喂养婴儿[103, 205]。哲学家弗兰西斯·培根(Francis Bacon, 1561—1626)、韦鲁勒姆(Verulam)男爵、圣阿尔邦(Saint-Albans)子爵、伊丽莎白(Elizabeth)一世女王的大法官,在1627年警告说,在人的脑袋后方试图固定蜡烛会导致眼睛的永久分开[11]。威廉·罗利(William Rowley, 1773)[177]和乔治·约瑟夫·比尔(Georg Joseph Beer, 1763—1821)[17]认为持续的内聚看鼻子上的疣或丘疹所致的内转肌肉的痉挛导致了内斜视。他们也警告道,婴儿会模仿照料者视近时的眼睛内聚,因此建议斜视的母亲不要护理他们的宝宝[103]。为了支持模仿理论,有人指出,婴儿的护理人员左眼斜视时,婴儿与其相反的眼睛会发生斜视,即右眼的斜视[150]。通常认为,当其眼睛主动内聚时,不仅婴儿,年龄较大的儿童也有患上内斜视的风险[69]。*克劳德·尼古拉斯·勒卡特(Claude-Nicholas Le Cat, 1700—1768)称,习惯性将眼睛置于异常位置是斜视最常见的原因之一[135]。比尔甚至在1817年声称"斜视通常是由坏习惯引起的"[17]。

二、肌肉失调

从盖伦开始到19世纪,斜视被认为是一种肌肉紊乱、松弛或痉挛,是神经支

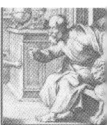

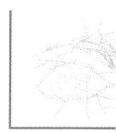

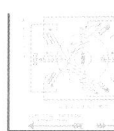

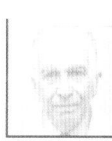

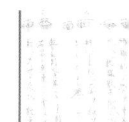

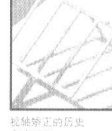

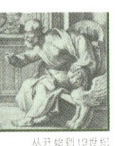
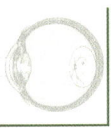
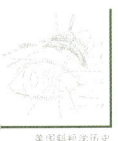
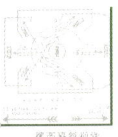
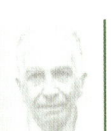
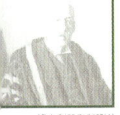
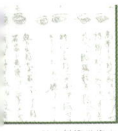
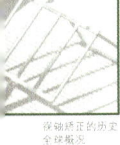

配或其分布紊乱的结果。雅克·吉耶莫（Jacques Guillemean, 1560—1613）[98]和他的英文抄写员兼翻译理查德·巴尼斯特（Richard Banister, 1626）[12]，认为斜视是由肌肉松弛和拮抗肌收缩引起的（图1-5、图1-6），这种机制受到了亚里士多德（Aristotle）的质疑。勒内·笛卡尔（René Descartes, 1596—1650）（图1-7）清楚地描述了交互神经支配，后来被查尔斯·斯科特·谢灵顿（Charles Scott Sherrington, 1859—1952）[186]（图1-8)重新定义。笛卡尔，就像他之前的盖伦一样，认为神经是"pneuma psychikon"（精神）流向肌肉的管道。

托勒密提出眼球运动受视觉功能控制的假设，由此又向前迈进了一步[139]。但笛卡尔再次对感觉和运动系统之间的关系提出了清晰的概念，并说明了眼手协调（图1-9）[62]。此外，笛卡尔认识到，眼睛内聚的角度等于双手必须同时握住两根棒子才能接触物体的角度，这个角度对应于被触摸的物体和观察者之间的距离[184]（图1-10）。

1709年，博学的爱尔兰主教乔治·贝克莱（George Berkeley, 1684—1753）写道："当我们用双眼看近处的物体时，随着它靠近或远离我们，我们会改变眼睛的位置……这种眼睛的移位或转动伴随着一种感知觉，在我看来，这种感知觉可将或远或近距离的概念提供给大脑"[24, p.119-120]。1753年，贝克莱主教补充说："我们的眼睛运动引起的感觉以及将两个光轴统一到一个物体上所需的努力是我们判断距离的可用手段之一。这种感觉实际上属于触觉。"[25]约翰·埃万热利斯塔·普金耶（Johann Evangelista Purkinje, 1787—1869）在1825年提出了每只眼睛的运动感觉[165]，赫尔曼·路德维希·斐迪南德·亥姆霍兹（Hermann Ludwig Ferdinand Helmholtz, 1821—1894）在他的《生理光学手册》（第一版，1867）[104, p.2.9]中专门有几页阐述了这种"肌肉感知觉"。耶拿大学（德国）的一篇博士论文在1696年提出，斜视是肌肉失去平衡与和谐的结果[26]。勒卡特（Le Cat）在1740年发表了非常相似的观点，他谈到了"equilibre rompu"（=失衡）[135]，威廉·麦肯齐（William Mackenzie, 1798—1886）在1854年写道："斜视的原因还应该在眼睛肌肉以外的其他地方寻找……也就是说，在大脑和神经、主导眼睛肌肉活动的关联的器官中"。他还谈到了一种新的、异常的眼睛联系[143, p.303]。

三、视轴倾斜

我们为什么以及如何可以单眼视物，但双眼视物可以有深度觉的问题，一直是以下几位古代作者研究的主题：欧几里得（Euklid, 亚历山大，公元前3世纪）、托勒密（Ptolemais）、阿尔哈曾（al-Haitham）和医生盖伦（Galen）。然而，科学、几何和生理-心理光学直到1611年才发展起来，因为正是在这一年，墨西拿修道

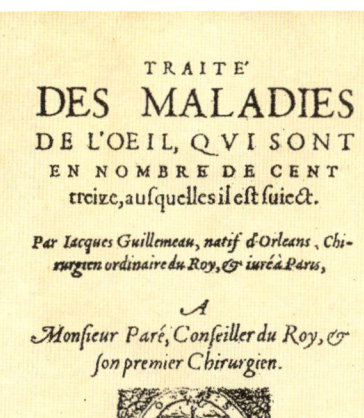
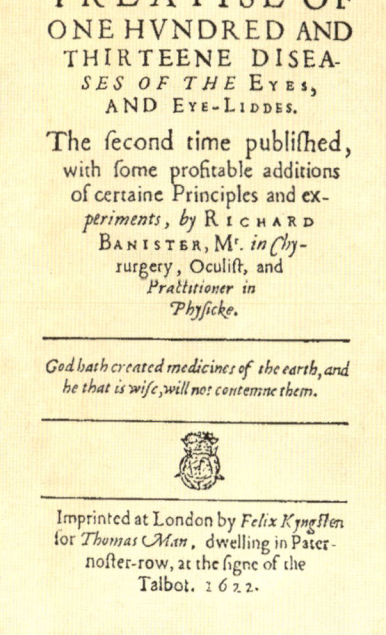

图 1-5
雅克·吉耶莫所著教科书的扉页 1585 (98)

图 1-6
理查德·巴尼斯特所著教科书的扉页 1622 (12)

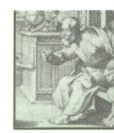
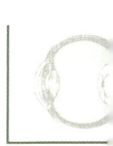
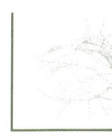

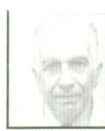
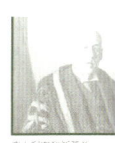
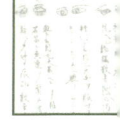
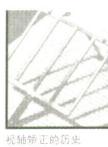

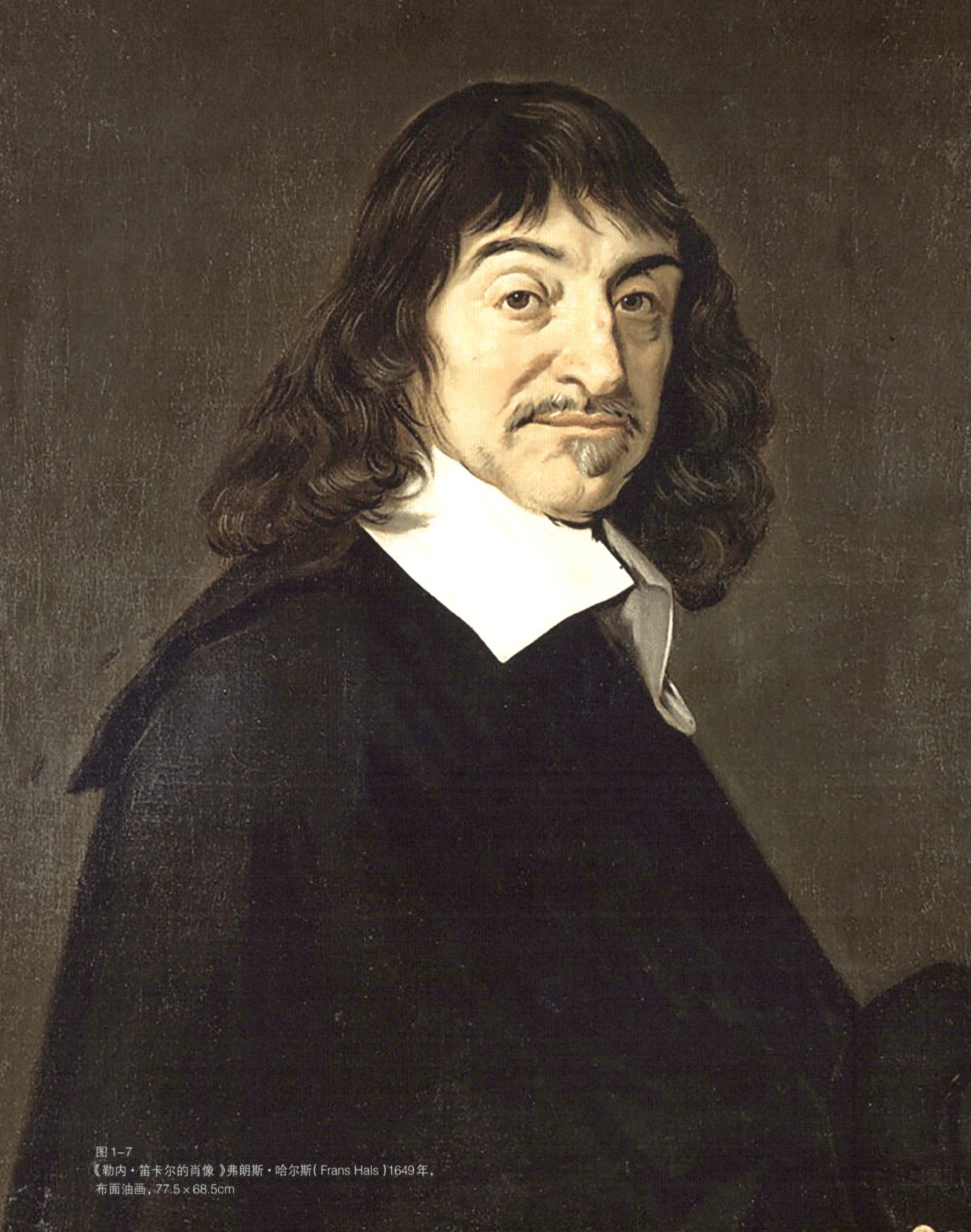

图1-7
《勒内·笛卡尔的肖像》弗朗斯·哈尔斯（Frans Hals）1649年，布面油画，77.5×68.5cm

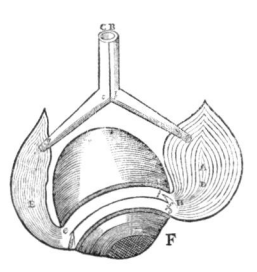

图 1-8
笛卡尔：水平直肌的交互神经支配

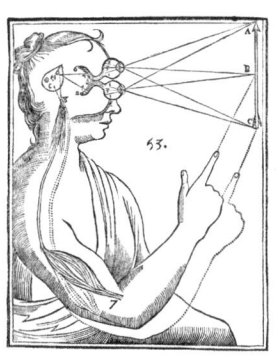

图 1-9
笛卡尔：手眼协调（184）

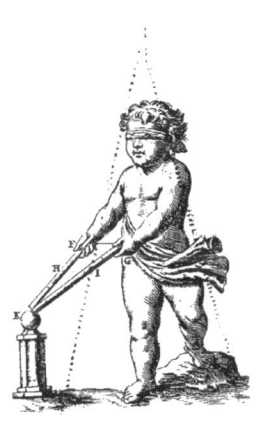

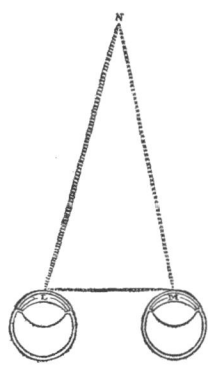

图 1-10A/B
笛卡尔：相等的指向角（K-F-G）和内眦角（62）

院院长弗朗西斯库斯·莫鲁里克斯（Franciscus Maurolycus，1494—1577年）出版了《光与影的知识》一书[145]，路德教神学家、数学家和天文学家约翰尼斯·开普勒（Johannes Kepler，1571—1630）的《折射光学》也在同年出版[127]。开普勒（Kepler）提出接收外界图像的不是晶状体而是视网膜。艾萨克·牛顿（Isaac Newton，1642—1727）去世后，他的传记作者戴维·布儒斯特（David Brewster，1781—1868）发现了一幅他所绘制且尚未发表的视神经纤维交叉的草图（日期为1682年）[40]。然而，约翰·泰勒（John Taylor，1708—1772）[194]于1738年发表了一个更好的插图，但纤维交叉的解剖学证据的出现晚得多。笛卡尔（Descartes）实际上认为视觉通路的末端是松果体[184, 62]。阿尔布雷希特·冯·格拉斐（Albrecht von Graefe，1828—1870）直到1867年才做出推测：视神经的起源是"在中脑仍然未知的区域内"[93, p.12]。

两眼中视网膜对应点的概念，由克里斯蒂安·惠更斯（Christiaan Huygens，1629—1695）在一幅图（图1-11）[194]中说明，很快被许多医生接受：例如1686年伦敦的威廉·布里格斯（William Briggs，1650—1704）[42]，1722年巴黎眼科诊所的创始人查尔斯·德·圣伊夫（Charles de SaintYves，1667—1736）[181]，1738年泰勒（Taylor）[194]和1769年皮埃尔·格林（Pierre Guerin，1740—1827）[97]。

巴黎的数学家和天文学家菲利普·德雷耶（Philippe de La Hire，1640—1718年）在1694年写道："我们的视网膜中有一个点比其他所有点都更敏感。因此，我们养成了移动眼睛的习惯，这样，我们想看清的物体就会在这个点上成像。[130, p.237]"在16世纪末期，吉罗拉摩·梅赛拉利（Girolamo Mercuriali，

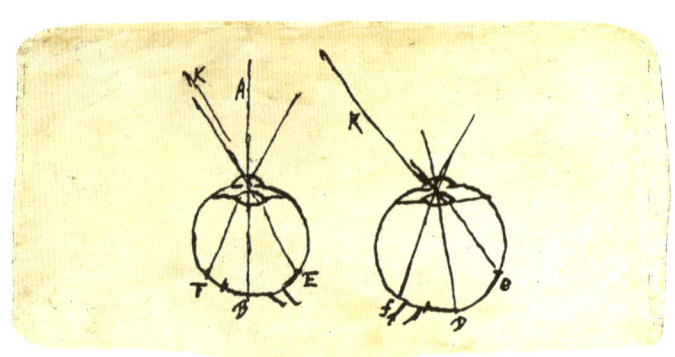

图1-11
惠更斯（Huygens）；视网膜对应点，手绘 1653（121）

1530—1606，帕多瓦，博洛尼亚，比萨）[161]声称斜视的原因是晶状体的侧方运动所引起的视网膜图像偏离视力最敏锐区。"Strabismum inter cristallini humis effectus recenset"[160]（斜视被认为是晶状体疾病之一）。此观点在1602年经瑞士巴塞尔的墨丘利（Mercuriali）与同时期的菲利克斯·普拉特（Felix Platter, 1536—1614）分享，他同时也将瞳孔的侧方运动作为眼睛位置改变的原因之一[159]。德·拉·希尔（De la Hire）认可的这种晶状体理论[130]。在18世纪，有几位学者坚持这一理论，其中安托万·费兰（Antoine Ferrein, 1673—1768）因其1723年的出版物被广泛引用而闻名[81]。其他支持者是勒卡特（Le Cat, 1740）[135]，赫尔曼·波哈夫（Herman Boerhaave, 1668—1758），在他1750年之前的演讲中提到，[33]皮埃尔·格林（Pierre Guerin, 1769）[97]和约瑟夫·雅各布·冯·普伦克（Joseph Jacob von Plenck, 1733—1807）[161]。晶状体的侧方移位引起斜视的理论被反复引用，一直持续到19世纪中叶[171]。

1707年，安托万·迈特让（Antoine Maitre-Jan, 1650—1730）提出所有斜视者都有异常弯曲的角膜，近似于圆锥角膜，具有偏心的，主要是鼻侧移位的顶点。为了获得物体的清晰图像，必须改变眼睛的位置，从而产生斜视[7]。1727年，兰斯的让·巴蒂斯特·韦尔杜克（Jean-Baptiste Verduc）将斜视归因于角膜的"mauvaise disposition"（=不良移位）[207]。根据布哈夫（Boerhaave）的说法，角膜曲率异常是导致斜视的第二大常见原因，第一个是晶状体侧方移位[33]。普伦克（Plenck, 1777）补充说，角膜混浊，"Luscitas seu visus obliquus a leucomate in medietate corneae"（="单眼盲"或通过角膜中心的角膜白斑来歪斜眼睛）是视轴倾斜的一个重要原因。直到19世纪中叶，角膜理论一直被频繁引用。此外，马斯特·让（Mattre Jan）还报告说，斜视者看到的物像比正常人大，这可以解释为何斜视者的笔迹更小以及他们的夜视力比正常人更好（原文如此）。

德·拉·希尔（De La Hire, 1685）[130]写道："（有些人）的眼睛处于偏斜位，会通过将（视觉）物体的图像放置在视网膜最敏感的部分来获得更好的视觉，即使物像会发生倾斜。这就是我们所说的视觉障碍。"（见上文）

威廉·波特菲尔德（William Porterfield, 1717年获得博士学位，1769年最后一

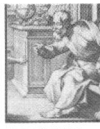
从古代到19世纪中叶的斜视学

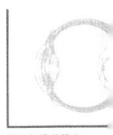
欧洲斜视学历史

美国斜视学历史

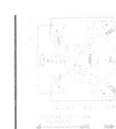
远东斜视学历史

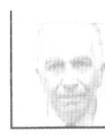
亚洲斜视学历史

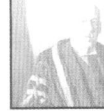

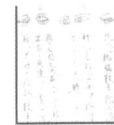
澳大利亚和新西兰的斜视学历史

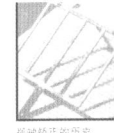
日本斜视学历史

---

* 似乎波特菲尔德（Porterfield）和德·拉·希尔（de la Hire）在没有使用检眼镜的情况下描述偏心注视。然而，勒卡特（Le Cat）的描述可以解释为继发于kappa角的假性斜视。如果我们可以假设他的"视极"与光轴是同义词，即连接眼睛光学中心的线，并且光轴与视轴不重合（连接中心凹和注视物），我们将其定义为kappa角。在这两种情况下，与显性斜视不同，当注视眼被遮盖时，被遮盖眼的位置保持不变。（冈特K·冯·诺登）

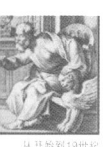
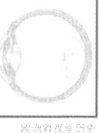

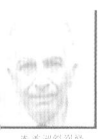

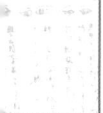
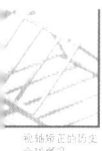

次提及）在1737年写道："斜视可能是由一个缺陷……视网膜最精细和敏感的部分被从其自然位置移动至……眼睛视轴的一侧，它迫使眼睛从它打算观看的物体上转开，这样画面就可能落在眼睛的这个最敏感的部位……"[163, p. 239-249]。对于将偏心固视作为斜视病因的第一次批判出现在1738年，来自伦敦的医生詹姆斯·朱林（James Jurin, 1684—1750）和乔治二世国王（剑桥）的力学硕士罗伯特·史密斯（Robert Smith, 1689-1768），他们都质疑拉·希尔（La Hire）忽略了主导眼被遮盖后斜视眼会变成正位[125, 187]。另外，史密斯在他于1747年出版的《光学系统》一书的法文版中没有提到波特菲尔德（Porterfield）[188]。早在1740年，勒卡特（Le Cat）提出，具有双眼单视的斜视患者在双眼同时注视一个物体时，"由于发育缺陷或是习惯，斜视眼的光轴与[视？]轴不重合……当这些斜视患者闭上好眼时，斜视的那只眼不会变成正位……因为光轴是斜的，所以眼睛会看起来也斜" [135, p.436-439]。*1743年，布丰（Buffon, 1707—1788）同意勒·卡特（Le Cat）对朱林（Jurin）的批评，但未提及波特菲尔德（Porterfield）和勒卡特（Le Cat）的出版物（图1-12）[43]。

在接下来的几年中，偏心固视理论被一些学者所接受，例如赫尔曼·波哈夫（Herman Boerhaave, 1668—1758）的演讲，他的这一演讲被阿尔布雷希特·冯·哈勒（Albrecht von Haller, 1708—1777）在1750年完全复制（但遗憾的是没有注明日期）（图1-13）[101]。帕多瓦的解剖学家乔凡尼·巴蒂斯塔·莫尔加尼（Giovanni Battista Morgagni, 1687—1771）[147]在1774年也同意这一观点。威廉·哈里斯（William Harris, 1709—1780），哲学家、海军部和财政部部长、女王的大臣，也接受这个观点，他在1775年写道："……每只眼睛的视网膜都有一小部分，比其他部分更敏感……这一位置出现偏斜，偏离了单眼或双眼的光轴者，必然出现斜视。[102, p.113]"1831年，维也纳的安东·罗萨斯（Anton Rosas, 1791—1855）提出斜视是视网膜最敏感部分的移位"从中心区域到另一个区域"。[171]10年后，吕特（Ruete）提出，"双眼斜视可能是由先天性、双侧视野的错误辨别"和"例如，一只眼的视网膜中心与另一只眼睛的偏心视网膜点相对应"所致[178,pp.53-54]。1842年，布瓦耶（Boyer）描述了一种现象，在他看来，这种现象很常见，即使在基于偏中心注视的手术治疗后仍可能持续存在："错误的注视方向或偏斜的眼睛不能通过遮盖主导眼来纠正" [37]，正如勒卡特（Le Cat）在1740年所解释的那样[135]。

四、双眼视觉功能表现差异

乔治-路易·勒克莱克（Georges-Louis Le Clerc）（图1-14），即布丰伯爵

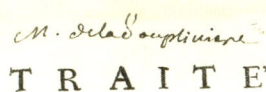

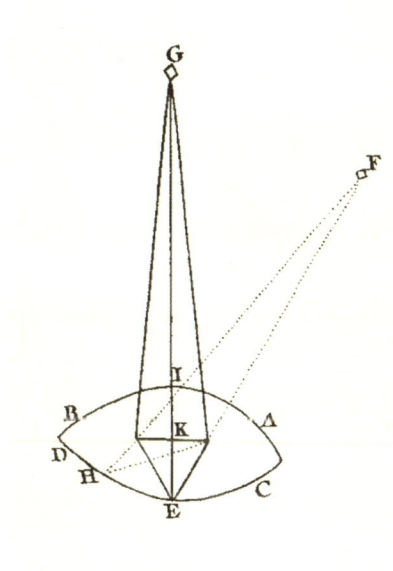

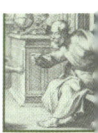

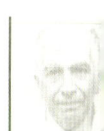

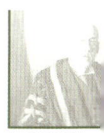

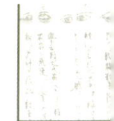

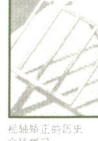

图 1-12
Cl.-N 教科书的扉页。勒卡特（Le Cat）1740 (135)

图 1-13
布尔哈夫（Boerhaave）：偏心固视；在 1750 (33) 之前。AB = 角膜，CD = 视网膜，GE = 正确视力，HF = 假视力，H = 假视点

斜视学历史 • 17

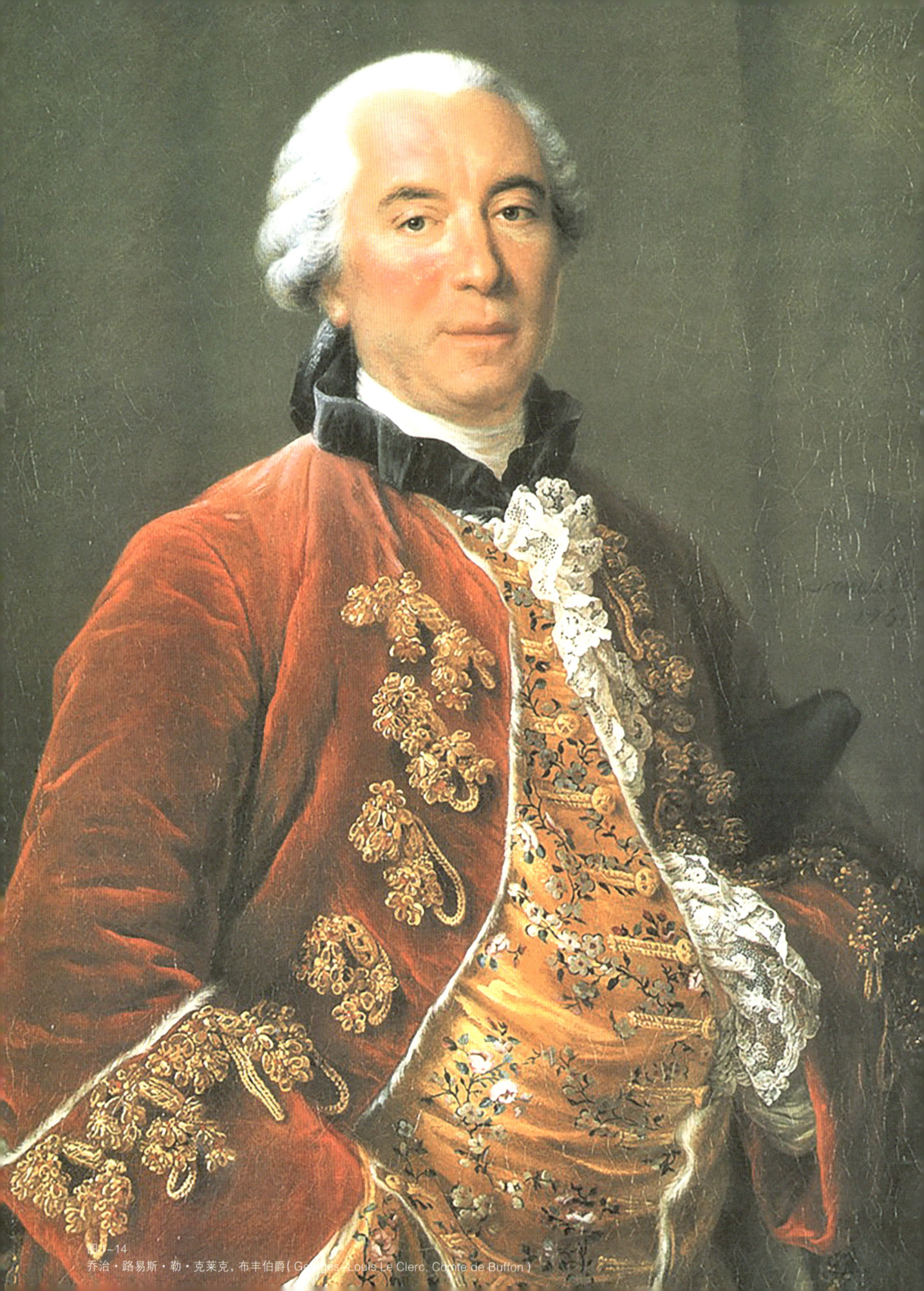

图0-14 乔治·路易斯·勒·克莱克,布丰伯爵(Georges-Louis Le Clerc, Comte de Buffon)

(1707—1788),著有一部15卷的"一般及特殊自然史"(涵盖地质学、植物学、动物学和冶金学的历史),其向皇家学院报告了以下内容:据他所知,以前未曾提及过斜视最常见的原因是两只眼睛之间视觉功能的差异。这种差异如果超过一定程度,就会引起斜视(图1-15)。[43]早在16世纪末吉罗拉莫·卡波迪瓦卡(Girolamo Capovacci, 1589)就怀疑过这种病因,但遭到阿姆斯特丹医生福图纳图斯·普莱普(Vopiscus Fortunatus Plemp, 1601—1671)的强烈反对[160]。苏格兰哲学家和神学家托马斯·里德(Thomas Reid, 1710—1796)在1764年报告了20个他检查过的斜视患者,其斜视眼都有明显的视力障碍[167]。神经生理学家查尔斯·贝尔(Charles Bell, 1774—1842)在1803年证实了这一点。[18]确实,哥廷根的普外科和眼科医生[169],奥古斯特·戈特利布·里希特(August Gottlieb Richter, 1742—1812),比尔(Beer, 1792)[17]和安托万·皮埃尔·德穆尔(Antoine Pierre Demours, 1762—1826)[61]认为,单眼视觉功能下降是斜视最常见的原因。数年后,学者们也开始怀疑斜视有其他的病因。迪芬巴赫(Dieffenbach, 1842)[69]提到"部分麻痹",而吕西安·布瓦耶(Lucien Boyer)提出"视网膜部分不敏感"也是可能的原因[37]。这种不敏感被克里斯蒂安·乔治·特奥多·吕特(Christian Georg Theodor Ruete, 1810—1867)称为"视网膜麻醉"[179]。这些作者不知道卡尔·希姆莱(Karl Himly, 1772—1837)的手写讲义,他在1822年夏季提到了有10种可能的斜视病因会导致视网膜中心麻痹(中央暗点)而保留周边视力。[来自奥古斯特·莫里兹·韦塞利(August Moritz Wessely)的讲义[216],他是卡尔·韦塞利(Karl Wessely)的祖父,是20世纪德国慕尼黑的一位眼科教授]。

根据患有屈光参差的布丰的说法,近视是偏斜眼视力缺陷的常见原因之一。此外,布丰还设计了一个包含几何图形(圆形、三角形、矩形)的视力表,用于在不同的测试差异下对儿童进行检查。布丰用以下例子解释了在单眼近视或两眼近视程度不同的患者中斜视的病因:患者的正常眼睛可以在21~53 cm的注视距离上阅读小字,但近视眼只能在距离11~27 cm之间阅读。这将形成一个21~27 cm之间的小部分重叠区域,用任何一只眼睛都可以很好地看到。由此,布丰推导出一个公式,该公式可计算出近视的眼睛因适应而移动到斜视位置所产生的注视距离。

德国因戈尔施塔特的数学家和天文学家约翰·内波穆克·菲舍尔(Johann Nepomuck Fischer, 1749—1805)采用了布丰的公式[82]。哥廷根大学的生理学家阿尔布雷希特·冯·哈勒(Albrecht von Haller, 1708—1777)于1747年也发现斜视患者双眼的屈光不正通常有差异。远视这个词在当时并不常用,冯·哈勒(von

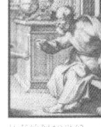

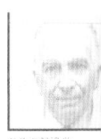

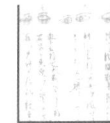
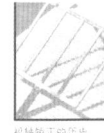

Haller)谈到了一只眼睛的"老花"和另一只眼睛的近视[101](也见于约翰纳森·缪勒,Johannes Müller,1801—1858)[148]。生理学家约翰·埃万热利斯塔·普金耶(Johann Evangelista Purkinje,1787—1869)也有类似的发现(1825),并提供了斜视起源于单侧近视的启发性插图(图1-16)[165]。

克里斯蒂安·乔治·特奥多·吕特(Christian Georg Theodor Ruete,1810—1867)在他1845年的教科书中写道:"当双眼视力良好但屈光状态程度不同时,近视眼在注视远处的物体时会偏斜,而远视眼在注视近处的物体时会偏斜。[179,p.646]"然而,迪芬巴赫是布丰理论的坚决反对者。1842年,他对屈光参差的讨论中以此评论结束:"斜视绝不是由视力的差异引起的"[69,p.11]。

五、优势

亚里士多德(Aristotle)注意到左眼比右眼更容易闭上,并对此作一个简单的解释:身体所有的右侧部位都比左侧更容易移动[173]。

那不勒斯的吉安巴蒂斯塔·德拉·波尔塔(Giambattista della Porta,1538—1615)是开普勒之前最重要的光学专家之一,他也表达了类似的观点[162]。而另一方面,佛罗伦萨和罗马的哲学家和数学家(医疗数学系统、肌肉力学)吉奥万尼·阿方索·博雷利(Giovanni Alfonso Borelli,1608—1679)则认为事实正好相反:左眼才是优势眼睛[36]。根据勒卡特的说法,优势的发生是因为主导眼比另一只眼睛通过神经纤维接收更多的"精神"(精神),在他那个时代的知识体系里,这些神经纤维被认为是不交叉的。此外,勒卡特已经区分了右、左和混合优势[135]。塞巴斯蒂安·勒克莱克(Sebastian Le Clerc)强调指出,在双眼注视期间,只有一只眼睛处于主导(图1-17)。主导眼通常是右眼,对应于右利手[137,138]。生理学家阿尔布雷希特·冯·哈勒(Albrecht von Haller)[33]和比尔(Beer)的学生——眼科医生詹姆斯·沃德雷普(James Wardrop,1782—1869)分享了这一观点。沃德雷普(Wardrop)用一个实验来支持他的理论:"……用两只眼睛看的时候,用手指尖遮住一个点。如果左眼闭上,指尖会继续出现,覆盖住那个点……但如果右眼闭上左眼睁开,然后手指点和斑点的相对情况出现了变化,斑点没有被遮挡……"[212,p.245]在进行了多达1 200次斜视手术后,迪芬巴赫在1842年写道:"左眼的斜视比右眼斜视更常见,大约多出1/3。"他还指出,左眼的斜视通常更明显,因为通常右眼更好。[69,p.120]但是,布瓦耶的统计报告中左右眼并不存在显著差异:在400名患者中,204名是左眼斜视,184名是右眼斜视(51%:46%)[37],而鲁克斯(Roux)观察

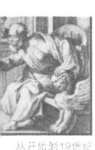
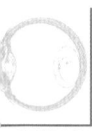

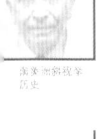
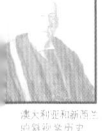
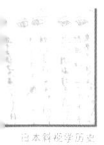
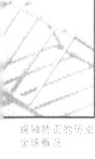

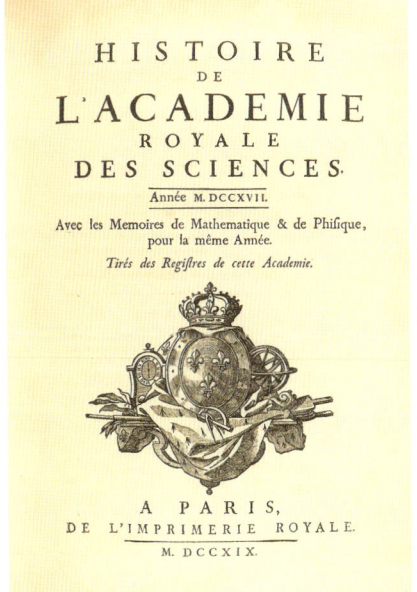

图1-15
布丰，1743年学院报告的扉页

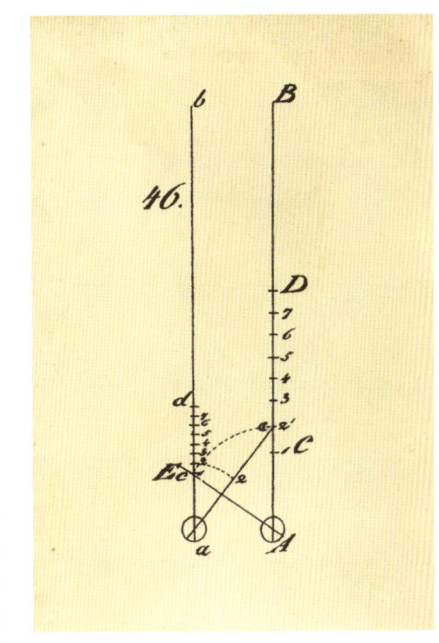

图1-16
普金耶，1825 (165)。近视程度不同的双眼中视野清晰的区域
眼睛 a：ac = 3 Zoll，(1 zoll=2.54 cm)，ad = 10 Zoll，眼睛 A：AC = 5 Zoll，AD = 40 Zoll

* 布丰在巴黎提出的原始测量值"zoll"，被转换为厘米。（冈特K·冯·诺登）

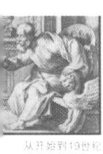
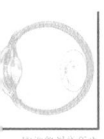

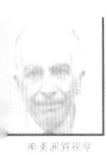
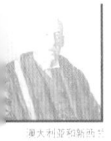

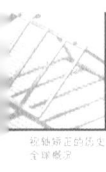

到右眼的斜视的频率更高,并以右侧躯体占优势解释这一发现[176]。

六、感觉适应

(一)双眼视网膜空间关系的重排

如上所述,在1740年,勒卡特(Le Cat)提出"视极"向一侧视轴方向的移动可能是先天异常,也是斜视的原因之一。然而,这种移位也可能是获得性的,在这种情况下,"偏心注视"可以被认为是一种适应,可在斜视的情况下实现双眼单视[135]。

到18世纪末,弗里德里希·威廉姆·约瑟夫·冯·谢林(Friedrich Wilhelm Joseph von Schelling,1775—1854)浪漫的"自然哲学"理论("自然是可见的精神。另一方面,精神是不可见的自然")在同时代的生理学家和医生中拥有许多追随者。其中之一是伯尔尼的医生和哲学教授伊格纳茨·保罗·韦塔利·特克勒斯(Ignaz Paul Vitalis Troxler,1780—1866),他在1807年提出视网膜识别,正常和错误,是婴儿期习得的一种后天反应[201,202]。此外,特克勒斯后来因其对局部适应(特克勒斯效应)的研究而闻名,也是第一个使用"生理光学"这个术语的人。

约翰·乔治·施德因布赫(Johann Georg Steinbuch,1770—1818)[190]最早描述了通过按压眼球来看见视网膜血管的眼内现象,他也认为"视觉方向的一致性"是一种后天习得的特征。戈特弗里德·赖因霍尔德·特雷维拉努斯(Gotried Reinhold Treviranus,1776—1837),共六卷的《生物学》(或称为生命自然哲学)一书的作者,组织学学科的共同创始人,分享了这一观点[199,200]。然而,伟大的生理学家约翰纳森·缪勒(Johannes Mtiller),抛弃了他早期对自然的浪漫主义解读,反对这种经验主义观点。1840年,布茨(Burtz)报道,一位男性患儿,斜视术后眼位正位,但近视的那只眼只有光感视力。然而,他可以用这只眼睛以与他术前偏斜相对应的角度清楚地识别他面前的物体。布茨(Burtz)认为,与健康人不同的是,该患者在术前视轴无法指向到固定物体,因此"视网膜区域学会了清晰地看到",而在正常眼睛中是做不到的。在健康的眼睛中,对应的视网膜区域已经失去功能,其程度与以前偏斜眼睛的偏心视网膜区域的功能改善程度相同。手术多年后,病情仍然如前所述[44,p.42]。

海德堡的P·皮克福德(P.Pickford)于1842年详细描述了一名41岁患者的病例,该患者患有明显的交替外斜,其左眼比右眼弱。盖住一只眼睛后,另一只眼睛恢复正位。深度知觉正常。皮克福德从他的发现中得出结论:"两个视网膜已经形成了一个新的对应,因为右眼的视轴点*与左眼的颞侧视网膜点对应,而左眼的视轴点与右眼的颞侧视网膜点对应,任何一只眼睛的视轴点都没有失去视觉的清晰度。"皮克福德(Pickford)同意施德因布赫(Steinbuch)和特雷维拉努斯(Treviranus)[158, p.596-5]的观点[7](见上文),但阿尔布雷希特·冯·格拉斐(Albrecht von Graefe)认为皮克福德的结论和拉·希尔(La Hire)的理论是错误的[91]。

斜视手术开始后不久,几位外科医生,其中包括弗里德里希·奥古斯特·冯·阿蒙(Friedrich August von Ammon, 1799—1861)[4, 5]、吕特(Ruete)[178]、迪芬巴赫(Dieffenbach)[69]和布瓦耶(Boyer)[37]注意到他们的一些患者主诉术后出现短暂的复视。奥古斯特·弗朗茨(August Franz, 1807—1859?)在1880年解释了这一现象,并提供了一个指导性示意图(图1-18)[85]。吕特还给出了详细描述(1845年):当手术无法恢复患者视轴的对应关系时会在远处时出现复视;第二张图像将在朝向手术眼一侧的侧面看到[179]。在赫尔曼·冯·亥姆霍兹(Ludwig Ferdinand Helmholtz)的《生理光学手册》中,我们在第一版(1867年)和其逝世后的最后一版(1896年)中都读到了关于"新的一致性形成"和"在习惯性异常眼位影响下两只眼睛之间视网膜对应关系的变化"。该书中还提到了通常在手术后数年出现的正常视网膜对应的重建[104, pp.700, 802]。

(二)弱视—排除

保卢斯·埃吉纳特斯(Paullus Aiginetes)将弱视描述为"因未知原因造成的视力模糊"。自盖伦(Galen)以来,人们反复强调斜视并不影响视觉功能。17世纪初,菲利克斯·普拉特(Felix Platter)更为谨慎地表示,偏斜眼的视觉功能在大多数情况下都没有受到损害[159]。勒卡特(Le Cat)称偏斜眼为"懒惰眼"[135],迪芬巴赫(Dieffenbach, 1842)称,"斜视的眼睛在视觉活动中似乎睡着了"。[69, p.3] 朱林(Jurin)在1738年写道:"眼睛不那么斜,不是为了看得更清楚,而是为了尽可能避免用那只眼睛看东西。[125, p.30]"普金耶(Purkinje)认为斜视的眼睛不是懒惰的,"它看向外界,不是由于不想看,而是试图去看但却没有成功[165, p.397]。勒卡特(Le Cat, 1740)对草图的解释正是对抑制的描述(图1-19)。生理学家亚历山大·许克(Alexander Hueck, 1802—1842)在1830年,强调斜视的眼是弱的,因此只关注健康的眼睛所看到的东西"[119]。1803年,查尔斯·贝尔(Charles Bell)

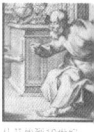
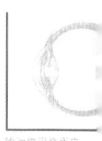

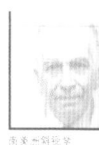
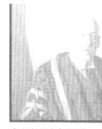
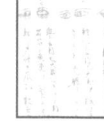
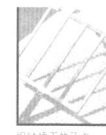

---

*报告该患者时由于尚未发明检眼镜,我们只能假设皮克福德(Pickford)所说的"Achsenpunkt"(轴点)与中心凹同义(冈特K·冯·诺登)。

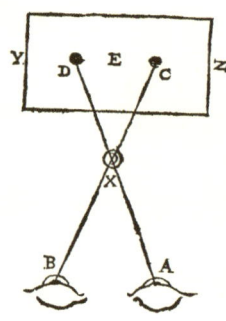
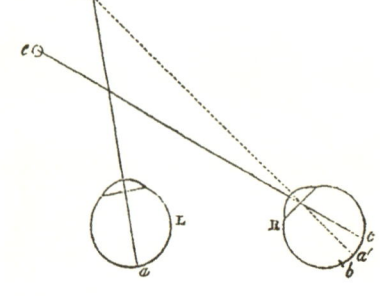

图 1-17
勒克莱克 1679/1712（137/138）：当不同的对象 D 和 C 呈现在汇聚的视轴上时，一次只能看到一个对象（B-X-C 或 A-X-D）并定位于视轴交叉处（X）

图 1-18
弗朗茨 1840：术后复视（85）。
L：a = 感觉最敏锐处，R：a' = 较不敏感点，位于距感觉最敏锐异常点一定距离处；b = 异常的感觉最敏锐点。a' 位于异常的感觉最敏锐点 b 右侧一定距离处；（a'）中的对象向大脑暗示了一种感觉，因为它实际上位于异常的感觉最敏锐点（b）的右侧。从（c）点到（e）中真实物体的左边，该物体被看作是一条直线

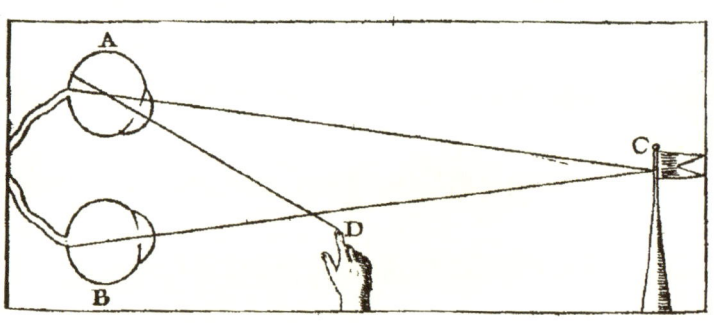

图 1-19
勒卡特 1740（135）。斜视者的印象是双眼同时看到物体 C。在遮盖优势眼 B 时，斜视眼 A 只看到手指 D，手指 D 保持在与其偏离角度相对应的位置。当被要求注视物体 C 时，眼睛会变正位，患者只能看到那个物体

在斜视（第3章）中提到："大脑不容易关注两种物像，如果一只眼的物像弱于另一只；大脑会在短时间内完全忽略弱的物像，只感知到强的物像。如果短时间内斜视眼的弱的物像不再被注意，强烈而生动的物像就会被单独感知，结果就是只看到单个物像"[18pp 357, 361]。1623年，塞维利亚宗教裁判所公证人贝尼托·达·阿卡·德·瓦尔德斯（Benito Da a de Valdes, 1591—1634）出版了一本关于使用眼镜的书（图1-20和图1-21）。在《对话屈光参差》中[106]，他提到：可以肯定的是，如果双眼的视力没有得到同等的发育，发育较差眼的视力会愈来愈差，在某些情况下，甚至会完全丧失[58]。布丰（Buffon）认同"屈光参差"可能是弱视的原因（1743）[43]。关于弱视的起源，希姆莱（Himly）在他的教科书中提出了一个最奇特的理论：偏斜眼逐渐失明，变成弱视甚至黑蒙，因为视神经被拉扯、移位、拉伸到一侧并被错位的眼球压住。这本教科书在他死后（1843）由其儿子扩展并出版。卡尔·卡里翁·冯·斯泰尔瓦格（Carl Carion von Stellwag, 1823—1904）认为斜视眼的视网膜敏感性降低，程度可从弱视到完全失明[191]。

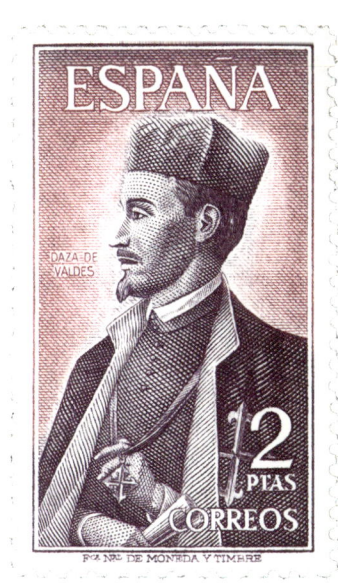

图1-20
贝尼托·达·阿卡·德·瓦尔德斯（Benito Dar. a de Valdes）；用其专著中的肖像制作的邮票1613（58）

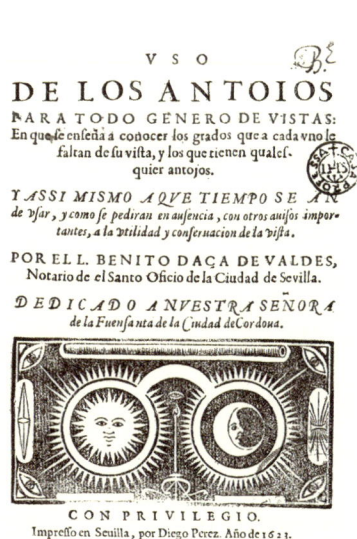

图1-21
瓦尔德斯专著的扉页

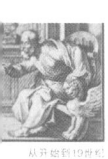

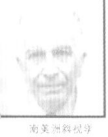
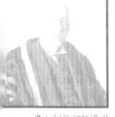
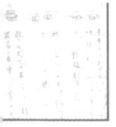
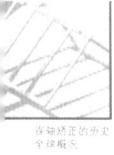

第五节 斜视的非手术矫正方法

一、简介：庸医、江湖骗子、信徒

从来没有专门用于治疗斜视的药物或物理疗法。所有的治疗方法，从古埃及人的龟脑到饮食、补品、使皮肤起泡的贴片、芳香精华、针灸和电疗，都被用于治疗许多疾病，并不仅限于眼部疾病。"quack"或"quacksalver"一词源自德国"Quecksilber"（=汞），在中世纪，它作为一种抗梅毒药物，发挥了与当今的青霉素相似的重要作用。人们总是试图根据时代的知识状态，应用最有前途的"现代"的疗法。然而，即使在斜视学中也有真正的江湖骗子。在许多文化中，祈祷和护身符、誓言、诺言和祷告曾经和现在仍被期望具有治愈作用。

二、斜视眼罩、小孔眼镜和管状眼镜

保卢斯·艾吉尼特（Paullus Aiginites）在公元前7世纪写道"儿童斜视，如果从出生就存在，可以通过戴上斜视面罩迫使他们直视前方来治愈"[8]。不幸的是，我们既没有关于保卢斯斜视面罩的相关图片也没有文字描述。很久以后，1564年巴黎的安布鲁瓦兹·帕雷（Ambroise Pare）（图1-22）和1583年德累斯顿的乔治·巴提旭（Georg Bartisch, 1535—1606）（图1-23）再次描述了斜视面罩。正如帕雷（Pare）所做的那样，巴提旭（Bartisch）最初是一名理发师。两人都不像大多数学者那样懂拉丁语，而是用他们的母语写作。这位"理发师、外科医生"——帕雷（Pare）后来成为最有影响力的外科医生之一，也是几位法国国王的私人医生。"眼科医生、裁缝和外科医生"巴提旭（Bartisch）成为当时德国最著名的白内障手术医生和碎石术专家。帕雷（Pare）提到了保卢斯·艾吉尼特（Paullus Aiginites）的斜视面具。他的斜视面具"faux visage"（假面），可能是由轻金属制成，没有压力地放在面部，末至鼻子下方，眼睛处有两个小孔。面罩由四根带子固定在头后部（图1-24）[154]。巴提旭（Bartisch）的斜视面罩包围了整个头部，只留下鼻子和嘴巴的开口。第一个模型在每只眼睛前面都有一个垂直的椭圆形狭缝（图1-25）。第二个在每只眼睛前面有漏斗形金属板管（图1-26）。在为外斜视患者设计的第三个模型中，两只眼睛被一个漏斗包围，在鼻梁上方有一个垂直狭缝（图1-27）。[13]这个漏斗在1819年由德累斯顿的卡尔·海因里希·韦勒（Carl

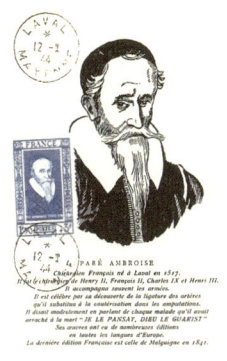
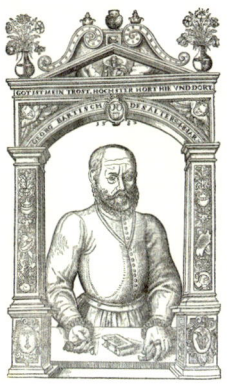
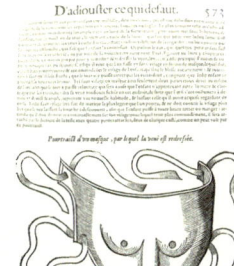
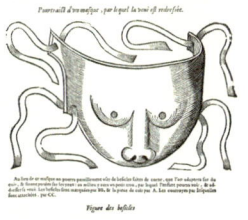

图 1-22
安布鲁瓦兹·帕雷（Ambroise Pare）为福利发行的邮票，邮戳显示他的出生地名称。
根据医学历史学家的说法，他的出生年份是 1510 年。
图片来源：贝拉德 L（Berard L），泽维尔 R（Zewell R）：《眼睛作为主题》。法兰克福，布雷登斯坦出版社 1987（20）

图 1-23
乔治·巴提旭（Georg Bartisch，1535—1606）
图片来源：摘自他 1583 年的教科书（13）

图 1-24
帕雷（Pare）的"假面"-斜视眼罩

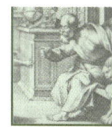

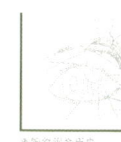
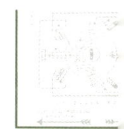
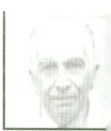
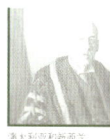
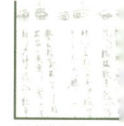
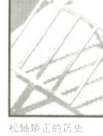

Heinrich Weller, 1794—1854）重新发明，他写道："用硬纸板制成一个短漏斗，有一个椭圆形的底座，包括两只眼睛，鼻尖上有一个 2.5cm 的开口。[213, 299]"

帕雷（Pare）推荐了一种更舒适的眼镜，类似于威尼斯狂欢节期间女士们戴的面具：由牛角制成的短管，中心有一个孔，安装在皮带上，并将皮带固定在头部。（图 1-28）他称这种装置为"bésicles"，它来源于绿柱石，一种透明宝石，如祖母绿或海蓝宝石。这种石头在古代被用来制作金属容器的小窗户，里面装有宗教文物，通过它可以看到这些物品。"brilliant"这个词以及德国的"Brille"（眼镜）都源自绿柱石。

这样的"bésicles（上文提到的特殊眼镜-译者添加）"由几位作者开发，或是从帕雷的模型中复制而来，例如，1684 年外科医生科尔内留斯·范·索林根（Cornelius van Solingen, 1641—1687）[189]，1693 年外科医生约翰·巴普蒂斯特·兰兹维尔德（Johann Baptist Lamzweerde）[131]，1719 年外科医生洛伦茨·海斯特尔（Lorenz Heister, 1683—1753）[103]，1773 年外科医生皮埃尔·迪奥尼斯（Pierre Dionis, 1718）[72]，1808 年眼科外科医生雅各布·德·温策尔（Jacob de Wenzel）[215]，直到 19 世纪中叶由配镜师阿瑟·谢瓦利尔（Arthur Chevallier）（图 1-29 至图 1-33）[48]制作管状附件的

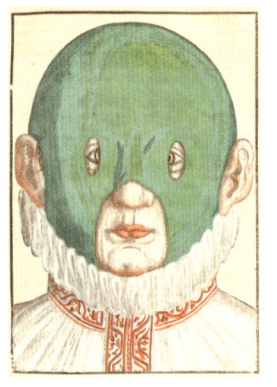

图1-25
巴提旭（Bartisch）著名的《眼睛功能》(1583年)中用于纠正内斜视的面罩,其所有者为埃米尔·贾瓦尔(Emile Javal, 1839-1907年),现收藏于巴黎法国眼科学会的图书馆里。图片来源：巴提旭（Bartisch）《眼睛功能》,即眼睛的服务,由唐纳德·L·布兰查德(Donald L.Blanchard)，韦恩伯格·奥斯坦德翻译(1995年版)

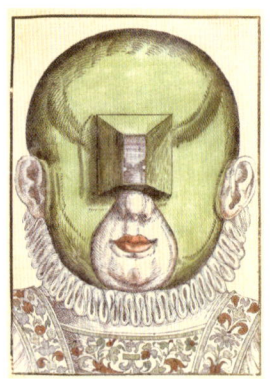

图1-26
用于矫正外斜视的面罩(巴提旭《眼睛功能》,即眼睛的服务,唐纳德·L·布兰查德（Donald L. Blanchard),韦恩伯格·奥斯坦德译, 1995年版)

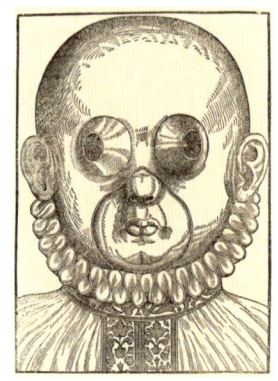

图1-27
巴提旭（Bartisch）；内斜面罩

材料差异很大。例如，核桃壳用于不富裕的人，而白银则用于富人。所有这些作者似乎都不知道，早在公元前950年塔巴里（al-Tabari）就推荐了一种非常简单的方法来达到与中心带孔的不透明眼镜相同的效果："在孩子的头上裹上一层厚厚的深色面纱，面纱上开两个孔，每只眼睛前一个孔"。[114, p.110] 英国儿科医生迈克尔·安德伍德（Michael Underwood, 1737—1820）发现了一种带有"两个透明的镜片"的绷带对年龄较大的儿童有用[204]。但是他的简短描述并没有明确说明他使用这些眼镜的目的。一种更加现代的方法似乎是由马克·托米纳（Marc Thomin, 1700—1762年）发明，其是巴黎眼镜商、女王的工程师、商人、镜子制造商、眼镜制造商，于1749年生产的半透明眼镜，具有透镜大小的中央透明开口[198]。柏林的普外科和眼科医生约翰·克里斯蒂安·金肯（Johann Christian Jiingken, 1793—1875）独立使用了类似的方法，他撰写了一本近900页的眼科疾病手册。他发明了"半透明或深色的镜片，中间有一个豌豆大小的透明开口，这个透明部分应该与非斜视眼睛中自然瞳孔的位置重合"的眼镜[123, p.875]。

在1750年之前，布尔哈夫（Boerhaave）更喜欢管状眼镜。管子内部是黑色的，管子像漏斗一样朝向眼睛方向扩大。布尔哈夫从一位英国患者那里了解到这种装置，他用它来改善他的"视觉迟钝"（视力迟钝）。布尔哈夫的艺术家的绘画[33, 34]如图1-34所示，似乎不知道透视定律。最终，比尔（Beer, 1792）推出了一种眼镜，眼镜上的管子向物体方向扩大（图1-35）[16]。根据比尔的说法，这些眼镜"非常有用，但儿童的耐受性很差"。

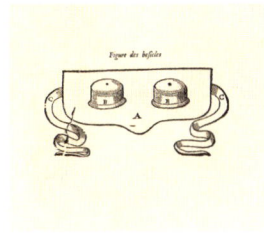

图1-28
帕雷："bésicles"

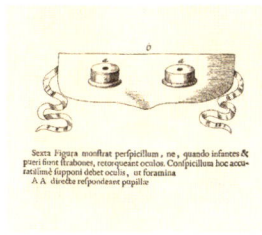

图1-29
兰兹维尔德（Lamzweerde）："透镜" 1693（131）

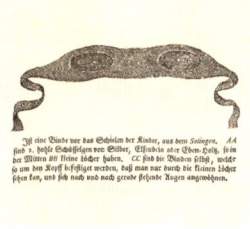

图1-30
海斯特尔（Heister）：斜视绷带 1719（103）

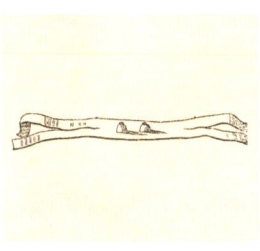

图1-31
迪奥尼斯（Dionis）：斜视绷带 1773（72）

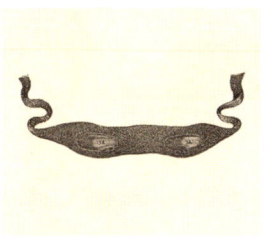

图1-32
温策尔（Wenzel）：斜视绷带 1808（216）

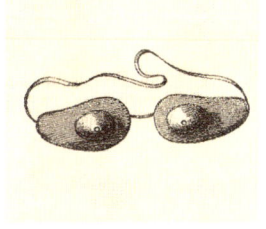

图1-33
谢瓦利尔（Chevalier）：斜视绷带，19世纪中叶（49）

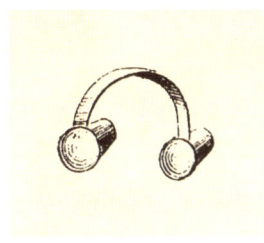

图1-34
布尔哈夫（Boerhaave）：管状眼镜（1750年之前）（33）

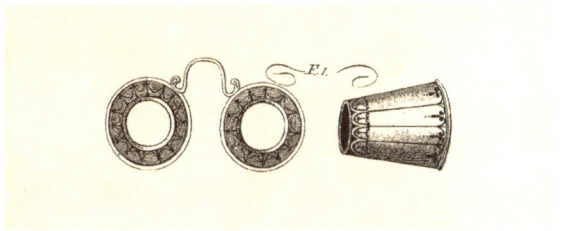

图1-35
比尔（Beer）：管状眼镜 1792（35）

三、改进的斜视面罩、小孔眼镜或管状眼镜

使用"眼镜"治疗斜视屡遭诟病。例如,1722年圣伊夫(Saint-Yves)指出,通常只有健康的眼睛才能通过小孔看,而斜视的眼睛则保持在其异常位置[181]。约翰·内波穆克·菲舍尔(Johann Nepomuck Fischer)在1781年写道,给眼睛使用中央带孔的眼镜或"小盒子"(他可能是指巴蒂施巴提旭(Bartisch)的第三个面具模型)剥夺了进入眼睛的光线,显著限制了用眼,眼睛所处的"牢笼"更进一步恶化而非改善眼睛功能[82, p.6]。布瓦耶(Boyer)在1842年也得出非常相似的结论:只有健康的眼睛能通过"louchettes"(斜视眼镜)注视,另一只眼睛偏斜程度更大,所以它可以隐藏在黑暗中[37, p.35]。早在1831年,布瓦耶(Boyer)之前,罗萨斯(Rosas)就警告不要使用斜视眼镜,因为它们很少有用并且偶会导致恶化[171]。布尔哈夫(Boerhaave)似乎是第一个避免了斜视眼镜这种不良影响的人:他将镜筒之间的角度调整为斜视的角度,然后随着斜视的改善而减小它们的角度:"sensim senimque inclinari tubus debet in objectum"(管必须非常缓慢地移向物体)[33, p.187]。路易斯·弗洛朗坦·德赛·让德龙(Louis Florentin Deshais Gendron)推荐了布尔哈夫(Boerhaave)的方法(1770)[63],并从法文版的布尔哈夫(Boerhaave)的书籍《Des maladies des Yeux》(眼部疾病)(1749)中复制了他的描述[34]。德赛·让德龙还建议从斜视眼镜上的非常小的孔开始,并随着斜视的改善而增加它们的直径。

一个的重大改进是约翰·泰勒(John Taylor)发明了斜视眼镜(图1-36)。1759年,他从罗斯托克经哥本哈根前往斯德哥尔摩,并在此逗留了4个月。在斯德哥尔摩的亚伯拉罕·贝克(Abraham Back)教授的手写讲义中,描述了具有可变孔径且可以调整孔距的眼镜(图1-37)。乌普萨拉的眼科医生弗雷德里克·贝格近期(Fredrik Berg, 1967年)发表了贝克的手稿,且发现了一本可能已经遗失的论文,该论文是泰勒(Taylor)1756年在米兰印刷的[21, 22]。这份33页的"论文"包含泰勒的出版物清单以及贝克提到的"Macchina"(机械装置)的详细描述,不幸的是,其中的插图没有保存下来。在这个描述中,我们还发现斜视眼镜中心孔的大小可以减少到完全消失[196]。泰勒早些时候(1739)在他的专著《De vera causa strabismi》(关于斜视的真正原因)中曾讨论过当前的斜视理论[195]。

所有后来的斜视眼镜构造都不那么完美。例如,外科医生约翰·戈特利布·伯恩斯坦(Johann Gottlieb Bernstein, 1747-1835)简要描述了陶贝尔(Tauber,莱比锡)设计

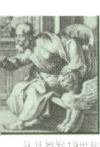
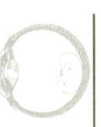

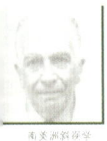
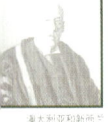
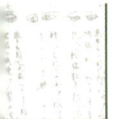

的模型。这些眼镜由涂漆的黄铜板组成，上面有几个孔的螺栓可以水平移动。因此可以根据斜视的角度和治疗后斜视角度的降低程度来调整患者眼睛所看到的孔[28]。

菲利普·冯·瓦尔特（Philipp von Walther，1782—1849）在1849年描述了一个类似的模型[211]。京肯（Jingken）在1832年每天调整与斜视角度相对应的孔的侧向位移[123]。19世纪中叶巴黎配镜师阿瑟·谢瓦利尔（Arthur Chevallier）引入了另一种模型，其中包含垂直螺栓，每个垂直螺栓都有4个对角位移的孔。这些孔可以逐步对应眼睛水平偏斜的程度（图1-38）[48]。格拉斯哥的威廉·麦肯齐（William Mackenzie，1791—1886年）在其著名的《大部眼科教科书》（第四版）中表示，最好的斜视眼镜是由贝尔莫尔（Bullmore）于1894年设计，并由埃克塞特的眼镜商亚历山大（Alexander）出售：该眼镜有2个短椭圆管，并被整合到1个皮革头带中，每个管子有1个开口为2.1 mm的活动螺栓[144]。

只有主导眼可通过这种眼镜上的孔向外看，而偏斜眼通常不能。阿维尼翁的执业医师埃泽赫勒·彼得罗·迪·卡斯特罗（Ezechiele Pietro di Castro）试图改变这种情况。在他的"occiale forato"（带孔眼镜）中，好眼被完全遮挡，斜视眼被一个带有中心孔的黑色圆盘遮挡。据说这是为了避免传统斜视眼镜的反向遮挡效应，这些眼镜没有可调节孔，由于孔在中心，偏斜的眼睛不会受到刺激（图1-39）[45]。泰勒（Taylor，1751）和菲利普·冯·瓦尔特（Philipp von Walther，1849）的眼镜达到了相同的目的：这些孔可以被消除。

四、鼻罩、眼罩、改变注视位置的装置

由于患者通常只使用两个"眼镜"孔中的一个，因此圣伊夫（Saint-Yves）发明了一种鼻罩，可限制单眼或双眼的视野[181]。1778年，医生、自然科学家、说教诗人查尔斯·罗伯特·达尔文（Charles Robert Darwin，1809—1882）的祖父，埋葬在威斯敏斯特教堂的伊拉斯谟斯·达尔文（Erasmus Darwin，1731—1802），在一篇关于斜视治疗的论文中写道："一个纸质的指针固定于一个帽子上，当这个人造鼻子放在他的真鼻子上，以便在他的两眼之间突出一英寸……"和"一个薄黄铜的指针立于鼻子上……"达尔文（Darwin）对这种治疗的结果很满意[60, pp88-89]。1817年，比尔（Beer）建议使用粘贴在一侧或两侧太阳穴上的眼罩，类似于马的眼罩[17, pp673-674]。1856年，费迪南德·阿尔特（Ferdinand Arlt，1812—1887）在拜访阿尔布雷希特·冯·格拉斐（Albrecht von Graefe）时表示，他见到了一副能在术

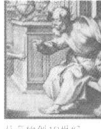

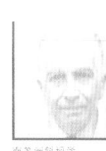

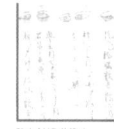
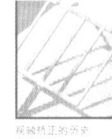

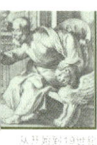

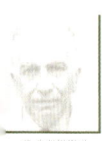

后迫使眼睛直视的眼镜。这些眼镜包含平光镜片，根据斜视的方向，鼻部或颞部的 1/4~2/3是半透明的[8]。1861年卡里翁·冯·斯泰尔瓦格（Stellwag von Carion）使用了类似的眼镜，可以迫使眼睛处于特定的注视方向[191]。马克西米利安·凯尔穆什（Maximilian Chelius，1794—1876）推荐了一种可改变注视方向的简易装置，他将2条深色胶带垂直贴在斜视眼的鼻眦部的前面[47]。

五、促进或避免某些特定注视位置的装置

保卢斯·艾吉内特斯（Paullus Aiginetes）不仅发明了斜视面罩，而且还发明了另一种治疗方式：当儿童在使用面罩并将光源置于最佳位置后仍然斜视时，"必须在太阳穴上贴一块红色羊毛，吸引他们的注意，从而使眼睛正位"（图1-40）[6, 118]。伊本·西那（Ibn Sina，欧洲人多称其为阿维森纳）在11世纪初使用了类似的方法，并建议在物体周围缠绕一根红线并将其放置在与斜视相反的方向，或将其挂在太阳穴或耳朵上[118]。巴尼斯特（Banister）在1622年写道："按照之前作者们的建议，应该有一些红色的东西悬挂并固定于太阳穴上[76, 226]"[另见吉耶莫（Guillemeau，1585）][98]。约翰·维蒂希（Johann Wittich）在眉毛上贴了一条"红色的人造绷带"，以防斜视的眼睛向下[219]。直到1810年，杰加·谢瓦利尔（JGA Chevallier）才建议在太阳穴上放置红色的羊毛毛团[49]。比尔（Beer，1817）[17]和切利乌斯（Chelius，1843）[47]使用在鼻子上放置黑色贴片的方法治疗外斜视，根据培根（Bacon）的说法，该方法会使正常的眼睛内聚[11]。

在16世纪，尤卡坦主教迭戈·德·兰达（Diego de Landa）试图收集被科尔特斯军队摧毁后的玛雅文化。他在他的书《尤卡坦半岛的拉斯科萨斯关系》中提到，斜视被认为是美丽的标志，"母亲们试图人为地造成斜视：通过在头发上悬挂小石膏或小树脂球，这样头发就会在眼睛前面的眉毛之间摇摆，从而吸引眼睛向上看，最终导致斜视（图1-41）[99, 132]。当代的玛雅文化研究者认为斜视是社会等级的标志或尝试模仿神（图1-42）[197]。即使在今天，恰帕斯也崇拜太阳神（另称"斜视神"）[149]。斜视在玛雅文化中的作用在第4章进一步讨论。

* 图41所示的内容与兰达（Landa）的描述不一致。这个孩子从原在位内收，并未上抬眼睛（冈特K·冯·诺登）

六、注视方向的机械固定

外科医生迪奥尼斯（Dionis）和他的伟大前辈帕雷（Pare）一样，对人造眼睛产生了兴趣，并且在他的教科书（1773年）中将它的安装过程称为"operation de

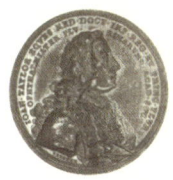

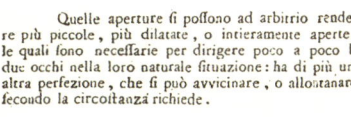

图 1-36
乔安尼斯·泰勒(Joannes Taylor)。锡牌 Φ41 mm，1747？ Brettauer 收藏品，目录号 1203，维也纳大学钱币学和货币史研究所

Quelle aperture ſi poſſono ad arbitrio rendere più piccole, più dilatate, o intieramente aperte, le quali ſono neceſſarie per dirigere poco a poco li due occhi nella loro naturale ſituazione: ha di più un' altra perfezione, che ſi può avvicinare, o allontanare ſecondo la circoſtanza richiede.

图 1-37
泰勒(Taylor)：可调节距离和孔径的斜视眼镜的描述，1756(196)

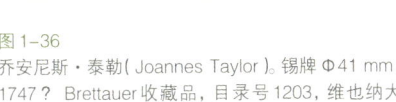

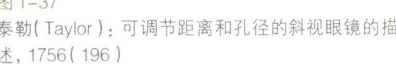

图 1-38
谢瓦利尔(Chevalier)：孔间距可调的斜视眼镜。19 世纪中期(49)

图 1-39
迪·卡斯特罗(Di Castro)："带孔眼镜" 1642(39)

De ſtrabiſmo.

Infantes ab origine ſtrabones curantur larua faciei circumpoſita, ut in rectum uideant. Nam ſtrabiſmus conuulſiora muſculorum qui bulbum mouent, diſpoſitio eſt. & lucerna è regione poſita, & non à latere elucente. Præterea cum ad nares cõniuent oculis floccos rubros agglutinare uincit angulis qui circa tempora habentur: ut uiſu ad hos incõniuenter directo, oculos emendent.

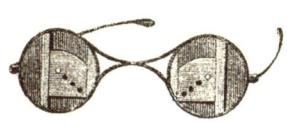

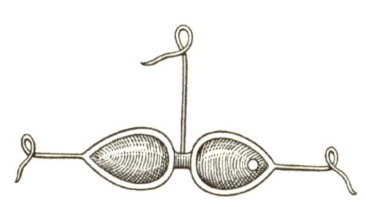

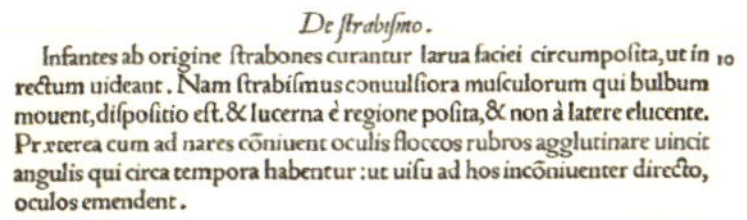

图 1-40
保卢斯·艾吉内特斯(Paullus Aiginetes)：来自安德纳库斯的文字(6)

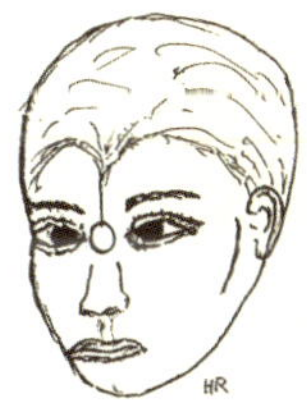

图 1-41
产生内斜的固定刺激，玛雅人方法，来自《玛雅的世界》。纽约，新美国图书馆，1960(99)

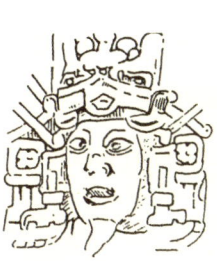

图 1-42
斜视玛雅神。来自：特默·弗(Termer F)：古代墨西哥人和玛雅人眼中的民族学评论《眼科临床月刊》

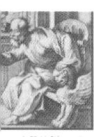
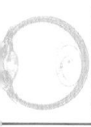

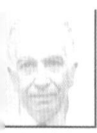

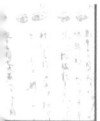
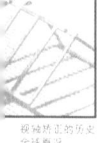

chirurgie"，是一种外科手术。当时还没有发明眼球摘除术，人造眼睛由玻璃外壳组成，放置在坏死眼的眼睑下，这样它们即可跟随健康眼的移动而移动。这种假体或半球体被用于斜视患者的眼睛，并用绳子固定在适当的位置，以使目光固定于正前方。迪奥尼斯（Dionis）和迈特让（Maitre-Jan）都认为斜视患者的角膜曲率异常，像圆锥角膜一样有变形。因此建议将放置在眼内的球体内部弄平，以使陡峭的角膜曲率正常化[72]。我们不知道这种"紧身衣"是否曾经被用过，也不知道后来是否有人使用或引用了迪奥尼斯的这种方法。

*直到今天，美国的一些验光师仍在尝试使用硬性隐形眼镜（角膜塑形术）改变角膜的形状。（冈特 K·冯·诺登）

第六节 从非手术矫正眼位到改善功能

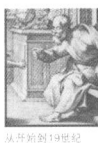

一、遮盖-压抑

盖伦（Galen）和他之后的梅苏埃（Masawaih）没有注意到水平斜视中视力的下降[113, 164]。据保卢斯·埃吉纳特斯（Paullus Aiginetes）[6, p.117]所说，"弱视是一种无明显原因的视力模糊"，但他没有提到斜视与弱视的关系。

当阿尔金杜斯（al-Kindi）在9世纪中叶提到斜视的遮盖疗法时，似乎眼位正位是该治疗的目标[107]。而他同时代的塔比特·本·古赖（Tabit bin Qurrah）使用遮盖治疗以改善偏斜眼的视力（图1-43）[210]。尽管当时还没有视功能和视觉方向的概念，但塔比特·伊本·库拉可（Thabit bin Qurrah）被认为是斜视遮盖治疗的鼻祖。直到18世纪初，遮盖疗法被重新发明，然后作为一项规则，用于改善斜视而不是弱视眼的视力。圣伊夫（Saint-Yves）在1722年写道："有时有必要完全遮住不偏斜的眼睛，以使斜视的眼睛自行变成正位（图1-44）。[181, p.164]"阿尔肯达斯（Alkindus）使用深色布遮住眼睛[107]，近1000年后，简-弗朗索瓦·格莱兹（Jean-Francois Gleize，1763—1811）在他的第二版书中也推荐使用一块黑色或绿色的布[89]。1743年，不是医生的布丰（Buffon）描述了一种完全不同的治疗理念："降低好眼视力"或称为降低较好眼的视功能，而不是增加弱视眼的视觉需求。为达到此目的，可在好眼前放置一个凸透镜，在弱视眼之前放置一个平光镜[43, p.243]。布丰因此被认为是光学压抑治疗的发明者。数学家菲舍尔（Fischer）深入研究了布丰的报告，并对该压抑疗法进行了改进，他推荐"使玻璃起雾或使用深色玻璃，这或许是治疗斜视最有效的方法[82, p.62]。普外科和眼科医生，路德维希·伯姆（Ludwig Bohm，1811—1869），他是迪芬巴赫（Dieffenbach）的学生，使用了不同色调的深色或蓝色眼镜（1845）[32]。同年，吕特（Ruete）称这种方法为最合理的斜视治疗[179]。1896年，阿尔特（Arlt）引用伯姆（Bohm）的话，认为："既然不可能将患眼的视力提高到与好眼相同的水平，那我们应该自由地，以相对的方法，通过无害的方式暂时减少健眼的视力，使两眼的视网膜都受到相同的刺激。[8, vol.III, p.323-324]"尽管有这些早期建议，但近100年后不得不重新发明压抑方法。1770年，德赛·让

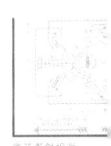
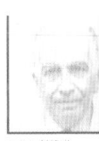
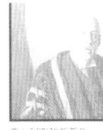
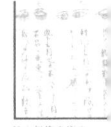
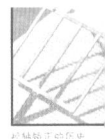

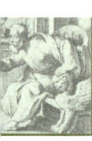

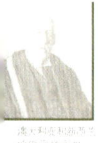

德龙（Deshais Gendron）描述了交替遮盖，他接受了布丰的观点："当双眼斜视时，将一只眼睛遮挡8天，然后将另一只眼睛遮挡8天"[63, p.141]。据称这种简单的方法总是成功的。1777年，约瑟夫·雅各布·普伦克（Joseph Jacob Plenck，1733—1807）[161]推荐了一种类似的方法。1825年，特劳戈特·威廉默·古斯塔夫·本尼迪克特（Traugott Wilhelm Gustav Benedict，1747—1835）提倡反向遮挡。他是弗罗茨瓦夫的外科医生，也是五卷本《实用眼科手册》的作者，他先遮盖好眼，斜视改善后，再遮盖偏斜眼[19]。

二、从孔镜到扇形遮盖

帕尔马的乔瓦尔·罗西（Giovanni Rossi，1801—1853）在两只眼睛前使用了深色的板，其上有水平狭缝而不是孔。可以根据眼睛是否存在垂直或斜向的偏斜来调整这些狭缝的位置。因为该想法，他成了扇形遮盖（1829）的发明者，该方法如今仍然被一些人使用[174]。圣伊夫（Saint-Yve）使用的鼻罩[181]可被认为是扇形遮盖的前身。该模型由布鲁塞尔的弗洛伦特·屈尼耶（Florent Cunier，1812—1853）改进。佩带这个鼻罩时，主眼被遮挡，患者用偏斜眼通过颞侧的一个小扇形区观察，该区域呈三角形，基部指向颞侧（图1-45）[53]。巴黎的路易斯·奥古斯特·德马雷斯（Louis Auguste Desmarres，1810—1882）也用胶带遮住了好眼，并用胶带封闭了偏斜眼前透镜的鼻半部分[64]。柏林的阿尔弗雷多·格拉斐（Alfred Graefe，1830—1899）甚至遮挡了偏斜眼前2/3的镜片[94]。屈尼耶（Cunier）和德马雷斯（Desmarres）认为他们的眼镜是"矫正眼位的"仪器。就像迪·卡斯特罗（di Castro）的眼镜一样（图1-39）[45]，它们遮住了好眼，强制固定偏斜的眼睛，同时限制了它的注视范围。

三、用眼镜矫正屈光异常

达·阿卡·德·瓦尔德斯（Daca de Valdes，1623）首次系统地提出了镜片度数的定义，他建议屈光参差行光学矫正，但没有提及斜视[58]。布丰（Buffon）在1743年首先应用这种治疗[43]。1749年，配镜师托米纳（Thomin）为一名斜视患者的一只眼安装了一个4"pieds"（+0.77屈光度）的凸透镜，而另一只安装了一个10"lignes"（-3.70屈光度）的凹透镜[198]。1781年，数学家菲舍尔（Fischer）写道："对于儿童来说，其中一个镜片比另一个更凹。这种差异的程度应该对应两只眼睛产生相同刺激所需的不同光量。[82, p.6]"外科医生伯恩斯坦（Bernstein）几乎

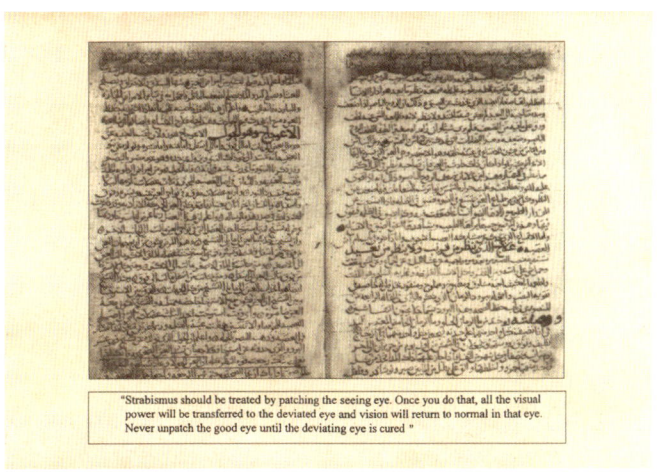

图 1–43
塔比特·本·库拉特(Thabit ibn Qurrah，210)对弱视的首次治疗，改编自冈特 K·冯·诺登(Noorden, GK, von)：《双眼视觉和眼球运动，斜视的理论和治疗》圣路易斯，莫斯比出版公司，1996，第 513 页

NOUVEAU TRAITÉ
DES MALADIES
DES YEUX,
LES REMEDES
QUI Y CONVIENNENT,
& les Operations de Chirurgie
que leurs guérisons éxigent.
AVEC
DE NOUVELLES DECOUVERTES
sur la Structure de l'Oeil, qui prouvent l'Organe immédiat de la Vûe.
Par M. DE SAINT-YVES, Chirurgien Oculiste de Saint Côme.
A PARIS,
Chez Pierre-Augustin Le Mercier, ruë S. Jacques, à S. Ambroise.
M. DCCXXII.
Avec Approbation, & Privilege du Roy.
Charles de SAINT-YVES 1667-1736

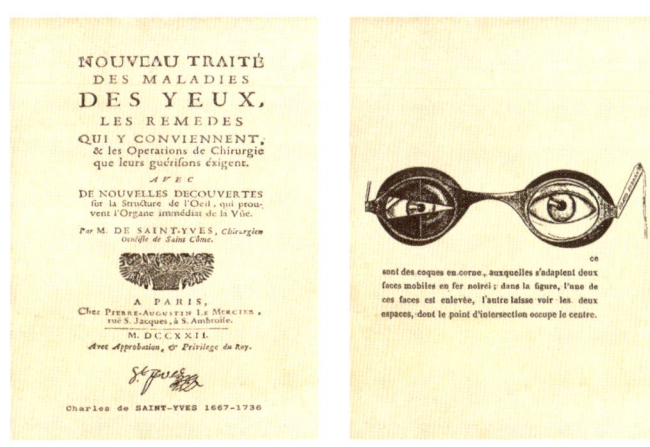

图 1–44
圣伊夫(Saint–Yves)专著的扉页 1722 (181)

图 1–45
屈尼耶(Cunier)：扇形遮盖 1840(53)

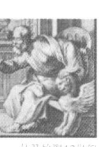
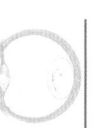

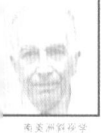
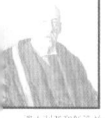
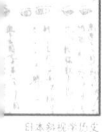
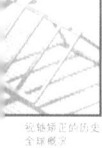

一字不差地复制了这段文字并补充道："如果两眼远视度数相同，那么两个镜片都应该是平光的。用于刺激的那只眼睛应该让更少的空气通过（原文如此），这样，两只眼睛都会受到同等的刺激。[27, p.178]"这就是当时的知识状态。1841年，吕特（Ruete）想让屈光参差的眼睛（一只眼睛近视，另一只远视）能够在大约2.5~3.1 m的中间距离处，用适当的眼镜清楚地看到物体。瓦尔特（Walther）只想到了单眼弱视的屈光参差性斜视患者，并为他们订购了合适的眼镜（1849），视力更弱、更近视和斜视的眼睛因此会看得清楚，并保持正位[211, p.149]。

四、固定视和视觉练习

通过遮挡或带孔的斜视面罩迫使眼睛呈现特定位置可以被认为是固视练习。"另一种普遍使用的方法（将缩短的肌肉进行拉伸）包括将斜视镜放在墙上，并在墙上安装一个带有白色固定点的黑色面板。患者必须固视这个点，该点位于与斜视眼相反的方向，头不能转动。"因此，迪芬巴赫（Dieffenbach）在1842年写道，并谴责这种"眼睛折磨"是无用的[69,p.26]。迪芬巴赫的术语"眼体操"即阿尔金杜斯（al-Kindi）的方法，他让患者用眼睛跟随移动的物体。[107]圣伊夫（Saint-Yves）要求他的病人每天早晚照镜子15分钟，"以便每只眼睛都能准确地用瞳孔固视。[181, p.162]"1806年，阿博特·德蒙索（Abbot Desmonceaux）下令进行此类练习，为期5周，并将每次练习延长至30分钟[65]。本尼迪克特（Benedict）每天在镜子前治疗他的病人2~3次，持续1小时（1825）[19]。迪芬巴赫（Dieffenbach, 1842）提到将镜子放在病人的一侧，迫使眼睛转向与偏斜相反的方向。这样做的目的是拉伸缩短的肌肉[69, p.162]。1783年，第一本眼科手术教科书（两卷插图丰富的书）的作者基洛姆·佩里尔·德·昆西（Guillaume Pellier de Quengsy, 1751—1835）声称成功使用了一种方法，尽管我们咨询了几位专业的斜视学家，但仍无法澄清该方法："让他玩得开心，让他在一个破旧的银色镜子的后面看到剪切形状的小纸条字符。"显然，他让他的病人通过一面半透明镜子的背面注视着用纸剪下来的小人物。[157, p.41]可能只有与患者瞳距相对应的镜子的某些特定部分是透明的？吉耶莫（Guillemeau）和巴尼斯特（Banister）推荐了视觉练习。巴尼斯特在1622年写道："护士应经常将她的手放在孩子的眼睛上以修复视力。"[12]朱林（Jurin）认为这是一种合理的方法[125]。布丰（Buffon）（其本人患有屈光参差和外隐斜视）也通过短暂遮盖一只眼睛，以实现单眼固视训练（1743），他通过在自己身上试验，验证了这种疗法的有效性[43]。巴黎外科医生菲利贝尔·约瑟夫·鲁（Philibert-Joseph Roux, 1780—1854）从小就患有外斜视，他证实了这种简单方法的有效性[175]。斯特罗迈尔（Stromeyer）于1828年拜访了鲁（Roux），后来在他的回忆录中报道："鲁是一个非常坚强、坚定的人，他的面部表情因轻微的斜视而受损。[193]"伊拉斯谟斯·达尔文（Erasmus Darwin，1778）尝试双眼练习。首先，他的病人必须戴鼻罩。然后"在每周使用1次指针之后，这种习惯被削弱了，使用大约鹅毛笔大小的2块木头，除了0.635厘米（0.25英寸）之外的区域都是黑色；让患者经常注视这些物体，最开始一个放在块状指针末端的一侧，另一个置于另一侧。当他能看到这些之后，逐渐将它们移至指针之外，一个隐藏在另一个后面"[60, p.89]。"每天进行1小时练习。这是迈向视轴矫正法的第一步!

安特卫普的耶稣会神父和大学校长弗朗西斯·阿吉洛尼乌斯（Franciscus Aguilonius，1567—1617年）在他的《自由光学》第三卷中描述了一种"指向测试"（1613年），该测试由彼特·保罗·鲁本斯（Peter Paul Rubens）详细解释过（图1-46、图1-47）[1]。这些图表明，闭上一只眼睛，不可能进行准确的触觉定位。阿吉洛尼乌斯（Aguilonius）评论说，用一只眼睛穿针也是不可能的。1840年，皮克福德（Pickford）改进了鲍姆加特纳（Baumgartner）在物理学教科书中描述的指向测试："一个小环悬挂在天花板上，人位于一个不能看到小环开口的位置。如果拿一根大约3英尺长且一端弯曲90度的杆，并试图将这根杆穿过环的开口，单眼会失败，但当使用双眼时，则很容易成功。"根据皮克福德（Pickford）的说法，这是确定一个人是用单眼还是双眼看的好方法。考虑到当时对生理光学的了解有限，皮克福德无法想到这一观察结果在治疗方面的应用[158, p.591]。1839年，哥廷根的生理学家阿诺尔德·阿道夫·贝特霍尔德（Arnold Adolf Berthold，1803—1861）发明了一种他认为可治愈近视的设备。这种"myopodioorthoticon"（图1-48）由一个阅读桌组成，该阅读桌带有一个控制头部与阅读材料距离的装置（图1-48）[29, 30]。他的同事恩斯特·奥古斯特·伊姆利（Ernst August Himly，1800—1881）在1843年推荐用这种设备来治疗屈光参差伴斜视的患者。在1841年，哥廷根的吕特（Ruete）报道了这种设备成功用于治疗术后近视伴斜视的患者。

五、后期发明的训练方法：棱镜、立体镜

1623年，达·阿卡·德·瓦尔德斯（Daca de Valdes）曾警告不要使用偏心眼镜，因为过多的偏心会使患者"偏斜"（出现斜视）[58]。1810年，威斯特伐利亚国王陛下的配镜师、工程师JGA·谢瓦利尔（J.G.A. Chevallier）指出，偏心镜片可以使

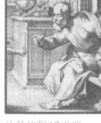

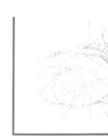

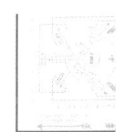

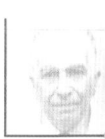

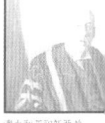

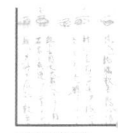

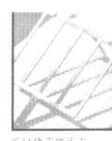

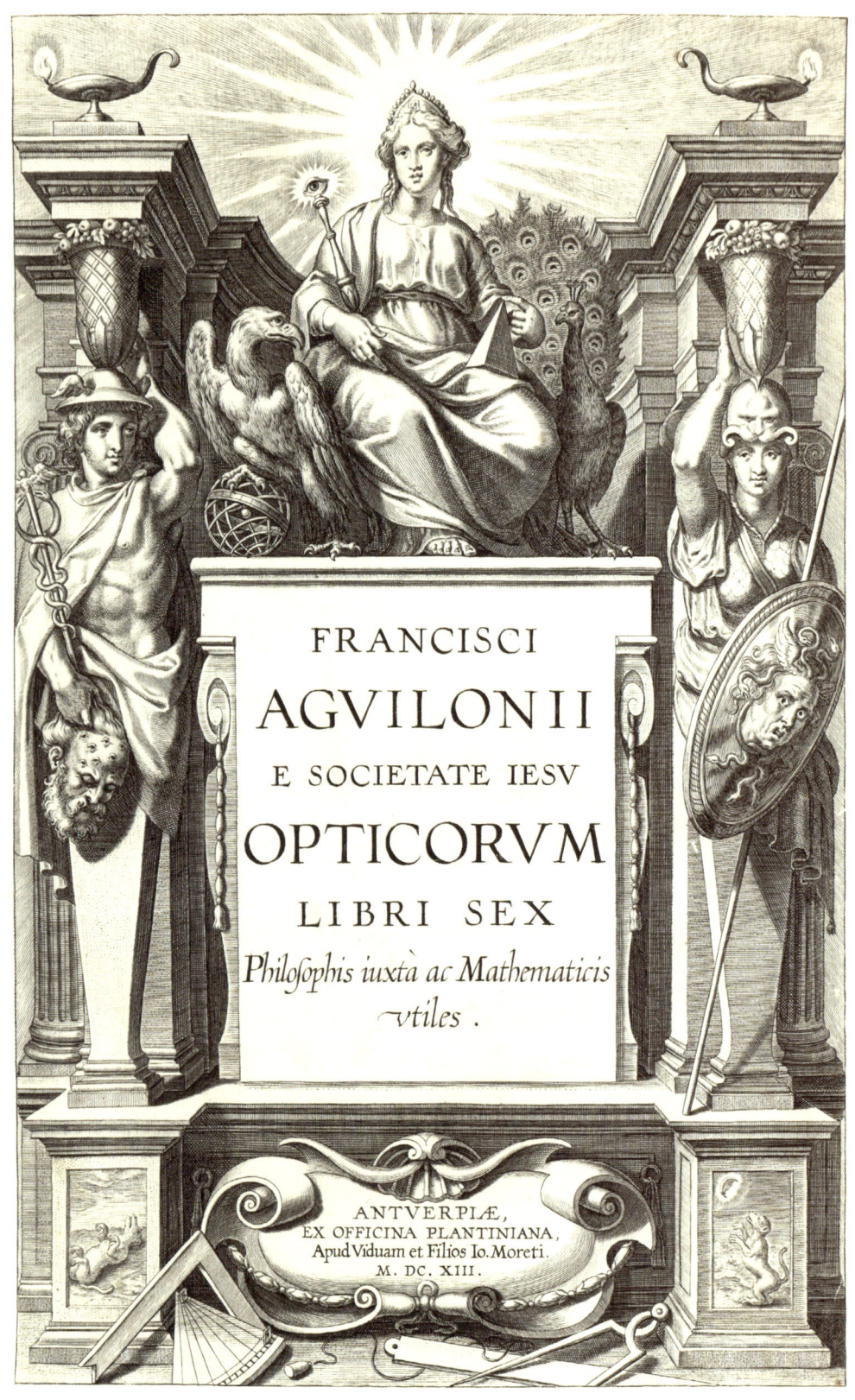

图 1-46
阿吉洛尼乌斯（Aguilonius）专著的扉页，1613

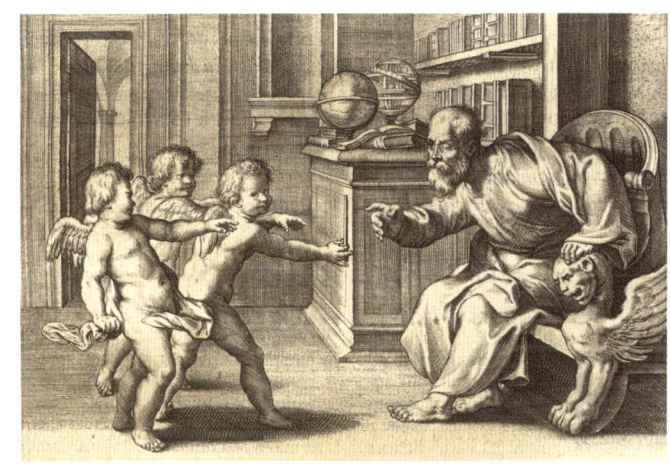

图 1-47
阿吉洛尼乌斯（Aguilonius）：闭上一只眼睛的指向测试（13）

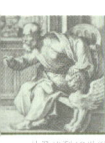
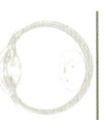

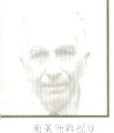
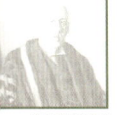
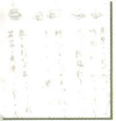
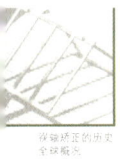

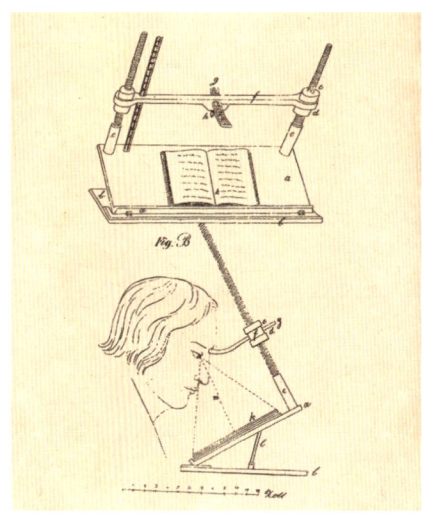

图 1-48
贝特霍尔德：阅读桌 1840 (29, 30)

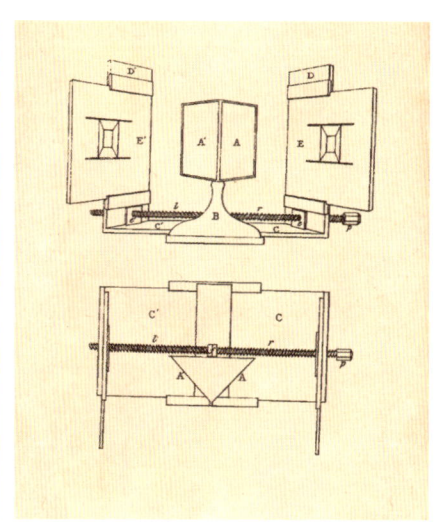

图 1-49
惠斯通：立体镜 1838 (218)

视轴集合和散开到存在斜视的点[49]。棱镜是由伦敦的医生威廉·查尔斯·威尔斯（William Charles Wells，1757—1817）在1792年推荐的："……如果将平面棱镜固定在眼镜架上，它们的折射角彼此相对，它们会在一定程度上帮助远视者，而不会产生由镜片凸度引起的弊端……但当它们的角度转向另一个方向，而物体距离适中时，可能对近视者有用。[214, pp.130-131]"正如德马雷斯（Desmarres）的教科书所述，1844年，巴黎配镜师谢瓦利尔（Chevallier）[可能是亚瑟（Arthur）]成功地用棱镜眼镜治疗了斜视患者。为了实现视网膜图像的统一，棱镜的底部必须与偏差方向一致。有时可能会在主导眼之前放置一个反向棱镜，以使患病的眼睛放松而不会导致复视[64, pp130-131]。为了减少斜视的角度，患者要遮住好眼，每天重复5~6次棱镜练习，持续30分钟[130-131]。

1847年，乌得勒支的气象学家和地理学家弗雷德里克·威廉默·克里斯蒂安·克雷克（Frederik Wilhelm Christiaan Krecke，1812—1882）为斜视患者提出了一种新型眼镜：棱镜[129]。他建议他的朋友弗兰西斯科斯·孔奈尼亚斯·唐德斯（Frans Cornelis Donders，1818—1889）在临床上应用这个想法。不久后唐德斯（Donders）即报告了他自己的经验（1847/1848）：① "当用棱镜移动斜视患者的视网膜图像，使它们落在几乎对应的点上时，斜视眼将被诱导改变其位置，使得双眼的视网膜图像可以融合成单一图像。" ② "在中度斜视患者的眼前放置一特定度数的棱镜会使双眼图像融合,眼睛会逐渐适应从而降低斜视度数。"[73, p.254*]1838 年,查尔斯·惠斯通(Charles Wheatstone,1802—1875)发明了他的镜面立体镜(图1-49)[217]。他的贡献以及后来由爱丁堡的戴维·布儒斯特(David Brewster,1781—1868)建造的透镜立体镜对双眼协同的研究起到了推动作用,但对临床眼科影响不大。柏林的生理学家埃米尔·杜波依斯·雷蒙德(Emil du Bois Reymond,1818—1896)于1852年发表了一封致《生理学档案》编辑的信,他在信中报告了他最近在伦敦逗留的情况:"各种形式的立体镜在这里非常受欢迎。鉴于这种游戏活动是在一个务实的国家,我想到使用立体镜治疗斜视可能非常有效,我从来没有听说过这种治疗方式。显然,如果针对这种疾病的'整形'治疗是有效的,那么让病人经常进行立体视训练可能是最好的方法。[74, p.541]"两年后,威廉·麦肯齐(William Mackenzie)将立体视训练描述为治疗外斜视的一种有用的方法,可将两个视网膜图像融合为一个[143, p.541]。

*不太清楚唐德斯的第二句话是什么意思。它可以解释为(第一个?)棱镜适应的描述,即在斜视角度使用棱镜全矫后,随时间增加,所需要的棱镜度可能会逐渐变大。但这也可能意味着随着棱镜度数的逐渐降低,眼睛会变成正位(冈特K·冯·诺登)。

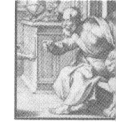

从井渤到19世纪中叶的斜视学

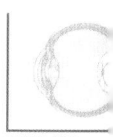

欧洲斜视学历史

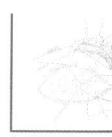

美国斜视学历史

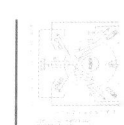

拉丁美洲斜视学历史

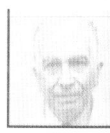

亚洲斜视学历史

澳大利亚和新西兰的斜视学历史

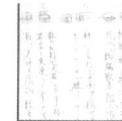

日本斜视学历史

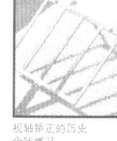

视轴矫正的历史 全球概况

第七节 通过肌肉减弱手术矫正眼位

一、"神经切开术"

1737年6月,《法兰西信使》杂志宣布简·泰勒(Taylor)博士(图1-50)已抵达巴黎并希望他:"发表他快速矫正斜视的手术,几乎没有痛苦,也不担心任何意外"——介绍他快速、几乎无痛、无任何风险的矫正斜视的手术。外科医生和碎石师勒卡特(Le Cat)(图1-51),提到了泰勒(Taylor)的手术,在鲁昂(Rouen)的《感觉论》一书中展示了这一点。三年后,他提供了更详细的说明[135]:据说泰勒在抵达鲁昂后广受赞誉,人们奏乐及发布传单以赞扬他。他的旅馆门口有士兵把守,见到他需要特别推荐。他的手术是在一群有名的观众中进行的。"最大的手术,也是最鲁莽的一次,是声称要矫正斜视的手术。手术过程是这样的:他用一根带有丝线的针,在偏斜眼下穹窿处挑起结膜,将丝线打个结后,用它将结膜拉向自己,然后用剪刀剪掉结膜,立即将健眼遮盖上,斜视的眼睛变成了正位,大家惊呼:奇迹!"勒卡特(Le Cat)问他这个在其看来不仅没必要而且危险的手术是如何奏效的。泰勒(Taylor)解释说,肌肉不平衡导致眼睛偏斜,因此必须削弱亢进的肌肉。他通过"切断供应这种亢进肌肉的神经支配"来实现这一目标。勒卡特回答说他不知道被切除的组织中有这样的神经纤维。承诺一旦他能得到一只眼睛,就会证明这些。这个请求很快就得到了满足:在一次晚宴上,勒卡特为泰勒提供了一个带盖的盘子作为甜点。揭开盖子后,露出一个人头,其中眼外肌的所有神经都被仔细解剖了!几天后,泰勒从鲁昂消失了。勒卡特在1743年的报告以这样一句话开头:"医学应该打击,法律应该惩罚的最危险的毒药之一就是江湖骗子。大城市和小村庄里遍布了各种奇迹创造者。[135, p.1-2]"泰勒所演示的在遮盖健眼后矫正偏斜眼的手术,属于一种欺诈活动,这件事给他留下了坏名声,早于他作为白内障手术医生之前数年。然而,他坚信结膜切除的效果和他理论的有效性。1776年,他在米兰出版的著作中解释了这一想法的起源:一位长期斜视患者切除了有严重结膜炎的组织,他意外地注意到手术结束后眼睛变成了正位。这次"愉快的结果"刺激他在斜视病人中或多或少地切除了他所说的直肌的"腱膜"。参考他对肌肉神经支配的研究,他认为他的成功是神经切断术的结果(图1-52)[196]。早在1751年,泰勒

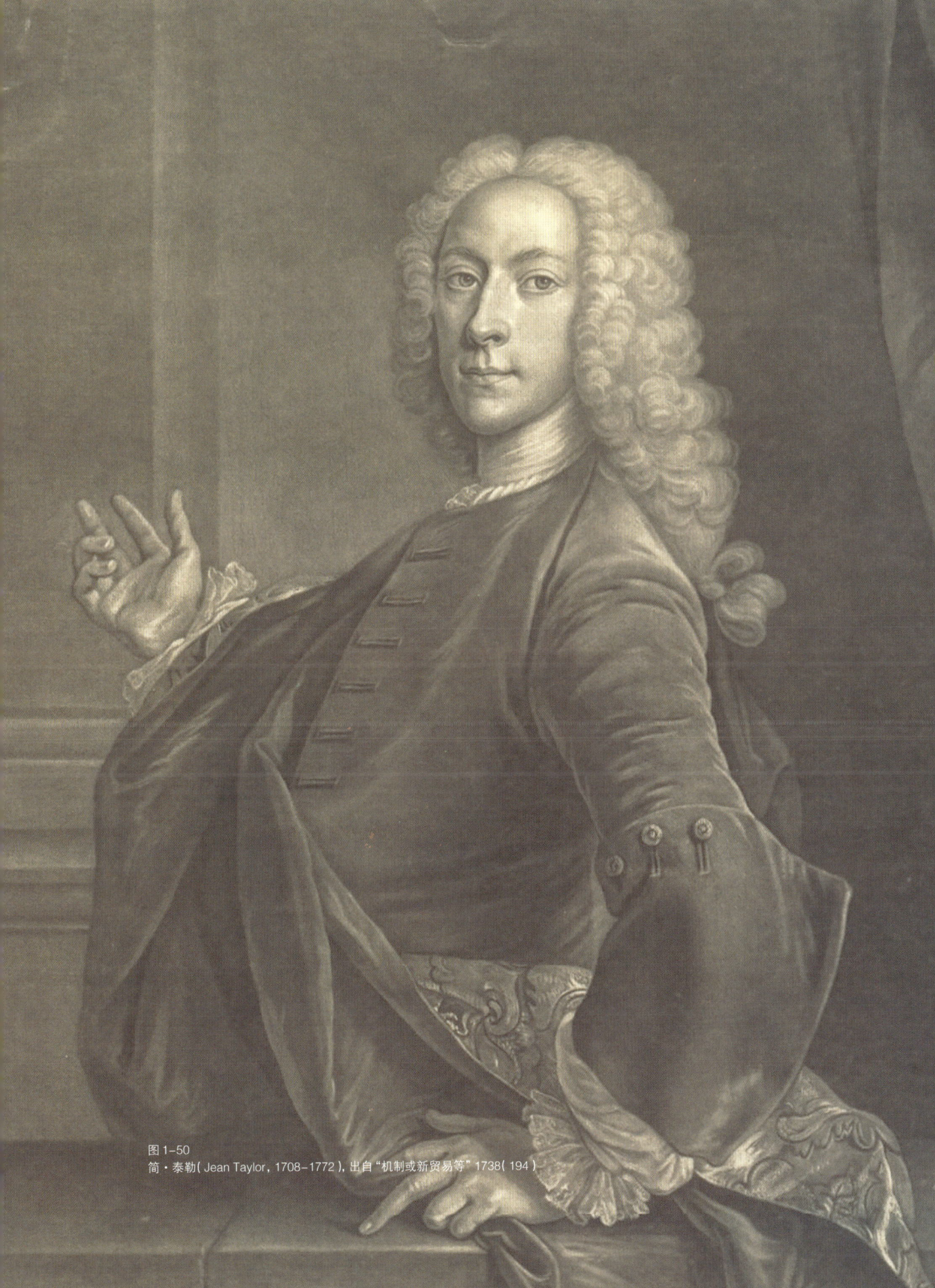

图 1-50
简·泰勒（Jean Taylor, 1708–1772），出自"机制或新贸易等"1738（194）

01 | 斜视学历史 | 从开始到 19 世纪中叶的斜视学

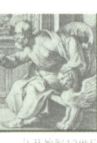
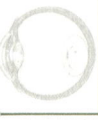

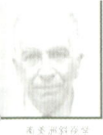
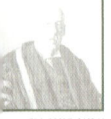

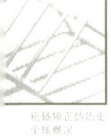

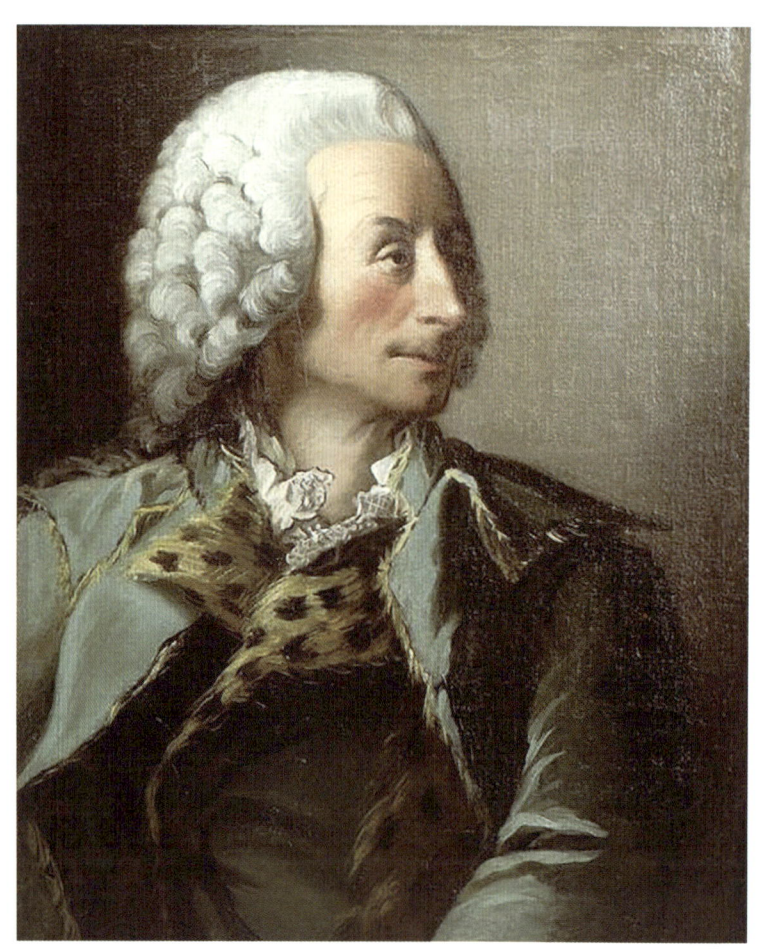

图 1-51
克劳德·尼古拉斯·勒卡特（Claude-Nicolas Le Cat，1700-1768）；LFR·杜邦（L.F.R. Dupont）的肖像，可能是 1763 年。目录 "巴黎艺术学院"，1935 年

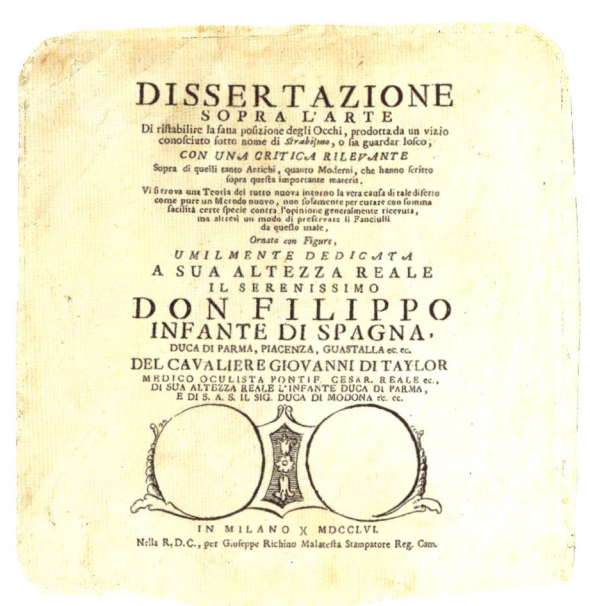

图 1–52
泰勒（Taylor）1756（196）所撰专著的扉页

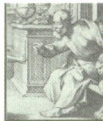

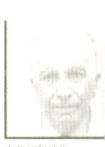
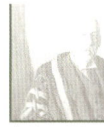
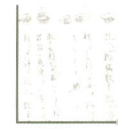
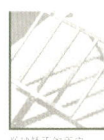

在斯德哥尔摩逗留的四个月期间就讨论了这一理论。他强调，这种手术通常是成功的，不会使病情恶化，只是偶尔会因为解剖异常而达不到预期的效果。因此，根据泰勒的讲课笔记和亚伯拉罕·贝克（Abraham Bäck）的演讲。贝克的手稿和泰勒的意大利著作一直不为人知，也从未被引用过，直到1967年被伯格（Berg）重新发现[21, 22]。泰勒似乎也在英国进行手术，因为1767年在讲佛兰芒语的城市鲁汶发表的一篇论文中提到："Strabones permultos ferro sanatos apud Anglicos vidi"（我在英国人中见过许多通过手术治愈的斜视）。[209]乔安妮斯·弗吉尼厄斯·卡萨马塔（Joannis Virgilius Casaamata, 1741—1807）于1782年在德累斯顿进行了他称之为"Segatura"的手术。根据沃尔夫冈·梅胡夫（Wolfgang Miinchow, 1923—1986）的说法，这包括尝试用前后移动的结膜下细丝穿透肌肉来机械地削弱肌肉[149]。阿蒙（Ammon）在1840年提到了对肌肉进行切开的徒劳尝试。手术因为一个患儿害怕而中断。"一开始，手术进行了一半，效果不错，但两周后，旧的斜视度数又恢复了。这个病例证明了单纯的结膜切除并不能治愈斜视。"另一方面，神经切开术是每次肌切开术的副产品，被认为非常重要[5, p.459]。迪芬巴赫（Dieffenbach）进行了结膜切除术（1842年），并写道，"通过与眼睛偏斜的方向相反的眦区切除结膜，可以治愈较小程度的斜视。"他还用硝酸银烧灼结膜。迪芬巴赫在三页印刷纸上描述

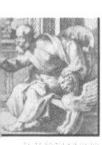
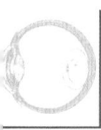

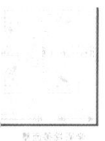
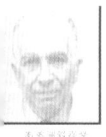
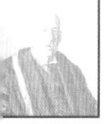
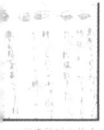
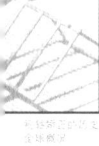

了这两种过程，并认为对于亢进肌肉的拮抗肌，将其表面的结膜进行瘢痕性缩短是有效的[69, p.459]。

二、肌肉切开术 — 从想法到实现

泰勒（Taylor）在罗斯托克开始了他的斯德哥尔摩之旅。克里斯蒂安·埃伦弗里德·埃申巴赫（Christian Ehrenfried Eschenbach, 1712—1788）在罗斯托克（1752）报道了泰勒在该城市中关于斜视治疗的某些观点："每一位眼科医生都经常梦想能有机会对直肌进行完全或部分的解剖。[79, p.138-139]"泰勒旅行的下一站是哥本哈根，他在那里待了四个星期。五年后，外科医生乔治·霍伊尔曼（Georg Heuermann, 1723—1768）记得泰勒声称可以通过切断上斜肌的肌腱来治愈斜视，并且由于它们的位置，该手术无法在直肌上进行。误解或是忘记了？[105]只有少数患者会接受这种手术，因为斜视是可以忍受的，而手术很痛苦，且不确定是否能成功。泰勒本人从未描述过解剖直肌或进行此类手术的可能性。然而，似乎他是第一个按照这些思路思考的人。直到1838年，骨科医生和战地外科医生乔治·弗雷德里克·路易斯·施特罗迈尔（Georg Friedrich Louis Stromeyer）（图1-53）才再次提到进行肌肉切开术的想法。他不仅是科学整形外科的创始人之一，还对眼科手术做出了重大贡献。他对在人类尸体内直肌上进行的肌肉切开术的描述读起来就像一份临床手术报告[66]。他医学院的朋友，来自朗道（帕拉丁）的外科和眼科医生弗里德里希·保利（Friedrich Pauli, 1804—1868），阅读了他的报告，并尝试在一名患者身上进行了这项手术，此前，他已经非常顺利地在一具尸体上进行了手术。然而，他不得不中断手术，因为无法使一位14岁女病人的眼睛外转[156]。在柏林，迪芬巴赫（Dieffenbach）更成功，他能够通过肌肉切开术矫正一位7岁男孩的斜视。几乎同时，布鲁塞尔的眼科医生弗洛伦特·屈尼耶（Florent Cunier），受到施特罗迈尔（Stromeyer）发表的启发，通过切开外直肌成功治愈了外斜视。在之前的两次尝试中，由于与保利（Pauli）相同的原因，他未能完成手术[52]。迪芬巴赫在1842年报道："成功进行斜视手术的消息以科学界闻所未闻的速度传遍整个文明世界，让人联想到重大的政治事件。不久之后，公共报纸上充斥着数百次此类手术正在进行的报道。[69, p.22]"

三、争取优先权

1839年10月，保利（Pauli）报告了他手术尝试的失败[156]。1839年11月13日，迪芬巴赫（Dieffenbach）发表了他成功的手术，但未能确定手术的日期。1840年5月，屈尼耶（Cunier）的一份报告出现，其中他提供了他手术的日期（1839年10月29日）。显然，他的报告"及时"发送给了皇家科学院的秘书，但是被错放和遗忘了[52]。根据屈尼耶的说法，迪芬巴赫的手术日期是1839年12月。他显然没有看过迪芬巴赫1839年11月13日的出版物，他因此被认为是第一个进行斜视手术的人，比迪芬巴赫早两个月[53]。1842年迪芬巴赫写道："那是1839年10月26日下午3:00，我在伯姆（Bohm）、霍尔特霍夫（Holtoff）、赖歇（Reiche）、比兰特（Bylandt）、福尔克尔（Volker）、拜伦德（Berend）博士和希尔德布兰特（Hilderbrandt）先生的协助下进行了手术。"[69, p.22]

这些误解成为屈尼耶（Cunier）和迪芬巴赫（Dieffenbach）之间丑陋争议的根源，尽管他们都对眼科做出了并继续做出了重大贡献。

屈尼耶（Cunier）（图1-54）出生在一个小村庄，名字很漂亮："Beloeil"（漂亮的眼睛），他最初是一名军事外科医生，后来成为布鲁塞尔眼科的主任医师。1838年，他创办了一份重要的期刊《视觉年鉴》。有趣的是，这本杂志第一卷的标题是"眼科和妇科年鉴"！第一卷包含屈尼耶的关于患有显性遗传性夜盲症的六代努加雷家族的报告。1878年，《年鉴（Annales）》与《视觉年鉴（Archives d'Ophtalmologie）》合并成为《法国眼科杂志（Journal Français d'Ophtalmologie）》。不幸的是，屈尼耶去世时年仅41岁。

迪芬巴赫（Dieffenbach）是他那个时代最重要的整形外科医生之一，他在巴黎和维也纳的出版物和手术演示使他在早年就享誉国际。在他的众多出版物中，除了已经提到的斜视手术专著之外，还有关于乙醚麻醉、眼睑和角膜手术的论文。在他的外科教科书中也有一大章是关于眼科手术的，第二卷直到他去世后才出版。他在柏林去世，享年53岁，是卡尔·费迪南德·冯·格拉斐（Carl Ferdinand von Graefe, 1787—1840年）的继任者，被他的学生围观着进行手术演示。迪芬巴赫和屈尼耶似乎都没有注意到美国外科医生威廉·吉布森（William Gibson, 1788—1868）可能先于他们进行了第一次肌肉切开术。在吉布森（Gibson）的《外科的机构和实践》（1841年）第六版关于斜视的详细章节中，吉布森提到他在1818年对四名斜视患者进行了肌肉切开术。[88]（见第3章）。

当斯特罗迈尔（Stromeyer）、迪芬巴赫（Dieffenbach）和屈尼耶（Cunier）的出版物问世时，几位医生站出来声称他们更早地想到了肌肉切开术，并在动物和人

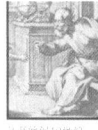

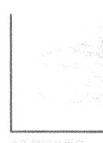

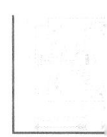

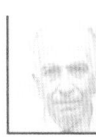

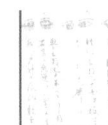

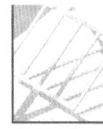

类尸体上进行了实践。此外，他们声称不仅建议而且实际上已经对患者进行了斜视手术。波士顿的解剖学家和外科医生威廉·英戈尔斯（William Ingalls）似乎在1812年或1813年建议一名斜视学生接受手术治疗。这位学生塞缪尔·Y·阿特韦尔（Samuel Y. Attwell）在1841年回忆道："就我自己而言，我知道他提出要切开内直肌，然而，家人并不想进行手术"[10]。

一位不愿透露姓名的Z.M.G.自称是1823年在巴伐利亚州第一个进行斜视手术的人。病人是一位老师，有明显的内斜视，手术后因外斜视而容貌丑陋。出于这个原因，这位外科医生直到1841年才报告这项手术[221]。根据费尔哈格（Verhaege）的说法，科特赖克（比利时）的塞缪尔斯（Sammels）医生于1824年和1825年对两名我们只知道他们的职业和家乡的病人进行了手术[209]。据麦肯齐（Mackenzie）称，伦敦的安东尼·怀特（Anthony White）应该在1827/1828年建议对内直肌进行切开术来治疗斜视，但在他对人类进行手术之前，他一直在寻找斜视动物[144]。EG·弗伦奇（E.G. French）说，怀特应该在1828年对斜视动物进行了手术[116]。爱德华·威尔逊·达芬（Edward Wilson Duffin, 1800—1874），伦敦的第一批关于斜视手术的英文特别报告的作者之一，1840年提到该手术早在几年前就由查尔斯·贝尔（Charles Bell）提出，他很遗憾他的同胞错过了这项发明的名声[75]。在勒内（Rene）和苏珊娜·雨果尼埃（Suzanne Hugonnier）的教科书中，我们读到"第一次斜视手术无疑是由里昂的让苏尔（Gensoul）于1836年进行的"（图1-56）[120, p.5]。一位来自维希的M.医生在1840年写给《视

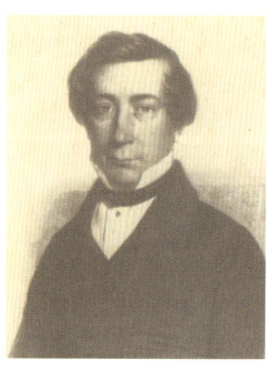

图1-53
乔治·弗雷德里克·路易斯·施特罗迈尔（Georg Friedrich Louis Stromeyer, 1804—1876）。来自：基利安H（Killian H）：英国外科医生协会。第二版，图42，斯图加特

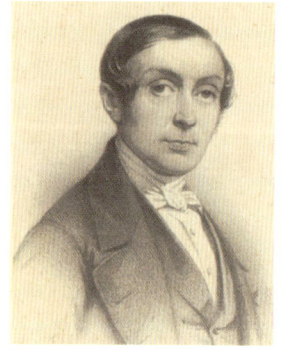

图1-54
弗洛伦特·屈尼耶（Florent Cunier, 1812—1853），P.V.莫拉克斯（P.V. Morax, 巴黎）收藏

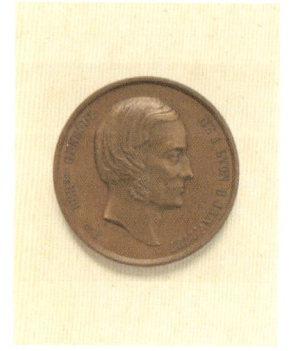

图1-56
约瑟夫·费迪南德·热诺（Joseph Ferdinand Gensou, 1797—1858），里昂民间临终关怀博物馆

觉年鉴》的匿名信中说，让苏尔四年前建议对斜视进行手术治疗，曾在尸体上进行过手术演示。他还声称让苏尔于1838年在柏林访问了迪芬巴赫，并向他解释了他的手术方法，包括肌肉切开术[142]。约瑟夫·让苏尔（Joseph Gensoul，1797—1858），是一位里昂主宫医院的外科医生，他从未在写作中有任何关于该手术的说明，但博内（Bonnet）报道说让苏尔在1837年或1838年提出了切割斜视患者眼部肌肉的想法，并在尸体上进行了适当的实验（甚至可能在斯特罗迈尔（Stromeyer）之前？）[35]。

1844年，普劳/梅克伦堡的约翰·弗里德里希·威廉默·内费曼（Johann Friedrich Wilhelm Nevermann，1803—1850）在《视觉年鉴》上发表了一封信。他列出了一组优先权要求人，并建议斯特罗迈尔（Stromeyer）和迪芬巴赫（Dieffenbach）将蒙特利尔大奖赛归还给巴黎科学院[151]。内费曼（Nevermann）在这封信中也提出了要求，自1828年以来，他一直在对人类尸体以及绵羊和猫的眼睛进行斜视手术，但没有对人类患者进行过斜视手术。

四、肌肉切开术/断腱术

肌肉切开术和断腱术[根据弗里德里希·奥古斯特·冯·阿蒙（F.A.von Ammon）应该称后者为"肌腱切断术"]在引入眼科手术之前，已经使用了很长时间了，主要用于治疗斜颈和马蹄足。解剖学家和外科医生尼古拉斯·彼得松·蒂尔普（Nicolaas Pieterszoon Tulp，1593—1674年），阿姆斯特丹市长[参见伦勃朗（Rembrandt）的画作"蒂尔普博士的解剖学"]，提出了通过胸锁乳突肌切开术来治疗斜颈的想法。[203]他的学生亨德里克·范·鲁尼森（Hendrik van Roonhuysen，1625—1672）率先进行了这种手术，后来被遗忘，直到纪尧姆·迪皮特朗（Guillaume Dupuytren，1777—1835）发展成为一种常规治疗方法。1784年，赫斯亚的蒂勒纽斯（Thilenius）率先切断跟腱来治疗马蹄足[168]。该方法由蒙彼利埃的德尔佩什（Delpech，1772—1832）进一步发展，他后来被一名不满的病人谋杀。斯特罗迈尔（Stromeyer）成功地在英国学生威廉·约翰·利特尔（William John Little，1810—1894）身上应用了这种手术，他后来在柏林（1837）获得了医学学位。他的论文题目是他自己的病史。随后，他回到英国，创办了一家骨科研究所，这家研究所后来成为皇家骨科医院。他将他的第三个儿子命名为"斯特罗迈尔（Louis Stromeyer）"，并在1862年描述了痉挛型双瘫，最终被称为利特尔（Little）病[149]。在1839年和1841年期间，几乎所有的斜视手术医生都是整形外科

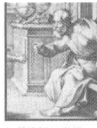

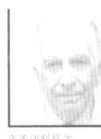

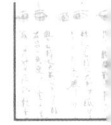

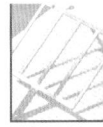

医生,他们将众所周知且经过充分验证的手术运用到眼科手术中。法国外科医生将斜视称为"le pied-bot",即眼球的斜视,可通过"斜视手术"治愈。直到19世纪末,斜视手术这个术语才被使用。迪芬巴赫在第一次眼部肌切开术之前已经进行了300次内翻足和60次斜颈手术。1842年,他讨论了通过手术削弱眼部肌肉的三种可能性:肌肉切除术、断腱术和肌肉切开术[69]。

五、肌肉切除术、断腱术和肌肉切开术

1840年,弗里德里希·奥古斯特·冯·阿蒙(Friedrich August von Ammon,1799—1861)在对动物和人类尸体进行实验后首次考虑进行肌肉切除术。"为了避免可能的复发,建议切除一块肌肉,"弗里德里希·奥古斯特·冯·阿蒙(FA von Ammon)写道[4, p.330]。迪芬巴赫(Dieffenbach)尝试了这种方法,但由于过矫太普遍,他很快就放弃了。靠近巩膜的断腱术由迪芬巴赫进行。他认为该方法在技术上更简单,但不推荐使用,因为肌腱在远离肌肉附着点的区域有明显的黏附到巩膜的趋势。1841年,P·贝内·卢卡(P.Bennet Lucas)还建议尽可能靠近肌止端处进行断腱术[141]。同年,克里斯蒂安·乔治·特奥多·吕特(Christian Georg Theodor Ruete,1810—1867)认为断腱术适用于小角度偏斜:"切断肌腱时不会将其与周围组织分开,并且越靠近其止端处,斜视的角度越小[178, p.108]。"迪芬巴赫的学生路德维希·伯姆(Ludwig Bohm)见证了他的第一次肌肉切开术,成为断腱术最热情的倡导者。他在肌止端附近进行,这样就可以避免发生"schielknopf"。schielknopf一词,翻译为"斜视扣子",在德国用于描述眼部肌肉手术后难看的瘢痕性肉芽肿。伯姆(Bohm)对肌腱切开术的重要修改是在治疗较小程度的斜视时使肌腱的中间1/3保持完整(部分肌腱切开术)[32]。

肌肉切开术(完全切断肌肉)由迪芬巴赫在位于角膜缘后4~5"Linien"(=14~18 mm)处进行(图1-57)。这种技术"给出了最好的结果,因为切断的肌肉末端通过间质重新结合在一起"[69, p.94-95]。吕特(Ruete)在1841年施行了肌肉切开术,"斜视的角度越大,离肌止端的距离越远。[178, p.108]"1842年,神经生理学家玛丽-让-皮埃尔·弗卢朗(Marie-Jean-Pierre Flourens,1794—1867)的合作者及普金耶(Purkinje)的前助手塞缪尔·莫里茨·帕彭海姆(Samuel Moritz Pappenheim 1811—1882),在他的《眼睛特殊组织学》中写道:"在小角度斜

---

* 在我接受培训时,通过下眼睑侧面切口的经皮肌肉切开术是减弱下斜肌的首选手术方式,该术式偶尔会导致大量皮下血肿(冈特K·冯·诺登)。

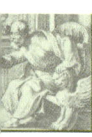

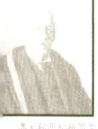

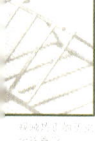

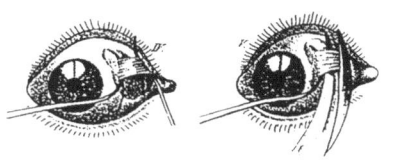

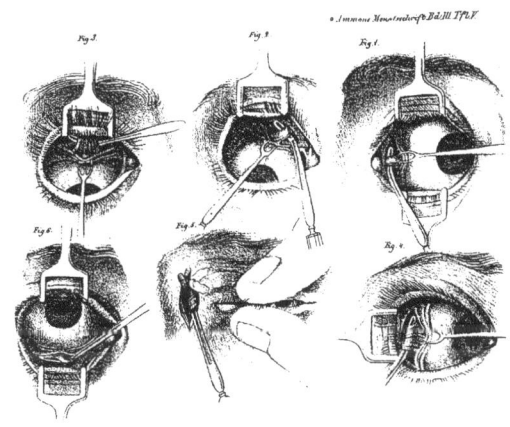

图 1-57
肌肉切开术，弗里克（Fricker）1840（168）

图 1-58
肌肉切开术，阿蒙（Ammon）1840（4）

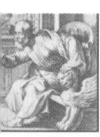
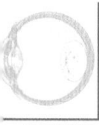

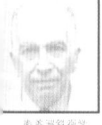
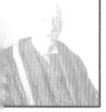
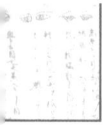
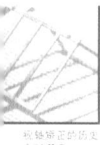

视中,我更喜欢部分肌肉切开术,以减少整个肌肉的厚度。"[153, p.42]矫形手术中肌肉和肌腱皮下分离大大降低了术后感染的发生率。正如德尔佩什(Delpech)在1816年所建议的那样,这种技术从1831年起由斯特罗迈尔(Stromeyer)作为常规方法引入,并且也被利特尔(Little)成功使用。弗里德里希·奥古斯特·冯·阿蒙(F.A.von Ammon)考虑对外直肌和下斜肌进行皮下肌肉切开术(图1-58),但在动物和人类尸体上进行实验后认为这是不合理的[4, 5]。1840年,菲利普·海因里希·沃尔夫(Philipp Heinrich Wolff, 1813—1888)致力于研究由迪芬巴赫报道过的下斜肌皮下肌腱切断术[220]治疗斜视。该方法沿用至今*。

似乎皮下肌肉切开术的想法起源弗里德里希·奥古斯特·冯·阿蒙(F.A. von Ammon),他在1840年描述了这种技术,用于切断上斜肌肌腱。然而,他从未在患者身上尝试过这种手术[4]。同年,儒勒·勒内·格林(Jules Rene Guerin, 1801—1886)提出了对内直肌施行结膜下肌肉切开术这种新方法(图1-59)[95]。最初,该方法不太被认可。1841年,路德维希·弗里德里希·冯·弗罗里普(Ludwig Friedrich von Froriep, 1779—1847)对这项技术进行了详细说明,并附有插图(图1-60)[87]。迪芬巴赫认为结膜下入路没有适应证,因为他的1200例手术患者中没有1例发生化脓性感染。他仅在13例患者中使用了这种结膜下肌肉切开术[69]。

弗里德里希·奥古斯特·冯·阿蒙(F.A. von Ammon)在皮下操作后用缝线缝合皮肤切口,以避免伤口张开。屈尼耶(Cunier)在1841年建议将结膜伤口与角膜缘平行缝合,防止眼睛反向移动时伤口张开(图1-61)[54, 55]。威廉·罗伯特·威尔斯·王尔德(William Robert Wills Wilde, 1815—1876)于1840/1841年参观了安东·冯·罗萨斯(Anton von Rosas, 1791—1855)位于维也纳的诊所,他在1845年写道:"我相信,结膜切口闭合起源于维也纳的古尔兹(Gulz)医生[31, p.215]。"王尔德可能在维也纳遇到了罗萨斯(von Rosas)的助手伊格纳茨·古尔兹(Ignaz Gulz, 1814—1874)[218]。布瓦耶于1841年引入了另一种避免结膜伤口裂开的技术:结膜切口不平行于角膜缘,而是沿肌肉边缘水平切开(图1-62)。沿水平直肌上缘的切口被上眼睑覆盖,上睑的作用类似于天然的敷料[37]。乔治·克里奇特(George Critchett, 1817—1882)认为,对于结膜下肌肉切开术,首选沿肌肉下缘切开。这种方法有助于放置斜视钩[50]。直到1842年,阿尔弗雷德-阿尔芒-让-马里·维尔波(Alfred-Armand-Jean-Marie Velpeau, 1795—1867)列举了多达27种不同的肌肉切开方式[206]。

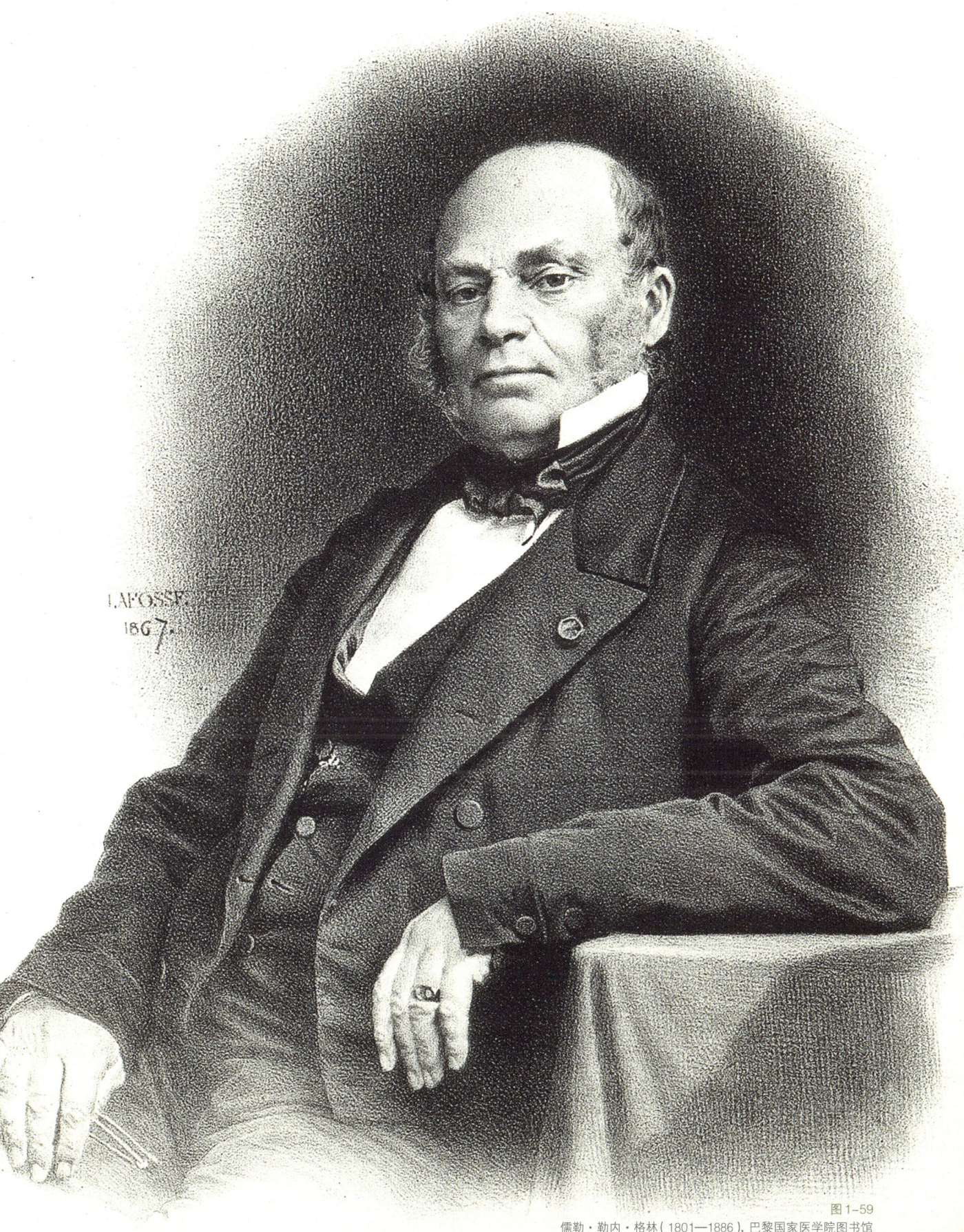

图1-59

儒勒·勒内·格林（1801—1886），巴黎国家医学院图书馆

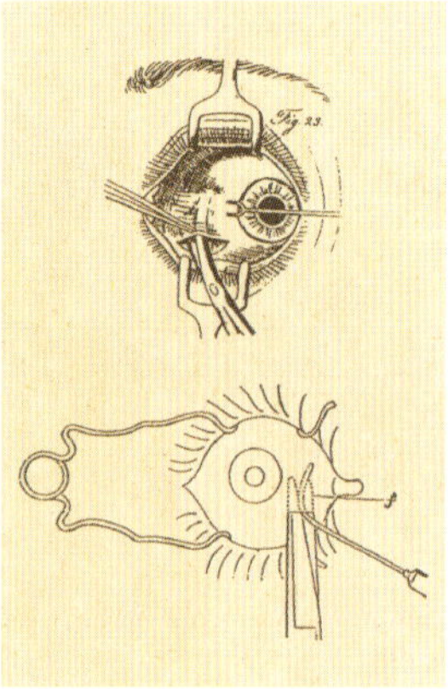

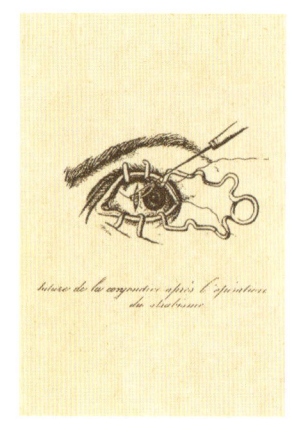

图1-60
根据弗罗里普(Froriep)(87)和克里奇特(Crichett)(51)进行的结膜下肌肉切开术

图1-61
结膜缝合,屈尼耶(Cunier)1841(54)

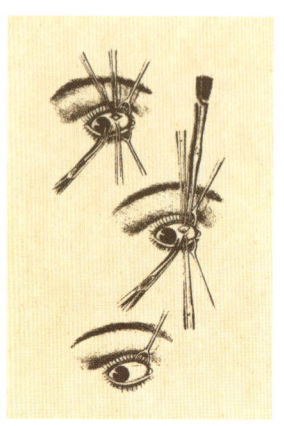

图1-62
水平结膜切口,布瓦耶(Boyer)1841(37)

里昂的阿梅代·博内(Amedee Bonnet, 1802—1858)首先认识到眼球筋膜囊的重要功能,1806年雅克–勒内·特农(Jacques-Rene Tenon, 1724—1816)将其描述为眼球的"鞘膜"。博内(Bonnet)在两个镊子之间制造了一个水平结膜褶皱,在切开褶皱后,从切口处勾取肌肉并用手术刀将其与止端分开[35]。在1840年,维尔波(Velpeau)用镊子抓住了结膜和肌肉,并用手术刀同时切开两层组织。切口的方向是从上到下,同时也是前后方向。其结果是:七次手术,六次失败!因此,维尔波发明了第二个办法:经水平结膜皱襞切口,在肌肉切开术中,剪刀仅使用一次,随后分离肌肉与其周围组织之间的所有联系。该步骤,可造成1个将近2 cm宽的切口!在当时,斜视的程度只是估计而不是测量。奥古斯特·弗朗茨(August Franz)在莱比锡完成培训后不久就移民到英国并在布莱顿进行了一次大规模的实践,他想做得更好,并制造了一种"斜视仪",这是同类仪器中的第一台,虽然复杂但仍然有用[85]。

早在1840年,斜视手术已不仅限于水平直肌,还包括垂直直肌和斜肌(图1-63)。1840年3月25日,迪芬巴赫写信给巴黎科学院:"有几次,当眼睛内转时上转,我不得不切断上斜肌。[67, p.69*]"根据迪芬巴赫的说法,上斜肌是需要进行肌肉切开术的第三大常见肌肉。吕特对此并不认可,他认为很少需要对斜肌行肌肉切开术[178]。

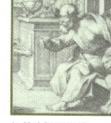

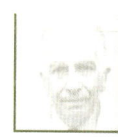

斜肌的作用，尤其是上斜肌的作用，在当时根本不清楚，术者们对其施行肌肉切开术却显然毫不犹豫。齐格弗里德·阿尔比努斯（Siegfried Albinus，1697—1770）认为上斜肌引起外转和下转[2]。吕特（Ruete）证实了下斜肌的功能，更令人信服的是博内（Bonnet）[35,178]。最初，迪芬巴赫同意查尔斯·贝尔（Charles Bell）的观点，他提出上斜肌是外转肌和下转肌，而下斜肌的作用是内转和上转。然而，其上斜肌切开术的结果后来说服了他，该肌肉的作用是上转和内旋[69]。布瓦耶（Boyer）在出版物上用12页来讨论该肌肉的作用[37]。眼球旋转的问题仍未解决，因此阿尔布雷希特·冯·格拉斐（Albrecht von Graefe）在1850年和1851年期间进行了残酷的动物实验以澄清该问题[90]。

第一批斜视手术医生使用的器械是白内障手术专用器械（图1-64A）。然而，不久后这些器械或者被优化，或者发明了新的器械。保持睑裂张开是一个特殊的问题，自1840年以来，出版物中充斥着各种如何设计合适的眼睑窥器的讨论。第二个问题更难解决：如何使内斜的眼睛外转。用镊子或小钩子（多达五齿）撕裂结膜增加了手术的难度或导致外科医生放弃手术尝试。只要使用手术刀进行肌肉切开术，总是有躁动不安的患者造成自伤的危险，例如巩膜穿孔。为了避免这些并发症，人们发明了一种带有凸起尖端和凹槽刮刀的"腱刀"（图1-64B）。

* 我们必须假设被切断的是肌腱而不是上斜肌（冈特K·冯·诺登）

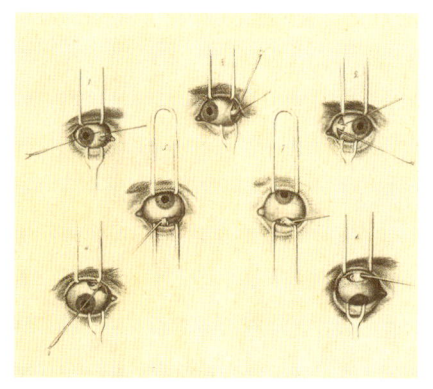

图1-63
肌肉切开术（所有6条眼部肌肉），迪芬巴赫1842
(69)

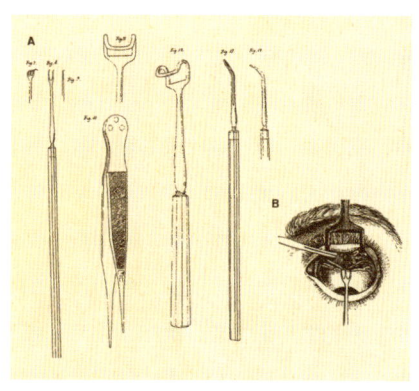

图1-64
阿蒙的器械（184）；图13 带槽刮刀；图64B 吕特的凹槽刮刀（1845年）

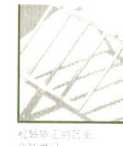

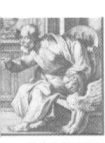
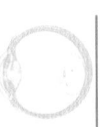

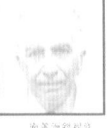
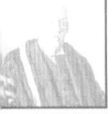
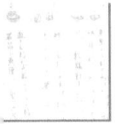
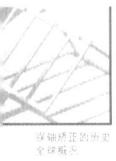

尽管盖兰（Guerin）早在1841年就描述了仰卧位患者的手术[95]。但直到1874年，F.冯·阿尔特（F.von Arlt）才描述患者采取坐位手术，需要多达四名助手来保持患者安静。速度至关重要，因为只要没有可用的镇痛剂，就必须反复中断手术以使患者有时间恢复。F. A. 冯·阿蒙（F. A. von Ammon）只需要30秒就可以完成左眼的肌肉切开术，而在右眼上进行相同的手术也仅需稍多一点时间[4]。

可以理解的是，在这种情况下，外科医生对儿童手术犹豫不决。伯姆（Bohm）从未对幼儿进行过手术[32]。在迪芬巴赫的1200名患者中，只有5名7岁以下的儿童，最小的为1.5岁[69]。后来，他将手术限制在10岁以上的儿童[71]。布瓦耶的前100名患者中，有19名患者年龄在4~9岁之间[37]。约翰·达尔林普尔（John Dalrymple, 1804—1852）从未给15岁以下的儿童做过手术[59]。

直到1847年，迪芬巴赫[70]和屈尼耶[56]开始使用乙醚时，全身麻醉才用于斜视手术。1848年，军事外科医生、后来的斯特拉斯堡外科教授查尔斯·埃马纽埃尔·塞迪约（CharlesEmmanuel Sedillot, 1804—1883）使用了氯仿[185]。1850年，钟肯（Jüngken）[124]发表了第一篇关于眼科手术中氯仿麻醉的特别报告，但他没有提到斜视手术。

1840年开始讨论是双眼同时手术还是分开手术。F.A.冯·阿蒙（F.A.von Ammon）[4]、来自根特的德·诺布尔（de Nobele）[152]、博内（Bonnet）[35]等人采用双眼同时手术。托马斯·艾略特（Thomas Elliot）赞扬了这种方法，因为："我从未见过两条内转肌的肌肉切开术不能使眼睛恢复正位，只要两条肌肉在同一次手术中完成。[78]"但考虑到可能出现的并发症，迪芬巴赫认为："双眼分开手术的好处大于同时手术[69, p.118]。"

为了更加了解切开肌肉的愈合，几位外科医生于1880年开始进行动物实验。屈尼耶（Cunier）[53]、弗里德里希·奥古斯特·冯·阿蒙（F.A.von Ammon）[4]、吕特（他操作了14只兔子、2条狗和1只山羊）[178]等人，尤其是布瓦耶（Boyer），他用16只羊、14匹马、5只兔子、1只猫和1只狗进行了实验[37]。实验结果包括：①肌肉和巩膜之间的粘连；②切割肌肉末端的粘连；③无粘连，在手术后1~8个月进行的尸检；④肌肉重新附着以及缺失。

六、牵引缝线,伴或不伴缝线,重新固定肌肉的前徙牵引缝线

(一)"FADEN"手术

在初次斜视手术后仅几个月,就出现了过矫。这些病人不久后在柏林被称为"Dieffenbacher"(=Dieffenbachs)(图1-66)。迪芬巴赫率先开发出一种技术来纠正这种新的偏斜,此偏斜通常比原来的斜视更明显。1840年7月4日,在已经为300名内斜视患者进行手术后,他向巴黎的法国科学院[68]报告了一种新的手术方法来控制过矫,并于同年在德国期刊上发表[68]。1842年,他在专著中详细描述了这种方法。首先,在原内直肌止端处切除一块10~14 mm的结膜和结膜下组织。然后将外直肌暴露并在其附着点后几毫米的巩膜处用剪刀剪开。肌肉残端用一根细的蜡制丝线固定。缝线的牵引力将眼睛拉向鼻侧,然后用一条胶带将线固定到侧方鼻梁上。有时,缝线会在2~3天后脱落,有时它们会保持原位直到第5天或第6天,偶尔到第8天。该方法也可以在双眼内直肌后退的情况下使用,或者,如果需要,可以重复[69]。阿尔布雷希特·冯·格拉斐(Albrecht von Graefe)将迪芬巴赫的这种手术称为"强制后退术"[90]。迪芬巴赫从德语"faden(线,缝合)"中创造了术语"Fadenoperation"。在他的著作中,我们没有找到这种方法的插图,直到1863年,在巴黎训练的格拉斐(Graefe)的学生爱德华·迈耶(Edouard Meyer, 1838—1902年)在一本书中描述了这种方法(图1-67)[146]。不巧的是,康拉德·沃尔夫冈·科特·西普斯(Conrad Wolfgang Curt Ciippers, 1910—1995)[51]在如今(1974年)重新引入了"Fadenoperation"一词,用于完全不同的斜视手术:赤道后肌肉固定术或后固定缝线(第2章),这容易让人混淆。

奥斯卡·王尔德的父亲(Oscar Wilde)(图1-68),爱尔兰"耳科和眼科手术医生、考古学家、民族学家、古物学家、传记作家、统计学家、博物学家、地形学家、历史学家和民俗学家"(纪念牌上如此列举),威廉·罗伯特·威尔斯·王尔德(William Robert Wills Wilde, 1815—1876),报告了他自1842年以来通过缝线牵引进行的强制后退。有趣的是,王尔德在4名患者(其中包括乔治·萧伯纳的父亲)以及13名内斜视患者中使用这种方法作为外斜视的主要手术,在几个病例中还进行了双眼手术[218, pp.211-212]。1842年8月1日,他通过首先切开外直肌来进行废用性外斜手术。然后,"我将1根大约7号的小缝纫针弯折,并用1根细结扎线连接起来,抓住肌肉的分叉端……然后2次穿过缝线,第二次将其拉紧,进而牢牢地固定了一条肌肉断端,从而控制眼球。我通过胶带将结扎线的松散端连接到鼻子中间。"他给

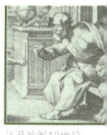

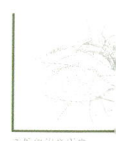

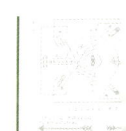

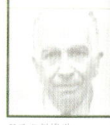

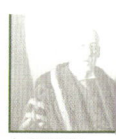

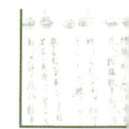

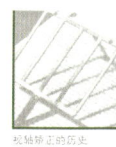

一位大角度内斜的60岁的"英勇老妇人"进行了双眼手术。在暴露肌肉后:"我将单条缝线的两条结扎线穿过剩余的肌腱部分贴在两侧的巩膜处,并将末端向下拉,以免穿过角膜,我用胶布将它们贴在两侧的颧骨上。"王尔德通常将缝合线留置24小时,但有时长达4天。他有理由自豪地写道:"我是第一个将它用于内斜视的人。"

(二)从无须缝合的前徙到使用缝线重新固定肌肉

1841年11月22日,在巴黎执业的比利时整形外科医生儒勒·勒内·格林(Jules Rene Guerin)描述了另一种类型的"Faden手术":一名18岁的女孩在双侧内直肌切开术后发生了外斜视,外直肌切开术不成功。随后,盖兰(Guerin)十分艰难地分离了外直肌,并最终找到了严重瘢痕化的内直肌,它已经缩回到眼眶很靠后的位置。然后将这条肌肉尽可能地向前拉,并用筋膜覆盖。为了使肌肉保持在这个新位置并使其有机会重新附着到巩膜上,通过蜡线使眼球内转,该线穿过颞侧附近的巩膜,然后粘在对侧鼻梁[96]。这个办法通过前移回缩的内直肌而起效。

盖兰(Guerin)的结果受到了其同僚的质疑,并要求让一个专家委员会对其进

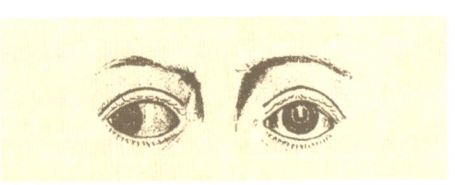

图 1-66
A "Diffenbancher"。来自希施贝格(Hirschberg, 1896年)的插图,描绘了迪芬巴赫实行过内斜视手术的一位患者(116)

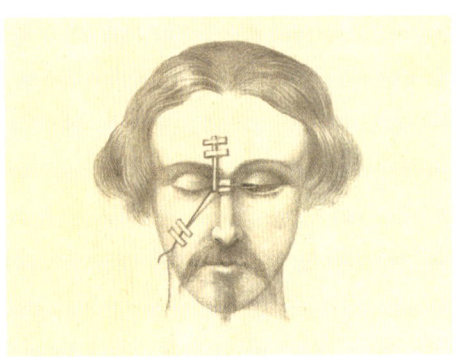

图 1-67
"Fadenoperation", 插图来自迈耶(Meyer), 1863年(146)

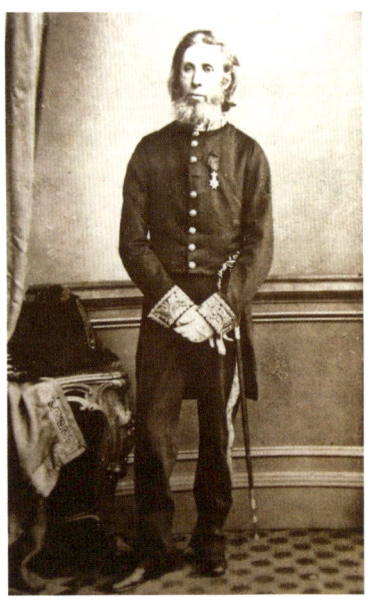

图 1-68
威廉·罗伯特·威尔斯·王尔德(William Robert Wills Wilde, 1815—1876),奥斯卡·王尔德(Oscar Wilde)的父亲

行评估，布瓦耶（Boyer）是该委员会的成员。该委员会在参加了几次手术并在术后追踪患者后，明确证实了盖兰（Guerin）的结果[166]。

关于在连续性外斜视中使用牵引缝线，迪芬巴赫（Dieffenbach）写道："既然没有什么是完美的，那么这种方法也不可能是完美的。"考虑到这一点，他发明了一个新办法："在一些令人失望的病例中，我并不局限于从内眦切除一块结膜。因为我觉得有理由假设之前被切开的内直肌没有与眼球形成新的连接，我在内眦处使用剪刀，并尝试从新止端处分离回缩的肌肉。在用牵引缝线将眼球内转后缝合并清洁伤口边缘后，用细线将其重新连接到眼球上。"几次成功的手术鼓励了迪芬巴赫在困难的情况下以这种方式进行[69, p 174-175]。很遗憾，他没有进一步发展这种肌肉前徙技术，也没有在他的"手术外科"中提到它[71]。

1855年，乔治·克里奇特（George Critchett）（图1-69）描述了他为五名连续性外斜视患者施行的手术。和迪芬巴赫一样，他首先从内直肌上的瘢痕区域切除一块结膜。然后，暴露外直肌并将其与覆盖的结膜一起进行肌肉切开术。然后，他用两条缝线将这块组织固定在靠近角膜缘的残留结膜上。有两次手术不得不重复[50]。尽管克里奇特（Critchett）在肌肉前徙手术方面不如迪芬巴赫造诣深厚，但希施贝格（Hirschberg）认为他是"前徙术的发明者"[116]。

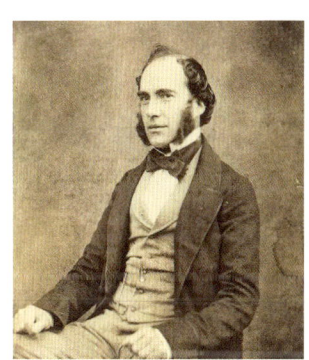

图1-69
乔治·克里奇特（1817—1882），来自希施贝格，《眼科史》图642

七、从充满热情到感到失望

（一）记录

"从来没有一个手术像斜视手术那样被人们热情接受。手术医生从他们的同事那里抢走病人，或者像猎物一样追逐他们，这些能够养活他们及提高声誉[弗卢苏（Fleussu，1841）[83]。""没有人能想到另一种外科手术能像斜视手术一样受到热烈欢迎。公众钦佩这门神圣的科学，它像魔术一样去除了以前被认为无法治疗的缺陷。人们准备为那些创造了该手术奇迹的人建造祭坛。[费尔哈格（Verhaege，1841）][208]"直到1841年底，对手术数量的报告就好像在不断打破吉尼斯世界纪录一样：博内（Bonnet）为100，菲利普斯（Philips）超过300，布雷德（Braid）700，卡龙·维拉尔兹（Carron du Villards）700，屈尼耶（Cunier）800，迪芬巴赫（Dieffenbach）1200！达芬（Duffin）在3天内给70名患者实施了手术，迪芬巴赫在1小时内进行了10~20例手术[69, p.76]！

布瓦耶（Boyer）的成功率为86%，阿尔特（Arlt）的成功率超过70%，吕特（Ruete）和冯·阿蒙（von Ammon）的成功率约为60%，维尔波（Velpeau）的成功率只有30%。那时成功的唯一标准是患者和手术医生的满意度，因为斜视"只是"一个审美问题。术后观察时间很少报道，可能很短，因为为了找一位杰出的手术医生诊治，许多患者不得不长途跋涉。维尔波在1842年警告，应科学地报告长期结果，而不是即刻成功率[206]。

（二）并发症

术中并发症的发生率低于人们在未实施镇痛时的预期。法格（Fagg）报告了使用手术刀进行肌肉切开术后巩膜穿孔和玻璃体丢失。在切割肌肉时使用带槽的刮刀来（图1-64）来引导手术刀的尖端，可能后期防止了这种并发症。最可怕的并发症是继发性外斜视。迪芬巴赫对此保持乐观，并于1846年写道："继发性斜视在开始时发生得更频繁，但现在几乎已经不是问题[71, vol.II, pp.186-189]"。继发性外斜视经常伴有眼球突出，屈尼耶试图通过切除泪阜缝合结膜来治疗[54, 55]。法国军事外科医生让-巴蒂斯特·吕西安·博当斯（Jean-Baptiste Lucien Baudens，1804—1857）建议进行鼻部睑板修补术，从而用一个缺陷替换另一个缺陷[14]。肉芽肿（和"schielknopf"）已在上文提及，治疗包括烧灼或手术切除。通过使用结膜缝线和避免留下肌肉残端，可以显著减少这种并发症的发生。考虑到手术是在引入无菌或消毒技术之前进行的，严重的炎症和感染其实相当罕见。罗伯特·利斯顿（Robert Liston）在1844年报告说："我见过两三例眼睛失明的病例，但在某种程度上，患者可能要为此承担责任……眼眶的炎症最终导致了眼球的破坏，但在数千例中，这种情况可能不会发生一次[140]。"麦肯齐（Mackenzie）从未见过这样的病例[144]。根据布瓦耶（Boyer）的说法，100例中有3例发生了严重感染[37]，博内（Bonnet）报告了300名患者中有2名出现这种并发症[35]。鲁克斯（Roux）统计在每2名接受手术的患者中就有1名出现严重感染[176]。迪芬巴赫报告在1200名手术患者中发生了8次严重感染，但感染过程通常相对良性。在8名患者中，必须进行静脉切开术，并且在20多名患者中需要使用水蛭进行治疗[69]。

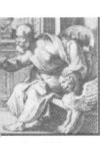
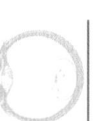

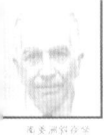
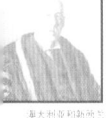
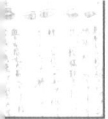
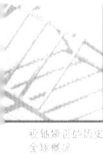

迪芬巴赫详细报道了8例术后严重感染的病例（5页的篇幅）[69, pp.77-82]。因为此病例引起了广泛关注，损害了斜视手术的声誉："一位女士，大约30岁，金发碧眼，皮肤娇嫩，她的左眼内斜，希望在与新伴侣结婚之前进行美容矫正。"迪芬巴赫从未提及她的名字，但这位女士是女伯爵伊达·哈恩–哈恩（Countess Ida Hahn-Hahn）（三年后离婚与表亲结婚而获得了双重名字）。"整个德国都在谈论她，她是十年来最有趣的女性，她为所有女性自由恋爱的权利而战，"根据一本关于柏林著名教学医院查理特历史的书（1964）[122]描述，她是第一批能够以写作为生的女性之一。迪芬巴赫说："这位女士除了淋巴结结核的倾向、易怒和歇斯底里的癫痫发作以外，无其他疾病。1840年3月16日，在包括路德维希·伯姆（Ludwig Bohm）在内的三位助手在场的情况下，他在这位女士的家中为其进行了左侧内直肌切开术，术中未发生任何事故。在接下来的几天里，患者患上了严重的眼眶蜂窝织炎，迪芬巴赫不仅将其归咎于她的性格，还归咎于她的行为：手术后的晚上，收到了一封信，使她持续哭了一段时间。直到1840年5月30日，所有当时可用的抗感染治疗手段，包括水蛭，都被使用过。患者随后前往德累斯顿接受进一步治疗。在对迪芬巴赫的一本书的评论中，评论家古斯塔夫·海因里希·沃纳茨（Gustav Heinrich Warnatz，1810—1872）提到了这名患者的名字[183]。1840年8月，她发表小说《福斯汀伯爵夫人》后，讲述了艾达伯爵夫人的故事，一个让所有男人都为之疯狂的离婚女人，爆发了一场丑闻。这本书很快就在比德迈时期的女士们的床枕下找到了它的位置，她们渴望小说中的"艾达伯爵夫人"所享受的自由生活[122]。"哈恩–哈恩伯爵夫人是独自穿越阿拉伯的第一位女性。她睡在贝都因人的帐篷里，在旅行报告中称赞这些"沙漠之子"的野蛮男子气概。小说《福斯汀伯爵夫人》献给她的新生活伴侣，感谢他在她长达五个月的"失明和疾病监禁"期间对她的照顾。1840年8月，她开始了长达数月的旅程，并在1841年10月出版的第一封"旅行信"中抱怨说，她失去了"这样一个珍贵的器官，不仅因为主治医生的疏忽，而且因为术后治疗，她变得如此丑陋"。有趣的是，她的同时代人报告说她的外表只是轻微受损。迪芬巴赫在他的专著中未提及病人的名字就回应说："因此，这位杰出的病人最近在她的小说中找到了满足感，将一只眼睛的视力障碍归咎于术后疏忽治疗。如果这种无情、恶毒的指责能让她满意，我不欣赏她这种自我安慰。此外，我可以毫不含糊地说，我从来没有遇到过比这个病人更令人厌恶的角色。"迪芬巴赫的书一出版，伯爵夫人就在1842年3月24日在当时最受欢迎的报纸上做出了回应，提供了完整的信息。她的外科医生的名字："D·医生写的关于我的

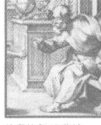
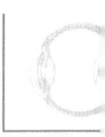

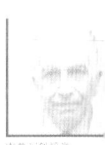

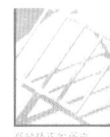

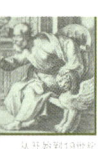

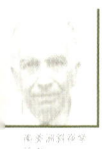

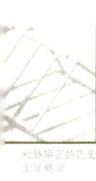

行为、我的性格和我的思想，在我看来，是由于他尴尬地想找出任何正当借口。他就像 D·医生一样，散布了谎言也失之偏颇"[183]。

女伯爵伊达·哈恩–哈恩（Countess Ida Hahn-Hahn）夫人在皈依天主教后于 1880 年在修道院去世。据报道，在她生命的最后几年，她未手术的眼睛也失明了。很难想象这个病例在我们这个时代会产生什么样的法律影响和后果！

（三）保守治疗的重新评估

"切开眼部肌肉很容易，但手术治疗斜视却很困难[博纳（Bonnet, 1841）][35]。""只有少数患者的斜视可以完全治愈[伯姆（Bohm, 1845）][32]。""我只见过少数接受手术的患者，他们通过手术完全治愈了斜视，并且在 6~8 个月后在某个方向上没有复发[比特里希（Ritterich, 1843）][170]。"迪芬巴赫谴责斜视的"矫正"治疗、眼睛的"训练"或锻炼。他写道："可用仪器的数量越多，越证明其研究无效；寻找新设备的动机是因为知道旧设备是无用的。"并且："在外科手术中没有其他例子表明，一些不仅完全无用且不便的东西被实践了几个世纪。它证明了这种毁容状况是多么令人讨厌。斜视手术的发明决定了这些器械和方法的命运：它们如今已成为历史[69, p.27]。"

自 1840 年以来，就一直强调斜视患者术后"正位"治疗的必要性。此外，屈尼耶（Cunier）和德马雷斯（Desmarres）用"Orthophthalmic"取代了"Orthophthalmic"一词，这是迈向"Orthoptic"一词的第一步[53, 64]。肌肉切开术后，治疗并未结束，接下来是眼睛的"矫正"。"没有手术眼的矫正治疗，复发很常见[冯·阿蒙（von Ammon, 1840）][4]。""手术只是治愈的开始。在大多数情况下，所谓的术后正位治疗对于痊愈是必不可少的[吕特（Ruete, 1841）][178]"。肌腱切开术只是术后正位治疗的第一步"[伯姆（Bohm, 1845）][32]。

在还是"斜视知识"的时期，[冯·阿蒙（von Ammon）][4]没有想到也不可能想到术前治疗。因此，卡里翁·冯·斯泰尔瓦格（Stellwag von Carion, 1856）[191, p.1174]的观点："斜视手术是对治疗的一种有价值的补充，在许多情况下我们离不开它"似乎是一种非常现代的观点。然而，结束语却一点也不积极："从 1842 年开始，关于斜视的论文在文献中出现的频率越来越低，且主要关注的是避免不良手术结果的方法[拉克尔（Laqueur, 1906）][134]"。"今天，大多数外科医生非必要不手术。病人也只是很偶尔会来就诊，且并非抱着手术能取得好结果的目的。（屈尼耶，1848）[57]"。

附录 I 由画家、斜视学家和视觉专家所展示的斜视整体表征

画家和雕塑家相对较晚才开始在他们的作品中描绘斜视。在一个名为"四种气质"的系列作品中，属于阿尔布雷希特·丢勒（Albrecht Dürer，1471—1528）周围的群体的汉斯·朔伊弗莱因（Hans Schäufelein，1482—1539年）用明显的内斜视描绘了胆汁质气质（图1-70）。丢勒（Dürer）的蚀刻版画显示他63岁的母亲有明显的外斜（图1-71A）。他的13幅自画像中有4幅也显示了外斜视（图1-71B），并且在他关于比例的教学中，他描绘了内外斜视。在表现为内斜视的少数肖像中，斜视画家圭尔奇诺[乔瓦尼·弗朗西斯科·巴尔比耶里（Giovanni Francesco Barbieri）]"il guerchino"（斜视者）（1591—1666）的作品非常引人注目。它由奥塔维奥·莱奥尼（Ottavio Leoni）于1623年绘制（图1-72）。迪芬巴赫写道："外斜视会产生痛苦的印象，同时也会心不在焉[69]。"外斜者的肖像也很常见。一张邮票显示安布鲁瓦兹·帕雷（Ambroise Pare）有外斜视（图1-22），尽管这种情况在任何已知的其肖像中都不明显[20]。在1530年，米开朗基罗·博那罗蒂（Michelangelo Buonarotti，1475—1564）在年轻的贵族安德列亚·夸拉泰西（Andrea Quaratesi）身上雕刻了外斜视，在弗洛伦特·屈尼耶（Florent Cunier）的肖像中也明显存在同样的缺陷（图1-54）。巴西著名的巴洛克大师安东尼奥·弗朗西斯科·里斯本·阿莱贾迪尼奥（Antonio Fransisco Lisboa Aleijadinho）（1738—1840）几乎所有雕塑作品中均有外斜视伴眼距过宽[15]。在较早的眼科文献中，最美丽的斜视插图可以在布瓦耶的书中找到（图1-73）。他们对发型的历史也很感兴趣。奥诺雷·杜米埃（Honore Daumier）和亨利·普拉特尔（Henri Plattel）提供了关于不良手术结果的精彩漫画（图1-74、图1-75）。

自古以来，人们就有一种习惯，对祈求治愈疾病的愿望得以实现表达感激之情。表达感谢的方式之一是存放所涉及的患病部位的图片（例如，一个肢体、眼睛），它们首先出现在寺庙中，后来出现在教堂中，尤其是在朝圣者参观的地方。这种供品被称为"还愿物"，而眼睛在这一传统中发挥了重要作用。它广为流传并仍在地中海东部国家、意大利、巴尔干半岛的天主教地区、奥地利、德国南部、瑞士，甚至中美洲和南美洲实行。斜视很少在还愿物中被描绘出来。

19世纪末在那不勒斯用蜡制成的还原物是一个例外，它显示出明显的外斜视（图1-76）。18世纪在瑞士中部用银制成的还原物显示出一只眼睛明显内斜（外展神经麻痹？）（图1-77）。

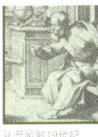

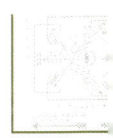

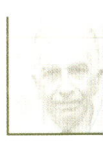

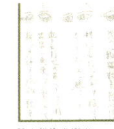

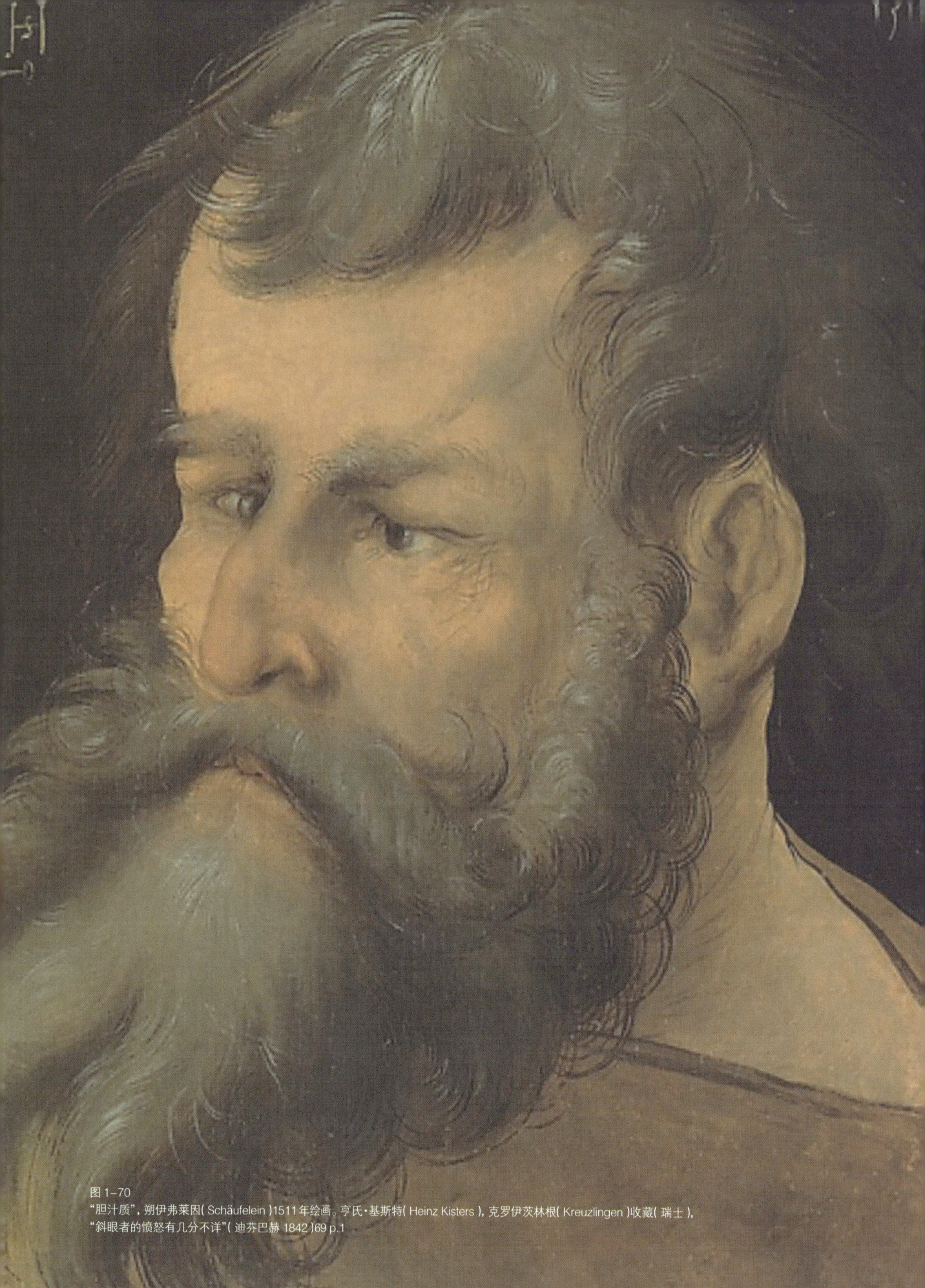

图 1-70
"胆汁质",朔伊弗莱因(Schäufelein)1511年绘画。亨氏·基斯特(Heinz Kisters),克罗伊茨林根(Kreuzlingen)收藏(瑞士),"斜眼者的愤怒有几分不详"(迪芬巴赫 1842)69 p.1

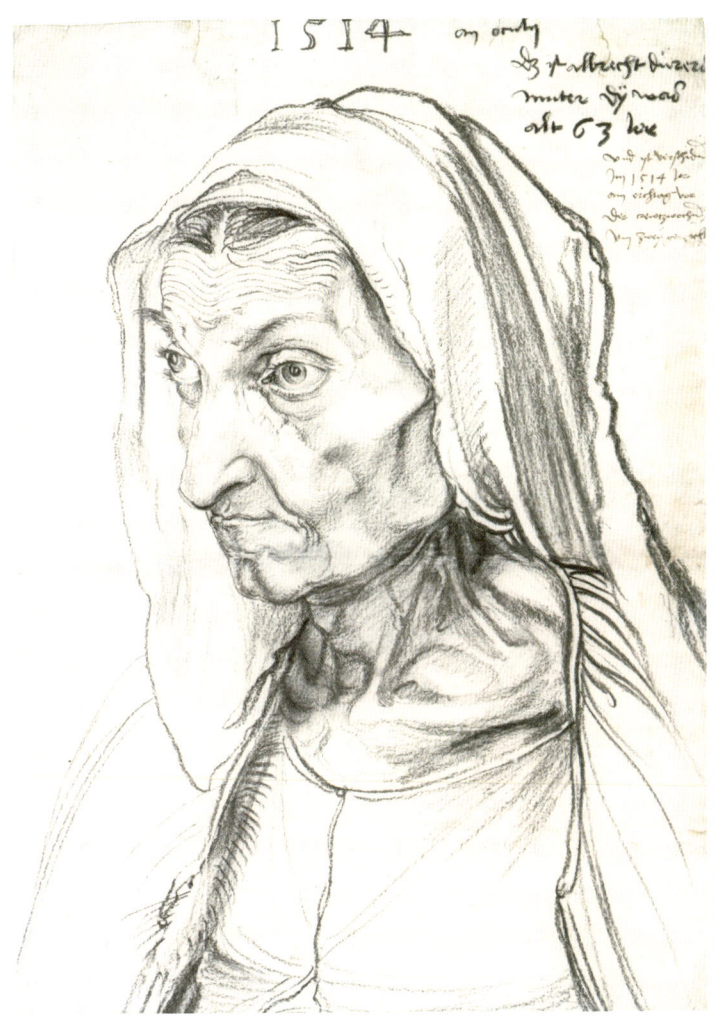
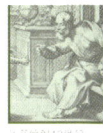

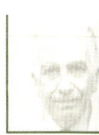
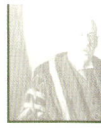
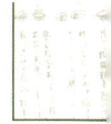
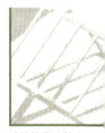

图 1-71A
丢勒的母亲，丢勒（Dürer）1514. 铜雕橱收集图纸和印刷图形；
柏林普鲁士文化财产国立博物馆 kdZ 22

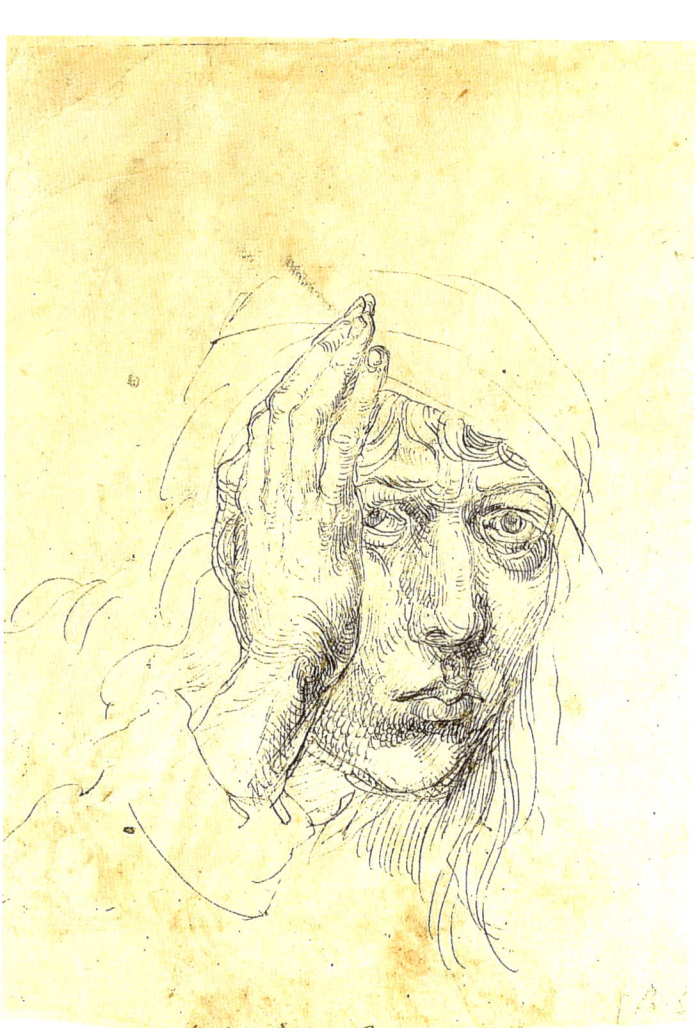

图 1-71B
阿尔布雷希特·丢勒(Albrecht Dürer)，1491 自画像。大学图书馆 埃尔兰根－纽伦堡，手稿部/版画和素描收藏

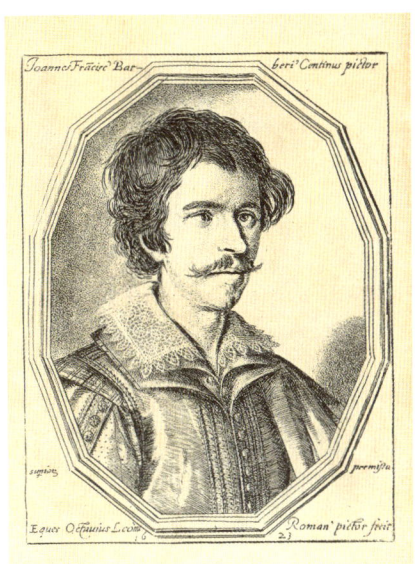
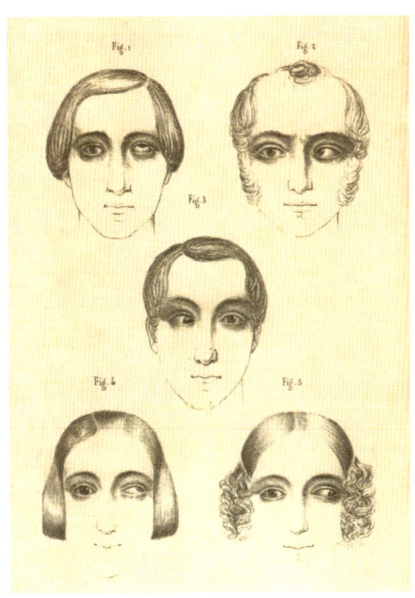

图 1-72
G·F. 巴比里－奎尔奇诺（G.F. Barbieri-il Guerchino）；O·莱昂尼（O.Leoni）1623。泰勒斯博物馆，哈勒姆，上校。泰丁范伯克豪特基金会

图 1-73
斜视的类型，布瓦耶（Boyer）(37)

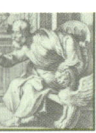
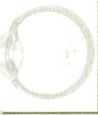

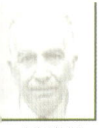
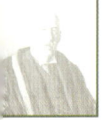

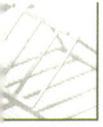

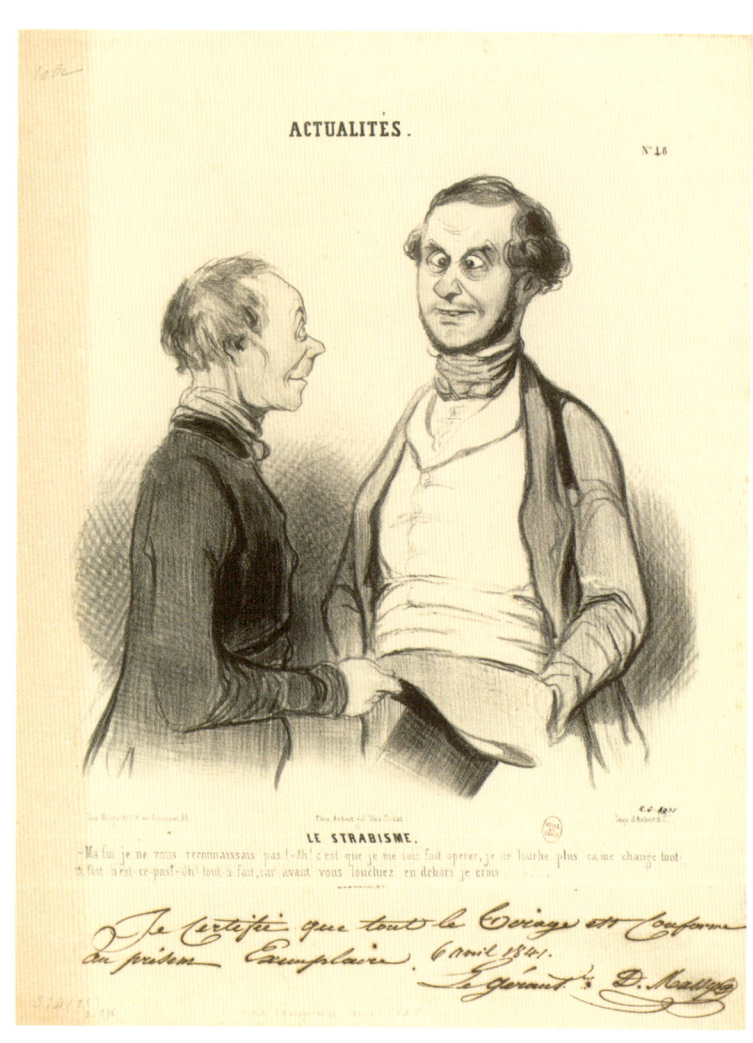

图 1-74
奥诺雷·杜米埃（Honore Daumier）的漫画：琼·阿代弥（Jean Adhémar）的"斜视"：杜米埃（Daumier）作品中的医生和医学，纽约，1981 年。
第 25 页"主啊，我没认出你！"
－"噢，那是因为我做了手术。我不再斜视了，这完全改变了我的容貌，你不这么认为吗？"
－"当然，我认为之前你是八字眼。"

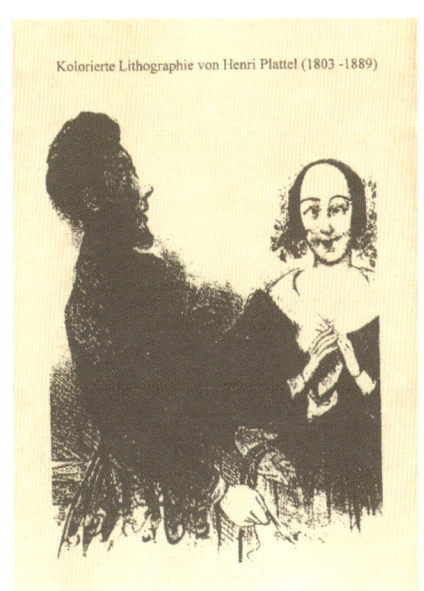
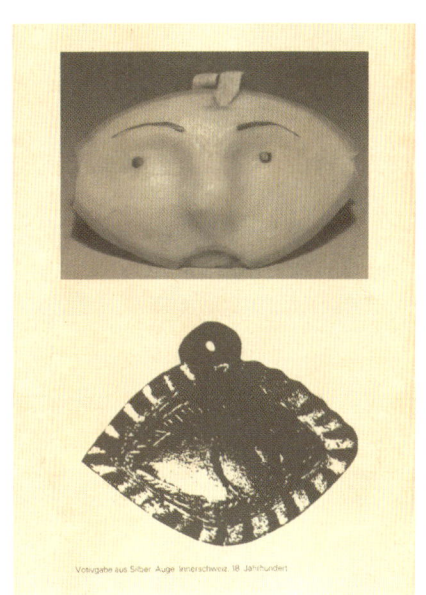

图 1-75
亨利·普拉特尔（Henri Plattel）的漫画。来自穆霍·W（Munchow,W）：眼科医学的历史，图186。
斯图加特（Stuttgart），恩克（Enke）1984 年"哦，太棒了。我不再斜视了。"

图 1-76
用眼睛发誓，慕尼黑巴伐利亚国家博物馆

图 1-77
用眼睛发誓，巴塞尔大学制药历史博物馆

附录 II

1.巴提旭(Bartisch) 1583

A.先天性斜视的原因；B.对于斜视面罩的解释。

2.圣伊夫(Saint-Yves) 1722

鼻罩，遮盖。

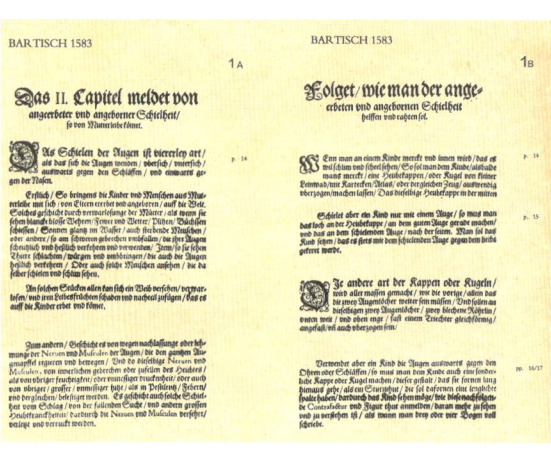

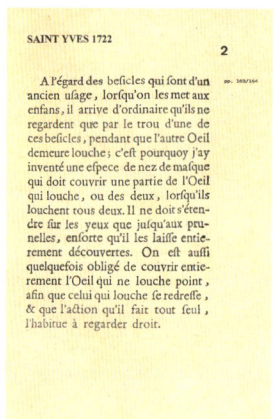

3.布丰(de Buffon) 1743

压抑，视觉训练。

4.布尔哈夫(Boerhaave)

在1750年前改良的管状眼镜。

5.泰勒(Taylor) 1756

改良的带孔眼镜，"神经切开术"。

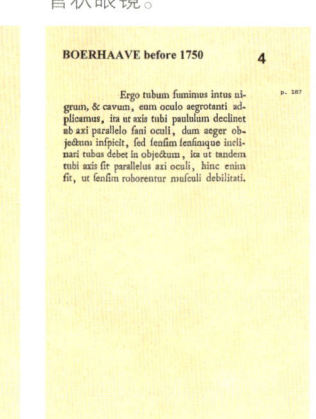

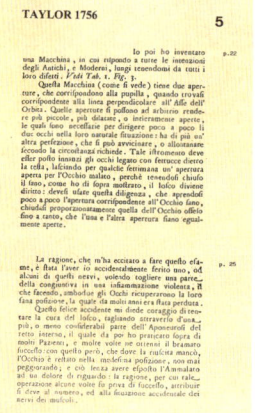

6.迪奥尼斯（Dionis）1773

促使眼睛正位的外罩。

7.迪芬巴赫（Dieffenbach）1839

首次对内直肌行肌肉切开术的报道。

9.弗朗茨（Franz）1840

斜视计。

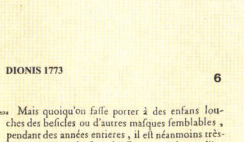

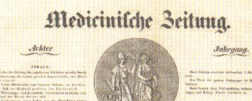

8.屈尼耶（Cunier）1840

首次对外直肌行肌肉切开术的报道。

10.王尔德（Wilde）1845

牵引缝线说明。

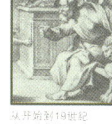

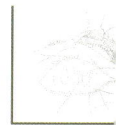

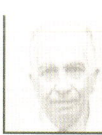

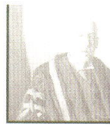

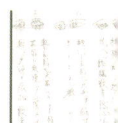

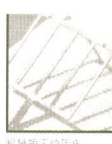

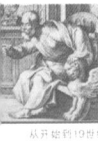

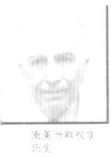

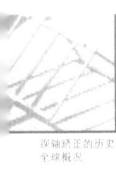

参考文献

[1] Aguilonius F: Opticorum libri sex philosophis iuxta ac mathematicis utiles. Antwerpen, Moreti 1613.
[2] Albinus BS: De natura hominis libellus. Leiden, Delfos 1775.
[3] Alhazen: Opticae thesaurus. Basilea, Risner 1572.
[4] Ammon FA von: Zur Heilung des Strabismus durch die Myotomie. Ammons Monatsschrift f. Medizin 1840; III.3, 321-332.
[5] Ammon FA von: Die Behandlung des Schielens durch den Muskelschnitt. Ein Sendschreiben an Hrn.Geheimrat Prof. Ritter Dr.Dieffenbach zu Berlin. Ammons Monatsschrift f. Medizin 1840; III,5, 433- 469.
[6] Andernacus G: Pauli Aeginetae medici opera. Argentorati (StraBburg) Rihelius 1542.
[7] Antoine Maitre Jan J: Traite des maladies de l'oeil et des remedes propres pour leur guerison. Paris, d'Houry 1722.
[8] Arlt F: Die Krankheiten des Auges, Vol. 3. Prag, Credner u. Kleinbub 1856.
[9] Arlt F: Operationslehre, Cap.III. In: Handbuch der gesammten Augenheilkunde Vol. 3. Leipzig, Engelmann 1874.
[10] Attwell SY: Letter to Henry Wheaton Rivers, M.D. Philadelphia, The medical Examiner Febr. 20, 1841.
[11] Bacon F: Sylva Sylvarum: or A Natural History. In: The Works of Francis Bacon, Vol. 2 , eds. Spedding R., L.Ellis, D.D. Heath. London. Longman et al. 1857.
[12] Banister R: A Treatise of 13 Diseases of the Eyes and the Eyelids. London, Talbot 1622.
[13] Bartisch G: Oftalmodoleia – Das ist Augendienst. Dresden 1583.
[14] Baudens JBL: Le9ons sur le strabisme et le begaiement. Paris, Germer Bailliere 1841.
[15] Bazin G: Aleijadinho et la sculpture baroque du Bresil. Paris, Le Temps 1963.
[16] Beer GJ: Lehre der Augenkrankheiten; zweyter Theil § § 75-76. Wien, Wappler 1792.
[17] Beer GJ: Lehre von den Augenkrankheiten als Leitfaden zu seinen offentlichen Vorlesungen, zweyter Band. Wien, Heubner u.Volke 1817.
[18] Bell Ch: The Anatomy of the Human Body, Vol.3. London, Longman et al. 1803.
[19] Benedict TWG: Handbuch der praktischen Augenheilkunde, Vol.5. Leipzig, Dyk 1826.
[20] Berard L, Zewell R: Das Auge als Motiv. Die Briefmarkensammlung. Frankfurt, Umschau Verlag Breidenstein 1987.
[21] Berg F: Okulisten Joh. Taylors besok i Stockholm. Stockholm, Lychnos 1965-66.
[22] Berg F: The Chevalier Taylor and his Strabismus Operation. Brit.J.Ophthalmol. 1967; 51, 667-673.
[23] Berger AM: Die Ophthalmologie (Liber de oculo) des Petrus Hispanus (Petrus von Lissabon, spater Papst Johannes XXI) .Miinchen, Lehmann 1899.
[24] Berkeley G: An essay towards a new Theory of Vision. 2nd Ed. Dublin, Pepyar 1709.
[25] Berkeley G: The Theory of Vision vindicated and explained. Dublin , Daily Post-boy Sept. 9, 1732.
[26] Bernhard AB: Optica oculorum vitia sub Praesidio Georgii Alberti Hambergeri, Mathem.Prof-Ordin. in Academia Jenensi, Doctorum oculis ad d… Oct.1696 subjicit Adamus Bethmannus Bernhardi Alsted. Saxo– Palat.S.Theol.Stud.Literis Golerianis Jena 1696.
[27] Bernstein JG:Chirurgisches Handworterbuch zum Gebrauch Angehender teutscher Wundarzte. .Jena, Fromann 1801.
[28] Bernstein JG: Praktisches Handbuch fiir Wundarzte. Vol.4 , Leipzig , Schwickert 1824.
[29] Berthold AA: Das Myopodiorthoticon oder der Apparat die Kurzsichtigkeit zu heilen. Monatsschr.f.Medizin, Augenheilkunde und Chirurgie (ed.Ammon) 1840; 3,332-336.
[30] Berthold AA: Das Myopodiorthoticon. Gottingen, Vandenhoek u. Ruprecht 1840.
[31] Blodi FC: William R. Wilde in Vienna. History of Ophthalmology, Dordrecht, Kluwer 1993; 5, 59-73.
[32] Bohm L: Das Schielen und der Sehnenschnitt in seinen Wirkungen auf Stellung und Sehkraft der Augen. Berlin, Duncker u. Humblot 1845.
[33] Boerhaave H: De morbis oculorum. Praelectiones publicae ex codicibus auditorum editio Gottingensis altera quinta parte auctor et emendata. Gottingen, Vandenhoek 1750.
[34] Boerhaave H: Des maladies des yeux (traduit du latin). Paris, Briasson 1749.
[35] Bonnet A: Traite des sections tendineuses et musculaires dans le Strabisme, la Myopie, a la fatigue des yeux, le begaiement. Lyon et Paris, Germer-Bailliere, Savy 1842.
[36] Borelli GA: Observations touchant la force inegale des yeux. Journal des s9avants 1673; 3, 291-294.
[37] Boyer L: Recherches sur l'operation du strabisme. Memoire pressente a l'Academie Royale des Sciences. Paris, Lancette Fran9aise – Balliere 1842.
[38] Boyer L: Recherches sur l'operation du strabisme; deuxieme Memoire. Paris, Lancette Francaise – Balliere 1844.
[39] Breadsted JH: The Edwin Smith surgical Papyrus. Chicago, Univ. of Chicago Press, 1930.
[40] Brewster D: Memoires of the Life, Writings and Discoveries of Sir Isaac Newton. Edinburgh, Constable 1855.
[41] Brewster D: Law of visible Position in single and binocular Vision. Edinburgh Philosophical Transactions 1844, XV.
[42] Briggs W: Ophthalmo-Graphia, sive oculi ejusque partium descriptio anatomica, nec non ejusdem nova visionis theoria Regiae Societati Londonensi proposita. Lugdunum Batavorum (Leiden), van der Aa 1668.
[43] Buffon GL: Dissertation sur la cause du strabisme ou des yeux louches. Paris, Histoire de l'Acadeemie Royale des Sciences; Annee M.DCCXLIII. Paris, Imprimerie Royale 1746.
[44] Burtz: Ueber das Schielen. Med.Zeitung von dem Verein fiir Heilkunde in Preussen. 1840; 9, 41-42.
[45] Castro EP di: Discorso aggiunto alla Rigoglitrice di Scipion Merurio di Rosi. Verona, Il Colostro 1642.
[46] Catalogue: Ramses le Grand. Paris, Galeries Nationales du Grand Palais 1976.
[47] Chelius MJ: Handbuch der Augenheilkunde zum Gebrauche bei seinen Vorlesungen. Vol.1, Stuttgart, Schweizerbart 1843.
[48] Chevalier A: Hygiene de la vue. Paris, Hachette, no date.
[49] Chevallier JGA: Le conservateur de la vue. Paris, Chevallier 1810.
[50] Critchett G: Practical Remarks on Strabismus, with some novel suggestions respecting the Operation. Lancet 1855, I; 507-509.
[51] Ciippers C: The so-called Fadenoperation (surgical Correction by well-defined Changes in the Arc of Contact). Proceed. 2nd Congr. Internat.Strabismological Ass. Marseille 1974, 395-400. London, Kimpton 1975.
[52] Cunier F: Sur la myotomie appliquee au traitement du strabisme. Ann.d'Oculistique 1840; 3, 122-125.
[53] Cunier F: Sur la myotomie appliquee au traitement du strabisme. Bruxelles, Soc. Encyclographique Sciences Medicales 1840.
[54] Cunier F: Suture de la conjonctive apres l'operation du strabisme. Ann.d'Oculistique 1841; 4, 49.
[55] Cunier F: De la suture de la conjonctive apres la section du muscle droit interne dans le strabisme convergent. Ann.d'Oculistique 1845; 9, 50-54.
[56] Cunier F: De l'emploi des inhalations ethereees pendant les operations qui se pratiquent sur l'oeil et ses annexes. Ann.d'Oculistique 1847; 17, 205-216.
[57] Cunier F: Ann.d'Oculistique 1849; 21, 45.
[58] Da9a de Valdes B: Uso de los Antojos. Sevilla, . Perez 1613.
[59] Dalrymple J: Pathology of the human Eye. London, John Churchill 1849/52.
[60] Darwin E: A new Case in Squinting, communicated by Thomas Astle. Esq. F.R.S. (read Jan. 15, 1777). Philosophical Transactions Royal Soc. 1778; 68, 86-96.
[61] Demours AP: Precis theorique et pratique des maladies des yeux. Paris, chez l'Auteur 1821.
[62] Descartes R: L'homme de Rene Descartes et la formation du foetus. Avec les remarques de Lovis de la Forge. A quoi l'on a ajoute le monde ou Traite de la lumiere ; 2eme Ed. Paris, Robin, Le Gras 1777.

[63] Deshais Gendron LF: Traite des maladies des yeux & des moyens & operations propres a leur guerison; tome second, Chap. XI. Paris, Barrois 1770.
[64] Desmarres LA: Traite theorique et pratique des maladies des yeux. Tome 3. Paris, Bailliere 1858.
[65] Desmonceaux (Abbe): Traite des maladies des yeux et des oreilles; Tome 1. Paris, Mequignon 1806.
[66] Dieffenbach JF: Uber die Heilung des angebornen Schielens mittels Durchschneidung des inneren geraden Augenmuskels. Medic. Zeitung Verein f.Heilkunde in Preussen 1839.8. N° 46.
[67] Dieffenbach JF: Lettre a l'Academie Royale de Sciences de Paris. 25. mai 1840 Paris, Mem. Acad. des Sciences Annee 1840.
[68] Dieffenbach JF: Vorlaufige Bemerkungen iiber die Operation des Schielens. Wochenschr. Gesamte Heilkunde (Casper) 1840; N° 27, 424–432.
[69] Dieffenbach JF: Uber das Schielen und die Heilung desselben durch die Operation. Berlin, Forstner 1842.
[70] Dieffenbach JF: Der Ather gegen den Schmerz. Berlin, Hirschwald 1847.
[71] Dieffenbach JF: Die operative Chirurgie. Vol. 2. Leipzig, Brockhaus 1847.
[72] Dionis P: Cours d'operations de Chirurgie. Septieme edition revue, augmentee de remarques importantes & enrichie de Figures en Taille-douce, qui represent les Instruments nouveaux les plus en usage par George de La Faye. Paris, d'Houry 1773.
[73] Donders FC: De aanwending va prismatische brillenglazen tot genezing van scheelzien, physiologisch getoetst. Nederl.Lancet 1847/48, 233–245.
[74] Du Bois Reymond E: Ueber ein orthopadisches Heilverfahren des Schielens. Arch. Anatomie u. Physiologie (J. Miiller) 1852, 541.
[75] Duffin EW: Practical remarks on the new operation for the cure of strabismus or squinting. London, John Churchill 1840.
[76] Duke Elder S, Wybar K: Ocular Motility and Strabismus. In: System of Ophthalmology Vol.6, London, Kimpton 1973.
[77] Ebers G: Das hermetische Buch iiber die Arzneimittel der alten Egypter in hieratischer Schrift. Leipzig, Engelmann 1875.
[78] Elliot T: On the Cure of Strabismus. Edinburgh Medical J. 1841, 922.
[79] Eschenbach ChE: Gegriindeter Bericht von dem Erfolg der Operationen des Englischen Okulisten, Ritter Taylors, In verschiedenen Stadten Teutschlands, besonders in Rostock. Rostock, Koppe 1752.
[80] Fagg H: Another mode of operating for strabismus. Lancet 1840; I. 194.
[81] Ferrein A: Quaestio medica, quinam sint principui, quomodo explicantur, & curentur lentis crystallinae morbi, quae est duodecima quaestio inter eas, quas defendit. Montpellier 1732.
[82] Fischer JN: Theorie des Schielens. Veranlasst durch einen Aufsatz des Grafen Biiffon iiber eben diesen Gegenstand. Ingolstadt, Lutzenberger 1761.
[83] Fleussu: Ann.d'Oculistique, premier Vol. supplementaire 1841, 308.
[84] Foesius A: Magni Hippocratis medicorum omnium facile principis, opera omnia quae extant In VIII sectiones Erotiani menta distributa. Nunc recens Latina interpretatione donata, ac denuo separatim in lucem edita, Anutio Foesio Mediomatrico Medico Authore. Frankfurt, Wechel 1594.
[85] Franz J CA: Physiological Observations on Eyes operated upon the Cure of Strabismus. Medical Gazette for June 1840; 24, 538–541.
[86] Fronimopoulos J, Lascaratos J: Some Byzantine Chroniclers and Historians on ophthal- mological Topics.
[87] History of Ophthalmology, Dordrecht, Kluwer; 1993; 5, 121–132.
[88] w. Froriep LF: Chirurgische Kupfertafeln, Heft 86, Tafel CCCCXXXVII (with text). Weimar, Landes Industrie- Comptoir 1841.
[89] Gibson W: Institutes and practice of surgery being outlines of a course of lectures. Vol.2, 375–376. Philadelphia, Kay 1841.
[90] Gleize JF: Nouvelles observations pratiques sur les maladies de l'oeil et leur traitement. Deuxieme ed. Orleans, Guyot 1812.
[91] Graefe A von: Ueber Doppelsehen nach Schiel-Operationen und Inkongruenz der Netzhaute. Arch.Ophthalmol.1854; 1, 82–120.
[92] Graefe A von: Beitrage zur Lehre vom Schielen und von der Schieloperation. Arch. Ophthalmol. 1857; 3, 176 - 386.
[93] Graefe A von: Sehen und Sehorgan. Berlin, Liideritz 1867.
[94] Graefe AK: Klinische Analyse der Motilitatsstorungen des Auges fiir Arzte und Studenten. Ber1in, Peters 1858.
[95] Guerin JR: Nouveau procede pour la section sous-conjonctivale des muscles de l'oeil dans le traitement du strabisme. Lettre a l'Academie des Sciences, 26.Oct. 1840 Ann.d'Oculistique 1840; 4, 96-98.
[96] Guerin JR: Memoire a l'Institut relatif a un systeme d'operations propres a combattre la saillie, la deviation et la perte de mouvement des yeux consecutives a l'operation du strabisme. Paris, 22 Novembre 1841. Gaz. Med. Paris, 1841; N° 48, 761–767.
[97] Guerin P: Traite sur les maladies des yeux. Lyon, Reguillat 1769.
[98] Guillemeau J: Des maladies de l'oeil qui sont en nombre de cent treize. Paris, Masse 1585.
[99] Hagen V von: World of the Maya. New York, New American Library 1960.
[100] Haller A de: Elements de Physiologie. Paris, Guillyn 1769.
[101] Haller A von: Alberti v.Haller primae lineae physiologicae in usum prelectionum academicarum Quarto aucte et emendate. Lausanne, Grasset 1771.
[102] Harris J: A Treatise of Opticks: containing Elements of the Science. London, White 1775.
[103] Heister L: Chirurgie, in welcher alles, was zur Wundartzney gehoret, nach der neuesten Art abgehandelt und in vielen Kupfertafeln die neu erfundenen und dienlichen Instrumenten nebst denen bequemsten Handgriffen der Chirurgischen Operationen und Bandagen deztlich vorgestellet werden. Niirnberg, Stein u. Haspe 1752.
[104] Helmholtz H: Handbuch der physiologischen Optik. In: Karsten G (ed): Allgemeine Enzyklopadie der Physik, Vol.9. Leipzig, Voss 1867.
[105] Heuermann G: Abhandlungen der vornehmsten chirurgischen Operationen am menschlichen Korper. Copenhagen und Leipzig 1756.
[106] Himly EAW: Die Krankheiten und Missbildungen des menschlichen Auges und deren Heilung. Von Karl Himly, nach den hinterlassenen Papieren desselben herausgegeben und mit Zusatzen versehen. Erster Teil. Berlin, Hirschwald 1843.
[107] Hirschberg A: Geschichte der Ophthalmologie. In: Handbuch der gesammten Augenheilkunde Vol. 7, Cap.XIV. Leipzig, Engelmann 1877.
[108] Hirschberg J: Die Augenheilkunde bei den Griechen. I. Actuarius. Graefes Archiv Ophthalmologie 1887; 33, 47–78.
[109] Hirschberg J: Die Augenheilkunde des Aetius aus Amida. Griechisch und deutsch (7. Buch) Leipzig; Engelmann 1899.
[110] Hirschberg J: Geschichte der Augenheilkunde § 60. In: Handbuch der gesammten Augenheilkunde, 2nd ED., Vol. 12. Leipzig, Engelmann 1899.
[111] Hirschberg J: Geschichte der Augenheilkunde § 61. In: Handbuch der gesammten Augenheilkunde, 2nd.Ed., Vol.12. Leipzig, Engelmann 1899.
[112] Hirschberg J: Geschichte der Augenheilkunde § 206. In: Handbuch der gesammten Augenheilkunde, 2nd Ed. Vol.12 Leipzig, Engelmann 1899.
[113] Hirschberg J: Geschichte der Augenheilkunde § 231. In: Handbuch der gesammten Augenheilkunde, 2nd Ed., Vol 12. Leipzig, Engelmann 1899.
[114] Hirschberg J: Geschichte der Augenheilkunde § 276. In: Handbuch der gesammten Augenheilkunde, 2nd Ed., Vol.13. Leipzig, Engelmann 1908.
[115] Hirschberg J: Geschichte der Augenheilkunde § 277. In: Handbuch der gesammten Augenheilkunde, 2nd.Ed., Vol.13. Leipzig, Engelmann 1908.
[116] Hirschberg J: Geschichte der Augenheilkunde § 493/494. In: Handbuch der gesammten Augenheilkunde, 2nd Ed., Vol.14. Leipzig, Engelmann 1911.
[117] Hirschberg J: Geschichte der Augenheilkunde § 751. In: Handbuch der gesammten Augenheilkunde, 2nd Ed., Vol. 14. Leipzig, Engelmann 1911.

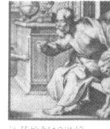
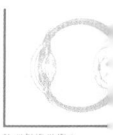
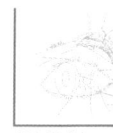
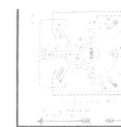
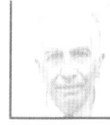
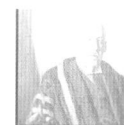
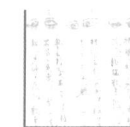
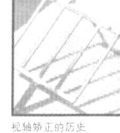

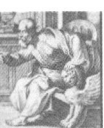
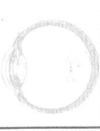

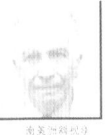
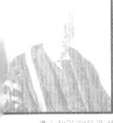
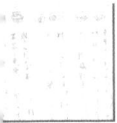
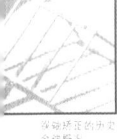

[118]　Hirschberg J, Lippert J: Die Augenheilkunde des Ibn Sina. Leipzig, Veit 1902.
[119]　Hueck A: Das Sehen seinem aussern Processe nach entwickelt. Riga, Deubbner 1830.
[120]　Hugonnier H, Hugonnier S: Strabismes, Heterophories, Paralysies oculomotrices, les desequilibres oculo- moteurs en clinique. Paris, Masson 1881.
[121]　Huygens Ch: Dioptrique. La Haye, Nijhoff 1653.
[122]　Jaeckel G: Die Charite. Die Geschichte eines Weltzentrums der Medizin. Bayreuth, Hestia 1963.
[123]　Jiingken JCh: Die Lehre von den Augenkrankheiten. Ein Handbuch zum Gebrauche bei Vorlesungen und zum Selbstunterrichte fiir angehende Aerzte. Berlin, Schippel 1832.
[124]　Jiingken JC: Die Anwendung des Chloroforms bei Augenoperationen. Berlin, Starcke 1850.
[125]　Jurin J: An Essay on distinct and indistinct Vision. In: Smith R: A compleat System of Opticks. Cambridge 1738.
[126]　Katalog: Ausstellung archaeologischer Funde der Volksrepublik China. Wien 1974.
[127]　Kepler J: Dioptrice seu demonstratio eorum quae visui & visibilibus propter conspicilla non ita pridem inventa accidunt. Augsburg, Francus 1611.
[128]　Kolta S, Schwarzmann-Schaffhauser D: Die Heilkunde im alten Agypten. Magie und Ratio in der Krankheitsvorstellung und therapeutischen Praxis. Stuttgart, Steiner 2000.
[129]　Krecke FWC: Over eene nieuwe soort van brillen vor scheelzienden. Nederl. Lancet 1847. 227–233.
[130]　La Hire Ph de: Dissertation sur les differens accidens de la vue. Memoire de Mathematique et de Physique. Paris, Annison 1694.
[131]　Lamzweerde JB a: Appendix variorum tam veterum, quam recenter inventorum Instrumentorum ad Armamentum Chirurgicum Johannes Schulteti etc. Lugdunum Batavorum (Leiden), Boutesteyn, Luchtmans 1693.
[132]　Landa D de: Relacion de las cosas de Yucatan. Ed.fran9aise by Genet G. Paris 1928.
[133]　Lange K, Hirmer M: Agypten. Architektur, Plastik, Malerei in drei Jahrtausenden. Miinchen, Hirmer/Piper 1967.
[134]　Laqueur L: Die Schieloperation vor A.v.Graefe. Graefes Arch.Ophthalmol. 1908, 48, 461–463.
[135]　Le Cat CIN: Traite des sens. Rouen 1740.
[136]　Le Cat CIN: Memoire pour servir a l'histoire des fourberies des charlatans. Rouen, Recueil des travaux de l'Academie des sciences, belles lettres et arts de Rouen 1743.
[137]　Le Clerc S: Discours touchant de point de vue, dans lequel il est prouve que les choses qu'on voit distinctement, ne sont veues que d'un oeil. Paris, Jolly 1679.
[138]　Le Clerc S: Systeme de la vision. Paris, Delaulne 1712.
[139]　Lejeune A: L'optique de Claude Ptomelee dans la version latine de l'emir Eugene de Sicile. Louvain, Universite de Louvain.
[140]　Liston R: A course of lectures on the operations of surgery and of diseases and accidents requiring operations. London, Lancet 1844. June 29.
[141]　Lucas PB: A practical treatise on the cure of strabismus by operation and by milder yreatment; with some new views of the anatomy and the physiology of the muscles of the human eye. London, Samuel Highley 1841.
[142]　M (Anonymus): Lettre aux Annales d'Oculistique 1840, IV.
[143]　Mackenzie W: A practical treatise on the diseases of the eye. 4th Ed., London Longman, Rees, Orme, Brown, Green & Longman, 1854.
[144]　Mackenzie W: Traite des maladies de l'oeil. Traduit de l'Anglais par le Docteur E. Warlomont et A. Testelin, D.M.P., Tome I. Paris, Masson 1858.
[145]　Maurolico F: Photismi de lumine et umbrae. Napoli 1611.
[146]　Meyer E: Traite pratique des maladies des yeux. Paris, Lauwerains 1863.
[147]　Morgagni JB: Joh. Baptistae Morgagni P.P.P.P. De sedibus et causis morborum per Anatomen indagnatis libri quinque. Praefatus est S.A.D.Tissot. Liber I, epistola XIII. Ebroduni in Helvetia (Yverdon) 1774.
[148]　Miller J: Der Gesichtssinn. In: Handbuch der Physiologie des Menschen Vol. 2. Coblenz, Holscher 1837/1840.
[149]　Miinchow W: Geschichte der Augenheilkunde. Stuttgart, Enke 1984.
[150]　Neuber: Uber das Schielen der Augen, dessen Ursachen und Behandlung. Cassel 1840.
[151]　Nevermann JFW: Ilias post Homerum, comme curiosite relative a la strabotomie. Ann. d'Oculistique 1844; 12, 237–255.
[152]　Nobele de: Bull.soc.Med. Gand, Juillet 1840.
[153]　Pappenheim SM: Die specielle Gewebelehre des Auges mit Riicksicht auf Entwicklungsgeschichte und Augen-Praxis. Breslau, Aderholz 1842.
[154]　Pare A: Des moyens et artifices d'ajouter ce qui defaut naturellement ou par accident. In: Dix livres de Chirurgie. Paris, Le Royer 1564.
[155]　Parry HC: Collections from the unpublished medical writings. London, Underwoods 1825.
[156]　Pauli F: Kritik des Stromeyer'schen Buches "Beitrage zur operativen Orthopadie etc". Schmidt's Jahrb. 1839, 24; 351.
[157]　Pellier de Quengsy G: Receuil de Memoires et observations. Montpellier, Martel 1783.
[158]　Pickford P: Bemerkungen iiber einen Fall von Strabismus externus duplex. Arch. physiolog. Heilkunde (Roser-Wunderlich) 1842; 1, 590–599.
[159]　Platter F: Praxeos seu de congnoscendis, praedicensis, praecavendis curandisque affectionibus homini incommodantibus. Basel 1602/1603.
[160]　Plemp VF: Ophthalmographia sive Tractatio de oculi fabrica, actione, & usus praeter vulgatas hactenus Philosophorum ac Medicorum opiniones. Amsterdam, Laurentius 1632.
[161]　Plenck JJ von: Doctrina de morbis oculorum .Wien, Graeffer 1777.
[162]　Porta GB della: De refractione optices parte libri novem. Liber VI, Napoli, Carlinum, Pace 1593
[163]　Porterfield W: An Essay concerning the motions of our eyes. Part I: Of their external motions. 1737, Part II: Of their internal Motions. 1738. Edinburgh Medical Essays and Observations. Edinburgh 1737/1738.
[164]　Priifer C, Meyerhof M: Die Augenheilkunde der Juhanna b.Masawaih. Strassburg, Der Islam 1915; 4, 217– 268.
[165]　Purkinje JE: Neue Beitrage zur Kenntniss des Sehens in subjectiver Hinsicht. In: Magazin fiir die gesammte Heilkunde Hsg. Joh.Nep.Rust 1825; 20, 396-400.
[166]　Rapports sur les resultats obtenus par M.le docteur Guerin dans l'operation du strabisme, par une commission composee de MM. Blandin, F.Dubois, Jobert, Louis, Boyer, Serre et Orfila. Ann.d'oculistique 1849; 21, 143.
[167]　Reid T: An Inquiry into the human Mind, on the Principles of common Sense. Edinburgh. Millar, Kincaid & Bell 1764; 536–558.
[168]　Remky H: Die Friihzeit der operativen Schielbehandlung (1839–1841). Mitteilungen der Julius-Hirschberg- Gesellschaft zur Geschichte der Augenheilkunde. Vol. 3, 2001 (in the press).
[169]　Richter AG: Anfangsgriinde der Wundarzneykunst. Vol.3. Wien, v.Trattern 1790.
[170]　Ritterich FW: Das Schielen und seine Heilung. Leipzig, J.A. Barth 1843.
[171]　Rosas A von: Lehre von den Augenkrankheiten. Wien, Wallishauser 1831.
[172]　Ronsseus B: Aurelii Celsi de re medica libri octo. Lugdunum Batavorum (Leiden), Raphelengius 1592.
[173]　Ross WD (Ed.): The works of Aristotle. Vol.7. Oxford, Clarendon 1927.
[174]　Rossi G: Memorie della Reale Academia delle Scienze de Torino. Vo1.34. Torino 1830.
[175]　Roux P: Observation sur un strabisme divergent de l'oeil droit gueri sur un sujet adulte qui en etait affecte depuis son enfance. Paris, Mequignon Marvis 1814.
[176]　Roux P: Experience 1840 (12 Aout), 109.
[177]　Rowley W: A treatise on the principal diseases of the eyes. London, Newberry 1773.

[178] Ruete C: Neue Untersuchungen und Erfahrungen iiber das Schielen und seine Heilung. Gottingen, Dieterich 1841.
[179] Ruete C: Lehrbuch der Ophthalmologie fiir Arzte und Studirende. Braunschweig, Vieweg 1845.
[180] Sabra AI: (Tranl. and Ed.) The Opticks of Ibn al-Haytham, Books I-III: on Direct Vision. London, The Warburg Institute 1989.
[181] Saint Yves C de: Nouveau traite des maladies des yeux, les remedes qui y conviennent & les operations que leurs guerisons exigent. Paris, Le Mercier 1722.
[182] Schadewaldt H, Binet L, Maillard C, Veith I: Kunst und Medizin. Koln, Du Mont Schauberg 1967.
[183] Scheitler I: Johann Friedrich Dieffenbach versus Ida Grafin Hahn-Hahn und publizistische Komplikationen einer Operation. Wirkendes Wort. Deutsche Sprache und Literatur in Forschung und Lehre 1992; 2, 173-225.
[184] Schuyl F: Renatus des Cartes de homine figuris in latinitate donatus. Lugdunum Batavorum (Leiden), Hackinian I664.
[185] Sedillot CE: Operation du strabisme pratiquee pendant l'action anesthesique du chloroform. Ann. d'Oculistique 1848, 19, 38.
[186] Sherrington CS: On reciprocal innervation of antagonistic muscles. Proc.Royal Soc. 1896/97, 60, 414.
[187] Smith R: A compleat system of opticks in four books. Cambridge, Printed for the Author 1738.
[188] Smith R: Cours complet d'Optique traduit de l'Anglois. Avignon, Girard, Seguin, Aubert 1767.
[189] Solingen C van: Manuale Operatien der Chirurgie beneffens het Pligt de Voefrouwen. Amsterdam, Bouman 1684.
[190] Steinbuch JG: Beytrag zur Physiologie der Sinne. Niirnberg, Schrag 1811.
[191] Stellwag von Carion C: Die Ophthalmologie vom naturwissenschaftlichen Standpunkte aus. Band 2, sechstes Buch § 237. Stuttgart, Enke 1856.
[192] Stromeyer GFL: Beitrage zur operativen Orthopadik oder Erfahrungen iiber die subcutane Durchschneidung verkiirzter Muskeln und Sehnen. Hannover, Helwig'sche Hofbuchhandlung 1838.
[193] Stromeyer GFL: Erinnerungen eines deutschen Arztes. Hannover, Riimpler 1875.
[194] Taylor J: Le mechanisme ou le nouveau Traite de l'anatomie du globe de l'Oeil, avec l'usage de ses differentes parties, & de celles qui lui sont contigues. Paris, David 1738.
[195] Taylor J: De vera causa strabismi. Lisboa 1739.
[196] Taylor G: Dissertatione sopra l'arte ristabilire in sana posizione degli Occhi, prodotta da un vizio conosciuto sotto nome di strabismo etc. Milano, Malatesta 1756.
[197] Termer F: Ethnologische Bemerkungen iiber die Augen bei den Altmexikanern und Maya. Klin. Monatsblatter Augenheilkunde 1944; 111, 237-251.
[198] Thomin M: Traite d'optique mechanique. Paris, Coignard, Boudet 1749.
[199] Treviranus GR: Beitrage zur Anatomie und Physiologie der Sinneswerkzeuge des Menschen und der Thiere. Bremen, Heyse 1828.
[200] Treviranus GR: Resultate neuer Untersuchungen iiber die Theorie des Sehens und iiber den inneren Bau der Netzhaut des Auges. In: Beitrage zur Aufklarung der Erscheinungen und Gesetze des organischen Lebens, Vol. I, 3. Bremen, Heyse 1837.
[201] Troxler IPV: Ueber die Frage: Warum sehen wir mit zwey Augen die Gegenstande nicht doppelt? Ophthalmol. Bibliothek (Himly, Schmidt) 1807; 3; 1-13.
[202] Troxler IPV: Ueber Schielen und Doppelsehen oder die Polaritat des Gesichtssinnes. Ophthalmol. Bibliothek (Himly, Schmidt) 1807; 3; 14-32.
[203] ulp NP: Observationum medicarum libri tres; 2nd Ed., Cap.57. Amsterdam 1652.
[204] Underwood M: Treatise on the Diseases of Children. London, Mathews 1784.
[205] Unzer JA: D Johann August Unzers medicinisches Handbuch. Nach den Grundsatzen seiner medicinischen Wochenschrift DER ARZT von neuem ausgearbeitet. Leipzig, Junius 1780.
[206] elpeau AALM: Du strabisme. Paris, J.B. Bailliere 1842.
[207] Verduc J P: Pathologie de chirurgie. Tome 2. Paris, d'Houry 1733.
[208] Verhaege F: Memoire sur le strabisme. Bruxelles, Vandecasteele-Werbrouck 1841.
[209] Verheyden: Dissertatio de principiis morbis oculi. Louvain, Diss. inauguralis 1767.
[210] Wafai MZ: Qurra, Thabit Ibn: Vision and Perception. Rhiyad, Obsekian Publ. 1991.
[211] Walther Ph von: Lehre von den Augenkrankheiten, Vol.2. Freiburg, Herder 1849.
[212] Wardrop J: Essays on the morbid anatomy of the human eye; 2nd Ed., Vol.2. London, Churchill 1834.
[213] Weller CH: Die Krankheiten des menschlichen Auges. Ein practisches Handbuch fiir angehende Arzte. Berlin, Schiippel 1819.
[214] Wells WC: An essay upon single vision with two eyes. London, Cadell 1792.
[215] Wenzel J de: Manuel de l'Ocu1iste ou Dictionnaire ophthalmologique, Tome 2. Paris Lavater 1808.
[216] Wessely MA: Die Krankheiten der Augen und des Gehors. Vorgetragen von Hofrath Himly. Gottingen im Sommer 1822. Manuscript, Bibliothek Remky.
[217] Wheatstone C: Contributions to the physiology of vision - Part the first. On some remarkable and hitherto unobserved phenomena of binocular vision. London, Philosophical Transactions Royal Soc. 1838; 128, 371- 394.
[218] Wilde WRE: Description of a case of severe trichiasis and convergent strabismus of both eyes; with an account of the mode of applying ligatures on the recti muscles of the eye. Dublin Journal Medical Sciences Nov. 1845, 201-216.
[219] Wittich J: Libellus de infantilibus aegritudinum medicatione. Das ist: Arzneybiichlein wie man die armen Kinderlein... helffen und rathen soll. Leipzig, Voigt 1598.
[220] Wolff PhH: Neue Methode der Operation des Schiel-Auges durch subcutane Tenotomie, Herrn G.R. und ord.Prof. Dr.J.F. Dieffenbach gewidmet. Berlin 1840.
[221] Z.M.G. (Anonymus): Allgemeine Zeitschr.Chirurgie 1841 , N° 13.

致谢

作者感谢以下人员的宝贵支持：阿尔弗雷多·阿鲁加（Alfredo Arruga，巴塞罗那）、汉斯·宾克（Hans Bynke，隆德）、彼得·尤斯塔斯（Peter Eustace，都柏林）、彼得·Y·埃文斯（Peter Y. Evans，弗吉尼亚州福尔斯彻奇）、让-丹尼尔·格兰热（Jean-Daniel Grange，里昂）、克里斯塔·哈布里希（Christa Habrich，英戈尔施塔特）、费鲁西奥·莫罗（Ferrucio Moro，帕多瓦）、冈特K·冯·诺登（Gunter K. von Noorden，佛罗里达州朗博特岛）、安东·施内尔（Anton Schnell，盖默灵，慕尼黑附近）、让-保罗·韦恩堡（Jean-Paul Wayenbergh，奥斯坦德）、卡拉辛斯卡研究所图书馆（斯德哥尔摩）、帕拉廷图书馆（帕尔马）、国家医学科学院图书馆（巴黎）。感谢出版商、博物馆和收藏者们允许复印，尤其感谢冈特K·冯·诺登对于文本的翻译。

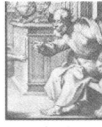

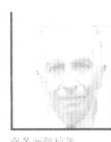
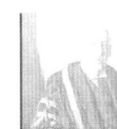
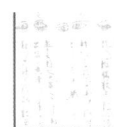
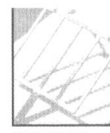

II

欧洲斜视学历史 *

约瑟夫·朗（JOSEPH LANG）

*译者：冈特 K·冯·诺登

本章将欧洲斜视学发展历史分成以下2个阶段进行介绍。

1. 从约翰内斯·彼得·缪勒到第二次世界大战
2. 从1945年至今

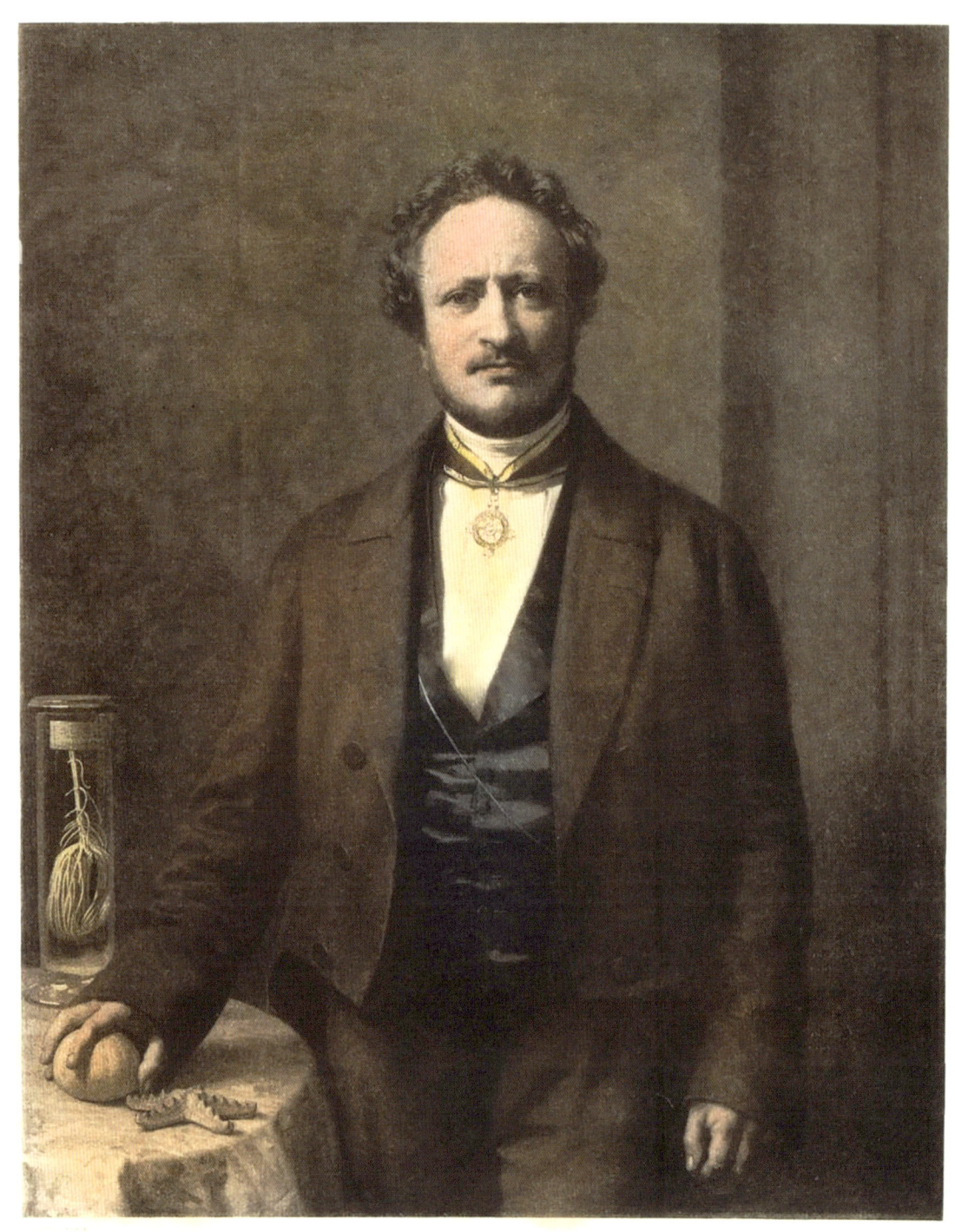

图 2-1
约翰内斯·彼得·缪勒（Johannes Peter Müller，1801—1858）
19世纪德国的生理学家及解剖学家，并提出缪勒氏定律（Müller's law）

第一节 从约翰内斯·彼得·缪勒到第二次世界大战

从约翰内斯·彼得·缪勒（Johannes Peter Müller, 1801—1858）开始我们的欧洲斜视学史之旅是有原因的（图2-1）。作为现代生理学的创始人，他是将当时深受自然哲学影响的医学转变为以科学为基础的现代学科的关键人物之一。他的研究对双眼视觉和斜视做出了重大贡献。缪勒出生在德国的科布伦茨。1824年，他获得了波恩大学讲师的资格，并于1833年在柏林成为解剖学和生理学教授。亥姆霍兹（Helmholtz）和阿尔布雷希特·冯·格拉斐（Albrecht von Graefe）都是他在柏林的学生。

在一篇关于"动物和人类视觉感受的比较生理学——关于眼球运动和人类视觉"的论文中[108, p83-90]，缪勒（Müller）写到了人类视野的主观统一性："通过对双眼的限定区域施加压力可以定位与另一只眼睛中的对应点相同的点"，即具有相同的视觉方向值。这是视网膜对应概念的基础。

缪勒还创造了共同性斜视[109]这个术语，并将斜视分类如下：

- 共同性斜视：在所有眼部运动中，一眼正位时，另一眼偏斜。

  - 睫状斜视：双眼的屈光状态不同。

  - 弱视斜视：一只眼睛视力减弱或失明。

  - 动眼神经斜视：斜视眼的运动受限。

  - 习惯性斜视：习惯导致的斜视。

  - 近视斜视：近视眼用于看近处，固视的另一只眼用于看远处。

- 单眼斜视：一只眼睛向内或向外偏斜且不能活动。

- 双眼斜视：双眼斜视，两眼都不注视；有时集合，有时分散。这是视神经疲劳的症状。

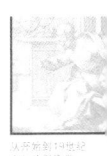
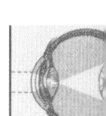

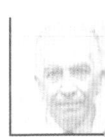
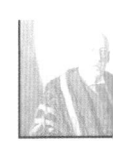
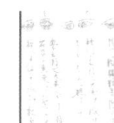
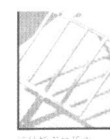

- 不协调性斜视：先天的、无法治愈的、非常小角度的斜视。由双眼视网膜对应点位置差异引起。"这种类型的斜视并不罕见，但由于角度很小，通常并不容易发现。这类斜视的诊断很容易：注视点改变时，出现复视。"[109.p.216-232]

约翰内斯·彼得·缪勒发表这篇论文时只有24岁。遗憾的是，在他后来的著作中，他没有再次谈到到这个话题。

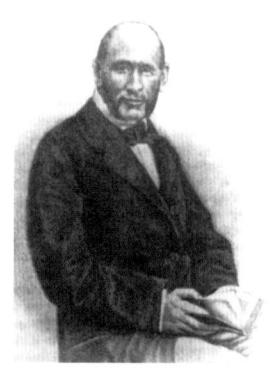

图 2-2
路德维希·伯姆（Ludwig Böhm，1811-1869）[3]

在第一次斜视手术的动荡时期（见第1章）之后，路德维希·伯姆（Ludwig Böhm，1811—1869）（图2-2）可能是当时在斜视治疗领域最博学和具有批判性的专家之一了。作为迪芬巴赫的助手，他见证了第一次斜视手术。1841年，他获得了大学讲师资格，并进行了一次眼科讲座。1845年他出版了一本非常重要且有趣的书，名为《斜视和肌腱切断术对眼位和视力的影响》[20]。"

作者在本书全部250页和18章的论著中讨论了各种类型的斜视、它们的治疗方法以及他从400例斜视手术中获得的经验。文本有时晦涩难懂，但38个病例报告丰富了其内容，其他主题中，包含对一些重要历史里程碑的记录，例如对隔日性斜视、V型内斜视和眼球后退综合征的首次描述。

伯姆（Böhm）认为，迪芬巴赫和他的继任者报告的肌腱切断术的结果过于乐观。伯姆总是发现术后残留内斜视，随后他将手术限制在单眼上。

对于同向运动，他使用了"关联运动"一词，而异向运动则被称为"调节运动"。调节运动的丧失或减少被认为是斜视的原因。其他导致斜视的原因包括眼部原因（炎症、屈光介质混浊、屈光不正、视力低下）、脑部原因（脑部疾病、兴奋）或眼部肌肉病变（风湿病、创伤、畸形）。针对这些原因，他一一给出了例子。

由于当时还没有眼底镜，关于屈光不正的知识还不够，有些章节存在严重的误解。下面是一些例子：短视是视力低下，不同于近视。即使在滴入稀释的颠茄提取物后，在眼睛前放置凹透镜或凸透镜也无助于改善屈光状态。斜视患者的视力可以用凸透镜改善，但不能用凹透镜改善。斜视眼近视是因为"视网膜暗沉"，但在生理上，它实际上是远视，因为光线的折射条件不好。睫状肌的收缩会使远视增加，而肌腱切开术会使近视增加。

我们也很难理解伯姆关于斜视手术对视力影响的描述：在内斜视中，断腱术对视力有益，但在外斜视中，情况并非如此。断腱术不仅能改善手术眼的视力，也会改善非手术眼的视力。当双眼视力减弱时，需要立即进行断腱术。

根据伯姆的观点，视觉迟钝（hebetudo visus）是眼睛在视近时内在适应不稳定的表现。它对斜视眼的肌腱切断反应良好。弱视与视觉迟钝有关并且同样对断腱术有很好的反应。视觉迟钝这一概念没有在之后发表的论文中再次出现过，这一名词大致与我们今天所说的"视疲劳"一词相对应。

伯姆基于集合近点测量斜视偏斜程度，将其分为三级。第一级，视轴会聚在注视距离30 cm（约12°）处的一点上。第二级，视轴在距注视距离大约7cm（约45°）处相交。第三级，鼻侧角膜缘在泪阜附近。视力是根据书籍标题字母可被识别的最大距离来估计的。

伯姆区分了单眼斜视和交替斜视。外斜视的起因被认为是麻痹性的。为了确定眼睛工作的原理并检查视网膜竞争，伯姆使用了两种不同密度的彩色滤光片。伯姆将这种方法归功于约翰内斯·缪勒（Johannes Müller），感谢其解释了视网膜和复视的特性。

内斜视经常伴随着转头，脸转向注视眼的一侧。注视被定义为直接视觉（visio directa）。

伯姆书中对手术器械和手术有详细描述。他警告不要对儿童进行手术。连续性外斜视伴随着眼球突出和泪阜回缩。除非将丝线穿过肌腱切断的肌肉残端并用胶带固定在鼻梁上（迪芬巴赫的"Faden"手术，第1章），否则对外直肌进行的单侧肌腱切断术并没有效果。

断腱术的术后治疗包括敷料压迫止血和休息3天。恢复期分为3个阶段：第一个阶段（6~8天），第二个阶段（6~10天），在此期间使用硝酸银烧灼伤口，第三个阶段（数周至数月）。视具体情况而定进行"矫正"治疗，包括固定同侧或对侧并进行单眼运动练习。

书中每一章都包含了真实病例，共有38篇病例报告值得阅读。其中不乏一些极为有价值的内容。例如，伯姆描述了两个在如今被称为隔日斜视的案例："一个名叫亚历山大·巴贝利奇（Alexander Babelich）的5岁男孩患上了三日疟。他的左眼在早上8:00出现内斜视，并在同一天下午消失。2周后，斜视每3天发生1次，最终发展

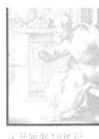

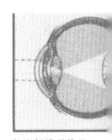

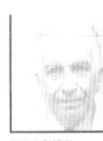

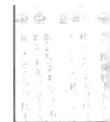

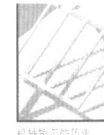

为每天间歇性的，夜间除外。最终斜视持续8年并保持不变。伯姆第一次看到这个患者时，患者13岁，左眼角膜缘触及泪阜，弱视，视力是能在90cm处看清手指，伯姆对其施行了内直肌断腱术，术前斜视眼的集合近点为6cm。术后，直视时，集合近点是20cm，向上看时为60cm，向下看时为11cm[p.373ff]。"

除了对隔日内斜视的首次描述之外，这也可能是对V型斜视的首次描述。手术一年后，伯姆收到了一份书面报告，该报告称，手术眼的情况得到了进一步的改善，患者现在可以于15cm的距离处阅读印刷物且不感到疲劳。

第二例交替斜视发生在一名3岁男孩的身上。内斜视每隔1天发生1次，但最终消失了。

特别令人感兴趣的是几例进行了内直肌腱切断的患者因其他原因死亡后的尸检结果。在1例术后4个月死亡的病例中，内直肌的肌腱重新附着在原肌止端后7mm处的巩膜上。另一名患者在手术后8个月死亡，其肌肉缩短并与结膜粘连。另一名双侧断腱术后2年死亡的患者，术前有内转受陷和明显的外斜视，术后肌肉没有重新附着到巩膜，但与结膜或结膜下组织相连。

一名40岁的患者左眼外斜，眼下转和上转正常，但是，不能内转或外转。当右眼外转时，左眼上斜至上睑下方，眼球向眼眶内回缩。当右眼内转时，左眼下转。考虑为眼部肌肉先天性异常，患者在第一次检查一年后死亡。尸检显示眼部肌肉和眼眶神经无任何异常。我们认为这是对眼球后退综合征的首次描述。

我们对这本书进行了如此详细的总结是因为它对19世纪上半叶斜视学的现状做了出色的概述。事实上，伯姆的书可以被认为是本专业的开篇之作。

1838年，英国伦敦的物理学家查尔斯·惠斯通（Char es Wheatstone，1802—1875）发明的反光立体镜（图2-3）对双眼视觉和立体视觉生理学的研究做出了重要贡献；在《视觉生理学[133]的贡献》中他写道："如果是一张图片，视网膜上的两个投影是相似的，如果是立体物体，那么两个投影是不同的。在查阅了许多作者的研究后，我只在列奥纳多·达·芬奇（Leonardo da Vinci）的《绘画论》（trattato della

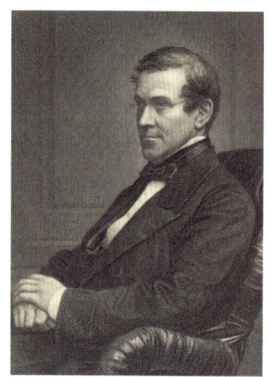

图2-3
查尔斯·惠斯通（Charles Wheatstone，1802—1875）

pittura）中找到这一个例子。列奥纳多观察到，一幅画，尽管用最伟大的艺术手法使它尽可能完美，但无论是从轮廓、光影还是色彩来看，都不可能展现出与自然物体相同的浮雕效果，除非用一只眼睛从远处观看"[135,p.371-394]。根据列奥纳多·达·芬奇的观点，透视是一幅画的"主宰与船舵"。然而，列奥纳多的光学结构和带有3个囊泡的视神经插图（他对大约30具尸体进行过尸检！）并不是很有说服力。

使用反光立体镜，惠斯通（Wheatstone）能够为每只眼睛呈现单独的图片。当两幅图完全相同时，没有出现立体视觉，但当垂直轮廓仅在水平方向略微偏移时，就会出现深度感。差异越大，这种深度感觉就越明显，直到不再能融像，复视出现。用于立体镜的这对图片被称为立体图。

反光立体镜在当时的伦敦引起了不小的轰动，类似于自动立体图或我们这个时代所谓的"魔眼"所带来的兴奋。立体镜广泛应用于所有沙龙中，但最终获得了不光彩的声誉，因为有些立体镜的使用在当时被认为是伤风败俗的，与严谨的维多利亚时代格格不入。

随着时间的推移，惠斯通的反光立体镜不断改良。这些改进包括布儒斯特（Brewster）的棱镜立体镜（布儒斯特开始使用了立体摄影并描述了偏振），赫林的镜面式视轴测定器和受欢迎的"Homes"立体镜。这种立体镜后来被贾瓦尔（Javal）和沃斯（Worth）用于治疗斜视。

惠斯通得出结论，视网膜对应点的理论与立体效果不相容，并推测该理论是错误的。但基尔的生理学家彼得·路德维希·帕努姆（Peter Ludwig Panum，1820—1885）（图2-4）赞同视网膜对应理论。在他的专题著作《关于用两只眼睛看》（1858年）112页中，他通过用一对垂直线完成了视轴测定调查报告。当这两条线完全相同时，不会发生深度感知。然而，扩大两条线之间的距离会引起深度感知，随着视差的增加，深度感知变得更加明显，直到发生复视。帕努姆（Panum）认为正是这种"对复视的恐惧"为眼睛提供了一种"自然位置"（正视）的刺激。他发现视网膜不同点之间的距离不能超过一定的量级，否则会出现复视而不是深度感知。

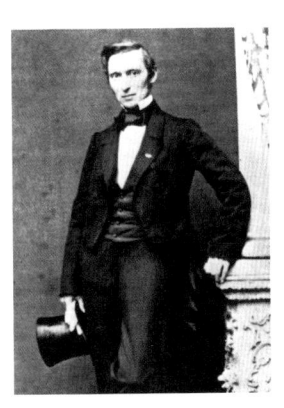

图2-4
彼得·路德维希·帕努姆（Peter Ludwig Panum，1820—1885）

我们现在要讨论眼科学的三位伟大改革者——弗

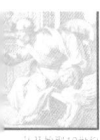
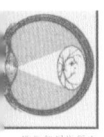

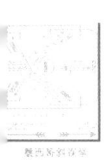
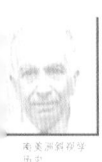
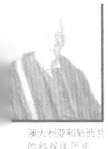
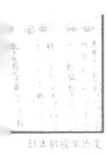
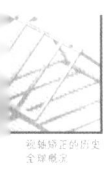

兰西斯科斯·孔奈尼亚斯·唐德斯（Frans Cornelis Donders）、赫尔曼·亥姆霍兹（Hermann Helmholtz）和阿尔布雷希特·冯·格拉斐（Albrecht von Graefe）。弗兰西斯科斯·孔奈尼亚斯·唐德斯（Frans Cornelis Donders，1818—1889）（图2-5）起初是乌得勒支（荷兰）军事医学院的解剖学、组织学和生理学老师。1847年，他被升为乌得勒支医学院的副教授，这让他得以选择他的教学主题。以"眼科"为主题，他开展了关于眼睛感觉生理学和眼部病理学的讲座。在随后的几年里，他对眼部疾病越来越感兴趣，并于1851年前往伦敦进一步学习。在那里，他遇到了第二次访问伦敦的阿尔布雷希特·冯·格拉斐（A brecht von Graefe）。希施贝格（Hirschberg）说："唐德斯（Donders）和格拉斐（Graefe）像兄弟一样一起生活了一个月。在他们两人中，格拉斐是实用眼科的领军人物，但唐德斯在科学方面更胜一筹[56]。"后来，唐德斯前往巴黎跟随西凯尔（Sichel）和德马雷斯（Desmarres）学习。

根据冯·格拉斐（von Graefe）的助手约翰内斯·霍纳（Johannes Horner）的说法[68]，他在柏林与冯·格拉斐（von Graefes）一起度过了1854年的圣诞节，"通过接触眼科实践和眼科手术来补充他的生理知识"。

1859年，唐德斯（Donders）成为生理学教授，创立荷兰眼科医院并担任院长。在那之前，他已经成为一名眼科医生。根据希施贝格（Hirschberg）的说法，手术并不是他的强项。十年来，他一直致力于编写《眼睛的调节和屈光》一书，该书于1864年由伦敦新西顿哈姆协会以英文出版[30]，并于1866年以德文出版[31]（图2-6）。这本书成为眼科，尤其是"斜视学"的奠基石。

本书的总论部分涉及调节、光学以及调节和集合之间的关系。在第170页，他写道，W·克伦克尔（W. Krecke）博士建议在斜视中使用棱镜，同时冯·格拉斐也展示了这种眼镜在斜视诊断和治疗中的优势。

本书的第二部分论述了屈光和调节的异常现象。在单独的章节中，讨论了正视、远视、近视、散光、屈光参差、调节性麻痹和调节性痉挛。

唐德斯用图表阐明了一个15岁正视眼男孩的调节和集合之间的关系（图2-7）：调节绘制在纵坐标上，以巴黎的"zoll"为单位（1 zoll=2.6833 cm），而集合绘制于横坐标上。通过在眼睛前放置基底朝内或基底朝外棱镜的凸面和凹面镜片，可以确定一个区域，在该区域中，双眼可以单独清晰地看到一个点。对角线kk'是辐合线。

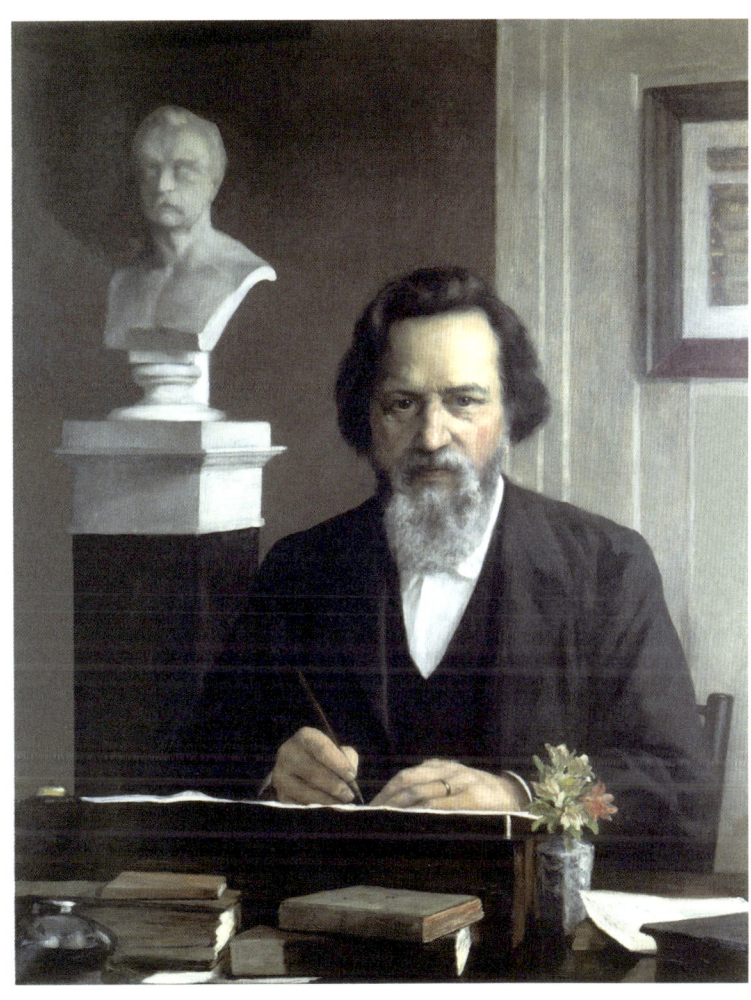

图 2-5
弗兰西斯科斯·孔奈尼亚斯·唐德斯（Frans Cornelis Donders, 1818—1869）

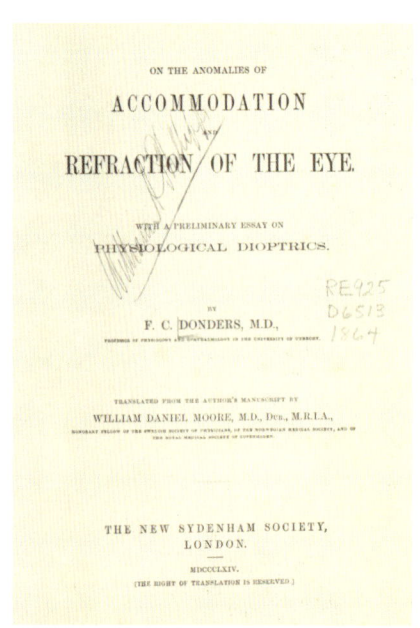

图 2-6
唐德斯（Donders）英文书的第一页

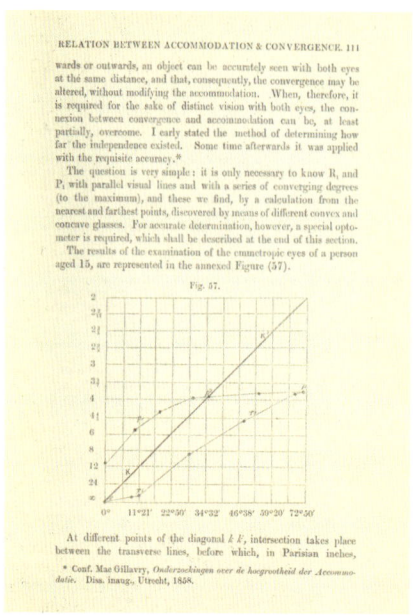

图 2-7
唐德斯（Donders）的集合和调节关系图表。来自唐德斯（30）。解释见正文

另一条线表示垂直方向的相对调节范围和水平方向的相对集合范围。该图后来被 C·赫斯（C. Hess）更正，以表明相对调节范围和集合范围在任何地方都是相同的。

  唐德斯认为未矫正的远视可发展成内斜视的理论对于斜视学具有举足轻重的意义。它指出，调节和集合本质上是相关的，未矫正的远视会引起调节性集合增加，从而可能会导致内斜视。唐德斯在172例内斜视病例中，发现133例是主眼远视，13例屈光参差，9例近视，其中5例高度近视，严重扩大的眼球使眼睛无法处于正常位置。5名患者的内斜视源于麻痹，另外5名患者存在眼部炎症。3名患者患有白内障，2名患者患有眼球震颤。根据唐德斯的说法，没有远视的内斜视只是少数情况。而我们现有的知识发现，远视常常不伴斜视，甚至可以说只有很少比例的远视患者发生斜视。唐德斯显然没有意识到融像性散开范围和 AC/A 比率在决定未校正的远视是否会变为内斜视、内隐斜或保持正视方面的作用。

  唐德斯认为屈光参差和角膜异常有利于斜视的发展。内斜视的病因学必须考虑眼外肌的解剖结构和眼睛视轴与光轴的关系。为了使视轴平行,光轴必须稍微发散。

在纯粹的弱视中,远视现象较为常见。治疗包括在使用0.9%硫酸阿托品散瞳验光后(使用滴剂40分钟后麻痹调节)使用凸透镜。在脚注中,唐德斯写道:"使用颠茄碱散大一只眼的瞳孔后,患者通常会立即使用另一只眼,因此有时不建议用于低龄的斜视儿童[30, p305]。"

唐德斯的理论本质上是正确的,但也有其局限性。远视在内斜视病因中的意义一直存在争议。远视在非斜视儿童中的患病率仍是未知数。使用凸透镜后双眼的协调性被认为是支持唐德斯理论的证据。然而,这仅发生在一小部分病例中,其他作者已经讨论了其他病因的可能性。尽管如此,如果人们意识到通过彻底了解屈光异常和使用矫正眼镜,经常可以消除头痛或其他视觉不适,那么人们一定会将唐德斯视为人类的伟大恩人之一。

眼科的第二位改革者是赫尔曼·冯·亥姆霍兹(Hermann von Helmhotz, 1821—1894)(图2-8)。他出生于德国波茨坦,主修医学和自然科学,1849年成为柯尼斯堡大学(现俄罗斯加里宁格勒)的生理学副教授。后来,他在海德堡和波恩担任教授。他的一个发明,或者他更喜欢称之为"检眼镜",在1851年开启了眼科的黄金时代。运用这个仪器,他成了第一个使眼底可视化的人。1855年,他发明了测定角膜曲度的"检眼镜"。这个工具最初有点笨重,后来被贾瓦尔(Javal)改良了。亥姆霍兹(Helmhotz)的《生理视觉手册》[50]成为眼科医生的圣经。

让很多斜视学家特别感兴趣的是,亥姆霍兹是一位经验主义的捍卫者。他认为视觉印象,尤其是立体视觉,是基于先前的视觉经验的。在他的手册中,我们找到了这样一段话:"既然距离和大小的关系首要要通过长时间的视觉经验来了解,那么视觉经验少的孩子在估计两者时容易出现严重错误是可以理解的。我记得小时候在经过某个教堂的塔楼(波茨坦驻军教堂)时,我认为我在塔顶画廊看到的那些小人物是玩偶,并让我妈妈伸手把它们递给我。我确信我妈妈只要伸伸胳膊就能做到这一点。这种空间判断上的错误让我一直难以忘怀,它后来促使我发现了仰视或俯视时的透视缩小定律。"[51, p.624]这种童年经历是他反对先天论者埃瓦尔德·赫林(Ewald Hering)的原因之一,埃瓦尔德·赫林认为深度知觉是一种与生俱来的能力。

仰视或看向远方时的透视缩小实际上是先前视觉体验的产物。然而,它是基

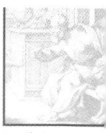

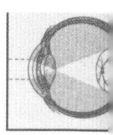

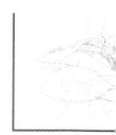

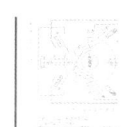

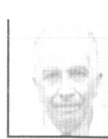

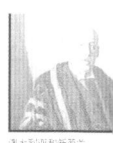

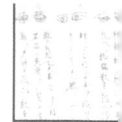

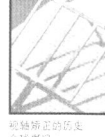

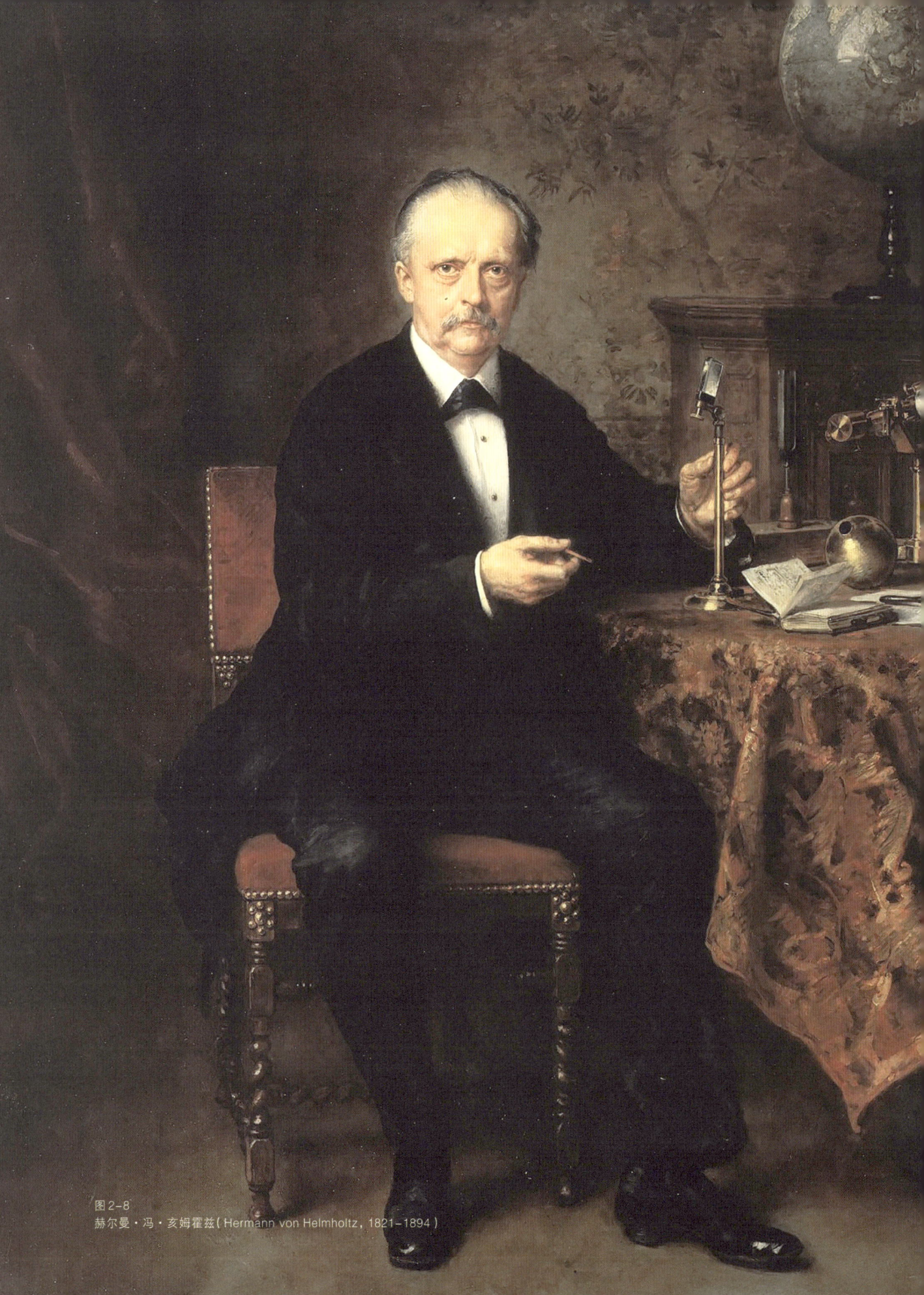

图 2-8
赫尔曼·冯·亥姆霍兹（Hermann von Helmholtz，1821—1894）

于单眼线索来确定视觉对象与观察者的距离的。这些线索包括物体的大小和空间排列以及阴影的影响。然而，对于立体视觉在近距离注视时的深度感知，我们依赖于惠斯通（Wheatstone）描述的双眼机制，这一机制在生命的前六个月就已经发挥作用了。亥姆霍兹的经验主义观点对于远距离的单眼线索是正确的，而根据赫林（Hering）的观点，近距离的双眼视觉和立体视觉则是基于先天因素的。回想起来，19世纪经验主义者和先天论者之间的整个争论很难理解，因为没有区别基于双眼立体视觉的深度感知和从单眼线索衍生的深度感知。

亥姆霍兹书中关于以定量方式表达立体视觉的实验经常被引用[51,p.644]，具体如下：将3个0.5mm厚的钉安装在距离观察者340mm的小木块上。木块之间的距离为12mm。外侧的2个钉是固定的，而中间的1个钉可以在矢状轴上前后移动。当中心针前后移动一段与其自身直径（0.5mm）一样小的距离时，观察者能够分辨出差异。给定68mm的瞳距（亥姆霍兹自己的瞳距），在340mm距离处，宽度为0.1mm，相当于60.5弧秒，或者说在视网膜上的距离是0.0044mm。

亥姆霍兹在各地都备受推崇并获得了高度赞誉，1883年他获得贵族头衔。希施贝格写道，亥姆霍兹获得的奖牌和勋章以及他作为会员的科学学会数量都多得难以估量[55]。

眼科的第三位伟大改革者是阿尔布雷希特·冯·格拉斐（Albrecht von Graefe，1828—1870）（图2-9）。他于1828年出生于柏林，是外科医生卡尔·费迪南德·冯·格拉斐（Car Ferdinand von Graefe，1787—1840）的儿子，卡尔·费迪南德·冯·格拉斐在24岁（原文如此）时成为柏林外科和眼科大学诊所的主任，于1826年被俄罗斯皇帝尼古拉斯（Nicholas）升为贵族，据说他除了普通外科医生的技能外，还是一名出色的白内障手术医生。他还做过切断内直肌的手术来治疗斜视。约翰·弗里德里克·迪芬巴赫（Johann Friedrich Dieffenbach）后来成为他的继任者，他们还曾就手术过矫的数值发生过争执。

他的儿子阿尔布雷希特冯·格拉斐（Albrecht）

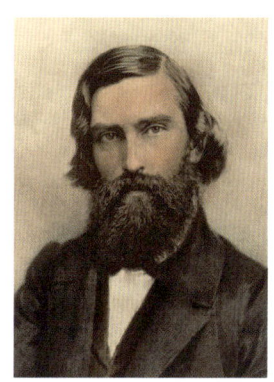

图2-9
阿尔布雷希特·冯·格拉斐（Albrecht von Graefe，1828-1870）

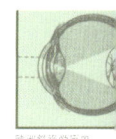

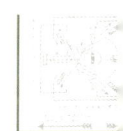
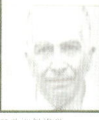

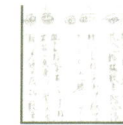
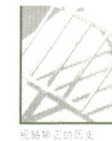

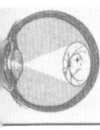

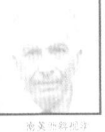
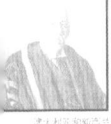
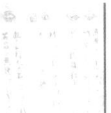
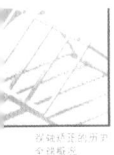

15岁中学毕业（而德国正常毕业年龄是18岁），19岁提交了关于溴化物应用的论文，获得博士学位。他在20岁时获得了行医执照，然后在欧洲旅行了2年。他首先拜访了布拉格的阿尔特（Arlt），随后在1848年和1849年的冬天访问了巴黎，师从西凯尔（Sichel）和德马雷斯（Desmarres）。1849年至1850年的冬天，他与弗里德里希·耶格（Friederich Jaeger）和他的儿子爱德华（Eduard）一起住在维也纳。1850年6月，他回到布拉格再次拜访阿尔特，然后去了伦敦，在那里他遇到了威廉·鲍曼（William Bowman）和乔治·克里奇特（George Critchett）。鲍曼和冯·格拉斐成了终生的密友。拜访他那个时代欧洲顶尖眼科医生的那些旅行，通常都是以在瑞士登山的短途旅行而告终。

1850年11月1日，冯·格拉斐开始在柏林从事眼科工作，并在那里开设了自己的眼科诊所。他是一位多才多艺的眼科医生和技艺精湛的外科医生。他对视野检查和白内障手术做出了重大贡献。他对交感性眼炎以及视神经乳头的青光眼性凹陷进行了描述。最初，他将凹陷错误地解释为视盘水肿，但后来意识到这个错误是由单眼检眼镜检查期间立体视觉缺失造成的。他率先开创了虹膜切除术治疗闭角型青光眼并对青光眼进行了分类。1851年，他第二次访问伦敦，并会见了本章前面提到的 弗兰西斯科斯·孔奈尼亚斯·唐德斯（Frans Cornelis Donders）。和鲍曼一样，唐德斯成了冯·格拉斐的另一个密友。

1852年秋天，冯·格拉斐获得了外科和眼科领域的大学讲师资格。他的论文《论眼外肌的作用》是用拉丁文写的，标题如下："De Musculorum ocularium paralyseon symptoms"。根据希施贝格（Hirschberg）[61]的说法，我们不得不承认，这个拉丁语标题比较平庸。冯·格拉斐的论文被收录进1867年出版的德国刊物的第一部分，标题为："眼肌麻痹症状学"[45]。

冯·格拉斐在柏林的医学院遇到了困难。这也是他将教学活动仅限于研究生的原因之一。在很短的时间内，大量的年轻医生聚集在他的诊所里，他们以极大的热情参加他的讲座、手术和晚上的查房。这些学生不仅来自欧洲，而是来自世界各地，很快，一所冯·格拉斐"学校"建立起来。约翰·弗里德里克·霍纳（Johann Friederich Horner）提到了在冯·格拉斐公寓举行的周四晚定期聚会中，这个团体的热情和合作精神[68 p 45]。

由于在医学院方面的困难，直到1868年，冯·格拉斐才终于获得了正教授职位,并于1868年成为大学眼科诊所的主任,成为钟肯(Jüngken)的继任者。

1886年初,他患上疾病,身体日渐虚弱,并于1870年7月20日离世,年仅52岁。世界失去了现代眼科之父!

冯·格拉斐对斜视学做出了重大贡献。他于1854年创立的《格雷夫档案》的第一卷(至今仍在出版)包含了冯·格拉斐两篇主要的斜视学论文。第一篇关于斜肌的生理学和病理学[40]。他研究了兔子眼睛的轮状旋转(眼球旋转—同向运动)。他对约翰纳森·缪勒(Johannes Müller)提出异议,与唐德斯(Donders)相反,缪勒(Müller)推测眼睛不能沿矢状轴转动。他也不同意伯姆(Böhm)提出的尽管斜视眼有明显的近视,但实际上是远视的观点。他描述了两名滑车神经麻痹的患者。一名患者最初有非共同性斜视,最后转变成了共同性斜视。他从这些观察中得出结论,滑车神经麻痹的诊断应该成为眼科实践的一部分。

在第二篇论文[41]中,他撰写了关于斜视术后的复视和视网膜不一致(异常视网膜对应)的文章。他描述了正常和异常视网膜对应患者的复视模式。通常情况下,内斜视为非交叉复视,外斜视为交叉复视。人们可以通过用手指或棱镜横向移动眼睛来轻松展示这种感觉。异常视网膜对应可以通过斜视手术后经常发生的矛盾性复视类型来证实。

术前,如果近期发病的斜视伴复视,通过手术彻底治疗是有可能的。这一观察结果与路德维希·伯姆(Ludwig Böhm)的观点不一致,后者声称手术无法达到完全治愈的效果。

冯·格拉斐描述了一名18岁的患者,他从小就患有内斜视,在斜视手术后出现了连续外斜视并伴有复视。他用镊子牵拉左眼,从术前有近似双像的位置逐步牵拉直到融像发生。通过使用底朝内棱镜,该患者也可以进行融像。冯·格拉斐从这一观察中得出结论,异常视网膜对应是一种真实存在的疾病。在另外2个病例中,他给患者使用了基底朝外的棱镜以增加双眼物像之间的距离,从而减少复视的困扰。他对另一名22岁的患者重复了镊子牵拉测试,结果相同。他用检眼镜诊断出了视神经乳头附近的偏心注视。

用检眼镜确认异常视网膜对应和确定注视行为应该被认为是斜视学的一项重大进展。遗憾的是,差不多100年过去后,这些方法才成为我们诊断设备的一部分。旋转斜视患者可有视神经乳头的明显垂直移位,这一现象也是由冯·格拉斐首次发

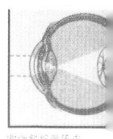

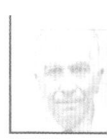

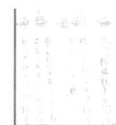

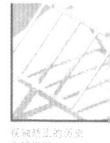

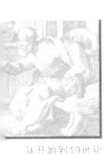
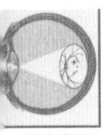

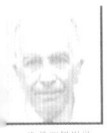
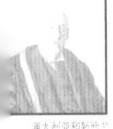
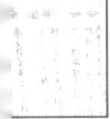
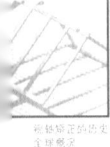

现,他指出这一观察结果具有诊断价值[41a]。

有两名12岁的女孩4岁时就患有斜视,冯·格拉斐无法用棱镜使其消除复视。他认为这些患者属于厌恶单一视觉的斜视类别。如今,我们将其称为"双眼成像无法融合",这可能发生在有急性、感觉正常、迟发性斜视的患者等待矫正手术时间过长时。

论文《对斜视学和斜视手术的贡献》(共10章)[42]是冯·格拉斐的另一项重大贡献。在第一章中,他描述了典型的共同性斜视和遮盖试验:"用手遮盖健康眼会导致斜视眼的视轴与注视对象对齐[p.178]。"在相关运动(同向运动)期间,斜视眼忠诚地跟随固视眼一同运动。共同性斜视是由肌肉长度不成比例引起的,需要与麻痹性斜视区分开。断腱术应在靠近巩膜止端处进行,其基本原理是让肌肉重新附着于原止端后5~6.3 mm。手术应以尽量不导致眼球运动受限的方式进行。对于小角度斜视或再次手术的患者,冯·格拉斐建议必须进行包括3/4的肌腱宽度的部分断腱术,这样手术才能行之有效。当需要限制手术效果时,可采用结膜缝合。为增加手术效果,应在肌肉两侧切开筋膜囊。如果第一次手术不成功,二次手术可以考虑健眼。然而,将同一只眼的肌肉切开两次是不合理的。

根据希施贝格(Hirschberg)的说法[57],冯·格拉斐恢复了斜视手术的良好声誉,并开始努力调整其效果,这一切都应该归功于格拉斐。

手术后必须仔细监测结果,但氯仿麻醉会干扰对手术即刻效果的判断。如果复视患者可以在某些特定注视位置单眼视物,则在计划手术时应考虑到这一点。在所有病例中,有一半人由于双眼视力缺失而无法完全治愈,在至少90%的共同性斜视病例中,不会出现同时视。然而,对于近期发病并伴有复视的共同性斜视,可以实现治愈。使用棱镜的支持疗法是有效果的,特别是残留垂直偏斜时。论文讨论了对单视的追求和对复视的反感。对于垂直斜视,冯·格拉斐对垂直直肌进行了手术。

冯·格拉斐将间歇性斜视称为"慢性或周期性",并认为这种形式经常出现在持续斜视之前。这些情况下的异常休息位可通过遮盖—去遮盖试验来揭示。

论文简要提到了近视和调节在斜视病因学中的作用,但当时唐德斯(Donders)的书还尚未出版。冯·格拉斐谈到了间歇性外斜视患者的内直肌功能不全,对于这些患者,他使用凹透镜、基底朝内的棱镜或外直肌断腱术进行治疗。

根据迪芬巴赫（第1章）的说法，对于麻痹和连续性外斜视，他建议进行"Faden 手术"。

在麻痹性斜视中，冯·格拉斐区分了"视野"和"注视野"。他建议对麻痹的肌肉进行前徙术、对拮抗肌进行部分断腱术。为了对肌肉进行前徙术，弯针上的丝线穿过麻痹肌的肌腱，然后向前穿过结膜，靠近巩膜，将缝合线系好，并在缝合线后面切断肌腱。然后将缝合线粘在对面一端。

在另一篇关于《肌性视疲劳》的论文中[43]，冯·格拉斐讨论了唐德斯的调节性视疲劳。肌性视疲劳的发生率远低于调节性视疲劳。在前者中，外直肌肌力增加与内直肌的相对不足之间存在不平衡。我们今天可能会用集合不足这个说法。与调节性视疲劳不同，近距离工作的中断并不能缓解肌性视疲劳。病人抱怨字母都跑到了一起。一些患者感觉一只眼睛向外偏移，另一些患者则主动闭上一只眼睛。当注视物靠近时，肌性视疲劳患者的集合近点比调节性视疲劳者更远。在检查过程中，冯·格拉斐建议用遮光板从下方覆盖一只眼睛，使其向外偏斜。移除遮光板后，眼睛将恢复其正常位置。这可能是第一次对使用遮光板（或屏幕）进行遮盖一去遮盖试验的描述。肌性视疲劳的原因很难识别，常见于吸食鸦片者、酗酒者和吸入氯仿后。治疗包括：①直肌的肌腱切开术；②基底朝内棱镜；③凹面眼镜以使近点变远；④遮挡一只眼睛。

另一篇有趣的论文是《近视导致的内斜视及其治疗》[44]。这种类型斜视的比例基本不超过2%，通常存在−3.00 D和−6.50 D之间的近视。不要将这些情况与唐德斯（Donders）所描述的具有负kappa角的情况相混淆。与发病年龄在3~7岁之间的调节性内斜视不同，与近视相关的内斜视发生在30~40岁。通常，此类患者是未配戴眼镜的近视患者。与通常不伴复视的远视型内斜视不同，复视让这些患者十分困扰，尤其是在远距离注视时。在30cm的注视距离内无复视，在远距离注视时有6mm的内斜视。为了阻止融像，在一只眼睛前放置一个底部朝下的垂直棱镜。这也揭示了近距离注视时内斜视的存在。疾病早期眼球运动通常是正常的，但晚期可发生外转受限。冯·格拉斐认为，在不戴眼镜阅读的近视患者中，内直肌处于持续收缩状态，失去了放松的能力，建议使用凹透镜、低倍外展棱镜或两者的组合进行治疗。内直肌的断腱术也可能有帮助。当冯·格拉斐在手术1年后复查12多例患者时，他发现只有1名患者在双侧内直肌肌腱切断后，在近距注视时存在外直肌肌肉不平衡的现象。

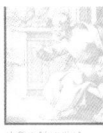
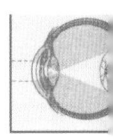
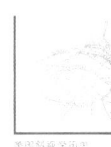

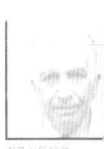

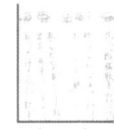
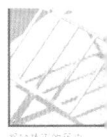

冯·格拉斐在他的《动眼神经麻痹症状学》[45]中写道，偏斜眼的视轴并不指向注视对象，偏斜值用毫米尺进行测量。头晕和复视可以通过适当的棱镜进行缓解。健眼的继发偏斜过大。通过将彩色滤光片放在一只眼睛前面，可以让患者意识到复视。用垂直棱镜打破融像，以便使用水平棱镜测量偏斜。在这篇论文的附录中，冯·格拉斐讨论了与麻痹性斜视中的复视相关的视网膜对应。在一个专门的章节中，他描述了单条眼外肌以及动眼神经、外展神经和滑车神经的麻痹。

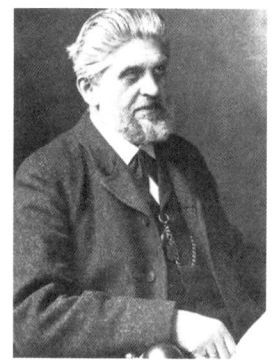

图2-10
阿尔弗雷德·格拉斐（Alfred Graefe, 1830—1899)

根据希施贝格（Hirschberg）的说法，冯·格拉斐曾计划写一本关于斜视的综合性专著。不幸的是，因为他的英年早逝，这个计划没能完成，否则这本专著无疑会成为一个杰作。

阿尔弗雷多·格拉斐（Alfred Graefe, 1830—1899）（图2-10）比他的堂兄阿尔布雷希特·冯·格拉斐（Albrecht von Graefe）小2岁。1855—1858年，他在柏林担任冯·格拉斐的助手。1858年，他获得了哈雷大学眼科讲师资格，并最终成为大学眼科诊所的主任医师。他于1873年成为正教授。根据希施贝格[62]的说法，他是当时最重要、也是最幸福的眼科医生之一。1892年他因病和耳聋而退休。

1858年，他发表了他的第一篇重要文章《眼球运动障碍的临床分析》[46]，他将这篇文章献给了他的堂哥、朋友和老师阿尔布雷希特·冯·格拉斐。1875年，这篇文章的扩展版《眼球运动障碍》被收录在他与泽米施（Samisch）合编的丰碑式的《眼科手册》的第一版和第二版（1898年）中。在这篇文章[47]中，我们找到了这样一句话："我必须说，我深信在迪芬巴赫那个时代，斜视手术在改善弱视方面取得的成功被迪芬巴赫及他同时代的人极大地夸大了，在后来的时代也是如此。"

在他的论文《麻痹性斜视的手术治疗指征》[48]中，格拉斐建议对水平直肌进行以下手术：①对麻痹肌肉进行前徙术，可能结合其拮抗肌的肌肉切除术；②同侧拮抗肌的断腱术；③对侧拮抗肌的断腱术。在单独的垂直直肌麻痹中，他主张对这些肌肉行前徙术和切除术，可能与拮抗肌的断腱术相结合。对于经常发生的滑车神经麻痹，他将对侧眼的下直肌进行了断腱术。他不提倡对斜肌进行手术。

阿尔布雷希特·纳格尔（A brecht Nage, 1833—1895）作为学生在哥尼斯堡（现俄罗斯加里宁格勒）的亥姆霍兹（Helmholtz）实验室从事生理光学研究。随后，他搬到了柏林，在那里他加入了阿尔布雷希特·冯·格拉斐（Albrecht von Graefe）的学生小组。1864年，他成为并担任图宾根大学眼科诊所的教授和主任医师，直到他去世。*在他的众多出版物中，他于1866年出版了一本217页的书，内容是《眼的屈光和调节异常》[110]。这本书可以被认为是对唐德斯之前关于同一主题的一本书的总结。他根据1875年的《公制公约》，将度数系统和屈光度的概念引入试镜的校准中。

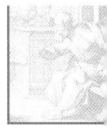
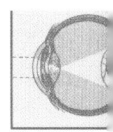

> *在图宾根做研究员时，我得知纳格尔将大学眼科诊所（一个国家机构！）的地下室改建为存放他大量的个人葡萄酒收藏的地方。那些日子啊！（冈特K·冯·诺登）

1866年，纳格尔（Nagel）发表了一篇重要的斜视学论文[111]，其中，他指出，将头部倾斜到一侧肩膀会引起双眼向相反方向的旋转，但这种补偿性的旋转只能抵消大约1/6的头部倾斜。他提出，一只眼睛的上斜肌和上直肌与另一只眼睛的下斜肌和下直肌协同作用，使眼睛围绕其矢状轴转动。后来在这篇论文的基础上，FB·霍夫曼（F.B. Hoffmann）和A. 比尔肖斯基（A. Bielschowsky）发展出用于诊断垂直旋转肌麻痹的头部倾斜试验[67]。

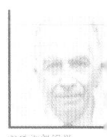

埃瓦尔德·赫林（Ewad Hering，1834—1918）（图2-11）是另一位伟大的生理学家，他对斜视学做出了重大贡献。赫林（Hering）出生在萨克森的一个小村庄，在莱比锡成为一名全科医生，并于1862年获得大学生理学教学资格。1865年，他在维也纳接受了教授职位，并于1870年成为布拉格普金耶（Purkinje）的继任者。他于1895年回到莱比锡，并于1915年退休。赫林（Hering）在他的公寓里仅凭借有限的手段进行了他的经典实验。

当赫林谈到空间感时，他指的不是立体视觉，而是我们对主观视觉空间的概念和理解："我们对月亮的看法与我们肉眼看到它的方式不同，我们认为远处的树木与近处的树木大小相同"[54]。

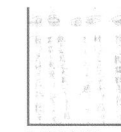

我在赫林的出版物中寻找关于诊断立体视觉的三杆测试的描述，但是徒劳无获。显然，他从未发表过这项测试，但他在给G·普法尔茨（G.Pfaltz）的一封信中写道："我使用了3根不同直径的钢丝（例如，编

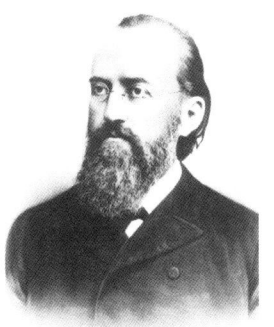

图2-11
埃瓦尔德·赫林（Ewald Hering，1834—1918）

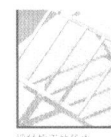

斜视学历史·97

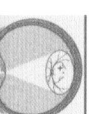

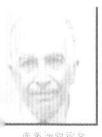
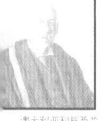
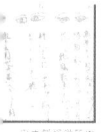
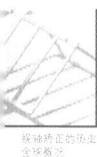

织针），将其精确地垂直放置。当通过纸板管观察钢丝时，看不到钢丝的上端和下端，中央是固定的。然后其中1根横向杆来回移动，直到受试者认为它与中央杆的距离相同。以同样的方式调整第2根侧杆。闭上1只眼则不能做出正确的调整[55b]。"

赫林的相同视觉方向定律对于理解双眼视觉至关重要，正如他的运动对应定律和眼睛的同等神经支配定律[53]一样。他用下面的简单实验证明了相同视觉方向定律："站在窗前约50cm处。闭上你的右眼，用左眼注视1棵树，在窗上画1个黑点，使它覆盖树的中央。然后闭上左眼，再睁开右眼，看黑点和它后面的物体，比如烟囱。当同时睁开双眼看那个黑点时，你会看到树和烟囱重叠在同一个方向[51,p.386]。"该实验表明，与双眼睁开时相比，单只眼睛会以不同的视觉方向看到视觉对象。这也表明两个中心凹具有共同的视觉方向。为了确定相应视网膜点的位置，赫林引入了后像法，这种方法至今仍在使用。他发现正常视网膜对应（先天性）可能与后天性异常视网膜对应共存。

赫林的同等神经支配定律指出，双眼协同肌具有等量的神经支配[53b]。它解释了在同向运动过程中眼睛的相等运动、原发偏斜和继发偏斜的机制以及不对称集合过程中同向运动和异向运动的结合。

赫林的一些概念和构想对于眼科医生来说是难以理解的。在莱比锡诊所成立100周年之际，赫林在《交替性斜视中视网膜图像的定位》[55]中的一句话可能会给人以慰藉："此外，我认为在斜视学中起作用的不是生理学家的意见，而是有经验的眼科医生的意见。"

卡尔·施威格（Car Schweigger, 1830—1905）于1857—1864年担任冯·格拉斐（von Graefe）的助手，并于1860年获得大学讲师资格。他是一位相当独立的观察者，并开设了眼底镜的实践课程。离开冯·格拉斐（von Graefe）的诊所后，他前往乌得勒支（荷兰）、伦敦和纽约，在哥廷根成为教授，并于1871年作为阿尔布雷希特·冯·格拉斐（Albrecht von Graefe）的继任者返回柏林。

在他的专题著作《斜视的临床研究》[11]中，他批判性地评论了唐德斯（Donders）在解释内斜视时的远视理论。

他描述了交替遮盖试验，在该试验中，患者注视30cm距离处的物体，并用手作为遮盖物。斜视角度通过弧形视野计进行测量，通过沿视野计弧移动镜子直到可以在瞳孔中心看到反射光来测量斜视的角度。然后以度数记录斜视角度。为了找到线

13 例近视	≥ −1.5 D	38 例疑似远视	< +1.0 D
11 例近视	−2.0~3.0 D	37 例远视	+1.0~+1.5 D
15 例近视	−3.5~6.0 D	61 例远视	+1.5~+2.0 D
15 例近视	> −6.5 D	88 例远视	+2.25~+3.0 D
2 例近视	伴有眼球震颤	54 例远视	+3.0~+4.5 D
18 例正视		16 例远视	≥ +5 D

性等效值,将1个毫米尺固定在下眼睑上,并测量斜视眼睛的偏斜位置和第一眼位之间的差异。他在"周期性"斜视(即间歇性斜视)中发现了较大的角度变化。

与早期的"动态"斜视相对,双眼视觉被打破后出现的斜视类型被命名为"隐性"斜视。施威格(Schweigger)将单侧斜视和交替斜视做了区分。

参考唐德斯的理论,施威格在他的专题著作[116, p.9]中写道:"唐德斯证明了近2/3的内斜视病例中存在远视,这是值得称赞的。然而,基于此观察而做出的假设是有争议的。调节和集合之间的关系是基于个人经验的。"

在接下来的10年中,施威格收集了在他的从医过程中所有使用检眼镜接受阿托品进行验光检查的斜视病例的统计数据。他对这项研究的评论是:"没有什么比试图用间接眼底镜检查2~3岁的儿童更让人沮丧了。"[116, p15]这项研究表明,在368例内斜视中有近视56例、正视18例、低度远视38例。56名患者没有明显的远视。266名患者有超过1D的远视。

这些数据表明,在内斜视患者中,3D近视的发生率与3D及以上远视的发生率大致相同。此外,伴有高度远视的斜视比较少见。

在之后的一项研究中,他使用了视网膜镜检查屈光状态,他强烈推荐这种方法,该方法是由屈涅(Cuignet)引入的[117]。但是,屈涅起初认为视网膜镜反射是由角膜引起的。

施威格还描述了7例间歇性内斜视的病例。其中2名患者仅每隔1天出现1次内斜视,其中1名病例被贾瓦尔(Javal)引用过[76],他认为该患者患有间歇性调节性

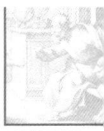
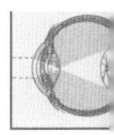

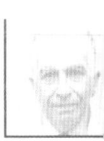

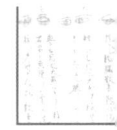
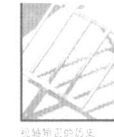

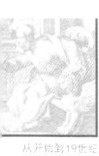
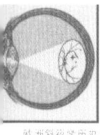

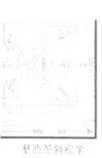
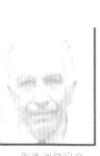

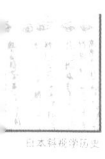
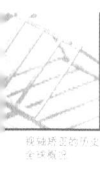

麻痹。两名患有先天性外展神经麻痹的患者也可能患有眼球后退综合征，两名患者患有癔症性斜视。

施威格提供了183名外斜视患者的屈光状态数据[116, p.46]。间歇性外斜视与恒定外斜视的发生率大致相同，这些患者中有60%是近视。他得出的结论是，许多作者认为斜视的原因可能是存在潜在屈光不正，这一假设有些牵强。

施威格详细描述了54名患者。两名患者的眼睛几乎是正位，但无法集合。另外两名患者用检眼镜被诊断为偏心注视。

没有斜视的视力不佳被解释为视网膜"耗竭"。在98名患有弱视但没有斜视的患者中，弱视一定是先天性的。父子或母子都有单侧弱视而没有斜视的几个病例证明了弱视的遗传性。施威格并不认为"先天性弱视"和"斜视性弱视"有什么区别。在这两种情况下，他发现斜视眼完全受到了抑制。根据目前的知识，许多人认为先天性弱视可能是与微小斜视相关的弱视。有无明显斜视的患者，其家族性高发病率都指向了这个方向。

根据施威格的说法，斜视是有可能自愈的，这就是反对唐德斯理论的证据。有人会问，这种情况是否代表真正的治愈，还是仅仅是眼睛位置的改变？

施威格驳斥了2~3岁儿童应该戴眼镜的观点，并警告说，即使在年龄较大的儿童中，戴眼镜也可能会有不良后果。

手术医生的任务是通过平衡肌肉之间的弹力来调整眼球位置。为了让肌肉后退，施威格进行了断腱术。为了对肌肉进行前徙，用双头羊肠线靠近其止端处固定肌肉，从巩膜处切断并前移到结膜下靠近角膜缘的位置。在角膜缘，将缝合线从结膜引出，然后系紧。他发现此手术也适用于连续性外斜视，手术在氯仿麻醉下进行。施威格认为对斜肌进行手术是不可能的，并且斜视手术不应该在4岁之前进行。

在另一篇题为《斜视手术的结果》的论文[118]中，他得出结论，用视野计测量斜视的角度[如约翰内斯·霍纳（Johannes Horner）所建议]过于烦琐，他更喜欢他随后描述的"希施贝格试验"。他提到了一名7岁的女孩，她患有隔日斜视，一侧内直肌的断腱术后效果良好。这是第一次成功治疗隔日斜视的报告。在这篇论文中，他还提到了一个9岁的女孩，其非注视眼水平偏斜很小，但垂直向上的偏斜明显。他认为是肌肉的弹力克服了神经支配的影响，从而导致了这个问题。无论如何，根据比尔肖斯基（Bielschowsky）给出的解释[19]，这是对分离性垂直偏斜（dissociated vertical deviation, DVD）的第一次描述。

赫尔曼·斯内伦（Hermann snellen, 1834—1908）定义了具有权威标准的视力。他是唐德斯（Donders）的助理和同事。1877年他成为教授，1885年任荷兰眼科医院院长。1862年，他推出了"optotypi ad visum determinandum"（用于确定视力的视力表字型）[120]，至今仍普遍为人们所使用。

尤利乌斯·希施贝格（Julius Hirschberg, 1843—1925），1866—1868年，希施贝格（Hirschberg）在阿尔布雷希特·冯·格拉斐（Albrecht von Graefe）手下担任住院医师。之后，他在柏林开设了一家私人眼科诊所。他于1870年获得学术教师资格，并于1879年成为柏林大学的副教授。1907年，他从实用眼科中抽身，全身心投入到他的不朽著作《眼科史》中，该书于1918年由朱利叶斯·斯普林格出版，共8卷，印刷约5000页，涵盖了古埃及时代直到20世纪初的医学。1982—1992年，JP·韦恩博格（J.P. Wayenborgh）出版了弗雷德里克·C·布洛迪（Frederick C. Blodi）的《希施贝格传》的英文译本。从这本书中可以看出，他精通斜视学。在他的众多贡献中，有一篇论文[63]描述了光沿视野计弧移动时，每毫米角膜反射位移对应于8°的斜视角。这一观察结果就是后来闻名世界的"希施贝格检查法"的基础。

埃德蒙·伦道夫（Edmund Landolt, 1846—1926）曾在海德堡、苏黎世、维也纳、柏林和乌得勒支学习，之后在巴黎开设了自己的眼科诊所。在格拉斐-泽米施（Graefe-Sämisch）的眼科手册中，他与斯内伦（Snellen）一起撰写了关于眼睛功能检查的关键章节（1874年）[78b]。此外，他还是第一位（1885年）撰文描述下斜肌断腱术的人[78]。

来自卡塞尔的雅各布·斯蒂林（Jakob Stilling, 1842—1915）在都灵接受了眼科培训。1879年，他搬到斯特拉斯堡，在那里获得了大学讲师的资格。一些国家至今仍使用斯蒂林（Stilling）盘测试色觉。在一篇关于《斜视的起源》的论文中，他提出了反对唐德斯（Donders）理论的进一步论据。根据斯蒂林[126]的说法，与普遍看法相反，眼睛休息时的位置不是完全正位，而多数是偏斜位。在都灵眼科诊所的一个黑暗走廊中，斯蒂林在一只眼前放置一个垂直棱镜，注视6m距离处的1个光点

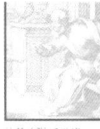

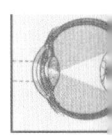

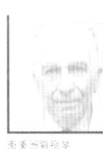

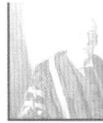

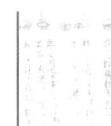

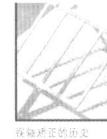

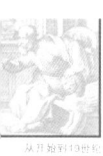
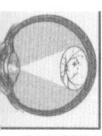

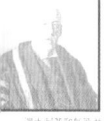
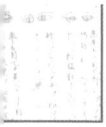
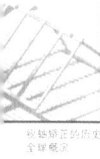

时，他出现了非交叉复视。他和他的一些同事在晚上注视一颗孤星时同样发生了复视。斯蒂林得出结论，所有不同类型的屈光不正都会出现各种不同的休息位，尽管在远视眼和正视眼中更常见的是内斜位置，在近视中的更常见的是外斜位置。在一所示范学院的57名学生中，10名近视患者中有8名患有外隐斜视，2名患有内隐斜视。在16例远视眼中，没有一个是外隐斜。在27个正视眼中，2个具有外隐斜，2个是正视眼，23个具有内隐斜。其他人群中也是类似的结果。

斯蒂林还推测，协同增加睫状肌收缩的不是内直肌的主动或被动收缩，而是斜视眼外直肌的松弛。

他引用了施威格（Schweigger）谈到的眼部肌肉弹性优势的说法和莫特纳（Mauthner）"远视性内斜视是一个并非每个人都能演示的把戏。"他还引用了冯·格拉斐（von Graefe）的观点，他认为"斜视伴远视者无意中得知这个眼位对他来说是最有利的"。在斯蒂林看来，导致内斜视的不是远视，而是休息时不正常的内隐斜眼的位置。

在一篇论文《近视起源调查》（1887年）[125]中，斯蒂林讨论了一个他自己没有亲眼见过，但是在斯特拉斯堡大学眼科诊所的记录中发现的病例。这条记录是拉克尔（Laqueur）写的。一名20岁的患者出现左侧内直肌和外直肌麻痹，可能是脑膜炎的并发症。在第一眼位注视中，左眼略微向外斜视。垂直注视不受限制。右侧注视时，左眼上转，睑裂变窄。向下和向右看时，左眼过度下转，左眼和眼睑明显内缩。向左看时，左眼在向下的方向上不平稳地运动，并稍微向左。显然，该患者患有左眼球后退综合征，1896年S·蒂尔克（S. Türk）描述了以下另外2个病例[131]。

一名23岁女性患者的右眼正常，左眼无法外转，内转略微受限。当眼睛试图内转时，它向眼眶内缩了大约5mm，同时向下偏移。眼睛上转和下转是正常的。病人的脸略向左转。用赫林（Hering）的跌落试验测试他的立体视觉是正常的。每只眼都有中度远视，右眼视力为0.5，左眼为0.3。根据报告，这名患者的父亲也有类似的眼部缺陷。我们认为该患者明显患有左眼球后退综合征。

第二个病例双眼完全无法外转。在试图内转时，双眼缩回眼眶约2mm。患者双眼视力正常，略微远视屈光不正。直视前方时没有斜视。我们得出的结论是，该患者患有双侧眼球后退综合征。

在杜安（Duane）的论文之前，斯蒂林和蒂尔克（Türk）先后对几位有眼球后退综合征的患者进行了详细描述，这就是为什么在欧洲将眼球后退综合征称为斯"Stilling-Türk-Duane"（后退综合征）的原因。

生理学家阿尔明·冯·切克马特-塞西内格（Armin von Tschermak-Seysenegg, 1870—1952）（图2-12）生于维也纳，卒于巴特维塞。他1903年在哈雷、1906年在维也纳、1916年在布拉格先后成为教授。他在布拉格的学生中有几位年轻的眼科医生后来成为世界一流的斜视学家。其中包括赫尔曼·布利安（Hermann Burian）、亚瑟·林克斯（Arthur Linksz）、维尔纳·赫佐（Werner Herzau）和海因里希·哈姆斯（Heinrich Harms）。汉斯·戈德曼（Hans Godmann）是20世纪最杰出的眼科医生之一，也是切克马克（Tschermak）的学生之一。

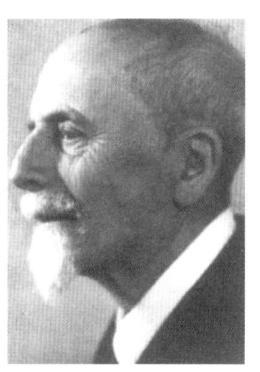

图2-12
阿明·冯·切克马克-塞森埃格（Armin von Tschermak-Seysenegg, 1870—1952）
由图宾根的H. 哈姆斯（H. Harms）教授提供

1899年，在莱比锡大学生理研究所，在赫林手下工作时，切克马克发表了一篇非常有趣的论文，内容关于斜视患者的异常视网膜对应[128]。在这篇文章中，他描述了他自己的微斜视。他的屈光为右眼-5.25 D，左眼 -1.25 D。他的近视应该是在生活后期发展起来的，因为当他还是个青少年时他不佩戴眼镜，却是一名出色的射手。在他患上近视屈光参差后，他用右眼看近景，左眼看远景。他的左眼是内斜伴上斜。他用海丁格刷和后像测试了自己。当他看向蓝天时，即使没有偏振滤光镜，他也能感知到海丁格刷。

用右眼注视时，切克马克看到左眼的后像向右移动 1° 35'，向上移动2° 52'。他的结论是，左眼的视网膜区域与他的右眼注视眼的中心凹有共同的视觉方向，是在鼻部和中心凹下方，即在鼻部的视网膜下部象限。当用左眼注视时，右眼的后像向左1° 45'，下方3° 30'。因此，右眼中与左眼中心凹具有共同视觉方向的视网膜区域一定在鼻侧且位于中心凹上方。

切克马克对这些观察结果进行的复杂生理学解释让人难以理解，而看起来，他的斜视问题，包括屈光参差性微斜视和异常的视网膜对应，似乎比他提供的解释更简单。

他后来发表了一篇关于《斜视患者的绝对表征》的论文[128]。这篇论文是对前一篇论文的细化阐述。

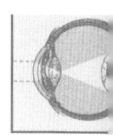

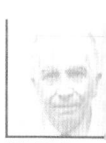

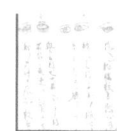
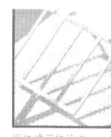

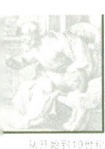
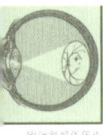

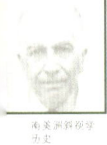
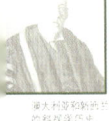
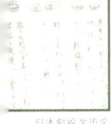
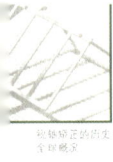

1942年,他出版了一本名为《生理光学导论》的书。1947年印刷了第二版[129]。这本书以德文出版,文本和命名法非常复杂,只有少数斜视学家从中受益。已故的达特茅斯眼科研究所和美国著名的生理光学教师保·博德(Pau Boeder)博士在1952年将这本书译成英文(第3章),翻译版本言简意赅,这是他的巨大功绩。直到那时,人们才得以欣赏并理解切克马克(Tschermak)对绝对定位与自我中心定位、双眼单视界及其偏移的深远贡献。*

<small>* 我在图宾根的研究期间发现这很有趣,大学眼科诊所的工作人员实际上更喜欢博德(Boeder)的切克马克的书的英文翻译,而不是英文版旁边的德文版原版。(冈特K·冯·诺登)</small>

切克马克的书中包含对他的一致性装置的描述,这是一种根据运动和感觉行为对斜视者进行分类的补充测试。该装置由一个面板组成,其中心包含一个可以被双眼看到的十字(图2-13)。十字上方是一个仅左眼可见的垂直槽,而十字下方是一个类似的仅右眼可见的槽。使用这个简单的设备,可以区分和谐性异常视网膜对应(两个垂直图像都与十字对齐)和非和谐性异常视网膜对应(一个垂直图像与十字及另一个垂直图像不对齐)。

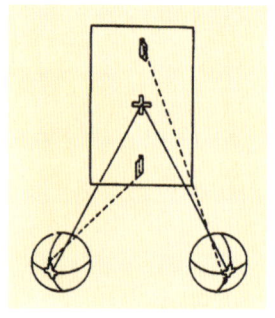

图2-13
切克马克(Tschermak)的一致仪。改良自切克马克[12]

埃米尔·路易斯·贾瓦尔(Emile Louis Javal, 1839—1907)(图2-14)是斜视视觉训练的先驱。他的父亲接受了德马雷斯(Desmarres)的内斜视手术,术后导致的外斜视严重影响外貌。正如儿子写道,他的父亲是"内直肌大屠杀的受害者"[76]。埃米尔(Emile)的妹妹索菲亚(Sophie),出生于1835年,其右眼也患有内斜视。一位医生通过遮挡和远距离注视视觉练习对她进行治疗,这将她的单眼斜视变成了交替斜视。另一位医生尝试用棱镜为她治疗,但没有成功。当女孩8岁时,贾瓦尔(Javal)想到用立体镜对她进行治疗。经过6个月的治疗,据说女孩已经出现了正常的双眼视觉。

当时,贾瓦尔是一名采矿工程师,但他爱好生理光

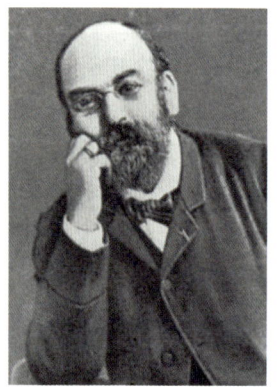

图2-14
埃米尔·路易斯·贾瓦尔(1839—1907),来自杜克-埃尔德·S(Duke-Elder S),威尔德·K(Wybark K):眼球运动和斜视,圣路易斯,莫斯比出版社,1973

学,他将亥姆霍兹和唐德斯的作品翻译成法语。随后,他开始学习医学并撰写了他的博士论文(1868年),题目为:"Du strabisme dans ses applications a la theorie de la vision"(关于斜视及其在视觉理论中的应用)。他后来成为一名眼科医生,并在1896年出版了他的著作《斜视手册》[16]。

贾瓦尔患有慢性结膜炎和散光,在他开始佩戴圆柱形矫正器后,结膜炎消失了。这一观察结果促使他后来与施洛茨(Schiotz)一起在索邦大学眼科实验室改进了亥姆霍兹的角膜曲率计。贾瓦尔用检眼镜和角膜曲率计进行验光。

对于斜视患者的检查,他使用了一个半透明的遮挡板,通过该遮挡板,患者什么也看不见,但检查者可以观察到被遮盖眼的位置和运动。在如今,这种类型的遮挡板是由南锡的安妮特·斯皮曼(Annette Spie mann)博士重新引入的[122]。斜视是用棱镜以角度来量化的,但通常认为没有必要精确确定角度。双物像之间的距离以度数表示。阿托品被用来改变弱视眼的注视偏好。贾瓦尔还引入了缩瞳剂来治疗内斜。

他建议不要让斜视患者睁开双眼,并用特殊的斜视眼镜遮住一只眼睛(斜视矫正镜,第1章)。他认为遮盖一只眼睛有利于消除抑制,从而使患者意识到复视,使患者成为视觉训练的候选对象。抑制就好比在使用单眼显微镜期间发生的对另一只眼睛的压抑。贾瓦尔所描述的"排斥"很可能与今天我们所说的"双眼成像无法融合"是同一个概念。

贾瓦尔构建了他自己的立体镜,可向5个不同的方向运动,以及用于大角度斜视的可折叠模型。贾瓦尔的治疗原则包括有特定视标的融合训练。患者必须在逐渐减小斜视角度的同时保持融像。视觉训练包括许多课程,每天持续数小时,历时多年。所有这些意味着对患者、患者父母和主治医生有巨大的要求。由于贾瓦尔只使用了主观治愈标准,120名接受治疗的患者,其结果难以诠释。

贾瓦尔认为内斜视最常见的原因是婴儿调节性麻痹,但他也提到了远视、屈光参差和散光也是重要的病因。肌肉异常仅起次要作用。他将外斜视归咎于双侧内直肌无力。

他引入了术语"错误投射"来表示异常的视网膜对应。幸运的是,这个术语已不再使用,因为它会给人造成错误的印象,让人以为在空间定位过程中,有东西从眼睛中"投射"出来。

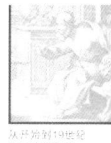
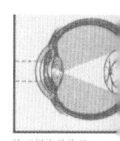
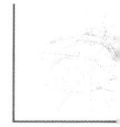
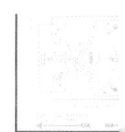
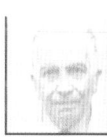
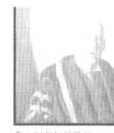
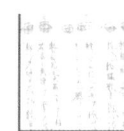
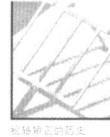

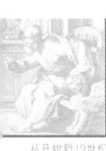

从开始到19世纪中叶的斜视学

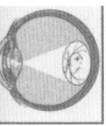

欧洲斜视学历史

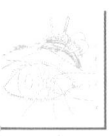

美国斜视学历史

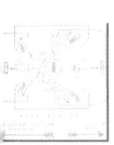

墨西哥斜视学历史

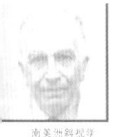

南美洲斜视学历史

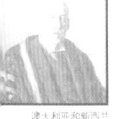

澳大利亚和新西兰的斜视学历史

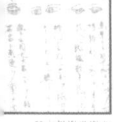

日本斜视学历史

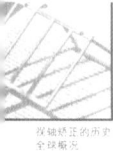

屈光矫正的历史全球概况

与他同时代的一些人不同的是，贾瓦尔认为，由于弱视者眼底正常且弱视可以治愈，因此废用性弱视是斜视的后果而非原因。视力障碍主要涉及黄斑，并且注视障碍可能会进一步加重。

希施贝格（Hirschberg）[65]后来批评了"废用性弱视（amblyopia ex anopsia）"*一词，因为"anopsia"的意思是"装饰物"或"配菜"。他从blepo（我看到）中提出了"ablepsia"这一术语。更好的表达应该是"anopsis"，因为opsis（opson=佳肴，趣闻）意味着视觉（眼睛的视觉能力）或"amblyopia ex anopia"，类似于偏盲。

贾瓦尔还描述了一种可能与头部摆动有关的摆动性眼球震颤。遮盖眼球震颤患者的右眼会引起双眼的眼球震颤，并指向左侧。遮住左眼会引起向右的眼球震颤。因为外直肌无力，贾瓦尔称其为"肌肉性眼球震颤"。然而，他似乎描述的是隐性眼球震颤。在外斜视中，他发现相应的眼球震颤伴有内直肌无力。

1869年，阿尔布雷希特·冯·格拉斐（Albrecht von Graefe）在巴黎期间，他不仅为贾瓦尔的妹妹索菲亚（Sophie）做了手术，还有机会让贾瓦尔向他解释了正在使用中的数种视觉训练方法。当贾瓦尔询问冯·格拉斐对自己的成果有何看法时，冯·格拉斐回答说："人们真的不值得那么麻烦。"这一评论让贾瓦尔感到不安，因为冯·格拉斐不仅以他的专业成就而闻名，还以善良和人道主义品质而闻名。尽管他感到冯·格拉斐显然没有过多考虑视觉训练的有效性，但贾瓦尔继续进行这种治疗直到1892年。后来，直到在他的书《斜视手册》（1896年）的最后一页，他才承认"我一生的经验表明，冯·格拉斐是正确的"。他以如下建议作为该书的结尾："对疑难病例不要治疗，但对小角度斜视患者可进行视觉训练。"时至今日，我们会说，对于先天性内斜视，人们应该努力改善眼位；对于正常感觉性、迟发性以及纯粹调节性内斜视，应该以治愈为目标。

*尽管存在这种语言上的担忧，但我们仍然使用"废用性弱视"这一术语，但目前仅用于描述在视觉不成熟期间形成的形觉剥夺性弱视。（冈特K·冯·诺登）

1889年，贾瓦尔因青光眼在50岁时失去了右眼视力。他描述道，尽管存在这个缺陷，他还是能够通过在角膜反射中观察针尖如何与异物接触来移除角膜上的异物。十二年后，他的左眼也失明了。1903年，他出版了一本小册子，标题为《Entre aveugles》（盲人之中）。

亨利·帕里诺德（Henri Parinaud, 1844—1905）在1883年[113]撰写了关于水平垂直共轭凝视麻痹、集合和分开麻痹的论文。鉴于当时可用的诊断方法有限，除传染病外，很少能确定病因。1899年，他出版了一本名为《斜视及其治疗》的书[114]。希施贝格认为这本书"不错但不够好。"§1289 比尔肖斯基（BieSchowsky）是赫林的学生，他对帕里诺德（Parinaud）关于斜视学的描述[12]持保留态度。值得注意的是，以他名字命名的综合征在这本书中未被提及。

沃特·鲁道夫·赫斯（Water Rudolf Hess, 1881—1973）最初是一名执业眼科医生，但后来成为了一名生理学家和苏黎世大学生理研究所所长。1949年，他因对间脑的研究而获得诺贝尔奖。住院医师期间，他写过一篇关于"复视检查的新方法"的论文[56]（1909年）。其中包含对"Hess表"的描述，许多国家至今仍在使用"Hess表"，尤其是英国，它由基思·莱尔（Keith Lyle）和他的学校在英国推广开来。赫斯（Hess）还开发了一种基于平面柱面光栅（全景）的方法来测试不戴眼镜的立体视觉。"Lang立体测试"就是基于这种方法。

由于隐性眼球震颤在斜视中起重要作用，尤其是在先天性内斜视中，因此有必要对其历史进行简要回顾。1872年，A·福孔（A. Faucon）发表了一篇论文[33]，描述了一名25岁的有视力障碍的士兵，当他一只眼睛被遮盖时，注视眼出现眼球震颤。振幅约为2mm，频率为140次/分钟。福孔认为这种眼球震颤是由外直肌无力引起的。

在阿尔弗雷德·冯·格拉斐（Alfred von Graefe）和埃米尔·贾瓦尔（Emile Javal）的出版物中也可以找到对隐性眼球震颤的描述，但作者没有提到这些症状与斜视的关系。

1912年，卡米列（Camille）和亨利·弗洛马热（Henri Fromaget）（父子）首先撰写了关于隐性眼球震颤和斜视[36]的报告。一名21岁的患者因眼部问题要求免服兵役。双眼注视时，他的视力为1.0，但闭上右眼时，左眼的视力下降到0.4，而当遮盖左眼时，右眼的视力仅为0.1。患者右眼患有约15度的内斜视。遮挡右眼时，发现眼球震颤，其频率比遮挡左眼时更快。由于这种情况与隐性斜视的相似性，作者为这种眼球震颤类型创造了"隐性眼球震颤"这一术语。

11年后，卡米列·弗洛马热（Camille Fromaget）在1923年描述了另外两个病例[35]。一名21岁的患者在遮住一只眼睛时出现水平眼球震颤。睁开双眼时，观察不

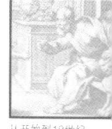

从开始到19世纪中叶的斜视学

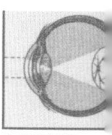

欧洲斜视学历史

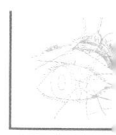

美国斜视学历史

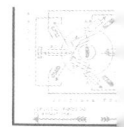

俄罗斯斜视学历史

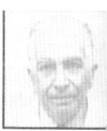

南美洲斜视学历史

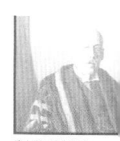

澳大利亚和新西兰的斜视学历史

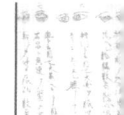

日本斜视学历史

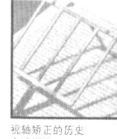

视轴矫正的历史全球概况

到任何眼球震颤。快速眼球运动，总是朝着睁开那只眼的颞侧方向。没有提到是否斜视。第二名患者是一名16岁的无斜视女孩，在遮盖任一眼时都出现了摆动性眼球震颤，方向是朝向睁开眼睛的一侧。弗洛马热（Fromaget）将隐性眼球震颤作为新的临床类别引入，后被朗格（Lang）作为先天性斜视综合征的一部分而广为人知。

欧内斯特·埃德蒙·马多克斯（Ernest Edmund Maddox, 1863—1933）在爱丁堡大学学习医学，后来因为身体原因搬到伯恩茅斯。别人认为他是一个非常讨人喜欢且非常谦虚的人，还是一位出色的外科医生。[32, p.245]他为眼科引进了许多以他的名字命名的设备，例如杆、圆柱轴探测器、双棱镜、马氏翼检查、拍摄斜视中角膜反射的方法、实体镜和正切刻度。

1898年，他出版了一本书，名为《眼部肌肉的检测和研究》[103]，除了涵盖了萨佩（Sappey）描述的平滑肌纤维在医学和侧翼状韧带中的作用外，还全面介绍了眼眶解剖结构。他写道："两只眼睛的α角可能不同，因此角膜图像显得不对称。然而，这些情况下的不对称是如此轻微，以至于使我们怀疑其真正原因，如果我们将手依次放在每只眼睛上，就会发现每只眼睛的'注视位置'并不相同。有人可能会问，为什么微小程度的不对称会让我们怀疑其真正原因。答案是微小的斜视极为罕见，除非是一只眼睛失明或其图像被忽略时。因为人本能会保持双眼单视，以至于微小斜视的存在需要付出相当大的努力来克服这种本能。"[103, p. 211]这种观点认为，由于强迫融像的存在，小角度的斜视是罕见的，此观点与当前对微斜视的观点并不相符。

马多克斯（Maddox）使用他的名片作为遮挡装置。他赞同投射理论，该理论与赫林（Hering）的关于相同视觉方向的概念形成了鲜明对比。马多克斯描述了许多用于正视训练的仪器。他认为集合和调节没有必然联系。马多克斯引入在了九个视野中进行斜视测量的方法，并主张以度数而不是棱镜屈光度记录偏斜。

马多克斯只对手术进行了浅显的描述，并在书末提到了麻痹性斜视。

我们必须提到，在那个时候，他的女儿玛丽（Mary）在诊所协助他，她可以被认为是第一位视轴矫正师（第8章）。

克劳德·沃斯（Claud Worth, 1869—1936）（图2-15）出生于兰开夏郡，在伦敦的圣巴塞洛缪医院接受医学教育。据说他是一个安静、谦逊的人，最大的爱好是航海。事实上，他在游艇界的名气与斜视学中不相上下，在时下的游艇杂志上看到他

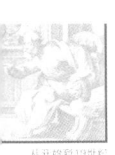
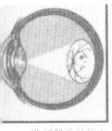

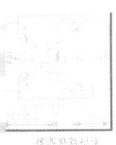
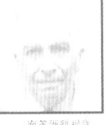
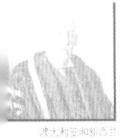

的诸多航海事迹也并不稀奇。他在伦敦穆尔菲尔兹眼科医院开设了第一家矫正诊所。他能够深入每个细节去进行临床观察,研究斜视儿童是他的天赋。他的能力在《斜视其原因和治疗》[133]这本书中可谓体现得淋漓尽致,该书于1903年首次出版,在他去世后,由沙瓦斯(Chavasse)编辑,后来又由基思·莱尔(Keith Lyle)和乔治·约翰·欧内斯特·布里奇曼(G.J.O.Bridgeman)进行编辑。这本书基于对2337例斜视病例的个人观察,多年来一直是英语语言中的主要教材。

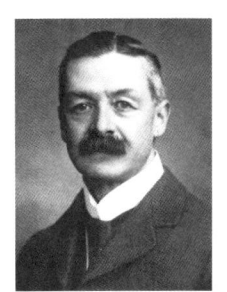

图2-15
克劳德·沃斯(Claud Worth, 1869-1936)
来自杜克-埃尔德S (Duke- Elder S),威尔德·K(Wybar K):眼球运动和斜视,圣路易斯,莫斯比出版社,1973

沃斯(Worth)在他的书中,将双眼视觉分为①同时黄斑感知;②一定范围的融合;③立体视觉。他引入了以他的名字命名的四点试验,该试验至今仍广泛用于世界各地的眼科诊所。沃斯认为视轴的异常集合以及先天性融像缺陷是斜视的主要原因。其他因素还包括先天性或获得性视觉抑制、远视或散光。他对周期性(间歇性)、单眼持续性及交替性斜视做了区分。

沃斯描述了几例交替性斜视,撰写了关于异常注视(旁中心注视)和"假黄斑"(异常视网膜对应)的文章,并警告不要对此类病例进行手术,以免产生复视。1017名单眼斜视患者的斜视是从三四岁时开始的。然而,在178例交替性斜视患者中,有1/3的病例在出生后的第一年就出现了这种情况。

1636名斜视患者中只有1.5%的人患有近视。在1384名单眼斜视患者中,斜视眼的散光比注视眼的散光更常见。在单侧斜视中,屈光参差的发生率是无屈光参差者的2倍。交替斜视中散光的发生率低于单侧斜视。50名远视者中只有1人患有斜视。先天性内斜视不是远视引起的,而是融像能力不足引起的。屈光参差和一些罕见的先天性弱视容易诱发斜视。

他对1373人进行了斜视遗传的研究。在51%的病例中,患者的父母、祖父母和兄弟姐妹也存在斜视。斜视是用斜视计测量的,用视网膜镜、阿托品进行屈光检查。沃斯建议无论是使用贴片还是使用阿托品,都应尽可能将弱视中的注视眼排除在视觉活动之外。

弱视镜用于训练弱视眼,该仪器是惠斯通(Wheatstone)立体镜的改进型。两个管子是成角度的,里面包含镜子。它们可以移动到集合60°和分散30°的位置。

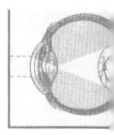

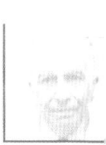

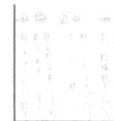
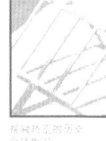

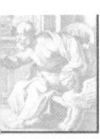

从开始到19世纪中叶的斜视学

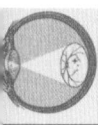

欧洲斜视学历史

美国斜视学历史

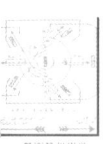

墨西哥斜视学历史

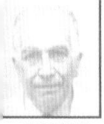

南美洲斜视学历史

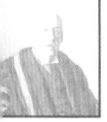

澳大利亚和新西兰的斜视学历史

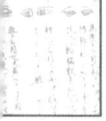

日本斜视学历史

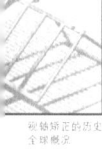

视轴矫正的历史

在管子的末端有小的视标，管子末端最初用石油灯照亮，后来用电灯照亮。由于儿童对立体图片不是很感兴趣，所以使用了同时视目标和融合视目标。他建议在5岁之前进行矫正训练。部分患者反应很好，斜视角度减小。如果一个孩子年龄大到可以进行立体矫正训练，那么他远远超过了可以通过矫正训练来提高融像能力的年龄。

沃斯讨论了几个周期性（间歇性）斜视的病例。他描述了内斜视的一种"神经性"形式，并观察到受此影响的父母尽管很聪明，但总是很"紧张"。沃斯详细讨论了手术和器械，特别是角膜缘前徒术，后来被切除术取代。为了削弱肌肉力量，沃斯仍然使用全部或部分断腱术。

这本书由沃斯出版了六个版本。第七版（1939年）由弗朗西斯·伯纳德·沙瓦斯（Francis Bernard Chavasse, 1889-1941年）进行了更新和重写（图2-16）。沙瓦斯（Chavasse）毕业于牛津，在伦敦摩菲眼科医院工作一段时间后，到利物浦的眼耳医院工作并定居，直到他因车祸去世。沙瓦斯深受谢灵顿（Sherrington）观点和帕夫洛娃（Pavlovian）条件反射理论的影响，他并不认可沃斯关于婴儿斜视存在先天性融像缺陷的理论。事实上，他认为融像完全是一种运动反应，不存在感觉成分，外周和中枢因素干扰双眼反射的发展从而导致斜视。沙瓦斯主张尽早为患者手术，一旦出现异常反射，疾病就很难被治愈。

沃斯和沙瓦斯的书由T. 基思·莱尔（T. Keith Lyle）和乔治·约翰·欧内斯特·布里奇曼（G.J.O. Bridgeman）在1959年出版了第九版。基思·莱尔（Keith Lyle）（图2-17）也是《实用视轴矫正学与斜视治疗》的作者，该书在1937—1967年印刷了五个版本，肯尼斯·威巴尔（Kenneth Wybar）（图2-18）是最新版的合著者。

1907年，E·胡姆斯海姆（E. Hummesheim）（发音为Hummels-heim而不是Hummel-sheim）发表了《眼部肌腱移植》[70, 71]一文，阐述了治疗麻痹性斜视的手术方法，该方法非常普及并衍生出许多术式。

阿尔弗雷德·比尔肖斯基（Alfred Bielschowsky, 1871—1940）是20世纪上半叶欧洲斜视学最杰出的巨匠之一（图2-19）。比尔肖斯基（Bielschowsky）出生在纳姆斯劳(今波兰)的西里西亚镇，曾在布雷斯劳、海德堡、柏林和莱比锡辗转学习，他在莱比锡期间师从萨特勒（Sattler）接受眼科培训并结识了埃瓦尔德·赫林（Ewald Hering），后者在1895年担任了莱比锡大学生理研究所所长。两位伟大的老师，眼科医生萨特勒（Sattler）和生理学家赫林（Hering）对比尔肖斯基

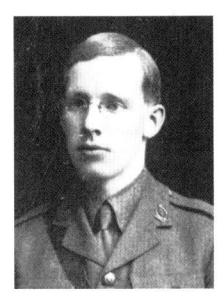 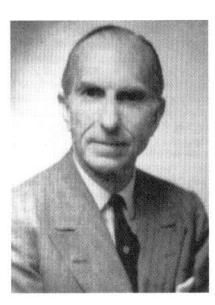 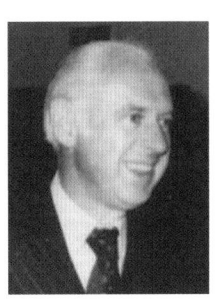 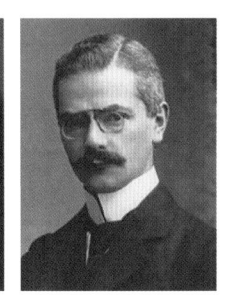

图 2-16
弗朗西斯·伯纳德·查瓦斯（Francis Bernard Chavasse, 1889—1941）来自杜克-埃尔德 S，威尔德·K（Wybar K）：眼球运动和斜视，圣路易斯，莫斯比出版社，1973

图 2-17
基思·莱尔（Thomas Keith Lyle, 1904—1987）来自杜克-埃尔德 S，威尔德·K：眼球运动和斜视，圣路易斯，莫斯比出版社，1973

图 2-18
肯尼斯·威巴尔（Kenneth Cullen Wybar, 1921—1992）

图 2-19
约 1907 年的 阿尔弗雷德·比尔肖斯基（Alfred Bielschowsky, 1871—1940）。
A.K. 博士（德国，马尔堡，考夫曼）提供

（Bieschowsky）的科学发展以及他后来的工作产生了决定性的影响。在与赫林一起工作期间，他遇到了赫林的助手之一，F.B. 霍夫曼（F.B. Hofmann），两人合作撰写了许多具有开创性的论文。

1912年，比尔肖斯基（Bielschowsky）成为马尔堡的正教授，1920年夏天担任医学院院长。第一次世界大战期间，比尔肖斯基致力于救治战争中失明的士兵，在马尔堡专门为战争盲人开设的研究所中，他投入了大量时间精力。1923年，比尔肖斯基前往布雷斯劳大学（现波兰弗罗茨瓦夫）担任教授及大学眼科诊所主任。短短几年之内，比尔肖斯基在斜视学和神经眼科方面的重要贡献为他赢得了最广泛的赞誉。他的病人开玩笑地称他为"Schielpapst"，斜视的教皇，他的同事给他起了绰号"Schielbowsky"，一个无法翻译的文字游戏，懂德语的读者看到就会会心一笑。

1934年，比尔肖斯基因"政治原因"被弗罗茨瓦夫解雇。比尔肖斯基是犹太人，大约在青少年时期开始信奉天主教。他的学生要求他下台后，他不得不离开德国。1934年初，比尔肖斯基接受了到美国讲学的邀请并获得了极大的成功。1934年5月，比尔肖斯基辞去了大学眼科诊所主席和主治医师的职务，当年6月23日，大学正式终止了对他的任命，由其高级助理保罗·扬施（Paul Jaensch）接替他的诊所主任职位，保罗·扬施曾跟随比尔肖斯基从马尔堡到布雷斯劳。比尔肖斯基在布雷

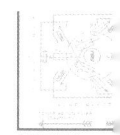
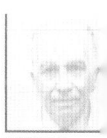
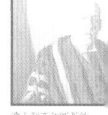
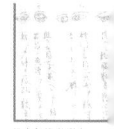
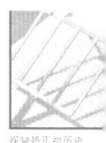

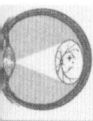

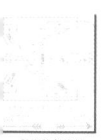
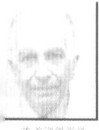
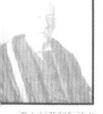
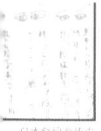

斯劳开了一家私人诊所。1935年，他离开德国，定居在新罕布什尔州汉诺市并担任达特茅斯眼科研究所临床主任一职。比尔肖斯基之前曾访问过达特茅斯，对聚集在那里的视觉科学家印象深刻并希望与他们合作。1940年1月5日，比尔肖斯基在纽约逝世。比尔肖斯基生命的最后几年对美国斜视学的影响将在第3章中讨论。

比尔肖斯基发表了大量的研究成果，本书只介绍他在欧洲发表的几篇以斜视为主题的论文。他的第一篇经典论文是1897年发表的《不伴有器质性损伤的单眼复视》的病例报告。一名18岁的患者因事故失去了右眼，他的左眼自幼弱视，右眼球摘除后，患者出现复视症状。对该病例数月的研究发现，持续的异常视网膜对应导致单个视网膜图像出现在两个不同视觉方向上，进而引起复视。

1900年，比尔肖斯基撰写了《探究斜视患者如何视物》一文，并因此获得大学讲师资格。研究对患者进行的检查和评估包括：视力测定、斜视定量、用"马多克斯棒"、棱镜和"赫林单倍镜"行空间定位以及后像测量。研究区分了相对定位和绝对定位，并指出异常视网膜对应是视觉系统对异常情况的一种适应表现。

《斜视手术治疗的预后》中的一章需要说明。两名恢复双眼视的患者出现外斜，但没有详细叙述，切克马克（Tschermak）也报道过出现小度数斜视的情况。通过引用文献讨论了支持或反对关于视觉系统功能的先天主义或经验主义观点的论点。

根据现有的知识，比尔肖斯基的一些观点是不正确的。比尔肖斯基的斜视患者就诊时年龄较大，无法区分早发和晚发患者的感觉差异，因而他认为"生命中的任何时候都能获得异常的视网膜对应"[11]。

在比尔肖斯基和F.B.霍夫曼（F.B. Hofmann）共同发表的名为《根据异常头位诊断垂直旋转肌麻痹》的文章[67]中，介绍了以他的名字命名的诊断垂直旋转肌肉麻痹的头部倾斜测试法，该方法基于A. 纳格尔（A. Nagel）早期的观察工作。两人合作的另一篇论文研究了眼睛的非自主融合运动[66]，文中描述的"残余视差"概念成为奥格尔（Ogle）、马滕斯（Martens）和戴尔（Dyer）研究固定视差的基础。在一篇关于帕里诺德的双眼视觉理论的论文[12]中，比尔肖斯基驳斥了帕里诺德（Parinaud）的投射理论。他关于垂直分离性斜视的论文[13,14,17]非常特别。比尔肖斯基首次对该病的临床表现进行了详细描述，在随后的几年中，几乎没有添加任何新内容[18a]。在另一篇讨论眼睛休息时的相对位置的论文中[17]，他报告了20名获得性单侧垂直分离性斜视患者，多数于青少年期发病。

在对弱视的一项重要贡献[18]中，他强调斜视是弱视的常见原因，而不是结果。我们必须认识到，在当时（1927年），许多著名的眼科医生都认为弱视是先天性的，因此对治疗没有反应，斜视继发于弱视。他还引入了可调节缝合线[15]，以改善不固定断腱术后的效果。

比尔肖斯基的名字在许多方面已经永垂不朽了。比尔肖斯基头部倾斜试验和分离性垂直偏斜中的"比尔肖斯基现象"广为人知。在国际斜视学协会（ISA）大会上，每4年举行1次的全体演讲以他的名字命名，德语斜视学家协会"Bielschowsky Gesellschaft"（比尔肖斯基）也以他的名字命名。

哥尼斯堡（今俄罗斯加里宁格勒）的卡尔·休伯特·萨特勒（Carl Hubert Sattler, 1880—1958）是比尔肖斯基在莱比锡的主任之子，1927—1940年，他至少发表了9篇关于弱视治疗和棱镜的论文[73]。他指出儿童共同性斜视的治疗并不是越早越好，仅遮盖数小时几乎没有治疗效果并且耐受性很差。他把一块黑布粘在皮肤上来进行遮盖治疗。他报告了8名3岁儿童在治疗3个月后达到"良好"视力的情况。然而，一个七八岁的孩子必须遮盖1~2年才能达到治疗目标。 旦视力得到改善，用胶带遮住较好眼前的镜片就足够了。只有当先前的弱视眼能够注视时，才能给视力较好眼用阿托品。在弱视对治疗有反应后，必须尝试恢复双眼视觉。大角度的斜视需要手术，棱镜用于较小角度的斜视，建议使用立体视标进行视觉练习。

1927年，萨特勒（Sattler）描述了87名患者使用棱镜的效果：56名患者能够产生双眼配合反应。到1930年，他已经对200名儿童进行棱镜治疗。在研究他的病例时，人们得到的结论是只有那些迟发性斜视的人才会对棱镜有反应，尽管这些研究中没有具体说明斜视发病的年龄。

保罗·扬施（Paul Jaensch, 1891—1961）曾陪同比尔肖斯基从马尔堡到莱比锡，于1938年出版了《斜视及其治疗》专著[74]，该书书写流畅，对当时的斜视内容进行简明总结但没有添加任何新内容。亥姆霍兹（Helmholtz）的"alpha角"、唐德斯（Donders）的"gamma角"和伦道夫（Landolt）的"kappa角"实际上是相同的，这个信息特别有用，解决了在这个问题上的很多困惑。1956年，他出版了第二本内容更全面的著作《斜视的诊断和治疗》[75]。

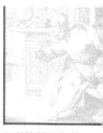
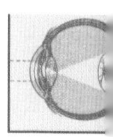

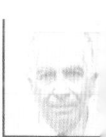

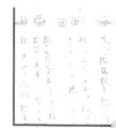
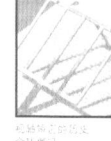

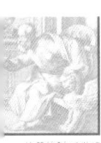

从开始到19世纪中叶的斜视学

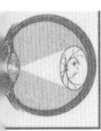

欧洲斜视学历史

美国斜视学历史

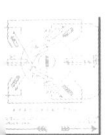

墨西哥斜视学历史

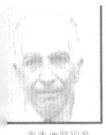

南美洲斜视学历史

澳大利亚和新西兰的斜视学历史

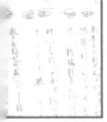

日本斜视学历史

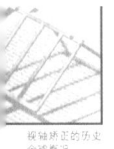

接触镜矫正的历史全球概况

扬施（Jaensch）的另一成就是，他首先描述了因外伤引起的后天性内转时上转受限[73a]（如果是先天性的，则被称为布朗（Brown）综合征），并在闭合性头部创伤后首次发现创伤性融合缺陷[73b]。

至此，二战前的斜视学历史结束了，漫长而漆黑的夜将笼罩欧洲。

第二节 从1945年至今

第二次世界大战后，欧洲大陆仅剩两家斜视弱视治疗中心：圣加仑(瑞士)与阿尔弗雷德·班格特和吉森(德国)与柯特·库珀。英格兰仍牢固秉持莱尔(Lyle)和布里奇曼(Bridgeman)编写的《沃斯(Worth)和沙瓦斯(Chavasse)斜视学》和莱尔和杰克逊(Jackson)编写的《实用视轴矫正学》。

一、弱视治疗

二战后，欧洲人口大迁徙、百废待兴，医疗资源匮乏，因而深度弱视伴随稳定、偏心的注视很常见。此外，弱视患者的年龄较大、常规遮盖治疗不再适用。为解决这一主要视觉难题，20世纪50年代初，班格特尔(Bangerter)和库博思(Cüppers)主导开发了新的治疗方法。这些方法被称为"pleoptics"(增视疗法)，来自希腊语"pleion"(更多)和"optikos"(视力)。

阿尔弗雷德·班格特尔(Alfred Bangerter, 1909—2002)(图2-20)是贝恩(Bern)大学眼科诊所汉斯·古德曼(Hans Goldmann)手下的高级助理(1936—1946)。1946年，他成为圣加仑(瑞士)眼科诊所的讲师和主治医师，并于1947年在那里创立了专门的增视和矫形学校。1953年，他的专著《弱视治疗》[8]出版，两年后又再版。

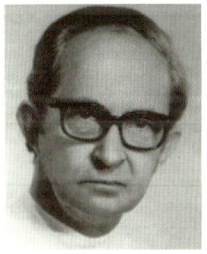

图2-20
阿尔弗雷德·班格特尔
(Alfred Bangerter, 1909—2002)

科特·西普尔斯(Curt Cüppers, 1910—1995)(图2-21)于1951年担任吉森大学眼科诊所的高级助理，1963年成为教授，1966—1976年，任吉森大学眼科诊所主任。

班格特尔和库博思都批判过当时的弱视治疗方法，尤其是C.A.萨特勒(C.A. Sattler)的遮盖治疗。班格特尔写道[8,p.9]，"持续佩戴贴片吓跑了许多父母和孩子，并且效果不尽如人意。"他还写道[8,p.73]"在没有固视和旁中心固视的情况下，遮挡健眼有加剧异常固视的风险。"

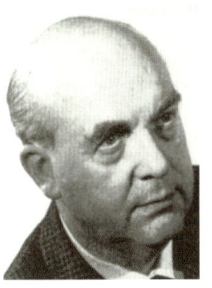

图2-21
科特·西普尔斯
(Curt Cüppers, 1910—1995)

库博思痛惜人们常常忽略遮盖治疗的适应证，滥用遮盖治疗导致了治疗效果不理想以及人们对它的排斥。像班格特尔一样，他认为在偏心注视的情况下不能遮盖健眼[24]。

为了诊断固视行为，班格特尔[123]在检眼镜的绿色滤光片中央穿一个小孔，光从检眼镜内发出投射至患者视网膜上，让患者盯住绿色滤光片中央的亮光，这样，检查者就能够确定视网膜上固视的位置。库博思[24]与奥库勒斯（Oculus）公司一起开发了一种诊断固视的检眼镜（图2-22），它的照明区中心有一个黑色星号，检查时患者注视该星号，检查者就能确定视网膜的哪个部分用于固视。我们之前提到过，阿尔布雷希特·冯·格拉斐（Albrecht von Graefe）首先使用检眼镜来确定固视行为，但他的方法很快就被世人遗忘了。

在圣加仑，增视疗法的重点是促进弱视眼固视行为正常化[49]。起初，用改装的诺登森眼底照相机眩光来刺激视网膜。之后又开发了闪烁仪（图2-23），在治疗时能直接观察眼底。该治疗包括眩光刺激周边视网膜，然后用特殊靶标刺激黄斑。为训练单眼弱视，还引入了定位器、中心器、校正器和助听器等辅助仪器。用分离训练器治疗弱视眼的分离障碍（拥挤）（图2-24）。

吉森使用的方法有所不同。库博思发明了一种特殊的检眼镜，即后像镜，拥有异常明亮的光源（图2-25）。该仪器用异常明亮的光线刺激周边视网膜，而黄斑中心凹则被黑色圆盘保护，这产生了一个环形的中心凹后像，最初为正（为暗中心），但最终变成了负（为亮中心）。闪烁的室内照明促进了正向后像到负向后像的过

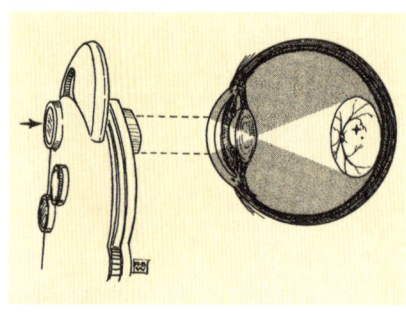

图2-22
内窥镜。
来自冈特K冯·诺登：斜视图集（第4版）圣路易斯，莫斯比出版社，1983

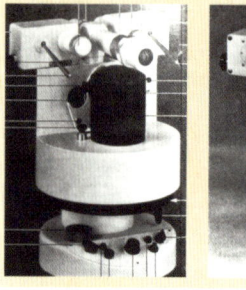

图2-23
闪烁仪，左侧为检查者视角观察图像，右侧为患者视角观察图像

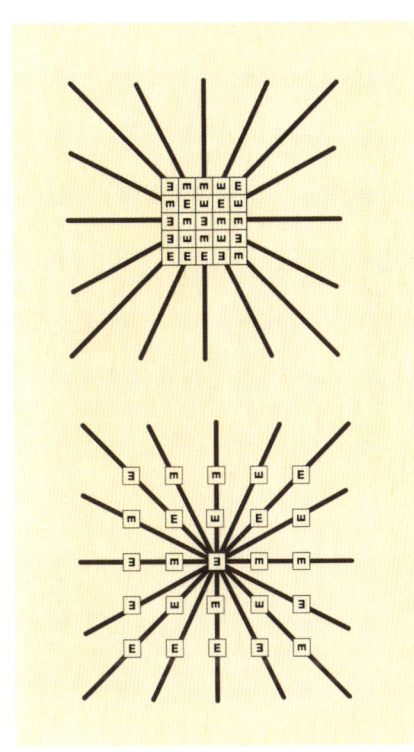

图 2-24
班格特尔双眼视觉分离训练器

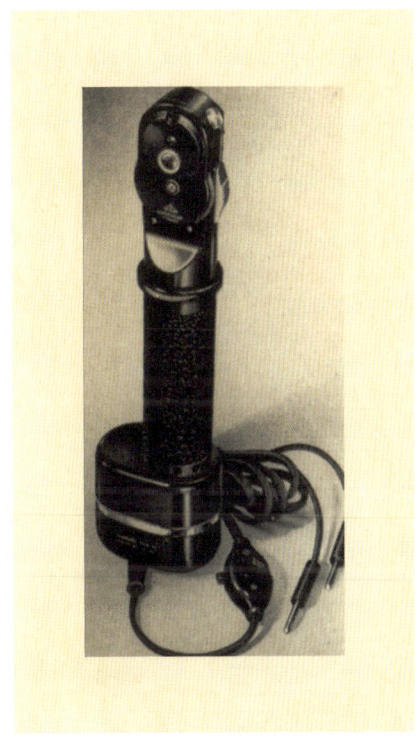

图 2-25
后像镜

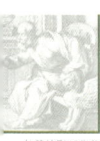
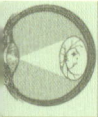

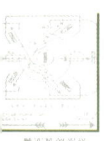
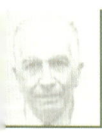
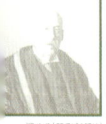

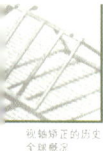

渡。这种治疗的本质是帮助偏心注视的患者将中心凹的视觉方向与视觉中心相对应。该方法也被用于治疗钟摆型眼球震颤,希望能减轻眼球的震动。"库博思协调器"是基于"海丁格刷"原理的另一种辅助患者感受其中心凹视觉方向的仪器。

二、双眼训练

库博思和班格特尔一致认为,弱视治疗后必须进行双眼训练以巩固取得的成果。圣加仑治疗中心遵照"摇晃"和"视网膜按摩"的方法,使用"克莱门特·克拉克同视机"治疗大量的异常视网膜对应患者。"调节-同视机"用于双眼治疗,可以满足不同双眼调节需求。1951—1972年,瑞士东部的增视和矫形专门学校检查了100 000名学龄儿童以诊断视力问题。

吉森对异常视网膜对应的治疗与圣加仑不同,其开发了新的奥库勒斯同视机,包含产生后像、闪烁照明和"海丁格刷"等功能。最终在此基础上进一步改良后发明了全视仪,它可以在周边注视位置测量斜视角度。该仪器对麻痹性斜视的诊断特别有用,如今欧洲的许多视光医生都在使用该仪器。

诊断视网膜对应的一个里程碑是库博思发明了偏心固视患者视网膜对应的检眼镜检查[25, p.33]。检查者将内视镜星号投射到弱视眼的视盘中心凹处,同时患者通过镜子将固视灯光线投射到"马多克斯十字"或切线刻度中央(图2-26)。若患者看到星号投射到固视灯光线上,说明双眼中心凹视觉方向正常,即存在正常视网膜对应。视网膜对应异常时,星号在光线旁边,并与马多克斯十字或切线刻度上的一

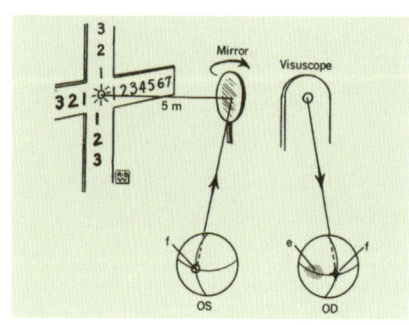

图2-26
视网膜对应的库博思测试。解释见正文。
来自冈特K冯·诺登:斜视图谱(第四版)圣路易斯,莫斯比出版社,1983

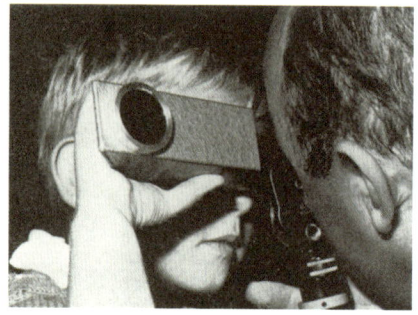

图2-27
根据朗格(Lang)的方法使用双镜观察器(潜望镜)进行视网膜对应的检眼镜检查

个数字重合。根据患者读出的与星号标记重合的刻度数字,检查者可以确定异常的角度。

为了逆转镜面效应,朗格(Lang)[54]开发了一种双镜观察器,患者可以使用它在切线刻度上定位内视镜星号的位置(图2-27)。

三、充满希望和激情的新时代

增视镜的发明重新激发了人们对斜视和弱视的兴趣,开启了欧洲乃至全世界探索新兴治疗法的充满希望和激情的时代。所有眼科诊所都开设了所谓的"Sehschulen",字面意思是"视力学校"。*1949年,阿姆斯勒教授在苏黎世首次组建了该科室。它最初由一名英国验光师创办,用以培训视光专业的学生,部分授课地点在伦敦。在英国,用单眼遮盖或"Clement-Clark"同视机训练法治疗异常视网膜对应。

1951年,苏黎世一个眼科诊所的医生弗里德里希·大卫(Friederich David)进一步改进了增视治疗,他发明了一种在直接观察下进行黄斑训练的新方法[29]。用改良的检眼镜直接将猫、月亮、树等的小图片投射到黄斑并刺激该部位。然而,这种方法既困难又费时,很快就被放弃了。来自苏黎世的另一篇署名为R.M. 斯蒂格(R.M.Steiger)和A·沃思(A.Würth)[124]的文章引入了注视照像,这使得记录异常注视行为成为可能。特里宾根的麦肯森(Mackensen)和冯·诺登(von Noorden)后来用该方法研究偏心注视现象[105]。大约在这个时候,特里宾根的埃尔弗里德·奥尔霍恩(Elfriede Aulhorn)发明了相位差测光镜[4]。巧妙地安排了几个同相或异相的投影仪,在患者的每只眼睛前面都有第二组旋转螺旋桨,可以在可融合的背景下和在几乎正常的视觉条件下检查单眼和双眼的视觉功能。

1954年,在苏黎世开始使用库博思的后像镜治疗弱视。当时最年轻的住院医师约瑟夫·朗(Joseph Lang)被指定在斜视诊所进行这种治疗。朗格(Lang)在吉森仅用几天培训就掌握了该方法。库博思和他的同事友好接待了朗格以及来自许多国家的眼科医生,帮助他们学习治疗弱视的令人兴奋的新方法。

然而,增视仪治疗弱视在苏黎世并未达到预期。1955年,朗格向瑞士眼科学

> "Sehschule"一词,暗示视力提高是一个极其艰难的学习过程。这种观念可能会引起患者不合理的期望或误解。令人惊讶的是,尽管之后增视疗法衰落了,但"Sehschule"一词仍继续在德语国家使用,代表"矫正诊所"或"眼球运动诊所"(冈特 K. 冯·诺登)。

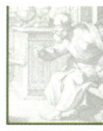

从开始到19世纪中叶的斜视

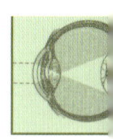

欧洲斜视学历史

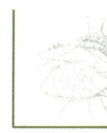

美洲斜视学历史

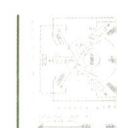

墨西哥斜视学历史

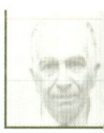

南美洲斜视学历史

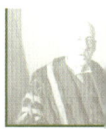

意大利葡萄牙西班牙的斜视学历史

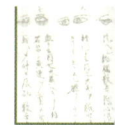

日本斜视学历史

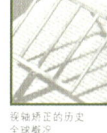

斜视矫正的历史全球概况

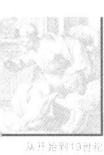
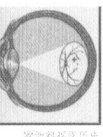

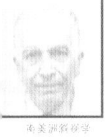
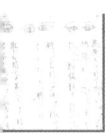
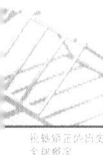

会公布了一篇关于增视治疗的论文[80]，强调了这种方法的广阔前景而非已取得的疗效。

在培训的最后一年（1957年），朗格在圣加仑眼科诊所待了2个月。他的工作是检查经增视治疗后的患者的视力。他发现，他测得的数据始终比验光师记录的视力低1~2行。造成这种差异的原因可能是若视力在治疗后没有改善，验光师要承担个人责任。朗格回忆在这家诊所工作有点像在干"苦力活"。他用库博思发明的视网膜对应检眼镜检查（见上文）评估圣加仑治疗中心同视机治疗的效果。在迟发性斜视患者中发现正常对应，但在早发性斜视患者中从未发现。

通过球后注射血管扩张剂和氯化钠的混合物来治疗屈光参差性弱视[49, p.78]。孩子们住院3周接受弱视治疗和之后的双眼视觉训练，并且在学校放假期间也要重复这种治疗。在住院期间，根据班格特尔的技术延长内直肌[7]。与肌肉后退手术不同，该手术应该保持肌肉和眼球之间的接触弧。

在该时期，苏黎世的一项重要贡献是名誉教授马克斯·戈尔德施密特（Max Goldschmidt）的一篇论文[39]，他研究人类与狗内外直肌的解剖。他发现内外直肌的肌肉纤维数量大致相同，但内直肌的神经纤维数量是外直肌的2倍。

1958年，朗格开设了自己的诊所，同时成为苏黎世大学眼科诊所视觉学校的顾问。在此期间的一些不愉快的经历不应被回避，而应在此提及，以便其他人可以从中吸取教训。

在切除手术中，用黑色5-0号丝线将肌肉重新固定到巩膜上，然后通过结膜将其拉出，系好并剪断。10天后拆除缝线，此时术后肿胀还未消除，且儿童无法配合，是一项艰巨的任务。

胡梅尔海姆（Hummelsheim）对一名外展神经麻痹的老年患者进行了肌肉转位，该患者随后出现了眼前节缺血。

有一次，高年资住院医师离开诊所后，一位外来的外科医生受邀演示斜视手术。他用剪刀优雅地剪了一下，从巩膜上分离了内直肌，但出现了巩膜裂伤、玻璃体由此渗出。这种单切口肌腱切断术最终被废弃。

根据前文，班格特尔（Bangerter）改良的肌肉延长手术，肌肉已经牢固地附着在巩膜上。

最终，丝线被肠线取代，然而肠线较易导致异物肉芽肿。等到发明并应用合成缝线以后，这种以前常见的并发症才消失。

四、增视治疗的衰落和遮盖治疗的复兴

人们对增视疗法的热情逐渐减退，到现在已很少使用。最初有关增视治疗效果的报告过于乐观，经不起批判性分析。例如，1961年库博思在苏黎世眼科诊所的一份报告中声称[23]，用他的后像镜治疗的患者中有38%恢复了正常视力、33%获得了正常视网膜对应。然而，来自同一诊所的另一项研究（1965）[121]显示，只有16.6%的患者视力达到0.7及以上，只有7.5%的患者视力达到正常（原文如此）。后像镜、闪烁仪或两种方法组合治疗后的结果没有显著差异。

尽管增视镜逐渐被传统的遮盖治疗取代，但班格特尔和库博思仍取得了瞩目的成就，他们提出了诊断固视行为和视网膜对应的有价值的方法，并在整个行业处于瓶颈期时激发了人们对斜视弱视的兴趣，从而促进临床、电生理学、心理物理学以及斜视和弱视基础研究数十年的高速产出。

传统遮盖治疗再次流行起来。班格特尔和库博思认为遮盖注视眼会加剧偏心注视的说法缺乏依据，因此很快就被遗忘了。从幼儿时期开始一丝不苟地遮盖，并采取措施预防遮盖性弱视，仍然是最有效的弱视治疗方法。

朗格[135]指出，遮盖治疗后，远视力达到正常并不一定意味着治愈弱视。他发现这些患者可能有近距离残余弱视并影响阅读能力，他建议在这种情况下使用班格特尔滤光片交替遮盖并逐渐减少遮盖时间，持续治疗直到患者10岁或双眼近视力均衡。由于遮盖治疗的依从性比较差，如菲尔德（Fielde）[35]和西蒙斯（Simonsz）研究[119]所示，逐渐减少遮盖的方式比部分遮盖更容易让患者接受。

很多人建议以基底朝鼻侧或颞侧的棱镜或者在眼镜片上粘扇形贴片来代替遮盖。贝伦多（Berrondo）[9]介绍了50多种（原文如此）改良的扇形片治疗。目前缺乏这些方法疗效的数据。

发明了新的压抑疗法，使用阿托品或其他药物使健眼模糊，两种方法联合，或压抑疗法和佩戴棱镜联合。

"坎贝尔训练器（Campbell trainer）"是一种让弱视眼注视不同空间方向旋转的黑白条纹的生理治疗仪器[21]，曾带来过短暂的希望，但这种方法最初也没有显著的效果，之后很快就被弃用了。

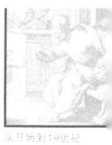
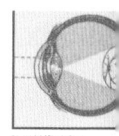

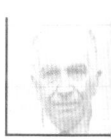
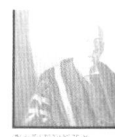
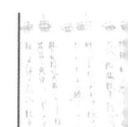
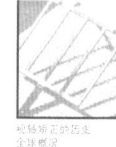

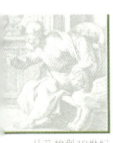
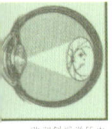

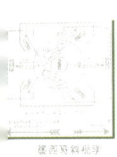
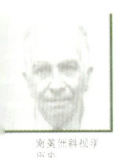
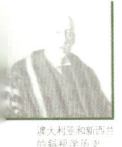
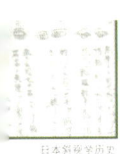
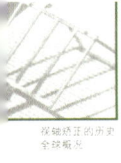

五、新发现的斜视类型

在阿姆斯勒（Amsler）的建议下，朗格尝试对斜视进行分类。根据库博思的方法用检眼镜检查视网膜对应后，朗格定义了一种新的斜视类型：即偏斜角度极小、异常视网膜对应和中心或偏心注视的弱视[79]，该病术语叫作微斜视或微小斜视[81,83]。这一发现表明弱视继发于斜视，而非先天性的，此前先天性的观念已被使用多年[（伯姆（Böhme）、施威格（Schweigger）、乌托夫（Uthoff）等]。微小斜视通常是单侧发病，可能是由主导眼的强势支配地位导致的，例如屈光参差。然而，当主导眼变为近视，而另一只眼保持远视时也会出现屈光参差。父母如果存在微小斜视，孩子很容易出现大角度斜视。朗格认为，原发性微小斜视可能在大角度的病因学中起着重要作用，在远视、内隐斜、弱视和集合过度的影响下，微小斜视最终失代偿为大角度斜视。经过适当的治疗，大角度斜视可能会恢复为微小斜视。朗格还描述了一种先天性斜视综合征[82,83]，表现为出生后4~6个月内早发内斜视，分离性垂直性斜视伴患眼外旋，潜伏性眼球震颤和不显著的斜颈。实际上，罗伯特·R·克罗恩（Robert R. Crone）在对113名儿童进行了研究后，就已经开始关注该病了。克罗恩（Crone）认为该病的主要的伴随症状是DVD，是由鼻下象限视网膜功能减退导致[20]。1973年，克罗恩还出版了一本优秀的著作《复视》（见附录）。本书除了描述了大多数斜视类型外，还详细讨论了固视偏差。

朗格还检查了544名接受过内斜视手术的儿童。仅14%的患儿表现出正位视，这些患者的内斜视平均发病时间为3.5年[84]。因此，发现了急性、感觉正常的迟发型斜视[88]。在未知原因影响下，该类型内斜视通常在睡醒时最明显、发病早期是间歇性的。孩子们主诉出现复视并且情绪烦躁。视网膜反应正常。

1967年，德国柏林的苏珊娜·里希特（Susanne Richter）出版了一本关于共同性斜视遗传特性的书（见附录）。她检查了697名共同性内斜视儿童及其直系亲属3210名。此外，她还对3398名12岁儿童进行了斜视筛查。在这些研究的基础上，她舍弃了斜视的常染色体显性或隐性遗传模式，而是假设了一种多因素遗传方式。在不区分各类型斜视（包括微小斜视）的情况下，这个结论虽然可能是正确的，但不一定是合理的。

1966年，阿德尔斯坦（Adelstein）和库博思描述了眼球震颤阻滞综合征[1]。患者表现为显性先天性眼球震颤及与之相关的内斜视。眼球震颤强度与内斜视的角度成反比。作者提出，持续地集合以阻止眼球震颤会引起内直肌张力增加，最终导致内斜视。这种机制可以解释部分病例，但米伦迪克（Mühlendyck）所认为的76%的内斜视患者均受此机制控制并不可靠、存在极大争议[107]。在威斯巴登（1978年）的一次大会上，库博思分享了一篇后固定缝线术各种用途的论文、其中3名为眼球震颤阻滞综合征患者，这场争论达到高潮[27]。然而，正如朗格在讨论中指出的那样，第一名患者患有先天性斜视综合征，第二名患者是感觉正常的迟发性内斜视、没有任何眼球震颤症状，第三名患者先天性摆动性眼球震颤伴正视。此评论既不完全有利于改善讨论者之间的关系，也不是库博思在几年前（1974）所认为的：微小斜视在苏黎世聚集发病可能是一种地理现象[28]。

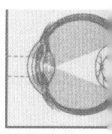

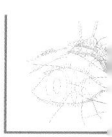

六、手术治疗

许多人吹捧库博思的"Fadenoperation"（缝线手术）时代的到来[26]。这个词的选择是不太恰当的，因为德国的"faden"是缝合线的意思，缝合线用于各种肌肉手术。此外，这个术语更早由迪芬巴赫（Dieffenbach）引入，用于描述牵引缝线。（第一章）更恰当的英文术语是"赤道肌肉固定术"或"后固定缝线"。该手术列出的适应证（可变角度斜视、集合过度型内斜视和眼球震颤）不是很有说服力。也没有给出后部肌肉固定即缩短肌肉和眼球之间的接触弧的手术基本原理。人们对该手术进行了许多改良，并建议在某些情况下联合后固定与肌肉后退术。再次，没有数据显示一种术式优于另一种或将后固定与后退相结合的优势，只勉强报告了几例术中和术后并发症。

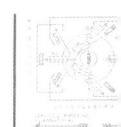

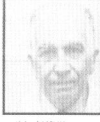

后固定缝线是矫正先天性大角度内斜视的唯一方法，这一观点难以得到认同。因为即便是符合传统手术治疗的适应证，也不用后部固定缝合术治疗了。

一些人对传统手术方法的适应证提出了质疑。例如，戈宾（Gobin）、贝拉尔（Berard）等人[34,38]提出了屈光调节性内斜视的手术，该病是一种可通过矫正远视屈光不正以达到在远近距离注视时完全矫正的内斜视，这些作者建议对水平直肌和斜肌联合手术。这种所谓的"全球"共识，虽然极具争议[34]，但目前仍在欧洲的某些地区实行。

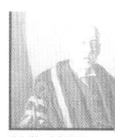

人们似乎对斜视手术的效果预期太高了。基思·莱尔（Keith Lyle）曾经说过，"无论你认为自己做得有多好，你永远无法预测手术的效果[98]。"人们必须学会面对这种不确定性，明白有很多因素会影响手术结果。

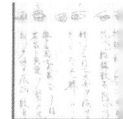

早期婴儿内斜视手术尚未在欧洲被广泛接受。笔者参与了美国关于"先天性斜

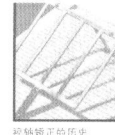

视最佳手术矫正时间"的研究[72,73]，该研究的预期结论应该是早期手术儿童比晚期手术者可获得更好的双眼视功能。然而，这些好的结果选自未知数量的手术患者人群，因此在分析时无统计学意义。这表明，斜视学中的一厢情愿似乎不仅限于欧洲。

七、仪器、测试、书籍

1958年，布鲁诺·巴戈利尼（Bruno Bagolini）介绍了一种重要的诊断方法，他于1959年引入了条纹眼镜测试[6]。使用这种方法，可以在几乎正常的视觉条件下检查视网膜对应，即使用非分离方法。这种新方法的应用表明，和谐的视网膜对应的发生率比以前根据同视机检查所假设的要多，并且这种感觉异常的深度可能有很大差异。巴戈利尼（Bagolini）的另一个贡献是引入了用于定量测定抑制深度的红色滤光条[5]。朗格对条纹玻璃的立体性进行了改良[94,99]。

朗格与伍尔特（Würth）一起描述了一种记录异常视网膜对应的摄像方法[85]。他还介绍了浦肯野第四像的影像学表现，作为用于诊断小角度斜视的"希施贝格测试"[2]和"双目阿姆斯勒图表"[86]的补充。

"朗格立体测试"*（图2-28）不仅被眼科医生广泛使用，儿科医生在视觉筛查时也经常使用该方法[93]。另一个实用的检查大体立体视觉的测试是朗格的"铅笔测试"[2]，它源自阿吉洛尼乌斯（Aguilonius）的"指向测试"（第1章，图1-47）。扫描激光检眼镜（罗登斯托克）检查可对固定异常进行更详细的分析[90]。

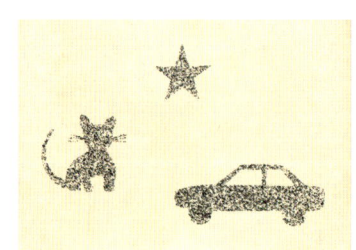

图 2-28
朗格立体测试

R.S.雨果尼埃（R.and S.Hugonnier）编写的教科书[69]在法国及世界其他法语地区和南美洲都非常受欢迎。最后一版也就是第四版，于1981年出版，同时提供了西班牙语和英语的翻译版本。在许多方面，本书沿用了由基思·莱尔（Keith Lyle）编辑的《沃斯（Worth）和沙瓦斯（Chavasse）斜视》的最新版本[100]。该文本在法国的现代版是安妮特·斯皮曼（Annette Spielmann）于1989年首次出版的《斜视学》，1991年出版了第二版[122]。附录中列出了19世纪下半叶出现的其他关于斜视的书籍。

八、欧洲的斜视协会和代表大会

在琼克斯（Jonkers）的倡议下，欧洲斜视委员会（Consilium Europaeum Strabismi Studio Deditum, CESSD）在朱尔斯·弗朗索瓦（Jules Francois）教授的领导下，于1961年在巴黎成立。欧洲的大多数眼科学会都委派了一名斜视学家作为该组织的成员，他们是汉布格尔（Hamburger，奥地利）、考波斯（Coppers，比利时）、韦伯（Wybar，英国）、库博思（Cüppers，德国）、桑帕拉基斯（Tsamparlakis，希腊）、朗格（Lang，瑞士）、卡斯塔内拉（Castanera，西班牙）、琼克斯（Jonkers，荷兰）、林恩（Linn，爱尔兰）、佛科西（Focosi，意大利）、费里克·赛沃思（Feric Seiwerth，南斯拉夫）、穆蒂尼奥（Moutinho，葡萄牙）、佐藤（Sato，挪威）、诺德洛（Nordlow，瑞典）、斯沃博达（Svoboda，捷克斯洛伐克）和艾伯克（Ayberk，土耳其）。查尔斯·托马斯（Charles Thomas）当选主席，班格特尔（Bangerter）、库博思（Cüppers）和莱尔（Lyle）当选副主席，阿尔弗雷多·阿鲁加（Alfredo Arruga）担任秘书，马塞洛·佛科西（Marcello Focosi）担任财务主管。编辑是穆蒂尼奥（Moutinho）和雨果尼埃（Hugonnier）。

1974年库博思出任主席，朗格出任秘书。在这个组织中最有影响力的人是库博思（Cüppers，德国）、托马斯（Thomas，法国）和塞韦林（Severin，比利时）。这个组织每年在不同的地方召开会议，历届地点包括巴黎、南锡、帕尔马、维也纳、马略卡岛帕尔马、巴黎、吉森、阿姆斯特丹、莱比锡、伦敦、威斯巴登、佩罗斯-吉雷克、日内瓦、克拉科夫、雅典、伦敦和阿姆斯特丹。

*作者与"朗格立体测试"存在经济利益关系。

CESSD的第一个目标是统一术语。此外，它还致力于促进思想交流并与铁幕外的同行保持联系。1962—1965年，其会议纪要作为H.穆蒂尼奥（H. Moutinho）[106]的六部专著《葡萄牙社会眼科学杂志》的副刊出版。随后，这些学报由当地组织者定期出版。

在这些年里，委员会由常任委员加每个国家1~2个额外成员组成。直到1982年，CESSD才从一个相对封闭的组织发展为对所有对这一领域感兴趣的眼科医生开放的欧洲斜视协会（European Strabismological Association, ESA）。第一任主席是布鲁诺·巴戈利尼（Bruno Bagolini，意大利），赫伯特·考夫曼（Herbert Kaufmann，德国）任秘书/财务主管。自那以后，除了国际斜视协会（International Strabismological Association, ISA）每四年一次大会的年份，ESA大会每年都会

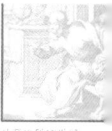
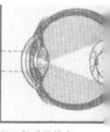

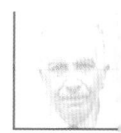
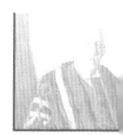
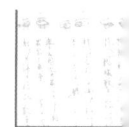
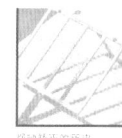

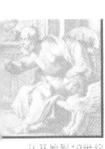
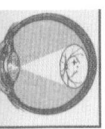

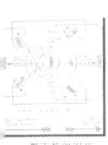
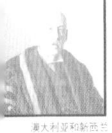
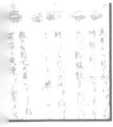
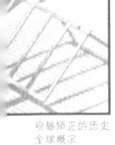

举办。ESA的会议记录定期出版,每届大会都有几个主要议题,其中手术治疗和弱视治疗处于前沿,观点迥异的讨论者们在此畅所欲言。

除了这个欧洲组织之外,几乎每个欧洲国家都发展了当地的斜视学会,并定期举行全国会议。自1972年以来,瑞士斜视委员会每年12个月都会在采尔马特和德国组织"斜视和滑雪周",斜视学家和验光师聚到一起徒步旅行并进行非正式的学术讨论。

说到欧洲斜视学的历史,不得不谈到二战后举办的两次有国际学者参与的盛会。第一次是1965年在列日(比利时)的"弱视研讨会",由R.维克尔斯(R. Weekers)教授举办、汉斯·古德曼(Hans Goldmann)主持[132](图2-29)。鉴于全世界都对增视疗法充满好奇,大会邀请了班格特尔(Bangerter)和库博思(Cüppers)对该方法的治疗效果做报告。班格特尔没有出席,库博思报告了66例患者的治疗情况。布利安(Burian)在随后的讨论中表示,根据在吉森中心的治疗效果,他无法获得爱荷华州州长资助,以在他的医院开设专门的视觉学校。冯·诺登以数据质疑了库博思关于偏心注视是在异常视网膜对应的基础上发展而来的观点的可靠性。麦肯森(Mackensen)的研究非常有说服力,表明遮盖正常眼是治疗偏心注视的有效方法,而不像库博思和班格特尔认为的那样是治疗该病的禁忌。朗格报告了逐渐增加遮盖治疗弱视的效果,古德曼(Goldmann)提出了关于微小斜视的统计理论。这是一次具有重要意义的大会,它是二战后第一次欧洲和美国的斜视学家面对面交流的大会。战后相当长的一段时间,欧洲的教学愈发教条,此次大会也首次对一些著名斜视学家们提出的某些流行但未经检验的理论进行了批判性的讨论。

第二个重要事件是1966年在德国吉森举行的(第一届)国际斜视研讨会,该大会与第二十届慕尼黑国际眼科学大会共同举办。大会由科特·西普尔斯(Curt Cüppers)组织、亚瑟·詹波尔斯基(Arthur Jampolsky)主持。大会包括70场关于斜视和弱视的演讲,展示了当时的先进技术以及7场圆桌讨论。此外,3个工作组在大会开始前就忙碌起来,在会议期间举行了研讨会和讨论。亚瑟·林克斯(Arthur Linksz)领导的小组研究术语,查尔斯·托马斯(Charles Thomas)领导的第二小组比较不同地区的临床检查方法,基思·莱尔(Keith Lyle)领导的第三小组讨论了国际组织的形成。该组织在大会结束时成立、并被命名为国际斜视协会(International Strabismological Association, ISA)。吉森研讨会的参与者成为其章程成员。基思·莱尔(Keith Lyle)担任首任主席,冈特K·冯·诺登成为ISA的

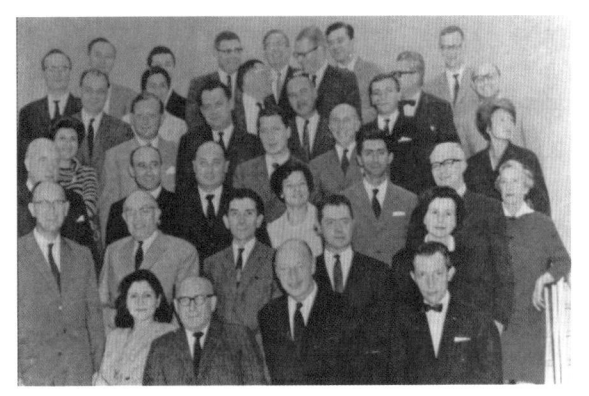

图 2-29
1965 年在比利时列日市参加斜视研讨会的学者。
前排（从左到右）：Y. 洛布斯坦、H. 古德曼、R. 维克尔斯、J. 弗朗索瓦；
第二排：F. 范克豪瑟、J. 诺德曼、R. 雨果尼埃、M. 吉尔森、布里海夫人、范·盖尔特鲁伊登；
第三排：C. 库博思、G. 拉韦尔涅、C. 托马斯、L. 帕西诺、M. 瓦蒂隆、T.K. 莱尔、G. 马拉尼、H. 哈姆斯、S. 布劳恩–瓦隆；
第四排：A. 斯皮曼、G. 冯·诺登、P.Danis、M. 格尔贝佐夫、M.Gilson、S. 克莱耶特–于戈尼耶；
第五排（？）；A. 阿鲁加、E. 奥尔霍恩、H. 布利安、C. 温莎、F. 汉布格尔、J. 朗格；G. 麦肯森、J. 以诺、P. 博德、B. 巴戈利尼、R. 布鲁克纳

第一任秘书/财务主管。ISA 的第一次代表大会于 1970 年在墨西哥阿卡普尔科市召开。吉森大会的会议记录由阿尔弗雷多·阿鲁加（Alfredo Arruga）编辑[2]。

未来会带来什么？希望我们能更深入地了解斜视，用新的检查方法来丰富诊断设备和手段，用新的发现和理论提高我们对各种类型斜视的理解。

人们总是对了解最新的观点和方法非常感兴趣，但理解弃用旧方法的原因也同样重要。最有用的往往是那些经历时间洗礼、其价值一次又一次被证实的方法。

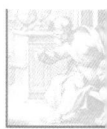
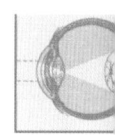

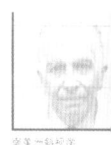

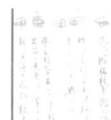

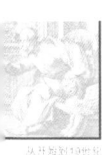
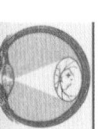

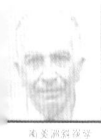
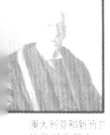
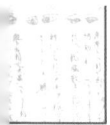
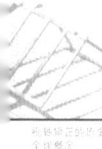

附录

1950年以来在欧洲出版的关于斜视和弱视的书籍

阿鲁加 A（Arruga A）：《斜视的诊断与治疗》，3卷，Bermejo 出版社，马德里，1961年

阿鲁加 A（Arruga A）：《吉森国际斜视研讨会，1966年8月9-12日》，S. Karger 出版社，巴塞尔，1968年

班格特尔 A（Bangerter A）：《弱视治疗》，S Karger 出版社，巴塞尔，1953年，1955年

巴赫 G 冯（Bahr G von）等：《关于斜视性弱视的研讨会》，《眼科文献》，第23卷，W. Junk 出版社，海牙，1967年

贝拉德 PV（Berard PV），库埃雷 MA（Quere MA），罗斯 MA（Quere MA）等：《斜视手术》，法国眼科协会，Masson 出版社，巴黎，1984年

坎波斯 E（Campos E）：《斜视手册》，盖迪尼出版社，米兰，1994年

克罗恩 R（Crone R）：《复视》，《医学文摘》，阿姆斯特丹，1973年

杜克-埃尔德 S（Duke-Elder S）与怀巴（Wybar K）：《眼科学体系 第6卷：眼肌运动与斜视》，亨利·金普顿出版社，伦敦，1973年

埃文斯 L（Evans L）（主编）：《内斜视》，眼科专著第6卷，W. 朱恩克出版社，海牙-波士顿-伦敦，1982年

弗罗西尼 R（Frosini R）：《斜视的诊断与治疗》，看见出版社，佛罗伦萨，1997年

汉堡 F A（Hamburger F A）：《眼位异常》，《眼科医师》第3卷，蒂迈出版社，莱比锡，1960年

霍尔维希 F（Hollwich F）等：《斜视、弱视治疗、正位治疗》，恩克出版社，斯图加特，《眼科医师杂志》第38期，1961年。居佩尔斯 C（Cüppers C）.《弱视治疗的局限性与可能性》

于贡尼埃 R（Hugonnier R）：《斜视、隐斜视、眼肌麻痹》，马松出版社，巴黎，1959年；1965年；1981年，让罗 N（Jeanrot N），让罗 F（Jeanrot F）：《实用斜视学手册》，马松出版社，巴黎，1994年

考夫曼 AK（Kaufmann AK）：《阿尔弗雷德·比尔斯肖夫斯基（1871-1940）：为斜视学奉献的一生》，德国大学著作第 1042 号，Hansel-Hohenhausen 出版社，埃格尔斯巴赫 – 法兰克福 – 威斯巴登，1994 年

考夫曼 H（Kaufmann H）等：《斜视》，恩克出版社，斯图加特，1986 年；1995 年

凯纳 G B J（Keiner G B J）：《对斜视起源的新观点》，海牙，马丁努斯·尼霍夫出版社，1951 年

克里格 K-E（Krliger K-E）：《弱视和正位治疗的生理学和方法学基础》，VEB 格奥尔格·蒂迈出版社，莱比锡，1967 年；1982 年

兰格 J（Lang J）：《微小斜视》，Enke 出版社，斯图加特，《眼科医师杂志》第 62 期，1973 年；1978 年

兰格 J（Lang J）：《斜视》，Huber 出版社，伯尔尼，1971 年；1976 年；1986 年；1995 年，西班牙语版 1973 年，意大利语版 1976 年，法语版 1980 年，英语版 1984 年

莱纳斯特兰德 G（Lennerstrand G），冯·诺登（von Noorden GK），坎波斯（Campos EC）（主编）：《斜视与弱视：Wenner-Gren 国际研讨会系列第 49 卷》，麦克米伦出版社有限公司，汉兹米尔，巴斯金斯托克，汉普郡，伦敦，1988 年

莱纳斯特兰德 G（Lennerstrand G），伊格（Ygge J）（主编）：《斜视研究进展：基础与临床方面，温纳 – 格伦国际系列第 78 卷》，2000 年

莱尔 K（Lyle K），布里奇曼 GJO（Bridgeman GJO）：《沃斯与查瓦斯的斜视》第 9 版，巴利埃、廷德尔和考克斯出版社，伦敦，1959 年

莱尔 KT（Lyle KT），怀巴 K（Wybar K）：《正位治疗斜视的实用方法》第 5 版，刘易斯父子（公司），伦敦，1967 年

马伊奥内 M（Maione M），马拉伊尼 G（Maraini G）：《感觉运动性视觉单元：斜视的病理生理学和临床》，戈利亚迪卡出版社，帕尔马，1977 年

迈因 J（Mein J），哈考特 B（Harcourt B）：《眼肌运动障碍的诊断与管理》，布莱克威尔科学出版社，1986 年

库埃雷 MA（Quere MA）：《儿童斜视的早期治疗》，多安出版社，巴黎，1973 年

里希特 S（Richter S）：《关于共同性斜视的遗传性》，VEB 格奥尔格·蒂迈出版社，莱比锡，《眼科治疗领域论文集》，第 35 卷，1967 年

罗斯 A（Roth A），施皮格 – 施查茨 C（Speeg-Schatz C）：《眼肌手术》，马松出版社，巴黎，1995 年，英语版 2001 年

萨克森韦格 R（Sachsenweger R）：《眼肌麻痹》，VEB 格奥尔格·蒂迈出版社，莱比锡，1966 年

施皮尔曼 A（Spielmann A）：《斜视》，马松出版社，巴黎，1989 年；1992 年

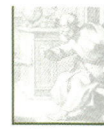
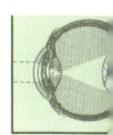

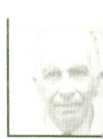

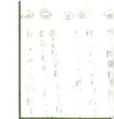
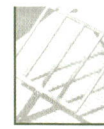

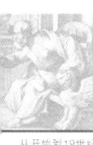
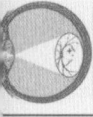

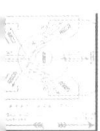
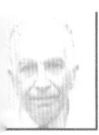
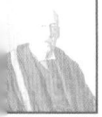

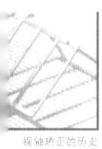

参考文献

[1] Adelstein FE, Cüppers C: Zum Problem der echten und der scheinbaren Abduzenslahmung (Das sogenannte "Blockierungssyndrom"). In Augenmuskellahmungen, Blich. des Augenarztes, 1966; 46: 271

[2] Arruga A. International Strabismus Symposium Giessen 1966, S. Karger, Basel,1968

[3] Aulhorn E: Die gegenseitige Beeinflussung abbildungsgleicher Netzhautstellen bei normalem und gestortem Binocularsehen. Doc Ophthalmologica 1967; 23: 26

[4] Aulhorn E: Phasendifferenzhaploskopie. Eine neue Methode zu Trennung der optischen Eindrlicke beider Augen. Klin Mbl Augenheilk 1966; 148: 540

[5] Bagolini B: Presentazione di una sbarra di filtri a densita scalare assorbenti i raggi luminosi. Boll Ocul 1957; 36: 683

[6] Bagolini B. Test del vetro striato. Boll Ocul 37 195, 1970

[7] Bamert W: Erfahrungen mit der Sehnenverlangerung nach Kuhnt– Bangerter. Ophthalmologica 1956;131: 257

[8] Bangerter A: Amblyopiebehandlung. S Karger, Basel,1953 & 1955.

[9] Berrondo P: Psycho–motricite strabologique. Maloine edit, Paris, 1987.

[10] Bielschowsky A: Uber monokulare Diplopie ohne physikalische Grundlage. Ber. Dtsch. Ophthalm. Ges. 1897; 26: 93

[11] Bielschowsky A: Untersuchung liber das Sehen der Schielenden. Graefes Arch. Ophthalm 1900: 50: 406 (Habilitationschrift)

[12] Bielschowsky A: Parinaud's Theorie des binokularen Sehens. Klin Mbl Augenheilk 1901; 39: 741

[13] Bielschowsky A: Uber die Genese einseitiger Vertikalbewegungen der Augen. Zeitschrift flir Augenheilk. 1904; 12: 545

[14] Bielschowsky A, Ludwig A: Das Wesen und die Bedeutung latenter Gleichgewichtsstorungen der Augen, insbesondere der Vertikalablenkungen. Graefes Arch flir Ophthalmologie 1906; 62: 100

[15] Bielschowsky A. Die neueren Anschauungen liber das Wesen und Behandlung des Schielens. Beih Med Klinik 3, 1907, 311

[16] Bielschowsky A: Die Motilitatsstorungen der Augen nach dem Stande der neuesten Forschung. Graefe Samisch: Handbuch der gesamten Augenheilkunde, 2. Aufl. VIII, XI Kap, Nachtrag I Leipzig 1907 1–557.

[17] Bielschowsky A: Uber die relative Ruhelage der Augen. Ber. Dtsch. Ophthalm. Ges.1913; 39: 67

[18] Bielschowsky A: Zur Frage der Amblyopie ex anopsia (strabotica). Klin Mbl Augenheilk 1927; 77: 302 18a. Bielschowsky A: Die einseitigen und gegensinnigen (dissociierten) Vertikalbewegungen der Augen,Arch f Ophthalmol 1931; 75: 493

[19] Bielschowsky A: Lectures on motor anomalies. Dartmouth publications, Dartmouth NH, 1956

[20] Bohm L: Das Schielen und der Sehnenschnitt in seinen Wirkungen auf die Stellung und Sehkraft der Augen. Verlag Duncker und Humblot, Berlin, .1845; 1–450

[21] Campbell FW, Hess RF, Watson PG, Banks R: Preliminary results of a physiologically based treatment of amblyopia. Brit J Ophthalmol 1978; 62, 748

[22] Crone RA: Alternating hyperphoria. Brit J Ophthal. 1954; 38: 591

[23] Crone RA: Diplopia, Excerpta Medica, Amsterdam 1973

[24] Cüppers C: Moderne Schielbehandlung. Klin Mbl Augenheilk 1956; 129: 579

[25] Cüppers C. Grenzen und Moglichkeiten der pleoptischen Therapie. Blicherei des Augenarztes 38. Heft, 1961 Enke Stuttgart 1–68; p.10 Euthysscope treatment in Zlirich; p. 33 Ophthalmoscopic examination of retinal correspondence

[26] Cüppers C: The so called "Fadenoperation". Transactions of the II International Strabismus Congress , Marseille, Edit Fells 1974: 394 – 400

[27] Cüppers, C: Erganzungen zur Indikation der Fadenoperation. Arbeitskreis Schielbehandlungen 1977; 9 Teil 2, 98–106

[28] Cüppers 1974 personal communication

[29] David F: Uber ein gezieltes Training der Macula in der Amblyopiebehandlung. Ophthalmologica 1951; 121: 149

[30] Donders F C: Accommodation and Refraction of the Eye, The New Sydenham Society 1864, London

[31] Donders F C: Die Anomalien der Refraction und Accommodation des Auges. Wilhelm Baumliller, Wien, 1866 p. 244

[32] Duke Elder S, Wybar K: System of Ophthalmology, Vol VI Ocular Motility. Henry Kimpton, London, 1973 p. 873

[33] Faucon A. Nystagmus par insuffisance des droits externes. Journ d'ophtal 1872: 223

[34] Fells P. Symposium on the Management of fully accomodative Esotropia: Berard, Gobin, Jampolsky, Molteno, von Noorden, Schor, Spiritus. Proceedings of the 6th ISA Meeting, Australia 1990, p 269–305. Ed. Campos, MacMillan Press LTD, London, 1990

[35] Fielder AR et al. Compliance in Amblyopia treatment therapy: objective monitoring of occlusion. Br J Ophthalmol 1980; 100: 585

[36] Fromaget C, Fromaget H: nystagmus latent (Nystagmus et Strabisme). Annales d'oculistique 1912: 75: 344

[37] Fromaget C: Reflexions sur le Nystagmus latent congenital. Annales d'oculistique, 1923, 86: 175

[38] Gobin MH: Longterm results of the surgical correction of accommodative squint. Transactions of the Sixth International Orthoptic Congress; Harrogate 1987: 403

[39] Goldschmidt M: Beitrag zur Anatomie des M. rectus externus und internus bei Hund und Mensch. Ophthalmologica 1969; 157: 381

[40] Graefe A von: Beitrage zur Physiologie und Pathologie der schiefen Augenmuskeln. Arch flir Ophthalmologie 1,1854; 1

[41] Graefe A von: Uber das Doppelsehen nach Schiel-Operationen und Inkongruenz der Netzhaute. Arch flir Ophthalmologie 1854; 1: 82

[41a] Graefe A von: Ueber die ophthalmoskopische Beobachtung gewisser Augenmuskelwirkungen. Graefes Arch Cilm Exp Ophthalmol 1855–1856; 2:322

[42] Graefe A von: Beitrage zur Lehre vom Schielen und von der Schiel-Operation. Archiv flir Ophthalmologie III Band Abt. I p 176–386, 1857

[43] Graefe A von: Uber muskulare Asthenopie. Graefes Archiv flir Ophthalmologie 1862; 8: 314

[44] Graefe A von: Uber die von Myopie abhangige Form des convergierenden Schielens und deren Heilung. Archiv flir Ophthalmologie X 1, 1864; 156

[45] Graefe A von: Symptomenlehre der Augenmuskellahmungen. Berlin, 1867, Hermann Peters, p 1

[46] Graefe A: Klinische Analyse der Motilitatsstorungen der Augen. Verlag Hermann Peters, Berlin, 1858

[47] Graefe A: Motilitatsstorungen , Graefe-Saemisch, Handbuch der gesamten Augenheilkunde, 1. Aufl. Vol 6, Chapter 9, 1875.

[48] Graefe A: Die Indikationsstellung bei operativer Behandlung der paralytisch bedingten Deviationen des Auges. Graefes Arch 1887; 33, 179

[49] Helbling-Steidele M, Bangerter A, Leben und Werk, Bodensee-Galerie Verlag, Rorschach, 1999, p 133

[50] Helmholtz H: Handbuch der physiologischen Optik. Leopold Voss, Leipzig, 1867

[51] Ibid p. 624

[52] Ibid p. 644。

[53] Hering E. Das Gesetz der identischen Sehrichtungen. 1864 Wissensch. Abhandlung I no 29 p. 386

[53b] Hering E: Die Lehre vom binokularen Sehen, W. Engelmann, Leipzig, 1868

[54] Hering E. Der Raumsinn und die Bewegungen des Auges. In L. Hermann: Handbuch der Physiologie B.III/1; Leipzig 1879: 343

[55] Hering E: Uber die Lokalisation der Netzhautbilder beim Strabismus alternans. Klinische Untersuchung liber das Schielen: Verlag August Hirschwald, Berlin, 1881 p 15

[55b] Pfaltz G: Ein verbessertes Stereoskopometer zur Prlifung des Tiefenschatzungsvermogen. Klin Monatsbl Augenheilk. 1907; 45: 2. p 85

[56] Hess WR: Eine neue Untersuchungsmethode bei Doppelbildern. Arch. Augenhk. 1909; 62: 233

[57] lHirschberg J: Geschichte der Augenheilkunde Graefe's contribution to strabismus surgery: § 493
[58] Ibid about Helmholtz: § 1021
[59] bid about Donders and Graefe in London: § 1039
[60] Ibid about Donders' surgery: §1039
[61] Ibid about the Latin in A. von Graefe's Habilitationsschrift: §1065
[62] Ibid about Alfred Graefe § 1101
[63] Hirschberg J: Beitrage zur Lehre vom Schielen und von der Schieloperation. Centralblatt flir praktische Augenhk. 1886 10: p 5 and Du Bois-Reymond C: Uber Schielmessung Centralblatt flir praktische Augenhk. 1886; 10: p 1–5
[64] Hirschberg J. On the quantitative analysis of diplopic strabismus. British Medical J. 1881; Vol 1, 161
[65] Hirschberg J: Geschichte der Augenheilkunde: Footnote to Javal ,,ex anopsia" § 1281
[66] Hofmann FB, Bielschowsky A: Uber die der Willklir entzogenen Fusionsbewegungen der Augen. Arch Physiol 1900; 80:1
[67] Hofmann FB, Bielschowsky A: Die Verwertung der Kopfneigung zur Diagnostik von Augenmuskellahmungen aus der Heber- und Senkergruppe. Graefe's Arch. f Ophthalm 1900; 51: 174
[68] Horner J F: Graefe, Donders. Verlag Hans Rohr, Zlirich, p. 45:
[69] Hugonnier R: Strabismes. Masson, Paris, 1955, 1959. 1965, 1986
[70] Hummelsheim E: Zur partiellen Sehnen-Uberpflanzung am Auge. Arch. Augenheilk. 1910; 66: 57
[71] Hummelsheim E: Uber die Sehnentransplantation am Auge. 1907 Ber. 34. Ophthalmol.Ges. Heidelberg 1907, 248
[72] Ing M R: Early surgical alignment for congenital esotropia. Tr Am Ophthal Soc 1981; 79: 625
[73] Ing M R: Surgical alignment for congenital esotropia. J. Ped Ophthal Strabismus 1984; 2, 76
[73a] Ing M R: Surgical alignment for congenital esotropia. J. Ped Ophthal Strabismus 1984; 2, 76 73a Jaensch P: Paresen der schragen Heber. Arch Ophthalmol 1928; 121: 113
[73b] Jaensch P: Fusionsstorungen nach Gehirnerschlitterung. Klin Monatsb. Augenheilkd 1935; 94: 470
[74] Jaensch P: Das Schielen und seine Behandlung.1938 Blicherei des Augenarztes, Enke, Stuttgart, Beiheft 4, 44
[75] Jaensch P: Diagnose und Therapie des Schielens. Blicherei des Augenarztes, Verlag Enke, Stuttgart, Beiheft 1956: 24: 138
[76] Javal E. Manuel du Strabisme. Masson, Paris, 1896.
[77] Klainguti G. personal communication
[78] Landolt E: La tenotomie de l'oblique inferieur. Arch d'Ophtal. 1885; 5:402
[78b] Landolt E, mit Snellen: Untersuchungsmethoden III S. 1–248 in Graefe-Saemisch Handbuch der gesamten Augenheilkunde, 1. Auflage 1874.
[79] Lang J: Uber Amblyopie ohne Schielen und bei unauffalligem Schielwinkel. Ophthalmologica 1961: 141, 429
[80] Lang J: Uber die Nachbildmethode von C ü ppers bei der Behandlung der exzentrischen Fixation. Ophthalmologica 1956; 133: 215
[81] Lang J: Evaluation in small angle strabismus or microtropia; in Arruga A: International Strabismus Symposium Giessen 1966, S. Karger, Basel, 1968 p. 219
[82] Lang J: Der kongenitale oder frlihkindliche Strabismus. Ophthalmologica 1967: 154: 201
[83] Lang J: Squint dating from birth or with early onset. Transactions first international Congress of Orthoptists, Kimpton, London 1968; 231
[84] Lang J: Welche Schielfalle konnen geheilt werden? Ophthalmologica 1968; 156: 190
[85] Lang J: Wlirth A: Photographic representation of anomalous retinal correspondence. Ophthal Res 1970; 1: 88
[86] Lang J: Binocular Amsler's charts, Brit J Ophthal 1971: 55; 284
[87] Lang J: Mikrostrabismus, Blicherei des Augenarztes, Verlag Enke, Stuttgart, Beiheft 62, 1973,1982
[88] Lang J: Das normosensorische essentielle konvergente Spatschielen, eine Schielform "sui generis" Klin Monatsbl Augenheilk. 1978; 172; 807
[89] Lang J: The optimum time for surgical alignment in congenital esotropia. J. Pediatr.Ophthalmol.& Strabismus, 1984; 21: 74
[90] Lang J, Bischoff P: Deficiencies of the fixation mechanism in G Lennerstrand (ed), Update on Strabismus and Pediatric Ophthalmology, Trans VIIth ISA Meeting, Vancouver 1994, Boca Raton, CRC, 1995 .
[91] Lang J: An efficient treatment and new criteria of strabismic amblyopia: reading and Bangerterfoils. Binoc Vis Strabismus Q 1999; 14, 9
[92] Lang J: The fourth image of Purkinje: a diagnostic tool in microtropia. Doc Ophthalmologica 1984; 58: 91
[93] Lang J: Nine years experience with the Lang Stereotest. In: Tillson G. (ed) Transactions of the VIIth Orthoptik Congress Nlirnberg 1991, 163
[94] Lang J: Strabismus, Hans Huber, Bern: edit. 1971; 1976, 1986, 1995,
[95] Lang J: Estrabismo, Spanish, editorial medica panamerican, 1973, Buenos Aires
[96] Lang J: Strabismus, Italian Verduci Editore Rome 1976
[97] Lang J: Strabisme, French, Hans Huber Bern. 1981,
[98] Lang J: Strabismus, English SLACK inc. 1984 Thorofare,
[99] Lang J.: Historical and actual aspects of stereopsis. (Goldmann-Lecture) Klin Mbl Augenheilk 2001; 186: 280
[100] Lyle and Bridgman: "Worth & Chavasse Squint", First Edition 1903; 9th edition 1959, Balliere, Tindall & Cox, London
[101] Lyle J & Jackson S: Practical Orthoptics in the Treatment of Squint and other Anomalies of Binocular vision,H.K. Lewis & Co. , London, editions: 1937, 1940, 1949, 1953, Lyle and Wybar 5th edition 1967
[102] Lyle K: The value of orthoptics in the pre- and postsurgical management of strabismus. Audiodigest Vol 7 Nr. 8 April 1969
[103] Maddox EE: Tests and studies of the ocular muscles. Bristol, 1898
[104] Mackensen G: Die Untersuchung des schwachsichtigen Auges: in Schielen Pleoptik Orthoptik, Blicherei des Augenarztes, Enke, Stuttgart, Heft 38, 1970; 185
[105] Mackensen G, von Noorden GK: Zur Phanomenologie und Pathogenese der exzentrischen Fixation bei der Schielamblyopie. Graefe Arch. Ophthalmol. 1962; 164: 235
[106] Moutinho, H, Revista Portuguesa de oftalmologia social, CESSD Tagungen als Beilage 1962, 1963, 1964, 1965, Librairie Fueri Lamy, Paris
[107] Mlihlendyck H, Linnen HJ: Praktische Erfahrungen mit der Fadenoperation nach C ü ppers. Arbeitskreis Schielbehandlung, Wiesbaden 73 and 74, 1976 vol 6 p 233
[108] Miller J : Zur vergleichenden Physiologie des Gesichtssinnes der Tiere und der Menschen nebst einem Versuch liber die Bewegungen der Augen und liber den menschlichen Blick, (Netzhaut-Korrespondenz); C. Cnobloch, Leipzig, 1826 p 83–90,
[109] Ibid p 217–232
[110] Nagel A: Die Anomalien der Refraktion und Accommodation des Auges. Laupp'sche Buchhandlung Tlibingen 1866,
[111] Nagel A: Uber das Vorkommen von wahren Rollungen des Auges um die Gesichtslinie. Graefes Arch. 1871; 17: 237
[112] Panum PL: Physiologische Untersuchungen liber das Sehen mit zwei Augen. Schwerssche Buchhandlung Kiel 1858 1
[113] Parinaud H: Clinique Nerveuse. Archives de Neurologie 1883; 5: 145–172
[114] Parinaud H: Le Strabisme et son traitement. Doin, Paris, 1899

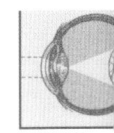
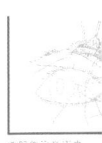
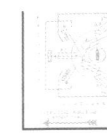
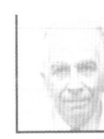
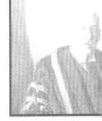
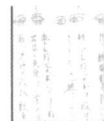
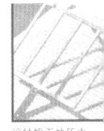

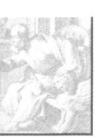

从开始到19世纪中叶的斜视学

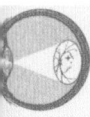

欧洲斜视学历史

美国斜视学历史

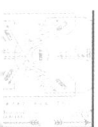

墨西哥斜视学历史

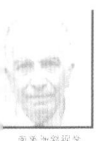

南美洲斜视学历史

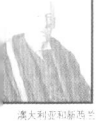

澳大利亚和新西兰的斜视学历史

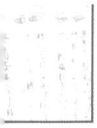

日本斜视学历史

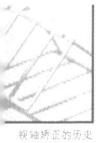

眼球矫正的历史 全球概况

[115] Sattler C.H: Uber die Behandlung des Schielens und liber die Bedeutung der Prismenbrillen flir die Wiederherstellung des beidaugigen Sehaktes. Klin Mbl Augenheilk 1940; 105: 182
[116] Schweigger C: Klinische Untersuchungen liber das Schielen, August Hirschwald, Berlin, 1881
[117] Schweigger C: Uber die Refractionsbestimmung durch die Beleuchtungsprobe" (Skiaskopie). Archiv flir Augenheilkunde 1889, 24: 442
[118] Schweigger C: Die Erfolge der Schieloperation. Arch Augenheilk 1894; 29: 165
[119] Simonsz HJ et al: Treatment compliance in amblyopia patching. Transac. IX International Orthoptic Congress, Stockholm 1999, p. 335
[120] Snellen H: Optotypi ad visum determinandum (1862) with several later editions
[121] Speiser P, Witmer R: Vergleich der Erfolge der Amblyopiebehandlung mit Euthyskop und Pleoptophor. Ophthalmologica 1975: 149: 447
[122] Spielmann, A: Les Strabismes. Masson Paris,1989 & 1991
[123] Steidele M. Grundschulung bei Amblyopie in der Pleoptik – und Orthoptikschule St. Gallen. Verlag Joseph Zehnder, St. Gallen. 1962. 1–119
[124] Steiger RM, Wlirth A: Die Fixationsphotographie und die Elektroencephalographie in der Beurteilung der Schielamblyopie. Ophthalmologica 1955; 129: 240
[125] Stilling J: Untersuchungen liber die Entstehung der Kurzsichtigkeit. Bergmann, Wiesbaden 1887, p.13
[126] Stilling J. Uber die Enstehung des Schielens. Archiv Augenheilk 1880;15: 1, 73
[127] Proceedings of the Strabismus Transactions CESSD Firenze, Boschi & Frosini, 1982
[128] schermak A von. Uber die absolute Localisation bei Schielenden. Graefes Archiv 1903; 60: 1.
[129] schermak A von: Einflihrung in die Physiologische Optik. 1947 (2nd ed) Springer Verlag, Wien, 1–213
[130] Tschermak A von: Uber anomale Sehrichtungsgemeinschaft der Netzhaute bei einem Schielenden. Graefes Arch Ophthal 1899; 47: 508
[131] Tlirk S: Uber Retraktionsbewegungen der Augen. Deutsche medizinischen Wochenschrift 1896; 13: 1
[132] Weekers R: Symposium sur l'amblyopie strabique. Documenta Ophthalmologica, Dr. W. Junk, den Haag, 1967; 23: 706
[133] Wheatstone Charles: Contributions to the physiology of vision. Roy Soc Philos Tr 1838; 128: 371
[134] Worth C: Squint: its causes pathology and treatment. John Bales Sons & Danielssond Ltd, London 1903
[135] Zlircher B, Lang J: Reading capacity in cases of "cured" amblyopia. Trans Ophthal Soc UK. 1980: 100; 501

致谢

感谢伊冯娜·洛布斯坦（Mme Ivonne Lobstein）夫人帮助辨认弱视研讨会的成员（图2-29），感谢冈特K·冯·诺登的出色翻译和宝贵建议。

已从以下出版商处获得出版照片的许可：布莱克威尔科学（图2-5）、莫斯比出版社（图2-14至图2-17、图2-22、图2-25）和德国大学论文集（图2-19）

III

美国斜视学历史

尤金·M·赫尔维斯顿（EUGENE M. HELVESTON）

本章将美国斜视学历史分为以下3个阶段进行讲述。

1. 19世纪
2. 20世纪上半叶
3. 20世纪下半叶

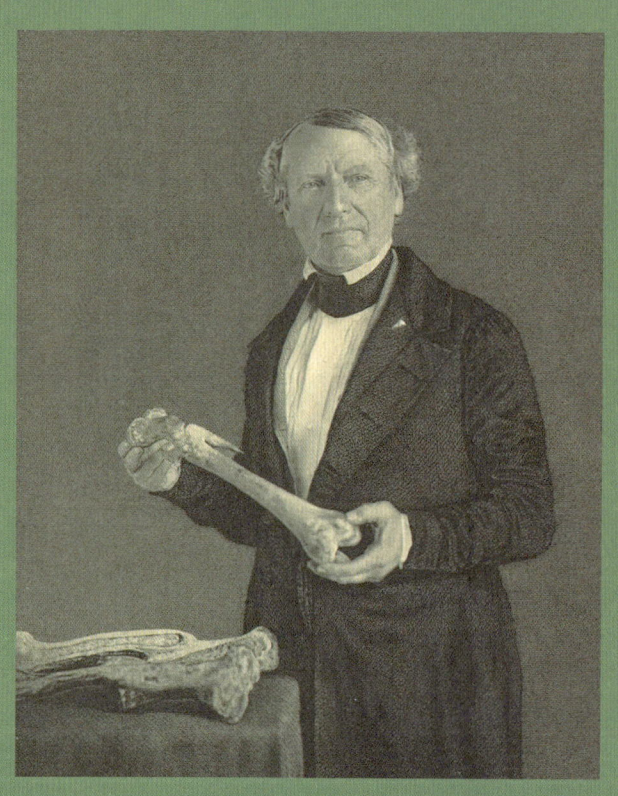

图3-1
威廉·吉普森（William Gibson, 1788-1868）
著名的创新型美国外科医生

第一节 19 世纪

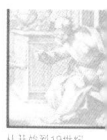
从开始到19世纪中叶的斜视学

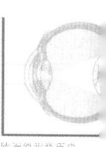
欧洲斜视学历史

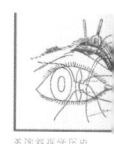
美国斜视学历史

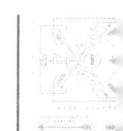
墨西哥斜视学历史

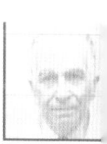
南美洲斜视学历史

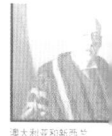
意大利西班牙新西兰的斜视学历史

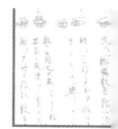
日本斜视学历史

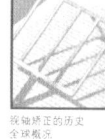
棱镜矫正的历史全球概览

一、开始

新定居的美国和欧洲老殖民地之间的政治和宗教差异是推动这个国家发展的重要动力，但在开始时，这种发展并没有延伸到科学和哲学领域。相反，至少在19世纪初，就医学科学和实践而言，美国只不过是欧洲思想的延伸。威廉·吉布森（William Gibson, 1788—1868）的工作强调了这种联系，他是一位著名的创新型美国外科医生，以设计一种结扎髂总动脉治疗动脉瘤的手术而闻名，但鲜为人知的是，他还曾描述了一种针刺治疗白内障的新技术。(图3-1)与同时代的其他医生一样，他在欧洲广泛游历，拜访了英国、法国和德国的医学领袖。基于这些游历，吉布森（Gibson）后来将他的冒险经历记录成文，并称之为"漫游欧洲"[155]。在这篇文章中，吉布森非常详细地描述了他的无数次遭遇，评论了他遇到的同事们的友善和坦诚，并与他们就医疗实践状况进行了长时间的讨论。作为一名真正的冒险家，年轻时的吉布森在拿破仑的半岛战役中观察了科鲁纳战役，并在目睹滑铁卢战役的激烈战斗时受了轻伤。

1809年，吉布森在伦敦，师从查尔斯·贝尔（Charles Bell）先生（1774—1842）（贝尔现象发现者）并与其保持密切联系。在第六版《外科机构与实践》（1841）中，吉布森逐字发表了贝尔（Bell）的一篇《斜视基础理论》的长篇文章，并附有评论，"在你认为合适的时候使用它们"[51]。吉布森以这种方式承认了欧洲斜视思想的权威。贝尔在他的文章中，评论了弱视、眼球震颤和动眼神经生理学，并指出了研究猴子眼部肌肉的价值。贝尔将猴子描述为："唯一拥有与人类相同肌肉的动物[53]。"他提到，切断一条直肌将在切断肌肉的方向上造成注视不足，但没有评论这一效应的持续时间。他评论说眼部肌肉在运动中相互对抗，查尔斯·斯科特·谢灵顿（Charles Scott Sherrington, 1857—1952）（第1章）将这一概念更完整地描述为交互神经支配定律[185]。切断下斜肌后，贝尔发现在该肌肉作用方向上的运动没有缺陷，由此得出结论，认为眼睛的向上运动是一种不自主的动作[52]。在美国医生几乎完全依赖欧洲思想的时期，上述为斜视领域所依赖的一些想法和概念。

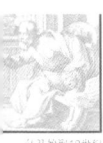
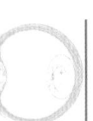

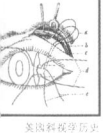

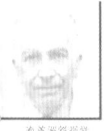
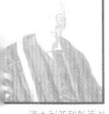
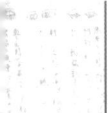
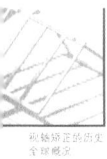

威廉·吉布森最值得一提的贡献，即1818年第一次成功的斜视手术，但也不能将第一次斜视手术归功于他，因为他并未在当时公之于众。直到1841年，吉布森在第六版《外科机构与实践》中才描述了这一壮举[54]："1818年，在巴尔的摩广泛执业时，已故的BJ先生向我咨询了他的女儿，一位11岁或12岁的孩子，双眼都向内偏斜……我建议她戴一副人造护目镜，在每个镜片的中心都有一个小开口，以迫使孩子经此开口处向外看，并坚持数周……达到治愈。在几次探视的过程中，孩子说……她的眼睛就像被绳子绑住了一样。出于对这一观察结果的震惊，我认为这种疾病的病因可能在于内直肌的缩短，于是我决定……尝试分离那条肌肉，结果由于这位年轻病人的朋友不愿意先在她身上进行实验，因此我选择了一名住院病人，尽管在固定眼球和切断肌肉时遇到了一些困难，但最终成功地将眼睛部分恢复到自然位置。"

吉布森报告说，他在巴尔的摩对另外两名患者进行了手术，在他搬到费城后，为第四名患者进行了手术。该患者出现了过矫，他向他的主任菲利普·辛格·菲西克（Philip Syng Physick）博士展示了这种情况，此人是一位曾被称为"美国眼科之父"的杰出人士。吉布森写道："菲西克（Physick）博士看过患者后，建议放弃这些实验……我提到这些情况并不是为了获得作为发明家的荣誉，也不是为了贬低这位杰出的开创现代斜视手术的外科医生（迪芬巴赫），但只是作为一个奇怪的事实，旨在表明这种重要性：在基于正确原则的基础上，不要因为初次尝试的挫败，就仓促放弃。[55]"

吉布森的性格和他关于"新手术"的谦虚语气使他对1818年这些事件的描述有了可信度。授予吉布森优先权的唯一方法是得到菲西克（Physick）博士的证实，但据希施贝格（Hirschberg）和其他人透露，菲西克博士几乎什么也没写[70]。他的教学剩下的部分来自他的学生对课堂笔记的记录，更完整的是他的侄子约翰·辛格·多西（John Syng Dorsey，1783—1818）写的一本书，这本书里记录菲西克向吉布森提供建议的可能性很小[39]。

虽然德国的迪芬巴赫在1839年成功实施了第一次斜视手术（第1章），但这一说法在欧洲和美国都受到了质疑。1841年，阿特韦尔（Atwell）报告说，"在波士顿的威廉·英戈尔斯（William Ingall）教授的外科和解剖学讲座中，证实通过分离一条或多条肌肉，可以将眼睛矫正。"阿特韦尔进一步表示，"就我自己而言，我知道他建议分离内直肌。"讲述这段历史的希施贝格总结了这个问题，"唯一的证据是书面记录的事实[74]。"因此,我们可以得出结论,迪芬巴赫的优先权并未受到这些事件的严重挑战。

迪芬巴赫在1839年报道的"新手术"是斜视学史上最重要的事件。这项手术在欧洲和美国都激发了斜视领域的大量活动。至1841年间,西方世界出版了17部关于斜视主题的书籍、信件和文章,这些毫无疑问是受到了"新手术"的启发。来自美国的约翰·荷马·迪克斯(John Homer Dix)、TJ·克罗斯曼(TJ Crossman)、阿尔弗雷德·查尔斯·波斯特(Alfred C. Post)撰写了5篇详细介绍新手术经验的文章,弗里德里希·奥古斯特·冯·阿蒙(Friedrich August von Ammon)撰写了2篇。

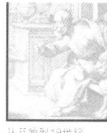

从开始到19世纪中叶的斜视学

1839年之前,斜视领域缺乏活力,但在此之后人们对该领域的兴趣明显上升。早期减弱内直肌以矫正眼位被报道以后,很快涌现了第一批对斜视特别感兴趣的美国眼科医生。最初是东部海岸的医生,但后来中西部的其他医生也加入了他们的行列。

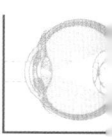

欧洲斜视学历史

早期美国对斜视的贡献既多样又实用。约翰·荷马·迪克斯(John H.Dix, 1813—1884),据说是第一个为治疗内斜视而切断内直肌的美国医生,他在1841年出版的《斜视及治疗新模式》一书中描述了他的经验[38]。J.L.斯蒂芬斯(J.L. Stephens)在他1841年的日记中记述了波士顿的卡伯特(Cabot)医生在尤卡坦游历时为了治疗一个十几岁男孩的斜视而切断了他挛缩的内直肌(见第4章)[188]。这是否为北美大陆首次记载的斜视手术?目前尚不清楚报道中由卡伯特完成的手术是否在迪克斯(Dix)之前。

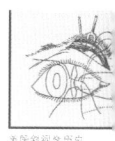

美国斜视学历史

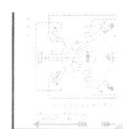

阿尔弗雷德·查尔斯·波斯特(Alfred Charles Post, 1806—1886)著有《斜视治疗的观察;附有治疗口吃的新手术的附录》[168]他认为眼部斜视与一系列身体和心理疾病相关,且为该系列疾病的典型表现,目前很多学者也认同该观点[62]。波斯特指出,对斜视的关注不应仅限于儿童。他指出,斜视的治疗过于专注于儿童,以至于它也可以称为"矫形外科"(=直立无须矫形的孩子)。他的小册子中包含柯里尔和艾夫斯版画公司制作的7张精美的斜视器械图片。

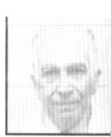

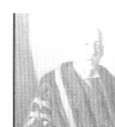

澳大利亚和新西兰的斜视学历史

詹姆斯·博尔顿(James Bolton, 1812—1869)写了《一篇关于斜视的论文,旨在描述用于改善斜视手术,使其更简单、轻松和安全的新器械》[23]。在一个印刷清晰的图片中,他展示了五种精巧的器械,用于接合、固定和切割肌腱(图3-2)。

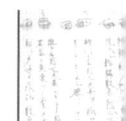

日本斜视学历史

弗兰克·黑斯廷斯·汉密尔顿(Frank Hastings Hamilton, 1813—1886)撰写

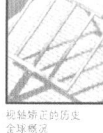

视轴矫正的历史全球概况

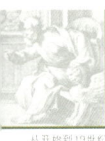
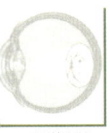
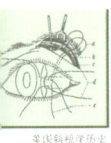
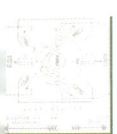
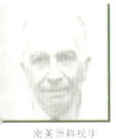
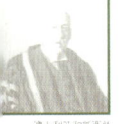
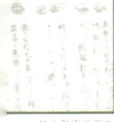
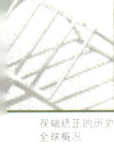

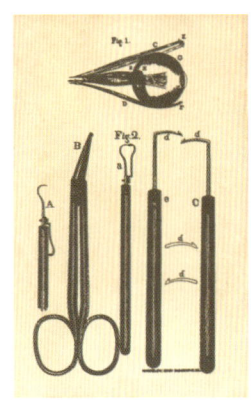

图3-2
詹姆斯·博尔顿（James Bolton, 1812—1896）使用的斜视手术器械

了《斜视病例专著》[60]。像这样的小册子很常见，显示了美国对斜视诊断和治疗的兴趣正在迅速增加。

E.L.霍姆斯（E.L.Holmes）通过对一个13岁的女孩和一个22岁的男人进行上直肌腱切断术，介绍了他称之为"上斜视"的治疗方法[75]。他报道称结果是"完美的"，此为早期斜视医生常用的报道成功手术方式的一个例子，该手术方式至今仍有理论依据。

1866年，科内利乌斯·雷亚·阿格纽（Cornelius Rea Agnew, 1830—1888）报告了一种治疗分开型斜视的手术方法[3]。阿格纽（Agnew）是纽约眼科协会、曼哈顿眼耳医院的创始人，也是美国眼科协会的创始人之一。

在《眼科档案》（1879）第11卷中，朱利安·J·奇肖姆（Julian J. Chisholm, 1830—1903）描述了"成人先天性第六对及第七对颅神经麻痹[26]。"遗憾的是没有病人的图片。当时眼科报告的这一特征仍不常见。奇肖姆（Chisholm）的病例很可能是对目前称为莫比斯（Moebius）综合征的第一次描述（同见第2章），该综合征于1888年由莫比斯报道，但早在1880年，格拉斐（Graefe）即有提及[124]。

其他于19世纪后期在斜视领域作出贡献的美国人包括约瑟夫·潘科斯特（Joseph Pancoast, 1805—1882），他曾写过《治疗斜视的手术》。潘科斯特（Pancoast）是杰斐逊医学院的解剖学教授。他认为严重的斜视常常是由环绕斜肌的硬性结缔组织引起的。他建议纠正这种情况需要"用钩子拉出这些肌腱并切断。"潘科斯特说，"我认为唯一需要使用的工具是一个双头或三头的小钩子，勾入至结膜，如果是内斜视，将眼球适度外转，使用锋利的尖角剪刀将半月皱襞与眼球分开，并分离其下的肌腱和筋膜[156]。"

塞缪尔·戴维·格罗斯（Samuel David Gross, 1805—1884）在《西方医学与外科杂志》上发表了关于《斜视的性质、原因和治疗》的临床讲座[56]。格罗斯（Gross）任路易斯维尔医学研究所外科教授，他对斜视治疗有浓厚的兴趣，并在市海洋医院发表了本次讲座。他详细介绍了有关斜视治疗的常见错误，并对过去的病例进行了统计回顾。1857年在巴黎举行的第一届国际眼科学大会中，格罗斯被选举为美国代表之一。格罗斯对相对较新的斜视领域存在持久兴趣,他同时在普通眼科和普通内外科实践中具有领导地位。

詹姆斯·范宁·诺伊斯(James Fanning Noyes, 1817—1896)在底特律从事眼科工作,他是该市医学院的眼科和耳鼻喉科的教授。诺伊斯(Noyes是)是第一批通过折叠肌肉来治疗斜视的眼科医生之一。他将肌腱分开,"将肌肉末端折叠以纠正畸形"并将它们缝合在一起。如上所述,如果与现代折叠手术相比,该技术更像是一种进步,其通过将肌肉末端折叠在底部并缝线连接一圈肌腱达到正畸的目的,而无须分离或切断肌肉[154]。

雅各布·赫尔曼·克纳普(Jacob Hermann Knapp, 1832—1911)(图3-3)出生于德国赫斯—拿骚的道伯恩,卒于纽约。在完成医学研究后,他去往欧洲多个中心,在柏林与冯·格拉斐(von Graefe)一起研究角膜曲率的变化。在成为海德堡教授之前,他在德国担任了多项重要的学术职务。他于1868年移居美国,时年36岁。根据他在海德堡大学的继任者贝克(Becker)的说法,他移居美国的原因是"他渴望更广泛的活动和更大的影响圈[71]。"希施贝格谈到克纳普(Knapp)时说,"这是第一次有这样的科学声誉和实践成就的医生从欧洲移民到美国,"接着说,"在我看来,赫尔曼·克纳普(Hermann Knapp)超越了19世纪其他所有的美国眼科医生[73]。"他还深入了解了与他通信和旅行了40年的朋友的性格,如下所示:"赫尔曼·克纳普的性格比较独特,因此常被不了解他的人所误解。他自由地发表不拘一格的评论,有时候甚至不那么礼貌,他的独立和正直常常冒犯到那些习惯于相互吹捧的人[72]。"

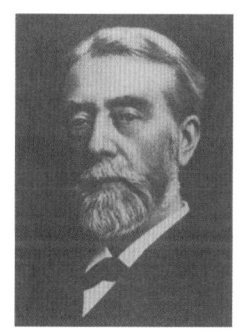

图3-3
雅各布·赫尔曼·克纳普
(Jacob Hermann Knapp, 1832—1911)

熟悉他的人会知道他的孙子——著名的斜视学家菲利普·克纳普(Philip "Phil" Knapp, 1916—1991)的性格与他如出一辙。如今,我们中间仍有一些斜视专家曾被这位菲利普·克纳普的犀利言论所赞美和刺痛过,他与其祖父一样,具有不容挑战的正直品格和敏锐的头脑。

赫尔曼·克纳普(Hermann Knapp)在当时是一位全面的眼科医生,或者用当前的行话来说,是一位综合性的眼科医生。除了眼科,他还进行了"听觉"实践,

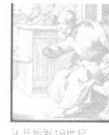
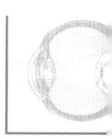
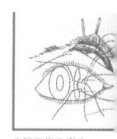
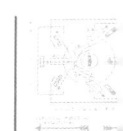
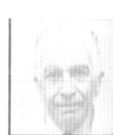
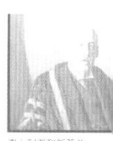
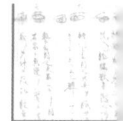
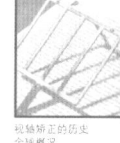

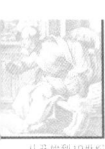

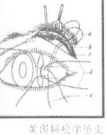

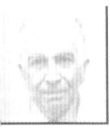
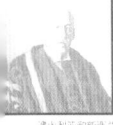
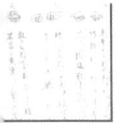
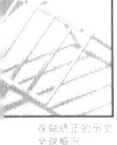

但因其在眼科方面的贡献而被人们铭记。赫尔曼·克纳普描述了上直肌断腱术，并在1884年写了一本关于使用可卡因进行眼科手术的专著[125,126]。他在早上对斜视患者进行手术，然后在当天下午再次查看患者并进行缝线调整，这大致包括改变牵引缝线的张力。他认为减弱下斜肌似乎是正确的，但随后声明"从未进行过此手术[129]。"尽管缺乏此手术的实际经验，但克纳普推测研究减弱下斜肌的位置会在止端处。这一正确假设多年来一直被忽视。直到20世纪中叶，斜视外科医生通过下睑内侧的经皮切口在下斜肌起点附近对其进行肌肉切开术[46]。克纳普描述的手术椅受到许多斜视手术医生的青睐，甚至在它推出50年后依然得到了威尔金森（Wilkinson）的认可（图3-4）[87]。

赫尔曼·克纳普指出，详细询问病史资料对斜视患者的诊疗具有十分重要的价值[128]。他做了下直肌腱切断术，但发现术后该肌肉在下转时力弱，他表示：这样的手术不过是将病人从"Scylla"带到"Charybdis"（两个选择同样危险——一个是吃水手的怪兽，一个是致命的漩涡，对航行同样危险）[127]。这种在19世纪医学文献中广泛使用的丰富多彩的语言，在如今不太可能经受住编辑的审查，或者，无法为大多数读者所理解。

赫尔曼·克纳普倾向于使用牵引缝线，他首先将其放置在上方结膜中，然后通过下眼睑引出并向下牵引眼球数日，目的是增加上直肌后退的效果[130]。克纳普报道许多斜视患者的手术效果极佳，主要得益于使用断腱术和牵引缝线。

在斜视手术的早期，关于结果"非常好"的说法仍然相当普遍。这样的结论可能更多地反映了患者的低期望值，而不是真正出色结果的证据。彼时的手术医生会为眼球在手术中未受巨大损伤而高兴，因此只要没有灾难性的后果都可以被认为是极好的。

在1877年《眼科档案》第6卷中，克纳普报告了1876年在纽约眼科和听觉研究所接受治疗的患者[6]。治疗的情况如下（各部位—例数）：结膜—1506；角膜—884；巩膜—22；虹膜—149；脉络膜—56；青光眼—39；视网膜—98；弱视—20；晶状体—187；玻璃体—20；眼球—38；屈光—211；集合—54；眼肌—173。

这些统计数据表明，1876年在该机构就诊的患者中有5%接受了斜视治疗。斜视病例分类为：非麻痹性斜视130例，第三颅神经麻痹10例，第四颅神经麻痹3例，眼睑痉挛9例（其他21例）。在接受手术治疗的斜视患者中，89人进行了皮下断腱

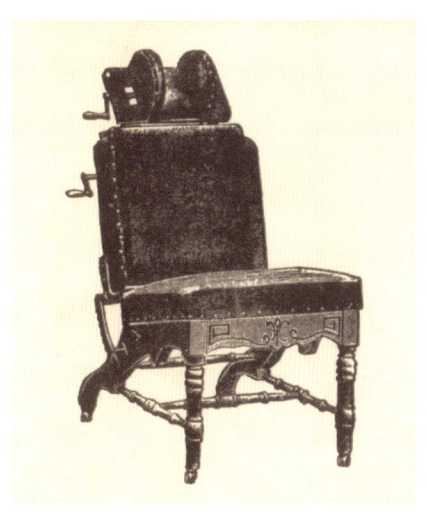

图 3-4
雅各布·赫尔曼·克纳普设计的用于进行斜视手术的椅子

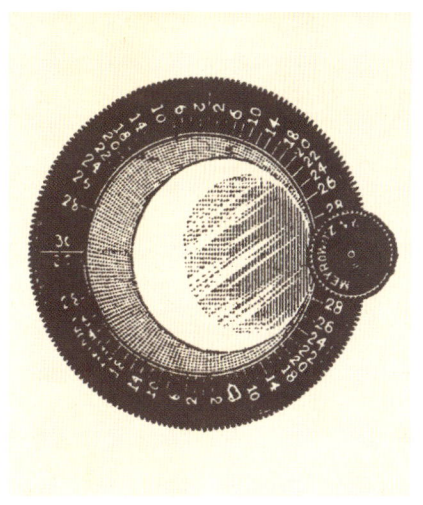

图 3-5
里斯利旋转棱镜由两个棱镜组成,二者以不同方式组合,形成渐变的屈光力,其范围由其两个构成棱镜的屈光力决定

术,11人行了该手术合并"缝线",可能是牵引缝线。据说除1个以外的所有病例都取得了令人满意的结果。唯一1位据说结果不理想的患者因白喉失去了手术眼。该评论进一步表明,手术成功的主要标准可能仅仅是保住了眼球[7]。

大致在同一时期公布的另一份斜视诊断记录显示,共1271名眼肌疾病患者中,有56例为第六对颅神经麻痹,23例为第四对颅神经麻痹[61]。这些统计数据表明,正如人们所预料的那样,19世纪后期的斜视类型与今天的斜视类型大体相似。

赫尔曼·克纳普的儿子阿诺尔德(Arnold)也是纽约的一名眼科医生,他为斜视发展做出了重要贡献,因为他曾在1934年邀请阿尔弗雷德·比尔肖斯基(Alfred Bielschowsky)访问美国进行教学讲座。正如本章后面指出的那样,这次访问对美国的斜视研究产生了巨大影响[20]。

塞缪尔·多蒂·里斯利(Samuel Doty Risley,1845—1920)于1889年设计了以他命名的旋转棱镜(图3-5)。他是威尔斯眼科医院的院长,他也在那里接受过培训。里斯利(Risley)是美国眼科学会主席。他强调散瞳剂(睫状肌麻痹?)在斜视治疗中的重要性[175]。

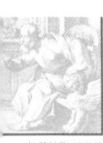
从开始到19世纪中叶的斜视学

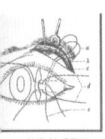
欧洲斜视学历史

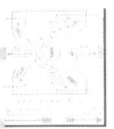
美洲斜视学历史

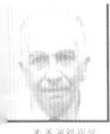
墨西哥斜视学历史

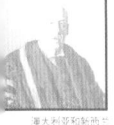
南美洲斜视学历史

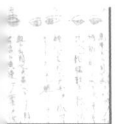
澳大利亚和新西兰的斜视学历史

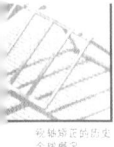
日本斜视学历史

弗拉维尔·本杰明·蒂凡尼（Flavel Benjamin Tiffany, 1846—1918）撰写的一本小册子题为《屈光和眼肌异常》。在这部作品中，他说："……据说精神病院的病人、智力障碍患者和囚犯绝大多数是屈光不正或隐斜视……这些异常可能与其道德品质相关[200]。"19世纪后期，斜视的文献中充斥着将其归因于眼部肌肉失衡或视疲劳的全身性疾病。在20世纪20年代和30年代，达特茅斯学院在某种程度上重新讨论了这个问题，研究人员研究了视像不等的原因、影响和治疗方法[14]。近年来，"发展验光师"声称可以识别和治疗少年教养学校和其他类似设施中的问题青少年的细微眼球运动和感知缺陷，目的是让他们在视力康复后重返社会[176]。这些活动支持了这样一个事实，对以往旧的，甚至是不可信的想法，可在以后重新对其进行审视和呈现。

乔治·托马斯·史蒂文斯（George Thomas Stevens, 1832—1921）于1870年在奥尔巴尼医学院担任生理学和"眼病"教授时，提出了使用"tropia"一词来表示显性斜视，与之相区分的隐斜，他称之为"phoria"，而冯·格拉斐曾称之为不足。史蒂文斯将内斜视、外斜视、上斜视等斜视统称为"显斜视"，"由于视轴的明显偏差，因此他们不能同时注视同一个目标[191]。"因此，他创造了目前在世界范围内使用的术语。史蒂文斯（Stevens）因为设计了用于勾取眼外肌的"斜视钩"而被铭记，该"斜视钩"以他的名字命名。他还设计了用于切开肌腱的剪刀，如今该剪刀仍在使用。他赞成"对相关肌肉进行平衡手术，而不是单一肌肉手术[189]。"史蒂文斯建议斜视的治疗要分步进行，以达到功能治愈[190]。为了实现这一目标，他建议对每位患者进行彻底的检查。他认为，在治愈水平斜视之前，应该先处理垂直偏斜。作为新器械的成功设计者，史蒂文斯谴责一些人倾向于在已有的器械中做出微小变化然后要求优先权。自迪芬巴赫引入"新手术"以来的25年里，他认为斜视科学缺乏进展[195]。

田纳西州的贾尔斯·G·萨维奇（Giles G. Savage, 1854—1930）就读于杰斐逊医学院，于1878年毕业。其后他在伦敦和维也纳学习，然后定居纳什维尔，从事眼科实践[177]。萨维奇（Savage）后来成为纳什维尔和范德比特大学的眼科教授。1902年，他撰写了《眼肌学：关于眼肌的系统论文》，该文并未公开发表[178]。萨维奇还在1891年创立了《眼科记录》杂志[181]，该杂志与同时期许多医学期刊一样，不久就停刊[180]。萨维奇关于眼部肌肉的其他私人印刷书籍是《眼神经肌病学：对眼部肌肉正常和异常运动的研究》（1905）和《眼的神经肌肉机制和日常眼部活动》"（1916）[181]。对于萨维奇的《眼神经学》，比尔肖斯基（Bielschowsky）评价道:"这本书的主要优点是生动和清晰(尽管有时过于冗长)的表达;主要缺点在于,在解释眼球运动器官的正常和异常关系时,未充分考虑或根本未考虑最新生理学研究的结果,即使这些结果在眼球运动理论中具有重要意义[123,133]。比尔肖斯基似乎认为,萨维奇显然是在孤立地工作,而忽略了他的欧洲同事的重要贡献。

萨维奇在美国斜视发展史中的地位如今并未得到足够的重视。作为活跃的职业生涯中的领导者,萨维奇的相对默默无闻证实了这一观点,即除了对科学做出显著贡献外,被后人记住并以此为荣的最好方式是命名一个有用的器械、一种疾病或一项常用的检查。例如,如果没有四灯测试,如今谁还能记得伟大的克劳德·沃斯(Claud Worth)?

亚历山大·杜安(Alexander Duane, 1858—1926)(图3-6)是赫尔曼·克纳普(Hermann Knapp)的学生,与克纳普合作撰写了《基于生理学原理及其症状、诊断和治疗的眼部运动异常的新分类》,出版于1897年[40]。杜安在1908—1917年还翻译了恩斯特·福克斯(Ernst Fuchs)的《眼科学教科书》,并在多个版本中进行了"增补"[43]。他曾任美国医学会眼科分会主席和美国眼科学会主席,曾任克纳普纪念医院的外科医生。杜安如今被铭记的主要原因是他对于某种疾病的临床描述:眼球后退伴转动受限,部分情况下伴上射和/或下射[42]。虽然杜安从未声称自己是首次

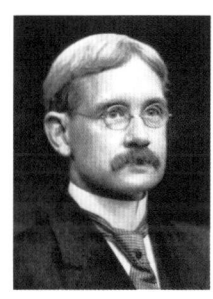

图3-6
亚历山大·杜安
(Alexander Duane,
1858—1926)

发现该疾病,但在美国的文献中,他的名字总是与眼球后退综合征联系在一起,尽管该疾病在此之前已在一些欧洲出版物中有所描述。其中包括斯蒂林(Stilling)和蒂尔克(Tilrk)的报告,伯姆还有更早的描述(1845)(见第2章)。在欧洲,将其命名为"Stilling-Tilrk-Duane"综合征[137]。杜安还为我们提供了一种外斜视的分类,将它们分为集合不足型和分开过度型,该分类如今仍在使用[40]。

杜安描述了使用手持棱镜进行的三棱镜交替遮盖实验,他称之为平行检查,这对于测量隐斜和显斜同样有用。他还提供了对棱镜和遮盖实验终点的精确描述,如下所示:"导致这种过矫(向相反方向的移动)小于2°的第一个棱镜即为偏斜量[41]。"他仅在原在位使用水平或垂直棱镜按照此法进行测量。他显然没有测量各个注视方向的偏差,也没有联用水平和垂直棱镜进行遮盖检查。普伦蒂斯(Prentice)简化和规范化了斜视角度的测量和记录,他引入了棱镜屈光度的概念:基于棱镜在一米处折射光的厘米数[171]。虽然在大角度时不太准确,但这种方

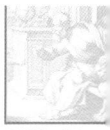

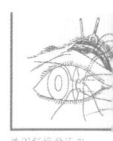
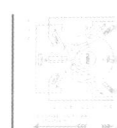
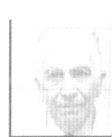
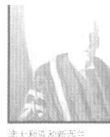
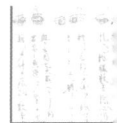
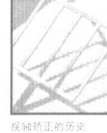

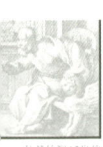
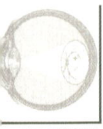
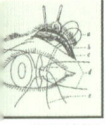

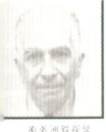
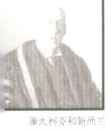

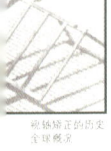

法作为当今斜视角度测量的首选技术仍然存在,尽管有一些改进。尽管利用距离固定和红外线跟踪设计了更新的概念,但普伦蒂斯的方法仍然是如今的标准[58]。

杜安第一个报告了伴有视觉闪光的发作性单侧旋转眼球震颤[45],这种情况在接下来的半个世纪里一直未被认为是一种独特的疾病,直到霍伊特(Hoyt)和基恩(Keane)发表了经典论文,他们将其命名为上斜肌肌纤维颤搐[108]。

归功于杜安的其他进步包括:一种广泛使用的、用于确定调节近点的简单测试:在白色背景上使用一条垂直黑线,测试双眼共轭运动的极限,称为异常偏差测试,评估六个诊断眼位的眼球转动情况的试验,确定集合米角的公式,以及一种采用双"马多克斯杆"测量眼球旋转的装置,其带有类似"史蒂文斯综合测试仪"的仪器和卡尺(图3-7)[77,78]。杜安还得出结论,在视力小于20/50的情况下,对弱视中的注视眼使用阿托品治疗不可行。在20世纪上半叶出版的有关斜视的文献中,对亚历山大·杜安的文献的引用远多于同时代的其他斜视专家。杜安最初是赫尔曼·克纳普的学生,后来成为他的科学合作者,最终是他的继任者。杜安是一位出色的临床医生和临床研究人员,他为后来美国斜视学的发展奠定了基础。

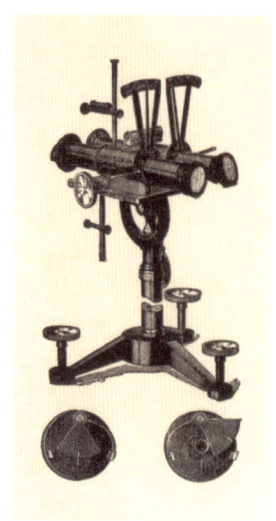

图3-7
亚历山大·杜安(Alexander Duane)设计的测量眼球旋转的装置

第二节 20世纪上半叶

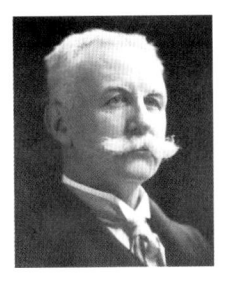

图 3-8
吕西安·豪(Lucien Howe, 1848—1928)

吕西安·豪(Lucien Howe)分别于1907年和1908年出版了《眼睛的肌肉》一书中的两卷,这标志着20世纪的开始[76,86]。吕西安·豪(1848—1928)(图3-8)起初在哈佛和贝尔维尤学习医学,后来在欧洲与亥姆霍兹和海德堡、柏林和维也纳的大学眼科诊所的专家们一起学习了一段时间,并曾师从利斯特(Lister),后者当时正在建立消毒杀菌技术。回到美国后,豪(Howe)在纽约布法罗执业了40年,建立了布法罗眼耳诊所,并成为布法罗大学的眼科教授。他在制定纽约新生儿眼部预防保健计划方面发挥了重要作用,并担任美国眼科学会主席,每年对做出贡献者颁发奖章。1926年,豪用40多万美元的捐款在其母校哈佛大学成立了一个研究实验室[37]。

豪所著的书在第1卷中,涵盖了解剖学和生理学,及对测试仪器和测量方法的系统描述。在第2卷中,他讨论了斜视的病理和治疗。在这两卷书中,对于欧洲和北美文献的引用比例为20∶1,在当时的欧洲,对于斜视的巨大影响可见一斑。在这本书中,为斜视做出重要贡献者的肖像中,只有2位美国人,亨利·D·诺伊斯(Henry D. Noyes)和约瑟夫·勒孔特(Joseph Le Conte),而有12名欧洲人。就欧洲科学家和临床医生对当时斜视贡献的权重来说,这一比例较为公平。

豪描述了上斜肌止端的广泛变异,沃尔特·芬克(Walter Fink)后来也指出了这一点,而后者通常被认为是发现这些现象的人[82]。豪的眼球水平切面示意图中显示两条水平直肌表面的结缔组织增厚,这可以作为近年描述的肌肉"pulley(滑车)结构"的早期线索(图3-9)[85]。豪全面描述了几种眼部模型,包括赫尔曼·克纳普(Hermann Knapp)的(图3-10)及豪自己的,这些模型的特点是其平面对应于"Listing's plane"(Listing平面)。

在可能是初次尝试测量肌肉力量时,豪用一把小镊子夹住麻醉眼的肌腱。他将一根绳子系在镊子上,然后将绳子穿过滑车结构,固定在下方距离滑车结构约12英

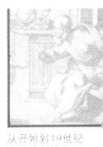
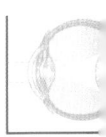
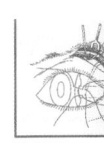
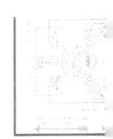
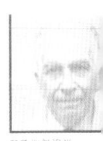

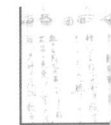
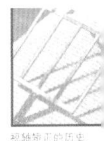

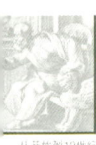
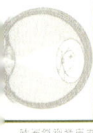
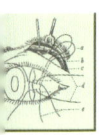
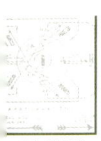
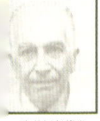
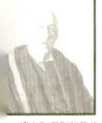
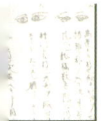
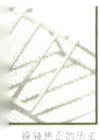

寸（约30.48cm）或更深的平底锅上。在此情况下且眼处于原在位时，将水添加到平底锅中以确定"当几乎达到极限时，内转肌可以准确地承受多少重量，每次增加重量都会导致眼球移位，尽管它倾向于立即恢复到原来的位置[79]"（图3-11）。豪发现将眼睛从原在位移动所需的重量在10～18克。他认为这项测试能更有效地了解内斜视患者，他说："例如，内转肌力量的测定能有效说明眼球内转是源于内转肌的亢进还是源于外转肌功能不足[97]。"他接着说"诊断和治疗在一定程度上依赖于这个问题……尤其具有手术指征时[80]。"

除了这个试验似乎同时研究了主动、被动肌肉力量之外，豪还讨论了扫视速度，并提出了一个问题："如何测量眼睛侧方运动的速度？[81]"（图3-12）。豪认为沃尔克曼（Volkmann）是第一个尝试测量眼睛从一边移动到另一边的速度的人，他使用了一种方案，要求病人计算闪光的次数，从而使检查者观察其眼睛的运动。豪描述了一种更准确的测试设备，使用电灯、摄像头和音叉，记录快速眼球运动。该方法因较为复杂，故临床上无法常规使用。

在描述肌肉平衡时，豪比较了"orthophoria"（正位视）和"eukinesis"（运动力正常）这两个术语[84]。豪将"orthophoria"定义为："①仅与眼外肌有关；②双眼视线平行；③伴或不伴双眼视觉；④伴或不伴不适感。"与之相对的是"eukinesis"，同时与眼内肌和眼外肌有关，视线平行或会聚，具有正常的双眼视觉，且无不适感。"Orthophoria"如今的定义发生了变化，而"eukinesis"已不再是我们使用的术语。

豪强调了良好记录的重要性，并举例说明了一种有用的数据收集形式[90]。他描述并说明了垂直皱纹，并认为这是由过度使用调节所引起，目前多使用肉毒杆菌毒素治疗（保妥适）。他使用"anaphoria"（上隐斜视）和"katophoria"（下隐斜视）来描述眼睛向上和/或向下运动的趋势。豪表示："如果我们与波西（Posey）一样认为，在所有屈光不正的病例中约有13%为垂直隐斜（未被发现），那么上隐斜的发生率可能不超过一半，而"anaphoria"（上隐斜视）则更加罕见[88]。"他所谓的垂直偏斜和上隐斜视之间的区别尚不清楚。豪观察到上隐斜视，或者可能是分离性垂直偏斜（dissociated vertical deviation, DVD），尤其合并复合失衡中的"相关和分离"，其观察结果已被DVD的现代临床经验所证实[89]。但是豪指责史蒂文斯（Stevens）将上隐斜视归因于头部位置（"不幸的是，做了这么多的作者……居然沉迷于缺乏临床证据支持的结论"），史蒂文斯可能用这个术语来描述

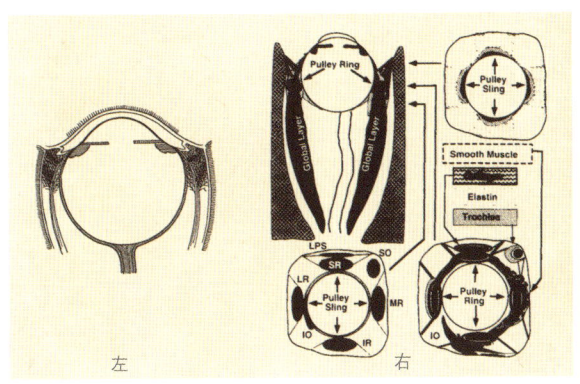
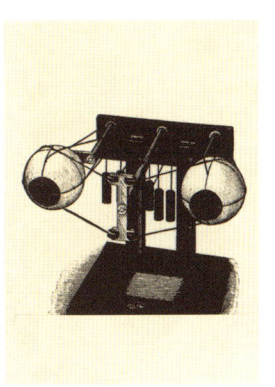

图 3-9
左图：吕西安·豪（Lucien Howe）之后的"翼状韧带"；右图：德默（Demer）及其同事描述的直肌滑车结构（36），由洛杉矶医学博士乔·德默（Joe Demer）提供

图 3-10
雅各布·赫尔曼·克纳普（Jacob Hermann Knapp）的眼部模型

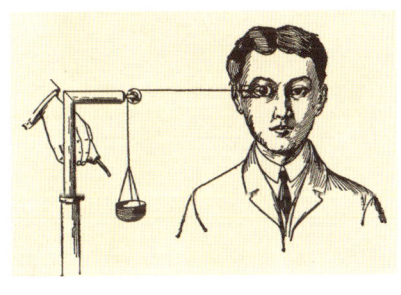
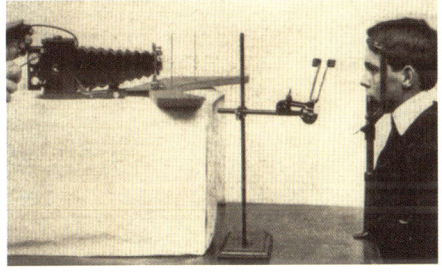

图 3-11
豪之后测量肌肉力量的技术（大约 1908 年）

图 3-12
测量扫视速度的装置（约 1908）

下颌下转（或上抬）的姿势，实际上可能是对"A"征或"V"征的反应，这种征象直到20世纪50年代才在临床诊疗中有所描述[132]。比尔肖斯基（Bielschowsky）首次详细描述了分离性垂直偏斜[72]。

豪描述了许多用于测量斜视的技术和仪器。其中包括他自己设计的"线性斜视计""沃斯-布莱克（Worth-Blac）偏光计"，一种利用弧形视野计和勒孔特方格测量旋转的仪器（称为"tortmeter"），以及一些少见的视野计[83]。他在"视网膜缺陷"的总标题下面讨论了弱视，并描述了他自己设计的立体镜，他声称该立体镜可用于治疗弱视[92]。这是一种双目观察设备，具有根据弱视程度使用的渐变密度的遮蔽镜片，类似于目前使用的分级过滤器，但带有免责声明"获得良好的疗效必须依

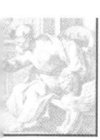
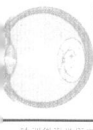
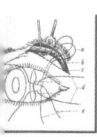
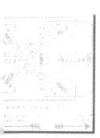
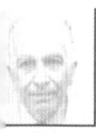
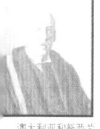
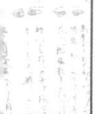
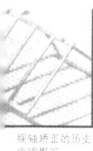

赖患者或其父母的聪明才智……而这不是任何患者都能掌握的[93]。"豪将缓慢而不成功的弱视治疗与直接而"辉煌的手术效果"进行了比较[94]。增强体质也是一种常见的避免斜视的方法。豪举例说明可以增强体质的体育锻炼包括俯卧撑、仰卧起坐、伸展和弯腰,这些锻炼被认为对斜视具有重要影响(图3-13)[91]。吕西安·豪作为领导者和创新者,在斜视学领域颇有声望,但更具影响力的是,他将自己的遗产捐赠给了以他的名字命名的著名实验室。

1927年,奥斯卡·威尔金森(Oscar Wilkinson, 1870—1945)所著的《斜视、病因和治疗》一书中记载了20世纪上半叶美国斜视学状况的一个分水岭[209]。威尔金森(Wilkinson)在华盛顿特区工作,他在那里担任华盛顿眼耳医院的外科主任。在这本出色的作品中,威尔金森对20世纪第一季度美国关于斜视问题的当前观点进行了简要的最新总结。威尔金森,不仅自己是科学的创新者和贡献者,且在他的书中包含了该领域其他人的想法,汇集了这一时期关于斜视研究的代表性观点。

威尔金森的书中以大篇幅精确地描述了眼外肌的解剖结构,证明作者对这些结构有着十分深入的了解。但唯一例外的是他未能理解滑车的真正功能:"它(滑车)是一个纤维环状开口,上斜肌的圆形肌腱可在其内自由滑动[211]。"(图3-14)这一错误的概念在20世纪的大部分时间里一直存在。此外,尽管豪早已发现了斜肌止端的变异,后来芬克也证实了这一点,但威尔金森仍引用了福克斯的观点,认为斜肌止端的变异很少,这是一个明显的错误(图3-15)[212]。

在回顾斜视测量技术时,威尔金森指出19世纪美国的眼科医生通常使用劳伦斯(Lawrence)设计的设备上的"线条"来测量眼部的偏斜,在一个弯曲的象牙杯上以1mm的间距标记出这些线条[210]。杯子放置在下眼睑的水平面上,供检查者观察。然后将偏斜的大小记录为瞳孔偏离零中心点的线条数(图3-16)。由于杯子的设计所限,这种方法不太适合测量垂直偏斜。

直到20世纪,仍有一些学者使用线条来记录偏斜量,但在欧洲的希施贝格(Hirschberg)介绍了他的角膜映光检查之后,这种方法被使用所替代。然而,马多克斯(Maddox)的手持式视野计以及切线斜视仪(目前仍在使用的一种变化形式)被认为更准确。一种独特的美国"现代"测量设备是"Holser-Priestly Smith"卷尺,后来经威尔金森(Wilkinson)改良(图3-17)[213]。

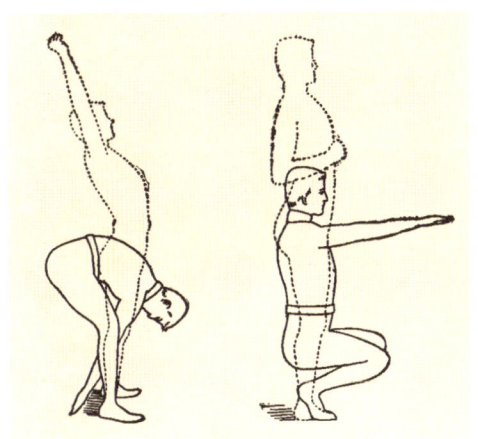

图 3-13
体育锻炼是系统治疗斜视和保持眼部健康的一部分

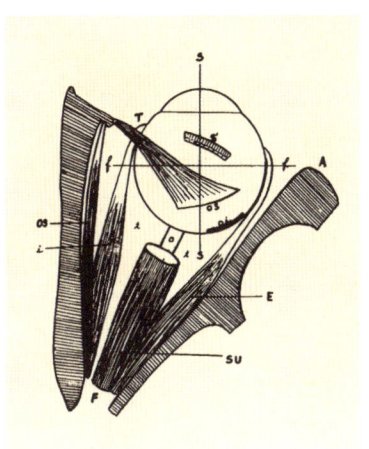

图 3-14
滑车通常显示为朝向上斜肌的"突起"

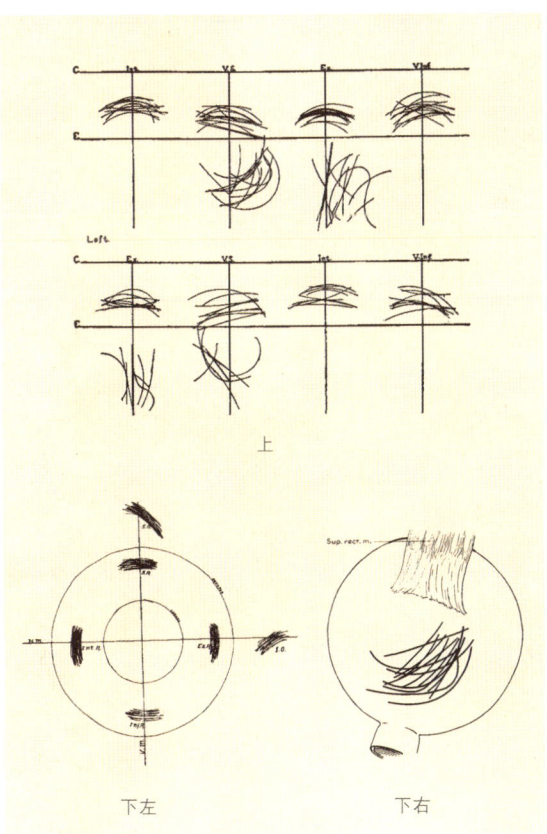

图 3-15
不同作者描述的上斜肌止端变异。上图:豪;下左:福克斯之后的威尔金森;下右:芬克

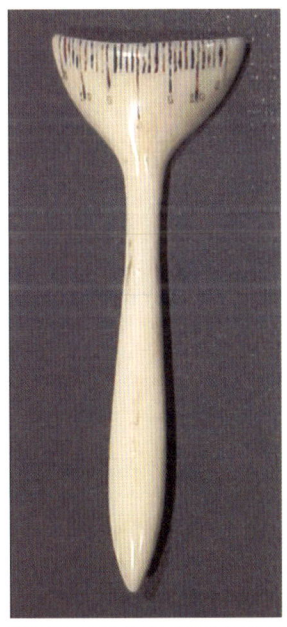
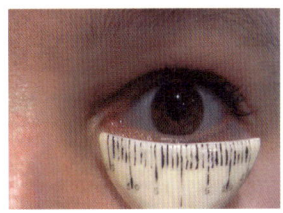

图 3-16
上图:用"线条"测量斜视偏斜程度的"Ivory 杯";下图:使用中的斜视杯

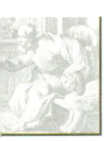
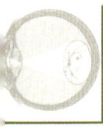
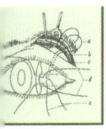
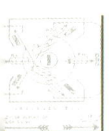
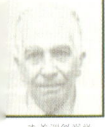
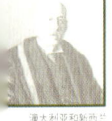
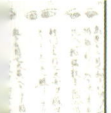
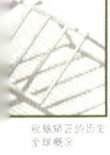

该仪器与马多克斯（Maddox）量表，据说是沃斯（Worth）偏差计和其他类似仪器的基础，这些仪器至今仍用于在不同注视位置（远离原在位）进行最一致的斜视测量[223]。各种各样的立体镜、验光仪和相关的诊断和治疗设备预示着后期矫形外科的出现。斜视的非手术治疗主要包括立体视融合训练，使用的设备是1838年英国惠斯通描述的原始立体镜（来自希腊语"stereon"=实体和"scopion"=看）的变化形式。手持式立体镜，具有多种观看卡片和用于添加棱镜的夹子，由霍姆斯（Holmes）设计并由威尔斯（Wells）描述[206,207]。

视觉卡上描绘了各种有趣的主题和田园风光，具有正常双眼视觉的人可以在三维立体空间中看到，使这些立体镜成为20世纪初的一种流行的娱乐方式（另见第2章）。亚伯拉罕·林肯（Abraham Lincoln）买了一台供他的孩子们玩耍，如今正在他位于伊利诺伊州斯普林菲尔德的家中展出。与现在相比，100年前似乎更加重视正视训练。这些练习通常持续6个月，在此期间治疗弱视，并在考虑进行手术前尝试对患者进行矫正训练。在总结斜视的非手术治疗时，威尔金森强调以下几点：①家庭教育，强调早期诊断的重要性以及斜视治疗知识；②教育眼科医生早期诊断和治疗的重要性；③最有效的非手术治疗包括：光学视觉训练、双眼视觉和融合训练[214]。

威尔金森介绍了一种新方法，用于限制性斜视和量化眼外肌肌力[218]。利用豪的概念来测量前面提到的眼球运动阻力，威尔金森设计了一种更简单的仪器，他称之为"测扭计"（图3-18）。这种小巧便携的仪器一端有一个钩子，该钩子连接到带有手柄的秤上。钩子通过缝合线与肌肉相连。通过拉动秤的手柄，以克为单位记录肌肉的张力，即为将角膜缘旋转到既定距离所需的力；例如，他选择眼角作为终点，通过这项测试，他发现斜视眼的平均拉力为70~80g，有些甚至高达120~150g。该信息对于手术设计具有辅助作用，因为它提示，当肌肉僵硬时，可能需要额外的手术。鉴于该技术在随后斜视治疗的论文或书籍中没有提及，这种操作复杂的检查不太可能被广泛使用过。威尔金森还设计了一种巧妙的支架，称为"斜视支架"（图3-19）。他对支架的描述如下[219]："图片——代表斜视支具，将锚定在内直肌肌腱上。它有半椭圆形或鞋跟形的一块扁平导线，在四处穿孔，用于固定缝线。其尺寸为横径14mm，水平径11mm，厚度0.5mm。其目的是拉伸亢进的内直肌并固定眼球，以防止前方的外直肌缝线撕脱。该夹板用于代替牵引缝线，是促进外直肌前移和避免内直肌后退的一种手段。在内直肌极度紧绷的情况下，当测扭计读数接近120g时，需要外直肌截除术联合内直肌后退[216]。"

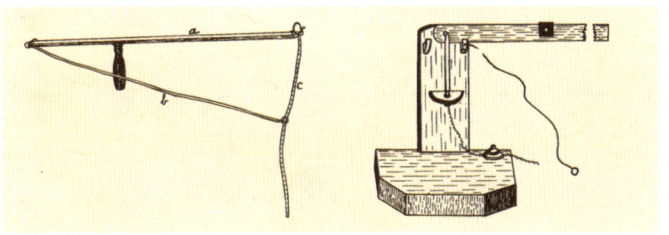

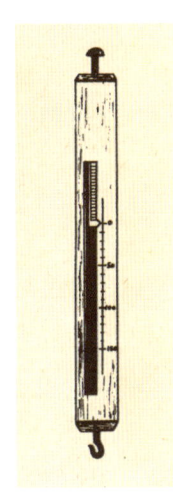

图3-17
左图："Holser-Priestly"卷尺；右图：沃斯偏差计

图3-18
威尔金森之后测量
肌肉张力的测扭计
（约1928年）

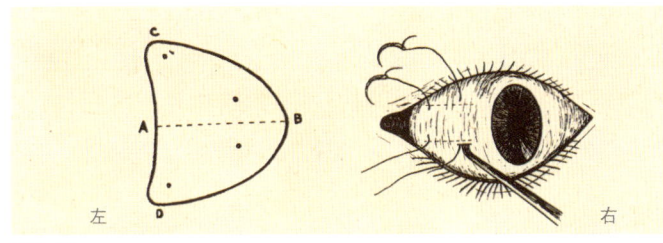

图3-19
威尔金森斜视支架。左：支架；右：眼球准备工作

威尔金森还描述了一个巧妙的斜视尺，它带有1个滑动杆、1对测量卡尺臂和1个用于固定卡尺臂的固定螺钉[217]。这个装置，可能因为复杂设计，已经被废弃，取而代之的是一个简单的卡尺或弯曲的尺子。

二、病因学

20世纪初，对于斜视的病因展开了热烈的讨论。流行的4种理论是：肌肉、调节、融合和神经[221]。在这些类别中，知名的眼科医生们持有不同的观点。例如，贾尔斯·萨维奇（Giles Savage）支持"隐斜"理论，指出"没有内隐斜就没有内斜视[179]。" A.杜安（A.Duane）显然相信斜视病因的多样性，承认"大约一半的斜视病例确实是由真正的肌肉缺陷发展而来的[44]。"乔治·史蒂文斯（George Stevens）赞成这一观点：斜视在很多情况下是由视轴的偏斜引起的，他将视轴的偏斜定义为一种由眼外肌的错误走行引起的垂直缺陷[192]。与这种情况相反，会导致"打破集合和调节之间的关系"，导致"内直肌受到过度刺激导致眼球内转[193]。"他还得出这样的结论，即"上直肌的断腱术可缓解内斜视"。一个更不可信的理论将角膜斑点归咎于斜视的原因[194]。W.B. 兰卡斯特（W. B Lancaster）据说是"美国斜视矫正术之父"和斜视学的长久领导者，他说："眼睛偏斜是很自然的。只有当某些东西使它们保持一致时，它们才不会偏斜[17]。"这似乎支持了克劳德·沃斯（Claud Worth）的

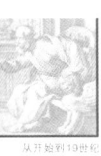

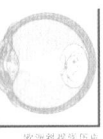

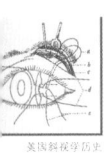

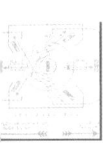

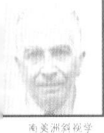

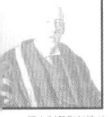

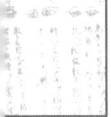

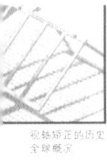

"融合能力"理论,该理论在20世纪初引入(见第2章)[224]。与沃斯的"融合能力"理论相反的是D.D.斯图尔特(D.D.Stuart),他表示不需要融合功能,因为眼睛实际上为了立体视觉的目的加入了不同物体(的图像),而不是连接或融合相似的物体[196]。他相信眼球通过集合保持正位,集合会使注视的对象位于视物最清晰的部分:即中心凹。

20世纪初,威尔金森提到的关于斜视病因的其他观点包括:第三共轭神经支配中枢的神经过度刺激(无论这意味着什么)、大脑缺陷、缺乏双眼视觉、集合或分开异常、遗传、远视、隐斜视、屈光参差、弱视、眼眶和眼球的结构、急性疾病、产伤和其他原因[222]。威尔金森引用了荷兰的范德霍夫(Van der Hoeve)的话,后者认为眼睛保持正位是由于抗复视机制,他称之为复视恐惧症,对静态斜视做出反应,每个人都有自然的斜视,但会被两只眼睛看到一个物体的愿望所克服[205]。

从威尔金森的这个叙述中可以看出,美国的斜视学家在那时更值得称赞(或指责)的是,对斜视的原因进行了理性的思考而不是认真的研究,但这些评论也可能代表了独特的美国斜视学思想的繁荣。

三、斜视手术

20世纪20年代后期,斜视诊疗的理论方面原则上与21世纪初相去不远。强调斜视应及早矫正,不可忽视,长期偏斜引发的肌肉挛缩会使后续矫正更加困难,手术是出于功能性原因,在进行斜视手术治疗前应先遮盖治疗弱视。一种主张早期手术的说法是:"等到十二三年后再手术意味着一只眼已完全失去了其最初的功能[110]。"但是,因为存在感染,患有"舞蹈病"儿童的手术被推迟了,这些儿童被认为在优秀的神经科医生的护理下会更好[215]。

根据豪的说法,可让患者仰卧位躺在床上接受手术,尽管他说"克纳普很久以前建议的手术椅依然有效,它是最简单和最好的方式之一[87]。"

到1900年,无菌技术被广泛提倡,以保持外科医生手和指甲的卫生以及患者结膜的清洁[95]。除了非常紧张或"不配合"的儿童外,通常避免使用全身麻醉,而更提倡局部麻醉。局部麻醉的优点是它允许外科医生和患者"避免意外的问题[96]。"肾上腺素溶液用于减少出血,外科医生使用放大镜或双目放大镜。从人文主义的角度,豪强调了患者与外科医生之间关系的重要性,强调了外科医生的道德责任,从而提出了医学伦理问题。

豪强调了无菌预防措施的重要性，并提出了对儿童坐位下行手术的好处："许多孩子坐在椅子上会让他的注意力更专注于玩具或宠物，而当他躺在桌子上时，对这些事情一点也不感兴趣[87]。"豪进一步指出："必须防止患者的手飞起来撞到手术医生的手[95]"。手术室里应庄严肃静，可以通过几根结实的带子来实现保护，这些带子把病人固定在他应该待的地方，这样可以避免护理员和护士为束缚病人所带来的混乱[95]"。我们想知道豪会如何应对当前的争议，即对行遮盖治疗的弱视幼儿进行手臂约束是否被认为是残忍和不合理的惩罚。

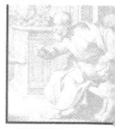

A.E.戴维斯（A.E.Davis）在1910年表示，他很少会对2岁以下的患儿进行手术。即使很少做，这也是被认为当时的早期手术[34]。大多数手术医生认为手术年龄最早为3~5岁。温德尔·雷伯（Wendel Reber）在1914年说，"我们更希望每一个来做手术的斜视患者至少应该是14~16岁"，这无疑呼应了许多斜视手术医生的想法，与手术效果相比，他们可能更多地考虑患者的配合程度[172]。用手术替代眼镜的趋势虽然在20世纪初期并不普遍，但确实有一些拥护者，正如威尔金森所指出的那样："我治疗斜视的次数越多，经验越丰富，我则越倾向于接受已故瓦尔克（Valk）医生的观点，他认为实际上所有这些病例（屈光性内斜视）均需要手术[204]。"屈光性内斜视应该进行手术的概念最近得到了复兴，欧洲少数著名专家进行该手术[35]。

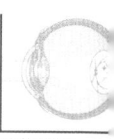

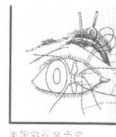

尽管越来越多地使用缝合线将肌肉重新固定到巩膜，在20世纪初，手术仍包括各种各样的断腱术，包括史蒂文斯描述的斜肌部分肌腱切断术，它使肌肉的止点发生垂直移动[98]。20世纪初使用的开睑器、镊子和肌肉拉钩与今天使用的没有太大区别。相比之下，一个世纪前使用的剪刀需要手动交叉，而目前使用的为弹簧剪刀。那个时代的持针器有一个类似于现代仪器的锁定机制。缝合线大多是厚实的丝绸，有时会打蜡。针很重，很圆，并且有人专门穿载缝合线[103]。

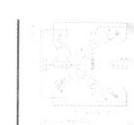

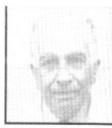

关于19世纪与20世纪之交的具体手术技术，豪清楚地描述了杰克逊（Jackson）将垂直肌肉止端移位以治疗旋转的手术（图3-20）[100]。这是通过史蒂文斯的错位断腱术完成的，止端再用进行丝质缝线固定或不固定。值得注意的是，豪指出"在上斜肌麻痹的情况下——将上直肌与其缝合，稍微向后增加其内旋的作用并降低其向上转的作用[99]。"此观点是错误的，因为这种情况会减弱内旋作用，而为增加内旋，正确的移位方向是向颞侧。这一错误在文献中多次出现，想必很多手术也就是如此进行的。

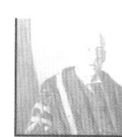

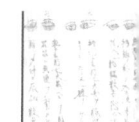

早期手术过程中缝线的使用通常很复杂。这种操作包括一个滑轮针，它从肌肉

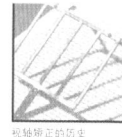

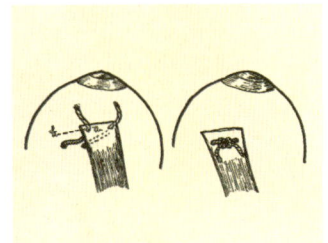
图3-20
上直肌移位治疗旋转（杰克逊施行）

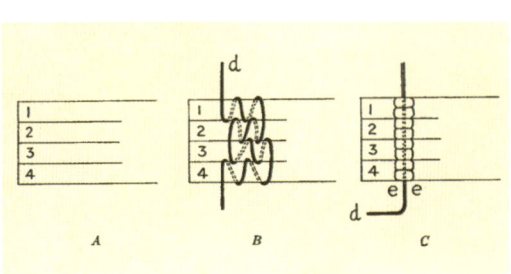
图3-21
奥康纳"系带"技术

到它的锚定点，然后，自己转回来，这种安排就像一个滑轮[102]。其他技术包括通过结膜和肌肉然后返回结膜的环角膜缘部分暴露缝线，以及由奥康纳（O'Connor）设计的复杂"系带"技术，仅举几例（图3-21）[162]。在当时，加强肌肉的手术技术采用缝合线，以限制或避免穿透巩膜进行固定的必要性。

  使用较粗的丝质缝线穿在长约10 mm的弯曲圆针上。术后可收紧或松开丝质缝合线外露的结，以调整手术效果。此时，许多手术医生使用了可调节缝线进行术后调整。在某些情况下，缝线调整需要将患者从手术室转移到黑暗的房间并往返数次才能获得所需的效果[106]。延迟调整，在手术后数小时或数天完成。豪表示，"如果需要，可以将线结缝合在容易看到的地方，以便于收紧或松开[105]。"

  几乎没有关于上斜肌或下斜肌肌肉手术的评论，在那时，不太可能对这些肌肉施行手术。然而，早在1841年，兰道尔特（Landold）就已减弱下斜肌以治疗近视，但直到1885年，兰道尔特才将该手术用于治疗上斜肌麻痹[46]。此后提到下斜肌减弱术的人是杜安（Duane），但波西（Posey）在1915年写了一篇关于减弱下斜肌以治疗上斜肌麻痹（同侧）和上直肌麻痹（配偶肌）的论文[167]。在1000页的两卷本中，豪仅用了不到一整页的篇幅介绍了垂直肌肉手术的适应证[107]。

  与早期的手术医生相比，20世纪20年代初期的医生正在研究更复杂的肌肉手术方式，而早期的手术在很大程度上仅限于肌肉切开术或断腱术的某些改良。到1910年，在诺伊斯（Noyes）的初步研究的基础上，通过在肌肉止端处留下一块肌肉残端作为切除肌肉的锚定点，使切除手术更加安全[154]。大约在那个时候，奥康纳（O'Connor）、彼得（Peter）和杰克逊（Jackson）描述了各种眼外肌的转位手术，用于治疗外直肌麻痹（图3-22）[67, 220]。奥康纳的技术采用劈开垂直直肌并将颞侧

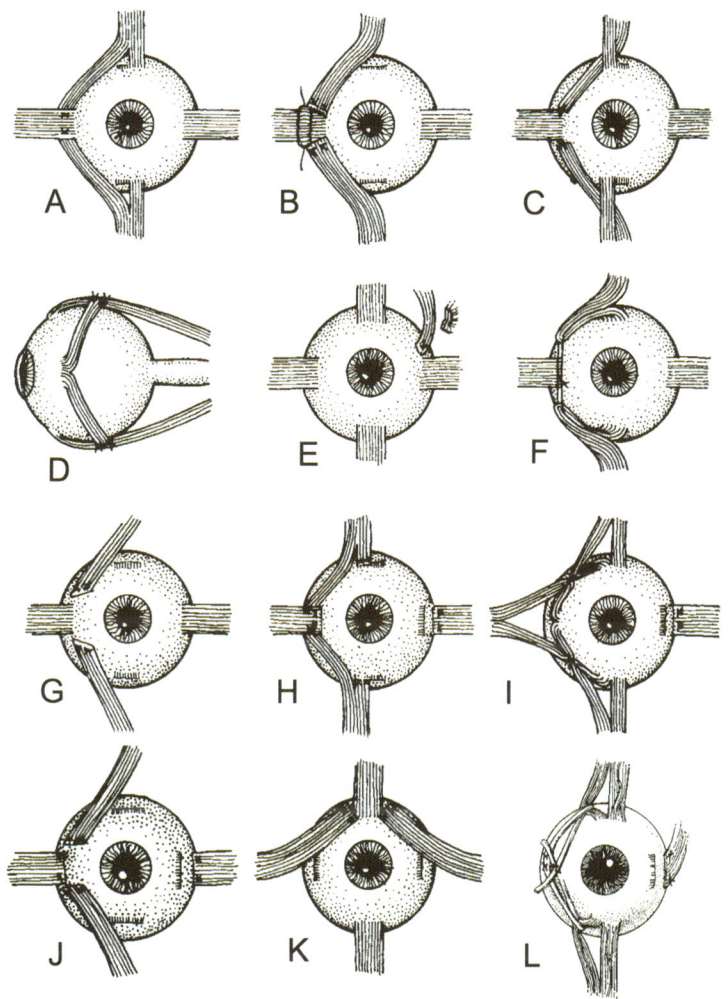

图 3-22
用于改变眼外肌作用方向的技术
（A）胡梅尔海姆（Hummelsheim），（B）奥康纳（O'Connor），（C）改良版奥康纳（Modified O'Connor），（D）维纳（Wiener），（E）彼得（Peter），（F）希尔德雷斯（Hildreth），（G）席林格（Schillinger），（H）贝伦斯-吉拉德（Berens-Girard），（I）詹森（Jensen），（J）乌里韦（Uribe），（K）克纳普（Knapp），（L）海维斯顿（Helveston）。引自海维斯顿（67）

部分固定到外直肌的上下缘，彼得将其进行优化，他还设计了一种手术，用于在滑车骨折时移动上斜肌肌腱[115]。这个手术需要沿着内侧眉毛切开皮肤，切开眶隔，定位并折断滑车以分离上斜肌肌腱，移位至邻近内直肌的巩膜（图3-23）。目前采用的肌肉移位手术与早期相似，但直到20世纪50年代才使用皮肤切口暴露眼外肌[165]。

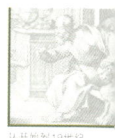
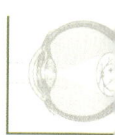
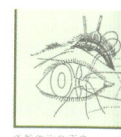
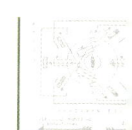
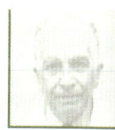
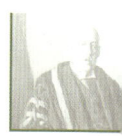
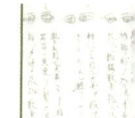
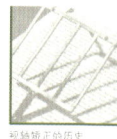

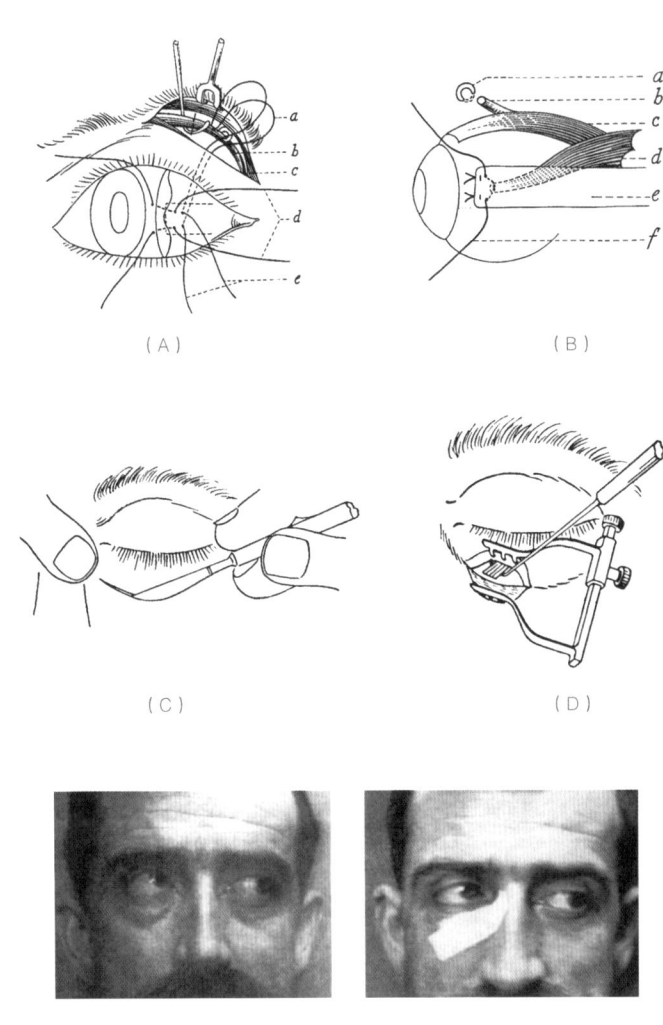

图 3-23
彼得（Peter）的上斜肌移位手术
（A）通过皮肤切口暴露上斜肌；（B）在直视下切断滑车，切断肌腱并将肌肉固定在巩膜上；（C）用于暴露下斜肌的皮肤切口；（D）通过皮肤切口钩住下斜肌；（E）术后经皮减弱下斜肌

20世纪早期，人们继续使用被称为"1号、2号（等）丝线"的黑色缝线，这种缝线需要去除，因此被外置用于术后操作。缝合准备过程如下："……一根粗黑线松散地缠绕在一块镀锌铁上。将丝线煮沸，仔细干燥，并用石蜡和凡士林的混合物覆盖"[101]。此外，2-0或3-0的镀铬和普通肠线在20世纪初期已被引入，吸收时间为10~21天[9]。20世纪初的斜视手术缝合针很小，从尖端到末端只有10mm，完全弯曲且锋利；"在大多数情况下，普通的小弯针是最方便的[104]。"在如今的手术室中，经常听到的一个名字是詹姆斯（Jameson）设计的一种带有凸起尖端和凹轴的肌肉钩[116]。另一个经常听到的名字指的是一种用于后退术的缝合新技术，称为"锁缝针脚"，由费城的路德·彼得（Luther Peter）描述（图3-24）[163]。这种缝合线在肌肉的两个边缘都有套环，现在通常与合成可吸收缝线一起使用。彼得还描述了一种将肌肉缝合到止点后3.0 mm的巩膜上以"减少接触弧度"的技术（图3-25），这一概念后来由现在德国的屈佩斯（Cüppers）改进（第2章），他们介绍了用缝线进行肌肉的赤道后固定[164]。彼得作为斜视的重要贡献者，从20世纪20年代开始从事斜视学研究30年，并于1927年撰写了一本全面的斜视手册，再版于1941年。

四、达特茅斯眼科研究所

在美国，一个重要的斜视学机构是达特茅斯眼科研究所（Dartmouth Eye Institute, DEI）。从1919年开始，随着艾德伯特·艾姆斯（Adelbert Ames）的到来，一群不断壮大的科学家聚集在新罕布什尔州汉诺威市的达特茅斯，研究视觉和光学，最终专注于对物像不等症的研究。艾德伯特·艾姆斯（Adelbert "Del" Ames，1880-1955）是一个杰出的美国家族的后裔，其家族中包括一位著名的内

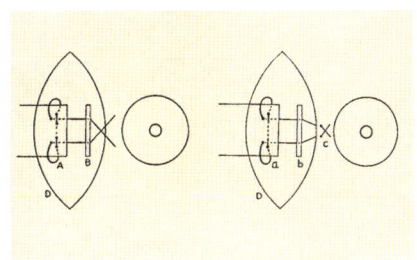

图3-24
彼得的"锁缝针脚"

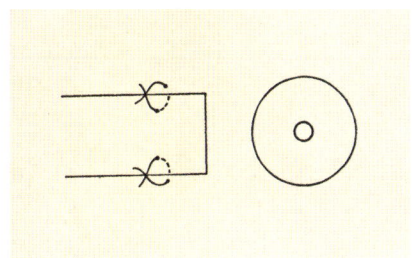

图3-25
彼得的后固定

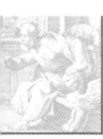
从开始到19世纪中叶的斜视学

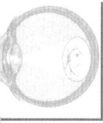
欧洲斜视学历史

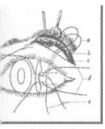
美旗斜视学历史

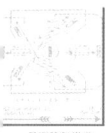
犹太斜视学历史

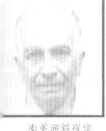
南美洲斜视学历史

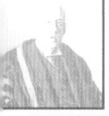
澳大利亚和新西兰的斜视学历史

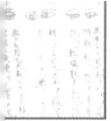
日本斜视学历史

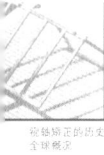
斜视矫正的历史全球概况

战时期的将军、马萨诸塞州州长和一位落选的总统候选人,引用哲学家约翰·杜威(John Dewey)的话说:"他创作出21世纪心理哲学领域最重要的作品[14]。艾姆斯(Ames)受过法律教育,但放弃了专业,而成为一名艺术家,随后受委托为美国印第安人奥巴廷·瓦特(Obbatine wat)画肖像,后者成为波士顿肖穆特银行的标志。在第一次世界大战期间担任空中观察员并监督光学仪器的制造后,他被招募到达特茅斯开始研究生理光学。1928年,他发现了一种视觉功能障碍,其两个视网膜图像不同,以至于大脑无法将其融合。这种疾病后来被沃尔特P·兰卡斯特(Walter P. Lancaster)称为物像不等症。物像不等概念的发展,包括其测量和治疗,延续长达近21年,吸引了该国生理光学领域最优秀的人才,其中的一批人后来成为21世纪中叶美国斜视学的领导者。艾姆斯(Ames)是"惊人幻觉"的设计师,他将其用于研究生理光学,并被广泛复制用于商业和娱乐目的[15]。

曾短暂领导达特茅斯眼科研究所的沃尔特P·兰卡斯特将物像不等症定义为"两只眼睛的光学图像大小的差异。光学图像不是指视网膜图像,而是被意识所感知到的图像[18]。"

达特茅斯眼科研究所成为美国独特而神秘的视觉科学殿堂。按照目前的说法,DEI被称为"智囊团"。实际上,它是一个避难所,吸引了一批生理光学和视觉生理学领域的创新人才,这些人员最早来自美国,后来欧洲最优秀的队伍也加入了。除了早年的兰卡斯特和后来移居的阿尔弗雷德·比尔肖斯基(Alfred Bielschowsky),最初的学者和研究人员还包括艾德伯特·艾姆斯(Adelbert Ames)、戈登·格利登(Gordon Glidden)、肯尼斯·奥格尔(Kenneth Ogle)、赫尔曼·布利安(Hermann Burian)、大卫·科根(David Cogan)、亚瑟·林克斯(Arthur Linksz)、保罗·博德尔(Paul Boeder)、维尔纳·赫佐(Werner Herzau)、罗伯特·巴农(Robert Bannon)和其他一些人,他们共同组成了一个由眼科医生、验光师、生理学家和数学家组成的集团。由比尔肖斯基(Bielschowsky)、布利安(Burian)、林克斯(Linksz)、博德(Boeder)和赫佐(Herzau)组成的欧洲团队,包括来自欧洲的斜视和相关疾病的研究人才,他们大规模地聚集在美国。虽然研究所专注于描述和治疗物像不等症,但该主题非常有限,该小组成员的知识视野,尤其是比尔肖斯基(Bielschowsky),并不局限于这条狭窄的道路。这个小组的成员在晚年为斜视的基础和临床研究以及临床斜视的实践和教学奠定了基调,对美国斜视学发展的影响可达几十年之久。

从1919年的艾德伯特·艾姆斯（Adelbert Ames）开始，达特茅斯眼科研究所被视为达特茅斯学院的一项资产，但其最终却为学院行政管理带来了一定的困扰。达特茅斯学院院长霍普金斯（Hopkins）在1933年写道："在Del艾姆斯（Del"Ames）的监督下，我们诊所正在进行的这项工作是影响人类福祉的最重要的事[16]"。仅几年后，对眼科研究所的描述已变成："达特茅斯如同一只快速成长的熊的尾巴，不知道该如何摆脱。"像DEI这样的重点研究机构显然与文理学院格格不入。达特茅斯眼科研究所于1945年5月10日关闭。今天，物像不等症在哪里？"死了！"用保罗·博德尔（Paul Boeder）的话来说[19]。对DEI的最终评价：无疑是团队而不是任务证明了它的真正实力。

学者和研究人员纷纷离开。布利安（Burian）从达特茅斯到波士顿，最终进入爱荷华市爱荷华大学的眼科，本章稍后将详细介绍他在美国斜视学中的作用。兰卡斯特（Lancaster）也移居到波士顿领导哈佛的项目，并为后来的第一次斜视研讨会做出了贡献。保罗·博德尔是一位杰出的数学家和生理光学专家，他也在爱荷华州建立了基地，但他大部分时间都"在路上"：他作为访问学者和讲师参与了全国各地的住院医师培训项目（图3-26）。基于他作为一名教师的价值，尽管没有为公司带来明显的收益，但美国光学公司支付了博德（Boeder）博士的全部薪水，并给予他极大的自由来开展他的研究和教学，而不受日常职责或义务的阻碍。肯尼斯·奥格尔（Kenneth Ogle）继续在视觉功能方面进行开创性的研究，特别是在注视视差和同视点方面，他最终搬到了明尼苏达州罗切斯特市的梅奥诊所。大卫·科根（David Cogan）于1925—1930年在达特茅斯眼科研究所工作，后来成为哈佛大学眼科系主任和美国国立卫生研究院眼科病理学主任，他的写作和教学都很出色，著有经典的《眼外肌神经学》[27]。

值得提及的是阿尔弗雷德·比尔肖斯基（Alfred Bielschowsky），（图3-27）他虽然入职较晚，但毫无疑问是达特茅斯眼科研究所的风云人物。第2章讨论了他在德国早期的职业发展以及他在欧洲时对斜视学的贡献。1934年5月，时任布雷斯劳（现为波兰弗罗茨瓦夫）大学眼科诊所的眼科教授和主任的阿尔弗雷德·比尔

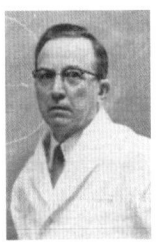

图3-26
保罗·博德尔
（Paul Boeder）

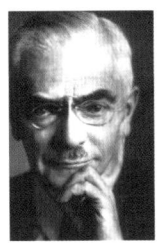

图3-27
达特茅斯眼科研究所的 阿尔弗雷德·比尔肖斯基（1871—1940），1938年（由德国马尔堡的安格莉卡K·考夫曼（Angelika. K. Kaufmann）博士提供）

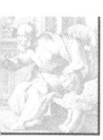

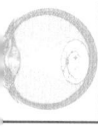

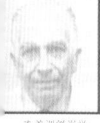

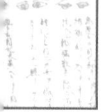

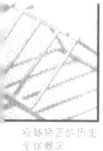

肖斯基，在他63岁，本该是颐养天年的年纪，因受到政治困境的困扰，接受了阿诺尔德·克纳普（Arnold Knapp）的邀请，访问美国进行一系列讲座。比尔肖斯基的巡回演讲从波士顿开始，并在纽约、费城、巴尔的摩和洛杉矶相继进行。这次巡回演讲取得了巨大的成功。他的教学风格是包含许多幻灯片的正式讲座，这在当时的美国并不常见。随后是病例展示和现场观众的热烈讨论。这种新方法使他的讲座异常成功，并在途中获得了许多额外邀请[149]。

在返回欧洲之前，比尔肖斯基在达特茅斯会见了艾德伯特·艾姆斯（Adelbert Ames）。艾姆斯向比尔肖斯基提供眼科研究所所长的职位，但他拒绝了邀请并返回了欧洲。然而，回国后，比尔肖斯基在德国和他自己的大学遇到了日益高涨的反犹太主义。他实在难以忍受这种情况，因此辞去了在布雷斯劳的职务，并于1935年移居美国，担任达特茅斯眼科研究所所长。

比尔肖斯基到达DEI后，几乎不会说英语。为了解决这个问题，这位64岁的新任研究所所长几乎每晚都请当时34岁的DEI成员——数学家保罗·博德尔（Paul Boeder）和他一起看电影，因为后者会说德语。博德尔在接受美国眼科学会基金会口述历史采访时将年长的比尔肖斯基描述为"哦，他是一个可爱的人[21]。"比尔肖斯基完全被美国的言论自由打动，在看电影时，一个吵闹的达特茅斯学生用烂苹果砸了他的脖子，他泰然自若，这是一次粗鲁的举动，但对比尔肖斯基来说，这与他曾经经历的正式而学术的场景截然不同。然而，比尔肖斯基是一位现实主义者，他曾经说过："（我）似乎从来不理解为什么这么多人都很兴奋，并花这么多时间研究物像不等症[151]。"尽管如此，他非常享受同事们的合作，并一直是该研究所的实际负责人，直到他于1940年在纽约因脑瘤去世（图3-28）[152]。

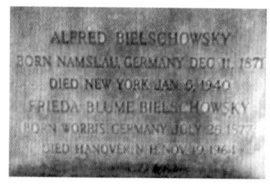

图3-28
阿尔弗雷德·比尔肖斯基的墓碑。来自日本名古屋的栗谷忍（Shindou Auoya）

阿尔弗雷德·比尔肖斯基（Alfred Bielschowsky）对美国斜视学的主要贡献很可能是他的美国系列讲座的出版，该系列首先在1938—1939年以连载形式出现在美国眼科学杂志上，后来在达特茅斯眼科研究所的出版物（1943年）中出现，并称为《运动异常讲座》[12]。这本书是一本真正的经典之作，并被列为斜视学者的必读书目。比尔肖斯基在20世纪30年代末提出的方法和观察结果在今天仍然具有指导意义。比尔肖斯基在美国的影响可以用保罗·博德尔（Paul Boeder）的话来概括，

"比尔肖斯基,在6个月内,以一己之力使斜视作为眼科的重要学科在这个国家站稳了脚跟[150]。"

在比尔肖斯基的讣告中,沃尔特P·兰卡斯特(Walter P. Lancaster)说:"他的著作《关于眼球运动》在美国是最广为人知的。萨维奇(Savage)忽视了生理学,或者更确切地说是发明了它……比尔肖斯基正在传播完整的生理学学说……当时,比尔肖斯基医生完成了他的第一次美国之行,他对于美国眼科医生在双眼视觉和眼球运动领域的无知感到震惊。人们希望会有一大批教师继承他的衣钵[152]。"20世纪下半叶对斜视的理解和教学取得的进展表明兰卡斯特(Lancaster)的愿望已经实现了。

在比尔肖斯基和他在达特茅斯眼科研究所的欧洲同事面前,欧洲斜视学家对美国的影响似乎已经完成了一个循环。在19世纪初,来自欧洲的医生和科学家在迪芬巴赫"新手术"的"震动"前后培养了初出茅庐的美国斜视学家。19世纪后期出现了一批美国斜视领袖,其中包括史蒂文斯(Stevens)、萨维奇(Savage)、赫尔曼·克纳普(Hermann Knapp)、杜安(Duane)、豪(Howe)和其他人,他们的成就不仅依赖,而且建立在他们的欧洲老师和导师提供的良好基础之上。在20世纪上半叶,尽管美国的斜视学有了一席之地,但赫林(Hering)、萨特勒(Sattler)、比尔肖斯基(Bielschowsky)、霍夫曼(Hoffmann)、赫佐(Herzau)和其他人(在欧洲模式下)的影响仍然很强大。但是,比尔肖斯基的到来及他分享的知识和方法为美国的斜视学家提供了一个跳板,为美国对斜视学作出贡献的时代提供了一个起点,该时代始于20世纪中期二战结束时。

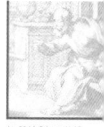
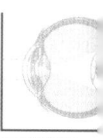
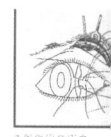
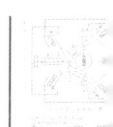
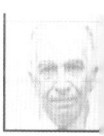
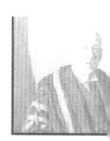
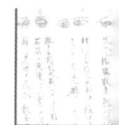
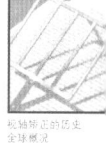

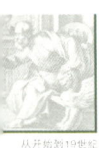
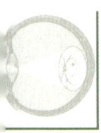
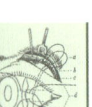
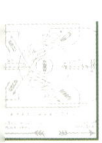
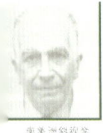
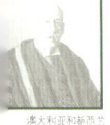
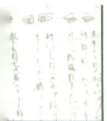
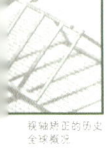

第三节 20世纪下半叶

一、早期的引领者

第二次世界大战后不久，亚专科开始变得普遍，并在21世纪余下的时间里扩大范围，眼科医生的执业方式发生了重大变化。这种向亚专业化的发展得到了眼科医生的推动，他们的实践正朝着强调斜视学的方向发展。在那之前，斜视学是由对斜视特别感兴趣的普通眼科医生实施的。

20世纪五六十年代初，北美出现了几位著名的斜视学家。在那段时间，他们的名字出现在开创性的出版物和国家会议及国际会议的计划中，最重要的是，他们逐渐在美国眼科和耳鼻喉科年会上进行宣讲。正是在年会上，他们对斜视学做出了最大的贡献，教育在培训期间接受过很少或没有接受过斜视学指导的普通眼科医生。这种教育空白的原因是今天的斜视学家仍然为之努力的事情。这些早期教师包括：朗西斯·希德·阿德勒（Francis Heed Adler）、哈罗德·惠利·布朗（Harold Whaley Brown）、赫尔曼·M.（Hermann M.）、布利安（Burian）、弗兰克·科斯坦贝德（Frank Costenbader）、杰克·克劳福德（Jack Crawford）、沃尔特·芬克（Walter Fink）、乔治·吉布尔（George Guibor）、沃尔特·B.（Walter B.）、兰卡斯特（Lancaster）、理查德G·斯科比（Richard G. Scobee）和肯尼斯·C·斯旺

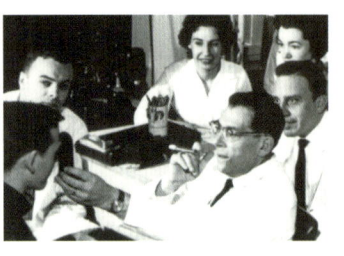

图3-29
赫尔曼·马丁·布利安（Hermann Martin Burian，1906—1974）在洛瓦大学眼科进行他的日常"眼动诊所"，周围有住院医师、研究员、访问医师和视力矫正师。[由牛津洛瓦医学博士H·斯坦利·汤普森（H. Stanley Thompson）提供]

（Kenneth C. Swan）。在本章的其余部分，我们将再次遇到这些名字中的大多数，但在我们这样做之前，此时需要特别提及其中三个人。

赫尔曼·马丁·布利安（Hermann Martin Burian，1906—1974）（图3-29）出生于那不勒斯，其父母是奥地利人，他的父亲是一位杰出的生理学家，与著名的"Stazione Zoologica"（动物学站）有关联。布利安毕业于贝尔格莱德的医学院，他的父亲在那里成为了生理学教授。他继续在魏格特（莱比锡）、西格里斯特和戈德

曼（伯尔尼），和切马克（Tschermak）和舒伯特（Schubert）（布拉格）学习[152]。他从事光化学、视觉生理学和生理光学的研究。1936年在布拉格时，他接受了比尔肖斯基（Bielschowsky）的邀请，加入了DEI学院。在他的导师比尔肖斯基的影响下，通过与DEI其他杰出视觉科学家的日常交流，他对斜视和弱视产生了终身的兴趣。

在DEI关闭并在波士顿私人执业6年后，布利安（Burian）于1951年加入爱荷华大学眼科系担任副教授，并于1956年成为正教授。

布利安在爱荷华州度过了他科学生涯中最富有成效的时期，并为我们对弱视、异常视网膜对应、外斜视、眼电生理学和发育解剖学的理解做出了开创性的贡献。他吸引了来自世界各地的学生和访客，并且是美国首批接受和培训研究员一年或更长时间的斜视学家之一。受过他培训的著名斜视学家包括布鲁诺·巴戈利尼（Bruno Bagolini）、艾玛·利蒙·德·布朗（Emma Limon de Brown）、顺都津木（Richard Raskind，日本）和理查德·拉斯金（Richard Raskind）。布利安还成了当时居住在爱荷华州的冈特K·冯·诺登的导师。

退休后，布利安搬到了北卡罗来纳州。尽管他继续在杜克大学和北卡罗来纳大学执教，但他的最后几年几乎完全致力于与冯·诺登合作撰写《双眼视觉和眼球运动》。他于1974年去世，年仅68岁，距离该书问世仅几个月。布利安发表了150篇科学论文并获得了无数荣誉。作为一名科学家和教师，他的终生目标是将冯·穆勒（von Milller）、赫林（Hering）、切克马克（Tschermak）和比尔肖斯基（Bielschowsky）等欧洲古代大师的健全思维和推理灌输到现代斜视学中。作为20世纪最杰出的斜视学家之一，他留下了自己的印记。他的朋友和学生都记得他是一个热情、迷人、极有修养和学识丰富的人。

沃尔特·H·芬克（Walter H. Fink，1895—1969）对斜视学最重要的贡献是他在1951年出版的《眼斜肌手术》一书。他描述了眼眶解剖的结果，旨在更新关于眼外肌，重点是斜肌解剖学的信息[148]。他对上斜肌腱止端变化的描述仍然是现代斜视手术医生的标准信息来源，但与先前发表的内容没有显著差异[48]。

芬克（Fink）对滑车解剖结构的描述是当时最准确的。它一直持续到1985年，当时尸体解剖结合光和电子显微镜研究确定滑车是1个软骨环，具有4个额外的组件，这些组件重定向第5个组件，一个多纤维肌腱，滑车不是作为一个单元移动，而是通过伸缩运动[49]。芬克的书虽然已有50年历史，但在每个斜视学家的藏书中都

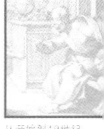
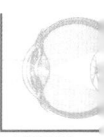
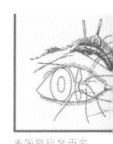
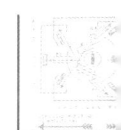
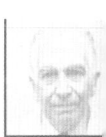
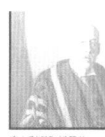
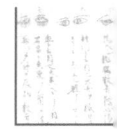
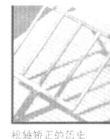

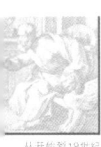
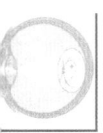
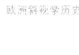
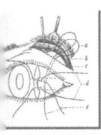
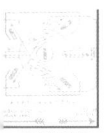
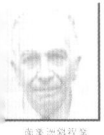
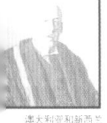
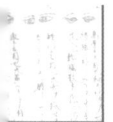
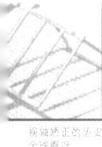

图3-30
理查德G·斯科比
(Richhard G. Scobee,
1914—1952)

应该有一席之地。沃尔特·芬克是一位忙碌的临床医生的典范,他也具有学术热情并坚持不懈地进行出色的临床研究。

二战后的第二本重要著作由圣路易斯的理查德G·斯科比(Richard G. Scobee, 1914—1952)撰写。在华盛顿大学完成实习后,斯科比(Scobee)加入了美国空军,在那里他为未来的飞行员开发了动眼神经功能测试(图3-30)。战后,他回到华盛顿大学,并于1948年撰写了《眼外肌》一书[182]。斯科比为斜视的诊断和治疗提供了一种新颖而务实的方法,他强调机械因素和常识。他否认在上下注视中测量斜视,写道"试图研究除这六个主要方向之外的任何版本的谬误应该是显而易见的[183],"从而阻碍了"A"和"V"模式的识别。尽管斯科比对斜视采取了令人耳目一新、直截了当的方法,但这个错误是明确,基于临床思维的证据。《眼外肌》、美国眼科和耳鼻喉科学会出版的几篇专题讨论会和手册、阿德勒的《眼睛生理学》[2]《斜视眼科专题讨论会Ⅰ和Ⅱ汇刊》[4,5],芬克(Fink)的《眼斜肌手术学》和比尔肖斯基的《运动异常讲座》是50年代眼科医生培训中的斜视和弱视书面材料的主要来源。

斯科比于1952年突然去世,享年38岁,过早地结束了他本可以辉煌的职业生涯。他的名字存在于美国认证视轴矫正师协会的年度"斯科比"讲座中。

二、爱荷华州和新奥尔良斜视座谈会和斜视俱乐部

20世纪下半叶初,临床斜视学学科带头人们于1949年齐聚爱荷华市,在爱荷华大学眼科系召开了第一次斜视研讨会。这次会议由时任爱德华眼科主任的詹姆斯·艾伦(James Allen)召集。尽管他本人对斜视没有兴趣,但认为有必要开展就单一主题进行讨论的会议,于是他选择了斜视,这是当时的一个新想法。这次会议后不久,艾伦搬到了新奥尔良,在那里,他继续组织眼科专科问题研讨会,并作为新奥尔良眼科学会项目的一部分。

初始计划的参与者包括:朗西斯·希德·阿德勒(Francis Heed Adler)、哈罗德·惠利·布朗(Harold Whaley Brown)、赫尔曼·M.(Hermann M.)、布利安(Burian)、弗兰克·科斯坦贝德(Frank Costenbader)、沃尔特·芬克(Walter Fink)、乔治·吉布尔(George Guibor)、沃尔特B·兰卡斯特(Walter B.

Lancaster)、塞西尔S·奥布莱恩(Cecil S. O'Brien,部门主席)、理查德G·斯科比(Richard G. Scobee)和肯尼斯C·斯旺(Kenneth C.Swan)。由于演讲厅面积小,与会者人数仅限于25人。后来,由新奥尔良眼科学会组织和主办的斜视座谈会占据新奥尔良华盛顿酒店最大的宴会厅,观众人数接近1000人。在最初的座谈会上呈现的学习材料以圆桌讨论形式分享,内容详尽公布。这次和随后在新奥尔良举行的研讨会影响了美国数十年来的斜视实践。在这次聚会上,哈罗德·惠利·布朗(Harold W. Brown)描述了内转时上转受限的先天性机械限制,他将其归因于由下斜肌的先天性麻痹引起的上斜肌腱鞘过短[4]。尽管错误地假定了病因,但这一最初的描述刺激了临床研究,逐渐明晰了布朗综合征及其数个病因[135]。基于这次聚会的成功,莫斯比出版社于1950年出版了一本书——《斜视眼科研讨会(I)》[4],肯尼斯·C·斯旺(Kenneth C. Swan)受美国人的邀请,于1952年在眼科和耳鼻喉科学院年会上组织和主持了一次类似的研讨会。斯旺(Swan)医生选择了阿德勒(Adler)、布朗(Brown)、布利安(Burian)、科斯坦贝德(Costenbader)、迪基(Dickey)和斯科比(Scobee)作为小组成员。除了迪基之外,所有人都参加了1949年爱荷华州的研讨会。这些论文集《斜视:研讨会》随后于1953年由美国眼科和耳鼻喉科学会出版[198]。

这些斜视学家非常享受为准备学院研讨会而进行的激动人心的初步讨论,他们从1955年开始继续定期开会(图3-31)。他们称自己为"斜视俱乐部",也更正

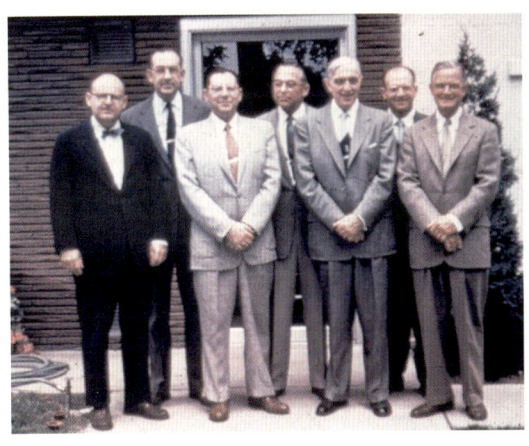

图3-31
早期的"斜视俱乐部"。前排:肯尼斯·斯旺(Kenneth Swan)、赫尔曼·布利安(Hermann Burian)、哈罗德·布朗(Harold Brown)、朗西斯·阿德勒(Francis Adler)
后排:弗兰克·科斯坦贝德(Frank Costenbader)、客人、古德温·布赖宁(Goodwin Breinin)

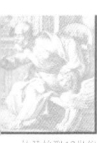

从开始到19世纪中叶的斜视学

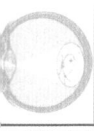

欧洲斜视学历史

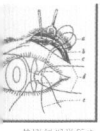

美国斜视学历史

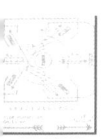

墨西哥斜视学历史

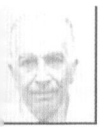

南美洲斜视学历史

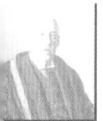

澳大利亚和新西兰的斜视学历史

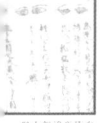

日本斜视学历史

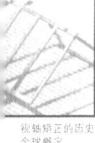

弱视矫正的历史全球概览

式地为人所知,正如布利安曾经告诉冯·诺登的那样,为了满足美国国税局的好奇心,他们将自己称为"美国斜视研究协会"[139]。"斜视俱乐部"于1959年再次举行会议,此后每年举行一次会议。

1959—1972年,"斜视俱乐部"的成员由前面提到的两个专题讨论会的原始成员组成,此外还加入了古德温·布赖宁(Goodwin Breinin)、爱德蒙·库珀(Edmund Cooper)、菲利普·克纳普(Philip Knapp)、马歇尔·帕克斯(Marshall Parks)、冈特K冯·诺登(Gunter von Noorden)、爱德华·邓拉普(Edward Dunlap)和约翰·普拉特-约翰逊(John Pratt-Johnson)。大约每隔一年就会增加一个新成员。尽管有迪基(Dickey)、阿德勒(Adler)、兰卡斯特(Lancaster)和斯科比(Scobee)的退休或去世,但"斜视俱乐部"的成员仍基本保持不变。然而,在1972年,在菲利普·克纳普(Philip Knapp)的敦促下,开始通过引入"新鲜血液"来增加成员,年轻的斜视学者以及一些最初未参加的颇有建树的斜视学家逐渐加入。从1973年开始,罗伯特·莱内克(Robert Reinecke)、亚瑟·詹波尔斯基(Arthur Jampolsky)、艾伦·B·斯科特(Alan B. Scott)和尤金·M·赫尔维斯顿(Eugene M. Helveston)加入了俱乐部。增加新成员的想法得以实现,"斜视俱乐部"继续每年举行一次会议,扩大会员人数。

斜视俱乐部的最初形式是独一无二的。场地是主办人的家,这是新成员热切寻求的特权。然而,随着团体的壮大,不得不以当地的礼堂替代。主人的妻子组织或烹饪所有的饭菜。每个成员只作了简短的介绍,通常包括新的观察和想法、初步研究结果等。这些简短的介绍之后是非常广泛的、随心所欲的(通常是相当不羁和喧闹的)讨论,这些讨论在从白天开始,到鸡尾酒时间、用餐时间,通常直到深夜。晚餐前餐桌上饮用的饮料进一步促进了交流。冈特K·冯·诺登[139]曾是爱荷华州的住院医师,当时斜视俱乐部在赫尔曼·布利安(Hermann Burian)家会面时,他记得,客人离开后,布利安(Burian)夫人对家里的空酒瓶数量感到非常尴尬,以至于她连着几个星期每次扔不超过两个酒瓶,以防邻居会注意到。那时,爱荷华州还是一个半"禁酒"的州!

这些会议的讨论主题全部是斜视,妻子们通常并不在受邀请行列,以免对他们在用餐前后的"行话"感到厌烦。直到1976年,布朗医生的妻子被特别邀请,她通常都陪着她的丈夫,这也是布朗医生最后一次的年会,他在一年后去世。"斜视俱乐部"最初的修道院式会议形式最终让位于常规的会议形式，但会议精神得以延续。这些小型聚会的优势，特别是在形成初期，是即使学者们的观点经常彼此完全不同，但成员之间的良好友谊精神得以维持，科学上的分歧从未针对个人。

三、小儿眼科发展、美国小儿眼科和斜视协会和专业杂志

北美斜视学的一个重要里程碑发生在1960年代初期，即所谓的华盛顿学院的建立。

弗兰克·科斯坦贝德（Frank Costenbader）博士（1905—1978）（图3-32）是儿童眼科的奠基人，在1943年，经过13年的实践，他将自己的重点集中在儿童眼科，因为"我的兴趣变化了"，受感召于他专注的态度、出色的临床智慧和在办公室与孩子打交道时的无限耐心，他吸引了一批学生，第一位便是马歇尔·帕克斯（Marshall M. Parks），他一直担任他的助手，直到1978年科斯坦贝德（Costenbader）博士去世。科斯坦贝德（Costenbader）和帕克斯（Parks）在华盛顿特区启动了一个正式的奖学金计划，在儿童医院国家医疗中心及其私人办公室设有培训场所。自从1957年第一个奖学金被授予伦纳德·阿普特（Leonard Apt）以来，"华盛顿研究员"的成员源源不断。

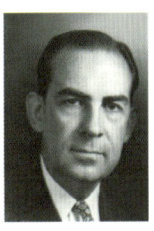

图3-32 弗兰克·科斯坦贝德（Frank Costenbader, 1905—1978）

华盛顿学院被公认为美国小儿眼科的起源。小儿眼科所包含的更广泛的临床范围，对彼时的斜视学专业提出了挑战。斜视是一个"纵向"的亚专业，因为它涵盖了所有年龄的具有共同疾病情况的患者。相比之下，小儿眼科是与年龄相关的或"横向"的亚专科。顾名思义，小儿眼科处理儿童眼病，包括药物和手术治疗。在临床中，几乎所有儿童眼科医生都是斜视专科医生，并且大多数也治疗成人斜视和患有各种眼部疾病的儿童。少数眼科医生要么专门作为斜视学家，要么专门作为儿童眼科医生，但这些都是少数。

作为华盛顿学院的产物，一个名为"斯坦巴德协会"的校友团体成立了。由于这个团体的影响和帕克斯（Parks）博士的贡献，美国儿童眼科协会于1974年成立。虽然其他团体在这个时候计划建立一个以斜视为导向的专业协会，但由于华盛顿学院这一团体的声望和规模，加上帕克斯博士提供引导，这一团体成为美国儿童眼科协会（American Association for Pediatric Ophthalmology, AAPO）的核心。1974

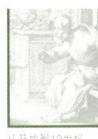

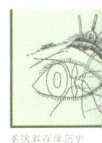
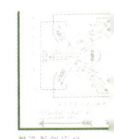
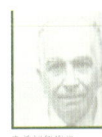
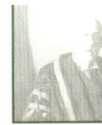
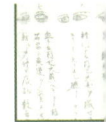
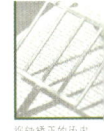

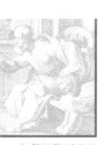
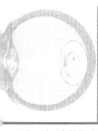
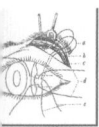
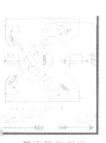
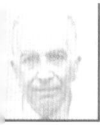
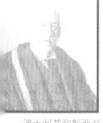
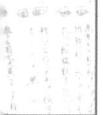
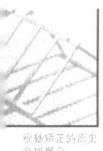

年，在加利福尼亚州洛杉矶举行的科斯坦巴德年度会议上首次公开提出了这样一个组织的想法。这导致了当年晚些时候在芝加哥举行的组织会议，以启动新的协会。在这次会议上，美国儿童眼科协会的15名创始成员一半是华盛顿学院成员，一半是其他独立的儿童眼科医师，在帕克斯的主持下会面。这些成员们分成两三个小组，每个小组负责起草章程的一部分，如会员、官员、会议、礼宾等。大约一个小时后，各小组重新召集起来，汇编了细则部分，并商定了一份最后文件。1/4个多世纪后，这份文件只经历了一次重大修改。受亚瑟·詹波尔斯基（Arthur Jampolsky）的影响，他虽然忠于该组织，但他的临床工作限制在斜视学上，该组织的名称改为美国小儿眼科与斜视协会（American Association for Pediatric Ophthalmology and Strabismus，AAPOS）。这一名称的改变为少数专门从事斜视的专科医师提供了安慰（图3-33）。

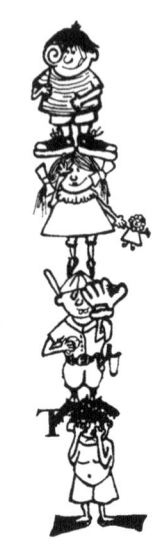

图3-33 AAPO&S 标识

章程编写小组在完成初始工作后，挑选了另外一组成员，初始成员总共78名。该组成员包括所有已获得美国眼科委员会认证的科斯坦贝德-帕克斯（Costenbader-Parks）校友和其他斜视学家——其培训和/或实践符合会员标准的小儿眼科医生。今天，该组织继续要求获得美国眼科委员会的会员认证；儿童眼科或同等学历培训；包括至少75%的儿童眼科和斜视护理。《小儿眼科和斜视杂志》由洛杉矶的塞缪尔·亚伯拉罕森（Samuel Abrahamson）于1964年创立，由查尔斯·斯莱克公司出版，后来由J·赖默·沃尔特（J. Reimer Wolter）出任编辑，成为该组织的官方期刊。1997年，AAPOS的官方期刊将出版商和名称更改为"Journal of AAPOS"（《AAPOS期刊》），但原期刊继续独立出版。美国眼科学会（AAO）认可AAPOS，在AAO项目委员会中有AAPOS代表，并在学院年会上授予AAPOS项目时间。

另一本美国期刊，与刚才提到的专门研究斜视和弱视的期刊不同，成立于1985年，由保罗E·罗曼诺（Paul E. Romano）编辑，他的妻子朱迪丝（Judith）是一名视轴矫正师，他的协助非常出色。这本杂志多年来对其名称进行了细微更改，直到1995年最终被称为《双眼视觉和斜视季刊》。

四、基础科学、诊断、观念转变

在20世纪60年代和20世纪70年代，美国的临床和基础研究都导致了对斜弱视理解的进步。胡贝尔（Hubel）和威斯尔（Wiesel）在20世纪50年代开始他们的实验，他们在20世纪60年代发表了划时代的著作，解释了"大脑如何处理视觉信息[109]"。他们描述了视觉未成熟小猫在缝合一只眼睑或直肌手术使其外斜视后纹状皮层中的眼优势柱。这些研究人员从纹状神经元的细胞外记录表明，只需要短暂的眼睑闭合或外斜视便可以减少从任一只眼睛接收输入视觉信息的细胞数量。此外，眼睑闭合导致完全由视觉剥夺眼驱动的细胞减少，并且接收来自剥夺眼输入的外侧膝状体核的部分显示细胞体体积减小。胡贝尔和威斯尔提出了敏感期的概念，在此期间，不成熟的视觉系统可以通过异常的视觉输入永久或暂时地改变[208]。这项工作对先天性白内障、斜视、弱视的临床诊疗产生了深远的影响，并获得了1982年的诺贝尔生理学或医学奖。

受这项工作的启发，冯·诺登开始了他在灵长类动物身上的实验，并成功地在幼猴身上产生了经行为证明的斜视、屈光参差和视觉剥夺性弱视[144,145,148]。冯·诺登首次尝试使猴子斜视，但最终以失败告终。从早期的工作中预测，切割动物的直肌只会使动物斜视保持一小段时间[66]。然而，他最终成功地将内直肌固定到内侧眶壁的骨膜上，并给他的朋友和学生寄了一张特别的圣诞贺卡，贺卡上是实验成功的斜视猴子的照片（图3-34）。最终，他放弃了手术诱发性斜视，并与他的同事M.L.J.克劳福德（M.L.J. Crawford）一起使用棱镜诱发斜视。这些研究人员证明，在所有3种类型的弱视中，脑皮质中双眼细胞和与弱视眼相关的神经元大量减少[11,32]。与此同时，与弱视眼相关的外侧膝状体部分细胞的体积明显减小[33,142,146]，随后冯·诺登和克劳福德（Crawford）首次在因自然原因死亡的斜视和屈光参差性弱视患者的外侧膝状体核中发现了类似的组织学异常[141,143]。冯·诺登将他的工作总结如下："我们不认为不同类型的弱视有不同的神经基础，而认为即使弱视类型不同，基本的形成机制也是相同的。这些机制是由于缺乏足够的中心凹或外周刺激和两眼中心凹的视觉输入之间有冲突，而产生的异常双眼交互作用。减少使用可能在视网膜和视觉皮层之间的任何点影响传入视觉系统，而异常的双眼交互只有在解剖结构存在交互

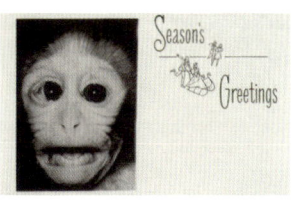

图3-34
冯·诺登博士给一些朋友寄的斜视猴子圣诞贺卡

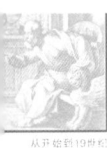
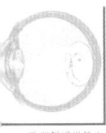
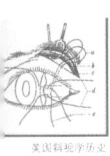
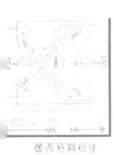
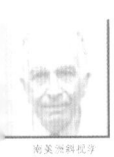
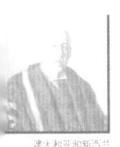
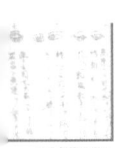
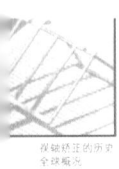

作用的基础时才会生效,即纹状体皮质中[136]。"

这项工作进一步引起了人们对婴儿视觉系统异常输入敏感性的关注,并增加了尽早恢复正常双眼视觉体验的紧迫性的认识,以防止对传入通路造成无法弥补的损害。这些基础研究的发现对斜视和弱视的早期发现和治疗具有重要意义。

20世纪60年代初期,华盛顿科斯坦巴德学院和帕克斯(Parks)提出了对儿科麻醉的高质量需求,他们在沙瓦斯(Chavasse)的劝告下选择了早期的手术来纠正婴儿先天性内斜视。这项早期手术的前提是这些"先天性"内斜视婴儿实际上具有正常的感觉和运动基础,但被外周的内斜因素所破坏[25]。他们认为这些婴儿应该有第二次机会获得并希望保持正常的双眼视觉。根据科斯坦贝德(Costenbader)和帕克斯(Parks)的说法,在持续的斜视导致不可逆的感觉异常之前。如果眼睛早期正位,可能是最好的结果[111]。

二十年来,推动早期手术一直是斜视学家热议的话题[30]。然而,到了20世纪90年代,大多数人都清楚的是,早期正位是有益的,尽管"早期"的精确定义仍未确定。可以期待的研究结果也成了讨论的话题[173]。当被问到"能得到完全正常的知觉结果吗?"有人说"是的",至少"几乎正常"[112],而另外一些人则不同意能恢复正常,认为仅仅能够恢复亚正常的双眼视觉[225]。

在整个20世纪70年代、80年代和90年代,先天性或婴儿型内斜视在美国被广泛讨论研究。一项针对4000名新生儿的临床研究表明,在生命的前3天,2/3的新生儿出现间歇性外斜视,并在数周至数月内消退。这些婴儿中只有少数有内斜视。这是一个新发现吗?不!早在1841年,伦敦的达芬(Duffin)在评论"新手术"的结果时说,虽然父母通常会从出生起就确定内斜视的日期,但根据他的观察,内斜视是在最初几周或几个月开始的,而不是在出生时[65]。最近的研究不仅确定恒定的内斜视在出生时或出生早期时很少见,而且在最初表现出间歇性外斜视的婴儿中,先天性内斜视的临床表现可能在4~6个月大时才出现[10, 13, 134]。尚无统一意见的问题是"婴儿是否由于先天性缺乏融合机制而未能发展正常的双眼视觉,并表现出斜视(内斜视),抑或融合机制是否由于早期眼位异常而未能正常形成?"

另一个问题"先天性内斜视什么时候可以确诊?"2000年,通过另一个美国儿童眼病调查组(Pediatric Eye Disease Investigator Group, PEDIG)的研究得到了解答。PEDIG成立于1997年,它组织了一项全国性的合作研究,涉及100多名儿童眼科医生,他们在严格的协议下工作,以研究先天性内斜视的起源。这项工作确定了1个在2个月时具有≥40棱镜屈光度内斜视的婴儿在7个月时有100%的机会患有内斜视。PEDIG支持的其他国家的合作研究包括肉毒杆菌毒素治疗第六颅神经麻痹的效果、弱视的压抑和遮盖治疗[28],以及眼震手术治疗的数据收集[147],这是一项始于欧洲的技术,但在美国已被广泛研究[187]。

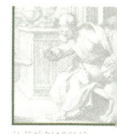
从开始到19世纪中叶的斜视学

科斯坦贝德(Costenbader)和帕克斯(Parks)治疗的患者对先天性内斜视进行早期手术的长期结果报告以及后来美国、加拿大和欧洲眼科医生治疗的类似患者的结果支持了早期正位可以获得更高的但并非完全正常的双眼视功能[113]。因此得出的结论,18个月前进行的早期手术能够获得最佳预后,即小角度残余斜视或正位的单眼注视,但没有完全正常的双眼视觉[114]。在出生第二个月末完成双侧内直肌后退的患者,少数可获得正位并获得40弧秒立体视[225]。然而,这个小样本研究中的所有患者都有OKN不对称,大多数有分离性垂直斜视,这种情况的存在意味着未能达到完美的双眼视觉。21世纪开始时,绝大多数证据支持先天性内斜视的早期手术以产生更好的双眼视觉。然而,正如冯·诺登所预测的那样,很可能无法获得完全正常的双眼视觉结果[138]。

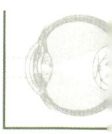
欧洲斜视学历史

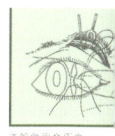
美洲斜视学历史

大多数欧洲斜视学家,至少直到最近,都认为早期手术是不明智的,甚至是鲁莽的,他们选择延迟先天性内斜视的手术。他们更愿意等到所谓的矫形年龄,大致认为是4~6岁的时候,孩子可以配合视轴矫正师的练习[202]。先天性内斜视早期手术的广泛应用可以认为是美国的创举,起初甚至在美国也受到热烈讨论,但现在被广泛接受[114]。早期手术的术后效果良好且合并较少的并发症。因此,世界各地的斜视学家,包括欧洲的许多学者,现在都在为低龄先天性内斜视进行手术,与美国的情况没有明显不同。

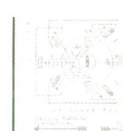
繁荣的斜视学历史

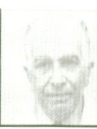

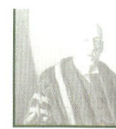
亚洲斜视学历史

五、斜视手术的发展

在20世纪60年代后期,来自俄勒冈州波特兰的眼外科医生莱斯特·琼斯(Lester Jones)提出了一个重要的解剖学概念。在对包括海象在内的各种动物的眼眶进行仔细解剖后,琼斯描述了他所谓的直肌的残留囊膜——眼睑头[122]。他将人类中这种结构的对应物称为前筋膜囊。这一解剖学揭示有助于解释斯旺(Swan)暴露直肌技术中遇到的组织层与眼球筋膜囊下的手术之间的关系(图3-35)[197]。眼球筋膜这两层也在帕克斯的穹窿(尽端)切

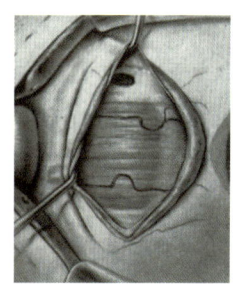
图3-35 "斯旺切口"

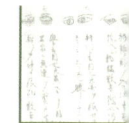
日本斜视学历史

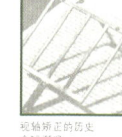
视轴矫正的历史全球概况

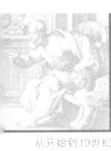
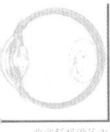
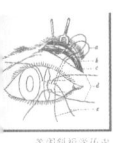

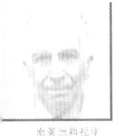
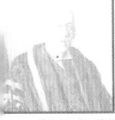

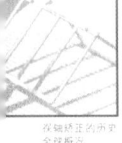

口[157]和冯·诺登在美国文献报告中普及的角膜缘切口中均被证实[140]。

在20世纪70年代之前的手术中，眼外肌的重新附着是使用普通或铬制肠线和后来的胶原缝线进行的，通常为4-0到6-0。这个时代的针比较大，而且经常有弯曲的切面。因为在手术操作最多的区域，尤其是在后退手术中，巩膜最薄处仅为0.3 mm，经常不慎穿透巩膜导致视网膜出血甚至脱离[186]，据报道发生率高达10%[69]。此外，缝合线在手术过程中经常断裂，尤其是在住院医师手术时。每条断裂的缝线都需要更换，并伴随着相应的手术延迟。除了这种术中意外以外，高达10%的病例出现对肠线和胶原蛋白的急性或慢性过敏反应[9]。

合成可吸收缝线于20世纪70年代在美国被引入[64]。第一种是"Davis and Geck"公司的聚乙二醇酸（Dexon）缝线，第二种是"Ethicon"公司的聚乳酸-乙醇酸910（Vicryl）缝线。这两种缝合线都被认为是一项突破，后来还出现了有涂层的缝线，尺寸为5-0、6-0、7-0和8-0[61]。这些缝线自推出以来一直是斜视手术的最新技术。它们很强韧，几乎没有过敏反应，牢固地系在一起，并在可预测的时间完全吸收。随着缝合材料的这些进步，新的锋利缝合针被引入，缝线尺寸为0.330mm和0.202mm[68]。除了可吸收缝线外，还有几种尺寸的合成不可吸收缝线可用于折叠肌腱或肌肉和用于放置后固定缝线。

在20世纪60年代和90年代之间，斜视手术的麻醉随着新药物的引入而大大改善，例如：氟烷、氟罗辛、异丙酚和咪达唑仑。这些和其他现代药剂取代了开滴醚和一氧化二氮，后者是20世纪70年代婴儿和年幼儿童麻醉的标准。并非所有麻醉创新都取得了成功，氯胺酮的引入证明了这一点，氯胺酮是一种解离性麻醉剂，可以避免插管，但会产生过多的分泌物、随机眼球运动，以及最严重的儿童反复噩梦。但因为它有很大的安全范围，所以尽管有缺点，氯胺酮仍在发展中国家被普遍用于斜视手术[24]。

麻醉期间关键功能的监测得到了提高，尤其是呼气末CO_2和O_2饱和度，使得无论年龄大小，都可以安全地对有手术需求的婴儿进行全身麻醉。但对于单纯择期手术，即使采用先进的麻醉技术，大多数外科医生也会选择等到婴儿的调节机制足够成熟以能维持自动调节时。但对于斜视学家来说，这一点可能没有实际意义，因为对4~6个月及以下的婴儿进行斜视手术缺乏必要性（或价值）。所有这些麻醉学的进步最终导致了儿科麻醉亚专科的建立以及特别针对儿童人群的麻醉机的发展。

六、现代

从20世纪60年代开始并持续到20世纪余下的大部分时间,美国的斜视研究、教学和实践深受马歇尔·帕克斯(Marshall Parks)、亚瑟·詹波尔斯基(Arthur Jampolsky)和冈特K·冯·诺登(Gunter K von Noorden)的影响,这些人有着不同的背景、不同的个性和不同的风格。

马歇尔·帕克斯(Marshall M. Parks)(图3-36)在二战期间在美国海军顺利服完兵役后,如前所述,于1947年成为美国公认的儿童眼科之父弗兰克·科斯坦贝德(Frank Costenbader)的第一位正式"研究员"。之后,帕克斯继续跟随导师实习,两人合作建立了儿童眼科的"华盛顿奖学金计划"。二人对斜视学做出的第一个可能也是最重要的贡献是,他们支持我们在上一节中讨论的先天性内斜视的早期手术。

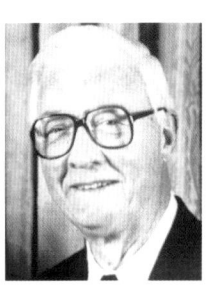

图3-36
马歇尔·帕克斯
(Marshall M. Parks)

从一开始,华盛顿奖学金培训计划就影响了美国斜视和小儿眼科的发展。研究员在华盛顿特区儿童医院国家医学中心接受了临床培训,并在科斯坦巴德和公园的私人诊所获得了斜视和其他儿童眼部疾病诊断和管理方面的进一步经验,另外,每周参加一次位于巴尔的摩约翰霍普金斯医院威尔姆研究所的电话会议。在帕克斯诊所进行实习为研究员们带来的体验是独一无二的。诊所位于马萨诸塞大道3400号他的家中。在一个叫做作馆区的地区,与原来的海军天文台相邻,后来成为美国副总统的官邸。帕克斯医生在晚年讲述了他的家人在收到副总统家人的比萨外卖订单时遇到的不便,因为副总统拒绝在他的住所上写上门牌号码,因此经常被送到帕克斯的家中。然而,帕克斯医生的家庭办公室最显著的特点是,他的工作非常繁忙,只有一个主要检查通道,他的妻子安吉莉娜(Angeline)在办公室协助他,并在所有方面支持他的职业生涯,与此同时,他们有11个孩子!

帕克斯作为临床医生、临床研究员、教师和组织领导者在20世纪上半叶对小儿眼科和斜视的持续贡献得到了广泛认可。1974年,他担任美国小儿眼科和斜视协会主席;1982年担任美国眼科学会主席。他曾担任美国眼科委员会主任8年,并于1986年成为主席。超过140名全职和兼职研究员完成了华盛顿项目,并在美国和世界各地进入私人诊所或担任学术职位,每个人都以自己的方式继承了这一项目的传统。

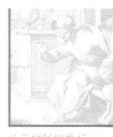
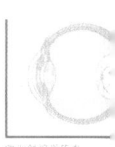
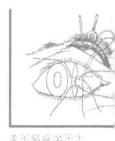
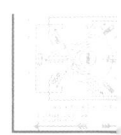
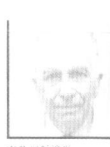
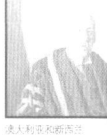
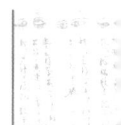
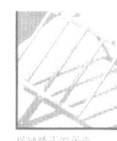

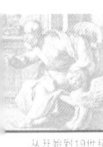
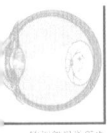
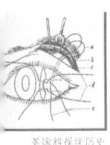
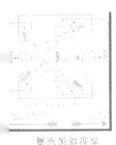
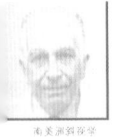
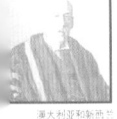
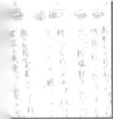
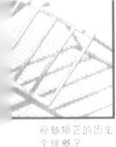

将比尔肖斯基的歪头试验与侧方转动试验巧妙结合的"帕克斯三步法检查"被临床医生广泛用于上斜肌麻痹的诊断中[159]。由帕克斯设计的肌止端切口或穹隆切口，如今已被许多斜视手术医生使用。他对小角度内斜视的研究推进了对"单眼固视综合征"及其相关变异的描述，这些患者不存在"黄斑融合"，这可通过非注视眼黄斑存在3度暗点所证明，具有正常视网膜对应，0-8棱镜度的水平斜视，黄斑外融像性集合功能正常，立体视较差。关于0-8棱镜度水平偏斜是否伴随正常或异常的视网膜对应的争论仍在继续[160]。帕克斯对斜视另一个贡献是他是一名极其优秀的教师。他经常受邀发表演讲、参加座谈会或主持大型巡视。从1960年开始，他连续41年执教兰开斯特基础科学课程的眼球运动和斜视部分。这种广泛的专业传授加上亲切、端庄的举止和一头过早的白发，使马歇尔·帕克斯（Marshall M. Parks）成为几代斜视学家的偶像。

* 华盛顿计划于1989年设立了安吉莉娜·帕克斯（Angeline Parks）纪念讲座，以纪念帕克斯夫人并表彰她对丈夫职业活动的奉献。

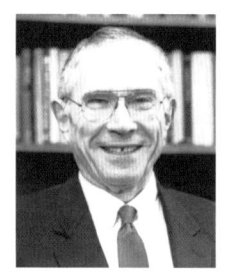

图3-37
亚瑟·詹波尔斯基
（Arthur Jampolsky）

三人中的第二位成员亚瑟·詹波尔斯基（Arthur Jampolsky）（图3-37）于1946年服兵役归来，早些年从验光学校毕业，之后从医学院毕业。由于他的验光训练经历，本质上是他的医学预科训练，詹波尔斯基（Jampolsky）对双眼视觉产生了极大的兴趣。这导致他参加了1946年在佛罗里达州圣彼得堡举办的第二届兰开斯特课程。在那里，他接触到了来自达特茅斯学院的亚瑟·林克斯（Arthur Linksz）、沃尔特·兰卡斯特（Walter Lancaster）、保罗·博德尔（Paul Boeder）、肯尼斯·奥格尔（Kenneth Ogle）和罗伯特·巴农（Robert Bannon）的教学课程。他在课程中的表现非常亮眼。保罗·博德尔（Paul Boeder）后来说："我记得我有一个学生非常好。詹波尔斯基！他是个聪明的学生[22]。"亚瑟·林克斯（Arthur Linksz）对詹波尔斯基（Jampolsky）的影响始于兰开斯特的课程，两人建立了密切的、终身的关系[119]。詹波尔斯基在设立林克斯奖以表彰其对斜视学的杰出贡献方面发挥了重要作用，该奖每四年在国际斜视学协会（International Strabismological Association, ISA）大会上颁发。

在华盛顿与科斯坦贝德（Costenbader）和伦敦的基思·莱尔（Keith Lyle）度过了短暂的时光后，詹波尔斯基回到纽约，在那里他遇到了菲利普·克纳普（Philip Knapp），开始了两位敬业的斜视学家之间的持久友谊。詹波尔斯基继续在斯坦福大学完成他的眼科住院医师实习，这在早期广泛接触斜视的高级教学，尤其是基础科学之后，注定是一件虎头蛇尾的事情。定居在旧金山的詹波尔斯基遇见并娶了佩吉（Peggy），佩吉成了他的终身伴侣。他将自己的实践致力于斜视学，似乎强烈倾向于问"为什么？"他的兴趣使他很早就进入了临床实验室，在那里他和许多同事研究了电生理学、心理物理学和斜视的机械神经基础。这最终帮助詹波尔斯基建立了史密斯—凯特尔维尔眼科研究所，该研究所在美国研究机构中占有独特地位。该研究所承载着其创始人深刻的烙印，旨在将实验室研究人员和临床医生置于平等的地位，"每个人都穿着其他人的软皮鞋"（双关语）。为了公开的问责目的，该研究所的组织结构是横向的，而不是金字塔形。

史密斯—凯特尔维尔研究所的集体努力和亚瑟·詹波尔斯基的个人努力使其在斜视实践和思想方面收获多项进步成果。可调节缝线的再次使用归功于詹波尔斯基（Jampolsky）和西海岸学校[118]。这项技术几乎与斜视手术本身一样历史悠长，但在詹波尔斯基的努力下被带到了更高的层面。可调节缝线作为临床工具的重新出现与合成可吸收缝合线的引入相吻合，这绝非巧合。无论是肠线还是胶原蛋白缝线都无法承受调整的强度，这可能是在世纪之交和20世纪70年代期间，可调缝线不受欢迎的原因。美国大多数斜视外科医生现在都使用可调节缝线，其中一些仅用于特定病例，而另一些则用于几乎所有病例。

史密斯—凯特尔维尔研究机构的另一个重要贡献是菲涅尔棱镜[117]。目前，这种棱镜在临床上得到广泛使用，特别是在短期治疗和棱镜适应方面[174]。随后，詹波尔斯基（Jampolsky）、斯科特（Scott）、柯林斯（Collins）和其他学者[121]在研究所进行了牵拉试验和肌力定量试验，肌电图也得到了广泛的研究，但与布赖宁（Breinin）相比，詹波尔斯基（Jampolsky）认为肌电图对斜视的临床治疗没有特别帮助[120]。

从史密斯—凯特尔维尔那里获得的最深远的创新可能是艾伦·斯科特（Alan Scott）引入的A型肉毒杆菌毒素[184]。上世纪早期，斯科特（Scott）开始寻找改变眼外肌力量的药物以治疗斜视。酒精、局部麻醉剂、蛇毒等药剂都有缺点，不适合临床使用。最终，斯科特选择了一种最有效的神经毒素，肉毒杆菌，并提出了纯化、标准化和稀释的概念。在没有得到机构外部大力支持的情况下，斯科特成功地制备了一种临床十分有用的药物。肉毒杆菌，正如目前在商业制剂中已知的，在斜视学中具有重要的用途。此外，它已广泛用于治疗面部皱纹，眼睑痉挛、喉痉挛和大的

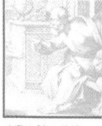

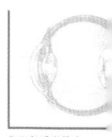

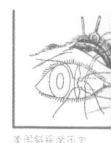

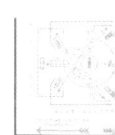

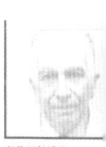

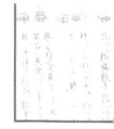

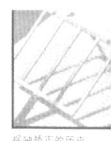

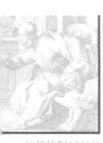
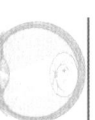
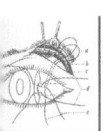
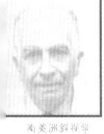
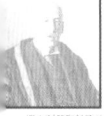
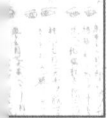
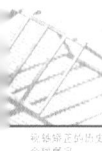

肌肉痉挛等多种疾病[1]。

作为斜视学的老师和代言人，詹波尔斯基（Jampolsky）的口才和强硬风格无与伦比。他会毫不掩饰地，经常宣称自己是真理的传递者并洞悉一切有用的知识。他甚至曾在新奥尔良学院斜视座谈会的一段视频中以上帝的姿态来责备帕克斯（Parks）医生。

美国斜视学的第三位划时代人物，其影响塑造了20世纪下半叶的斜视学，是冈特K·冯·诺登（Gunter K. von Noorden）（图3-38），他于1954年在约翰—沃尔夫冈—歌德大学（美因河畔法兰克福）完成了医学教育。毕业后，冯·诺登离开家乡德国前往阿肯色州的小石城，在那里完成了实习。从那里他搬到了克利夫兰诊所，在那里，他开始了眼科住院医师生涯。当时在克利夫兰的培训并没有达到他的预期，于是冯·诺登离开去参加爱荷华市的住院医师项目。他回忆说，克利夫兰经历中真正的亮点是遇见并娶了他的妻子贝蒂（Betty）。爱荷华州的项目非常适合年轻的德国

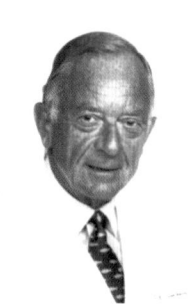

图3-38
冈特K·冯·诺登（Gunter K. von Noorden）

人。他受到敬业且严格、并以学术为导向的老师们的影响，他的老师包括赫尔曼·布利安（Hermann Burian），后者同样也有欧洲的训练背景，后来通过达特茅斯和波士顿抵达爱荷华州。布利安后来被冯·诺登描述为"一个迷人且非常有教养的人，对斜视充满无限热情[153]。"

冯·诺登在爱荷华大学继续他的学术生涯，他在与H.哈姆斯（H. Harms）和G.麦肯森（G. Mackensen）一起完成了在蒂宾根的奖学金项目后返回，在那里，他研究了弱视中的旁中心注视和眼球运动。他在爱荷华州和蒂宾根的早期文章引起了当时巴尔的摩约翰霍普金斯医院威尔默研究所所长A·爱德华·莫姆尼（A. Edward Maumenee）的注意。随后在黎巴嫩贝鲁特举行的"招聘晚宴"上，冯·诺登遇到了在贝鲁特美国大学会见过的莫姆尼（Maumenee），当时两人都在前往新德里国际眼科大会的途中，莫姆尼说服冯·诺登加入威尔默学院。在那里，他建立了一个实验室、一套临床服务和教学计划，并从1966年开启了一个奖学金计划。1973年，冯·诺登离开威尔默，去找他的朋友大卫·帕顿（David Paton）——休斯顿贝勒医学院新任眼科主任。一到那里，冯·诺登再次建立了世界一流的儿童眼科服务，在教学、临床和基础研究以及患者护理方面表现出色。冯·诺登与克劳福德

(Crawford)合作,继续他的弱视研究。

一项与他的研究同等重要的成就是诺登的著作《双眼视觉和眼球运动》,他开始与赫尔曼·布利安(Hermann Burian)合著,经过大量修改后成为唯一作者,其后与埃米利奥·坎波斯(Emilio Campos)合作出版了第六版[135]。这部具有里程碑意义的著作成为当今斜视学的权威参考书。

冯·诺登是美国儿童眼科和斜视协会、视觉和眼科研究协会、美国矫形协会和国际斜视协会的主席。他对临床斜视学的影响在美国眼科学会年会上的热门课程中显而易见,该课程跨越了30多年的教学,发表了数十篇临床论文和数本专著。作为斜视学文献的敏锐读者,冯·诺登经常给编辑写信以纠正杂志中发表的他认为错误的想法。

也许这三位美国斜视学巨匠在很多方面都存在差异,但可以通过他们的共同点来略加描述。他们每个人都才华横溢,在积极参与二战的社会、政治和个人剧变时达到成熟。有了这段经历,每个人都以无限的精力和热情开始了眼科事业,直接进入了较小的斜视学领域,在斜视学科临床走向亚专业化之前,他们很好地塑造了这个相对狭窄的研究领域。正如研究同名畅销书中所记载的那样,这些人可以被认为是"最伟大的一代"的产物和光辉榜样(图3-39)。

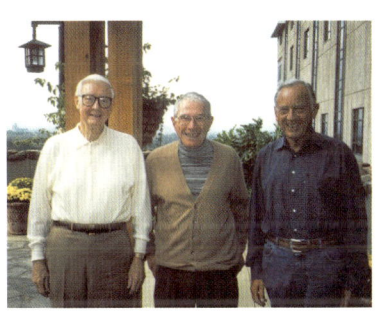

图3-39
马歇尔·M.帕克斯(Mashall M. Parks)、亚瑟·詹波尔斯基(Arthur Jampolsky)和冈特K·冯·诺登(Gunter K. von Noorden)在"斜视俱乐部",2000年9月

虽然20世纪70年代的美国斜视学主要受到这三个人和他们各自"学派"的影响,但其他人也在发挥他们的影响力。其中最著名的是纽约的菲利普·克纳普(Philip Knapp, 1916—1991)(图3-40)。我们前面提到了克纳普(Knapp)对美国眼科的深远影响。菲利普·克纳普出生于纽约市,毕业于哈佛大学和哥伦比亚大学医学院,在爱荷华大学完成了住院医师培训,并与肯尼斯·斯旺(Kenneth Swan)、理查德·G·斯科比(Richard Scobee)和赫尔曼·布利安(Hermann Burian)一起作为研究员进行了住院医师培训。他的整个职业生涯都

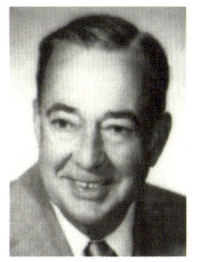

图3-40
菲利普·克纳普(Philip Knapp, 1916—1991)

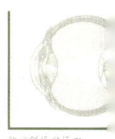
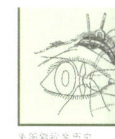
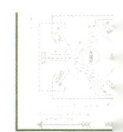
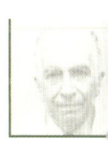
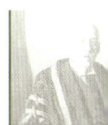
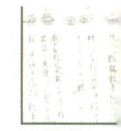
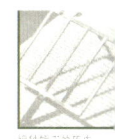

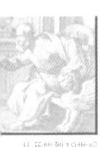
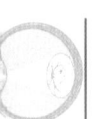

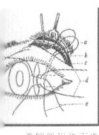
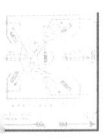
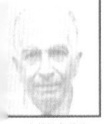
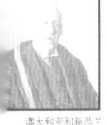
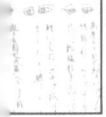
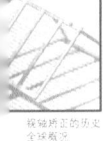

是在母校哥伦比亚内外科学院的工作中度过的。他关于"A"征和"V"征的美国眼科学会论文是21世纪中叶斜视研究的里程碑[132]。克纳普以其独特的风格，结合尤里斯特（Urist）（由于水平直肌）、乌雷茨—扎瓦利亚（Urrets-Zavalia，下斜肌相对无力）、科斯坦贝德（Costenbader，通过直肌垂直移位或斜肌弱化治疗）等人关于"A"征和"V"征的病因和/或治疗的原始著作，提出了一个合理的分类和合适的治疗方案。"A"征和"V"征现象，被几代聪慧的斜视研究者所忽视，是美国对斜视学的独特补充，尽管部分来源于南美洲乌雷茨—扎瓦利亚（Urrets-Zavalia）的贡献[203]。尽管有前面提到的斯科比（Scobee）书中不赞同的评论。这项工作和克纳普（Knapp）对上斜肌麻痹的分类已成为斜视解剖学发现和诊断技术的垫脚石。其中包括与直肌相关的肌肉滑车结构的发现[36]，先天性上斜肌复合结构的变异[63]，上斜肌牵拉试验的引入[57,166]，以及意识到旋转的重要临床意义[59]。

菲利普·克纳普（Philip Knapp）因其敏锐的临床观察、独到的想法，尤其是他坚定不移的诚实品质而广受尊重。菲利普·克纳普并不圆滑，他总是直率地表达自己的观点，在寻求答案时从不回避或乞求。他独特的教学风格在描述其出席讲座并提交一张幻灯片的轶事中得到了体现。演讲期间，当幻灯片在屏幕上放映时，据说克纳普低声说："那张错了。"尽管缺乏视觉辅助工具，但克纳普作为一名教师的影响是深远的。值得注意的是，他经常被称为"老师的老师"，就像一些特殊的高尔夫老师被称为"职业选手"一样。就像在第一届"斯科比"纪念讲座中，其对上斜肌麻痹的临床分类，尽管概念上十分出色，但是写作手法仍然是典型的克纳普式写法。这篇具有划时代意义的论文是作为一套粗略的讲义提交的，尽管其中包含所有必要的要点，但仍需要《美国视觉杂志》的编辑组织成一篇适合发表的论文[131]。

斜视领域的其他领导者包括芝加哥二人组：马丁·尤里斯特（Martin Urist，1905—1977）和他的学生尤金·福克（Eugene Folk）。他们对芝加哥的斜视学产生了深远的影响。马丁·尤里斯特（Martin Urist）在伊利诺伊大学和密歇根州南黑文的私人诊所工作，以他独特的方式及超凡魅力为当地斜视学做出了贡献。他对"A"型和"V"型斜视的描述与南美乌雷茨—扎瓦利拉（Urets-Zavalila）的工作同步，并作为克纳普工作的基础，但尤里斯特认为自己是最初的描述者，据说他曾评论说"我怎么可能知道，当我不读西班牙语时，南美洲发生了什么[50]？

与美国的发展同期但规模较小的是加拿大正在发展的儿童眼科和斜视。世界上最长的不设防的国际边界以及语言（大部分）和思想的共同性导致加拿大和美国之间的学科融合。由多伦多的约翰·杰克·克劳福德（John Jack Crawford）领导，对"布朗综合征"的治疗做出了贡献[31]，温哥华的约翰·普拉特—约翰逊（John Pratt-Johnson）提出注重外斜视中融合和抑制模式的中枢破坏机制，促进了科学和亚专业的进步[169, 170]。

七、斜视学和专业政治培训

随着小儿眼科和斜视的日益普及，需要更多的培训场所。早期的奖学金仅限于华盛顿的科斯坦贝德（Costenbader）和爱荷华州的布利安（Burian）。从60年代开始，出现了另外三个培训地点：华盛顿[科斯坦贝德（Costenbader）和帕克斯（Parks）]、旧金山[詹波尔斯基（Jampolsky）]和巴尔的摩（冯·诺登）。从20世纪70年代和80年代开始，出现大量新的培训计划，其中包括：迈阿密大学巴斯科姆帕尔默眼科研究所、爱荷华大学布里安分校、朱尔斯坦眼科研究所、洛杉矶印第安纳大学、贝勒医学院和其他几个机构。此外，还有一些私人诊所的实习职位。

申请人和培训计划的压力导致采用了儿童眼科奖学金匹配计划，该计划大致模仿国家实习生匹配计划。根据该计划，申请人将获得一份培训计划清单，其中包含每个培训计划的相关数据。在报名参加比赛并获得一个号码后，申请人在面试过程中尽可能多地参观他们的日程表、费用和兴趣所允许的项目。在面试过程完成后，对申请人进行排名。这项活动有利于申请人，因为他/她与他们名单上排名最高的项目相匹配，只要该项目为他们留有空间。这样，申请者在选择项目方面比项目提供者更有优势。项目不允许要求申请人做出承诺，但允许项目告诉申请人他们的排名。这个项目是第一个用于眼科子专业的项目。一些人认为，学生寻找导师和老师接受最有前途的候选人的过程是一个非常个人化的过程，但现在已经变成了一个更正式和更有组织的过程。

在匹配过程到位后，接着就是在培训计划中建立一致性，即培训计划认证的过程。这项工作是通过AAPOS的培训和认证委员会发起的。经过长时间的讨论和妥协，为培训计划制定了指导方针，类似于美国眼科委员会为住院医师培训制定的指导方针。这些指南包括在诊所和手术室检查的患者数量和种类、参与研究工作、教学资格、期刊、俱乐部出席率等。只有获得批准的项目才会被列入奖学金匹配项目。AAPOS批准的项目不需要参加比赛，尽管这种参与率接近100%。方案获得

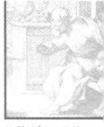
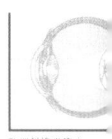
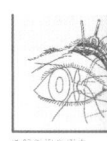
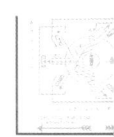
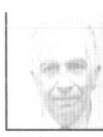
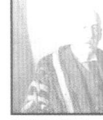
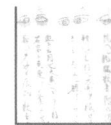
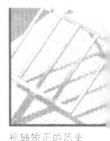

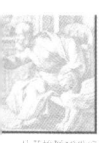
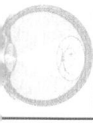
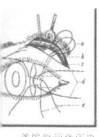
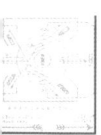
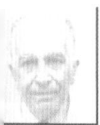
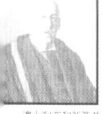
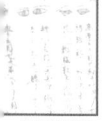
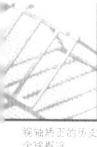

批准后，开始讨论副导师是否应获得合适的资格委员会的认证。这只能通过聘请外部认证机构来实现，包括医院和培训计划监督小组等，这些机构既有权威性又有信誉，但没有利益冲突。这一举措遭到了美国眼科委员会和许多综合眼科专家的抵制，他们认为这样的举措将进一步破坏整个眼科，将其分拆成碎片。虽然眼科作为一个整体的关注点很容易理解，但综合眼科的存在实际上正受到该行业亚专业化增加的挑战。这甚至得到了美国眼科学会的支持，这体现在年度会议的举办中。尽管每年都有大量涉及所有亚专业的教学课程（斜视方向逐步减少），全体会议主要针对"大牌"群体；如，屈光和白内障手术及青光眼。AAO中亚专业影响的另一个例子是"亚专业日"的出现，该日在AAO会议正式开幕前两天在会议现场召开。这些是由视网膜、青光眼等各种亚专业协会组织的。迄今为止（2001年），儿童眼科和斜视亚专科尚未被要求举办一个亚专科日。

八、总结

作者曾要求一组美国儿童眼科医生（均是AAPOS的成员并至少有10年工作经验）列出过去50年或自他们开始实践以来几年中斜视学领域的十大进步。以下是200名被询问的人中90人的回答汇编。顺序表示项目被提及的频率：

①具有锋利、细口径、铲形刀针的合成可吸收缝线。（这被"投票"为过去50年来斜视学最显著的进步）；

②可调节缝线技术的复兴；

③先天性内斜视的早期手术，包括更大量的内直肌后退；

④A型肉毒杆菌毒素（Botox）；

⑤改进门诊手术的儿科麻醉；

⑥弱视的神经生物学和神经病理学机制的阐述以及发展和治疗的敏感期；

⑦建立美国儿童眼科和斜视协会以及标准化的奖学金计划；

⑧更好地了解眼眶、眼外肌和支持组织的解剖结构，包括对直肌滑车结构的描述；

⑨用于暴露眼外肌的穹隆切口；

⑩更好地理解和分类斜视的治疗结果。

读者可能还感兴趣的是汤普森（Thompson）和他的同事进行的一项调查，他们发表了一份清单，列出了20世纪100部最有影响力的眼科书籍。有趣的是，这份清单上的10本书涉及斜视和眼球运动，其中6本书由北美作家撰写。其中包括L.豪（L. Howe）的《眼睛的肌肉》，1907—1908；L.C.彼得（L. C. Peter）的《眼外肌》，1927；大卫·科根（David Cogan）的《眼外肌神经学》，1945年；理查德·斯科比（Richard Scobee）的《眼外肌》，1947年；M·本德（M. Bender）的《眼球运动系统》，1964年；布利安（Burian）和冯·诺登（von Noorden）的《双眼视觉和眼球运动》，1974年；和J·利（J. Leigh）和D·齐（D. Zee）的《眼球运动神经学》，1983年[199]。

美国的斜视实践可以被视为美国本身的一个缩影。这个国家是在其他文明的文化和科学成就达到中年甚至晚年的时候"诞生"的，阅读本书的其他部分可以很容易地理解这一点。最初居住的是移民，其中许多人才华横溢但不安于现状，美国人的首要任务是在新土地上建立立足点。只有做到这一点，才能将注意力转向科学和哲学。在早期，欧洲的影响自然是最重要的，因为大多数移民来自该大陆。

然而，这种影响逐渐让位于"本土"人才，这些人才在教学和研究方面产生了独特的美国科学思想和领导力。斜视学仍在发展中，对此时此刻影响事件的人的贡献的评估必须留给未来的历史学家去讨论，因为现在必须成为过去才能算作历史。一定的时间跨度对于判断近期发展的重要性及其与知识体系的适当比例是必不可少的。我们必须牢记，改变不等于进步。对美国对斜视学贡献的最终评估可以用美国吟游诗人塞缪尔·克莱门斯（Samuel Clemens）（笔名马克·吐温）的话来概括，

"我承认，没有丝毫不情愿，他们（朝圣者）比当时的欧洲人更温和、仁慈、公正；我承认他们比他们的前辈更好，但那又如何呢？那没什么。人总是在进步[201]。"

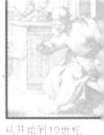

从开始到19世纪中叶的斜视史

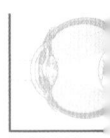

欧洲斜视学历史

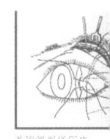

美洲斜视学历史

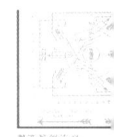

墨西哥斜视学历史

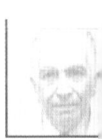

南美洲斜视学历史

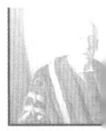

意大利亚和斯洛伐克的斜视学历史

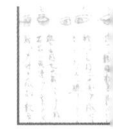

日本斜视学历史

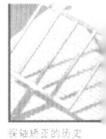

斜视矫正的历史全球概览

附录

美国小儿眼科和斜视协会：弗兰克·D·科斯坦巴德 主委

马歇尔·帕克斯（Marshall Parks），博士	Robert Shaffer，博士
Lorenz Zimmerman，博士	基思·莱尔（Keith Lyle），博士
朱尔斯·弗朗索瓦（Jules Francois），博士	R. D. 哈雷（R. D. Harley），博士
D. G. 科根（D. G. Cogan），博士	菲利普·克纳普（Philip Knapp），博士
约瑟夫·朗（Joseph Lang），博士	John S. 克劳福德（John S. Crawford），博士
冈特 K·冯·诺登（Gunter K. von Noorden），博士	亚瑟·詹波尔斯基（Arthur Jampolsky），博士
Robert M. Ells 沃斯（Robert M. Ellsworth），博士	John E. Wright，博士
艾伦·B·斯科特（Alan B. Scott），博士	肯尼斯·C·斯旺（Kenneth C. Swan），博士
John T. Flynn（John T. Flynn），博士	约翰·普拉特-约翰逊（John Pratt-Johnson），博士
尤金·M·赫尔维斯顿（Eugene M. Helveston），博士	Henry S. Metz，博士
William E. 斯科特（William E. Scott），博士	Eugene R. Folk，博士
Marilyn T. Miller，博士.	Robert D. Reinecke，博士.
David L. Guyton，博士.	Malcolm L. Mazow，博士.
David R. Stager, Sr., 博士.	Forrest D. Ellis，博士.

国际斯特拉比斯主义协会：比尔肖斯基讲师

1970 冈特 K·冯·诺登，博士	1990 Peter O. Bishop，博士
1974 海因里希·哈姆斯，博士	1994 Alberto O. Ciancia，博士
1978 亚瑟·詹波尔斯基，博士	1998 尤金·M·赫尔维斯顿，博士
1982 肯尼斯·威巴尔，博士	2002 Emilio C. Campos，博士
1986 布鲁诺·巴戈利尼，博士	

林克斯（LINKSZ）获奖者

1978 Alfredo Arruga 医学博士	1994 John Pratt-Johnson 医学博士
1982 Robert A. Crone 医学博士	1998 Joseph Lang 医学博士
1986 Alan B. Scott 医学博士	2002 Marshall M. Parks 医学博士
1990 Elfriede Aulhorn 医学博士.	

自 1950 年以来在美国出版的关于斜视和弱视的书籍

《一本供医学毕业生使用的手册》罗切斯特，明尼苏达州，美国眼科和耳鼻喉科学院，1962 年

S.V. 亚伯拉罕（Abraham SV）《非麻痹性斜视、弱视和隐斜视；临床表现》，洛杉矶，安德森·里奇和西蒙出版社，1966 年

J.H. 艾伦（Allen JH）（主编）；《斜视眼科研讨会 I》，圣路易斯，莫斯比出版社，1950 年

J.H. 艾伦（主编）：《斜视眼科研讨会 II》，圣路易斯，莫斯比出版社，1958 年

阿鲁加 A（Arruga A）等：《国际斜视研讨会：对正视、多视和相关诊断和治疗方案现状的评估》，巴塞尔 – 纽约，卡尔格公司，1968 年

巴赫 – 里塔（P. Bach-y-Rita）、柯林斯（C.C. Collins）、海德（J.E. Hyde）（编著）：《眼球运动的控制》，纽约，学术出版社，1971 年

贝德罗西安（E. H. Bedrossian）：《斜视的手术与非手术治疗》，伊利诺伊州斯普林菲尔德，查尔斯·C·托马斯出版社，1969 年

布里安（H.M. Burian）、冯·诺登（G.K. von Noorden）：《双眼视觉与眼肌运动：斜视的理论与管理》，圣路易斯，莫斯比出版社，1974 年

卡姆波斯（E.C. Campos）（编著）：《斜视与眼肌运动障碍：第六届国际斜视学会会议论文集》，会议地点：澳大利亚冲浪者天堂，1990 年。英国汉普郡贝辛斯托克，麦克米伦出版社，1990 年

卡什曼（B. Cushman）：《斜视：诊断与治疗》，费城，莉亚和费比格出版社，1996 年

戴尔（R.T. Dale）：《眼肌运动与斜视的基础》。纽约，格鲁恩 & 斯特拉顿出版社，1982 年

戴尔（J.A. Dyer）：《眼外肌手术图谱》。费城，桑德斯出版社，1970 年，1984 年

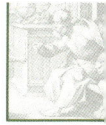

从开始到19世纪中叶的斜视学

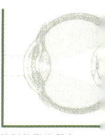

欧洲斜视学历史

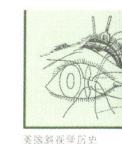

美洲斜视学历史

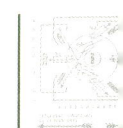

墨西哥斜视学历史

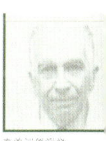

亚美洲斜视学历史

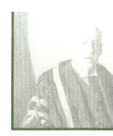

澳大利亚和新西兰的斜视学历史

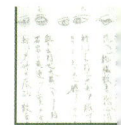

日本斜视学历史

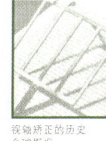

斜视矫正的历史全球概况

续

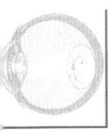

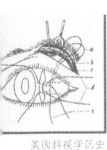

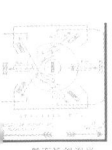

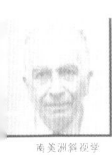

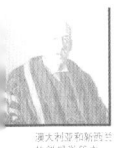

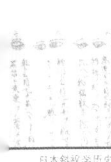

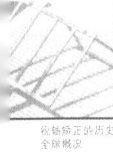

菲尔（P. Fells）（编著）：《国际斜视学会第一次大会：1970年3月在墨西哥阿卡普尔科举行的大会记录》，圣路易斯，莫斯比出版社，1971年

菲尔（P. Fells）（编著）：《国际斜视学会第二次大会：1974年5月在"卡波圣维森特"号船上举行的大会记录》，马赛，Diffusion GÈnÈrale 出版社，1976年

芬克（W.H. Fink）：《眼斜肌手术》，圣路易斯，莫斯比出版社，1951年

芬克（W.H. Fink）：《眼直肌手术》（第二版）。伊利诺伊州斯普林菲尔德，CC托马斯出版社，1962年

弗林（J.T. Flynn）：《斜视：一种神经发育方法；自然的实验》。纽约，施普林格出版社，1991年

福克（E.R. Folk）：《斜视的治疗》。伊利诺伊州斯普林菲尔德，CC托马斯出版社，1965年

盖伊（A.J. Gay）等：《眼运动障碍》。圣路易斯，CV莫斯比出版社，1974年

吉布森（G.G. Gibson）、哈雷（R.D. Harley）：《斜视中的双眼位置异常、视觉感知和眼肌运动：医学毕业生手册》（第二版）。明尼苏达州罗切斯特，美国眼科学与耳鼻喉科学学会，1966年

吉布森（G.G. Gibson）、哈雷（R.D. Harley）：《斜视及相关的感运动异常：医学毕业生手册》（第三版）。明尼苏达州罗切斯特，美国眼科学与耳鼻喉科学学会，1971年

冈萨雷斯（C. Gonzalez）：《斜视与眼肌运动》。巴尔的摩，威廉姆斯 & 威尔金斯出版社，1983年

吉博（G.P. Guibor）：《斜视及相关疾病》。纽约，格鲁恩 & 斯特拉顿出版社，1959年

古德（W.V. Good）、霍伊特（C.S. Hoyt）等：《斜视管理》。波士顿，巴特沃斯-海涅曼出版社，1996年

海克（G.M. Haik）（编著）：《斜视：新奥尔良眼科学会研讨会》。圣路易斯，莫斯比出版社，1962年

赫尔维斯顿（E.M. Helveston）：《斜视手术图谱》。圣路易斯，莫斯比出版社，1973年；1977年；1985年

赫尔维斯顿（E.M. Helveston）：《斜视的手术管理》。圣路易斯，莫斯比出版社，1993年

兰卡斯特（W.B. Lancaster）：《屈光与光学、生理学原理相关性及限于隐斜视的眼肌运动》。伊利诺伊州斯普林菲尔德，CC托马斯出版社，1952年

伦纳斯特兰德（G. Lennerstrand）（编著）：《斜视与小儿眼科的最新进展：国际斜视学会第七次会议与美国小儿眼科与斜视学会第二十次会议联合大会论文集》。1994年6月，温哥华。佛罗里达州博卡拉顿，CRC出版社，1995年

伦纳斯特兰德（G. Lennerstrand）（编著）：《斜视学进展：国际斜视学会第八次会议论文集》，1998年9月，荷兰马斯特里赫特。荷兰布伦，阿埃奥卢斯出版社，科学出版社，宾夕法尼亚州罗耶斯福德，1999年

续

伦纳斯特兰德（G. Lennerstrand）、齐（D.S. Zee）、凯勒（E.L. Keller）（编著）：《眼肌运动障碍的功能基础：温纳－格伦中心和史密斯－凯特尔维尔眼科研究所国际研讨会论文集》。1981年8月－1981年9月，斯德哥尔摩，温纳－格伦中心。牛津，纽约，佩加蒙出版社，1982年

龙（D.A. Long）（编著）：《眼前节与斜视手术：第44届年会论文集》，路易斯安那州新奥尔良，1995年。阿姆斯特丹，纽约，库格勒出版社，1996年

曼利（D.R. Manley）（编著）：《水平眼位偏斜研讨会论文集》。圣路易斯，莫斯比公司，1971年

尼尔森（L.B. Nelson）、卡塔拉诺（R.A. Catalano）：《眼球运动图谱》，费城，桑德斯出版社，1989年

纽厄尔（F.W. Newell）（编著）：《斜视与弱视》，马萨诸塞州阿克顿，出版科学集团，1975年

冯·诺登（G.K. von Noorden）：《布里安－冯·诺登的双眼视觉与眼肌运动：斜视的理论与管理》。圣路易斯，莫斯比出版社，1980年；1985年；1990年；1996年

冯·诺登（G.K. von Noorden）、卡姆波斯（E.C. Campos）：《双眼视觉与眼肌运动：斜视的理论与管理》（第六版）。圣路易斯，莫斯比公司，2002年

冯·诺登（G.K. von Noorden）、赫尔维斯顿（E.M. Helveston）：《斜视：决策方法》。圣路易斯，莫斯比出版社，1994年

冯·诺登（G.K. von Noorden）、莫梅尼（A.F. Maumenee）：《斜视图谱》。圣路易斯，莫斯比出版社，1967年；1973年；1977年；1983年（有德语、印尼语、匈牙利语、日语译本）

奥格尔（K.N. Ogle）：《双眼视觉研究》。纽约，哈夫纳出版社，1950年

格尔（K.N. Ogle）、马滕斯（T.G. Martens）、戴尔（J.A. Dyer）：《双眼视觉中的眼肌运动失衡与注视差异》，费城，莉亚和费比格出版社，1967年

帕克斯（M.M. Parks）：《眼肌运动与斜视》。纽约，哈珀—罗出版社，1975年

帕克斯（M.M. Parks）、帕克（J.E. Parker）：《斜视手术图谱》。费城，哈珀—罗出版社，1983年

普拉特－约翰逊（J.A. Pratt-Johnson）、蒂尔森（G. Tillson）：《斜视和弱视管理：实用指南》。纽约，蒂姆医学出版社，1994年，2001年

赖因克（R.D. Reinecke）（编著）：《斜视：国际斜视学会第三次会议论文集》。1978年5月，日本京都。纽约，Grune & Stratton 出版社，1978年

赖因克（R.D. Reinecke）（编著）：《斜视Ⅱ：国际斜视学会第四次会议论文集》。1982年10月，加利福尼亚州阿西洛马尔。佛罗里达州奥兰多，Grune & Stratton 出版社，1984年

赖因克（R.D. Reinecke）、米勒（D. Miller）：《斜视：程序化教材》。纽约，阿普尔顿世纪克罗夫特出版社，1966年；1977年

赖因克（R.D. Reinecke）、帕克斯（M.M. Parks）：《斜视：程序化教材》（第三版），康涅狄格州诺沃克，阿普尔顿－兰格 出版社，1987年

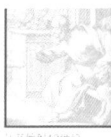
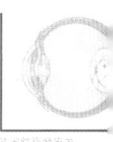
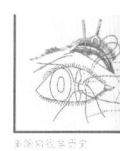

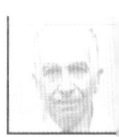
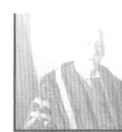
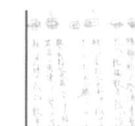
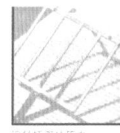

续

理查兹（R. Richards）、格林伯格（S. Greenberg）、赫伯特（J.T. Herbert）：《斜视手术：教材与图谱》，巴尔的摩，威廉姆斯和威尔金斯出版社，1991年

罗森鲍姆（A. Rosenbaum）、圣地亚哥（A.P. Santiago）（编著）：《临床斜视管理：原则与手术技术》，费城，桑德斯出版社，1999年

沙皮罗（M. Schapiro）：《弱视》，费城，纽约，伦敦，克林顿图书公司，1971年

斯科比（R.G. Scobee）：《眼旋转肌》，圣路易斯，莫斯比出版社，1947年；1952年

苏加尔（H.S. Sugar）：《眼外肌：医学毕业生手册》（第二版）。明尼苏达州罗切斯特市，美国眼科学与耳鼻喉科学学会，1950年；1960年

斯旺（K.C. Swan）：《斜视：研讨会；医学毕业生手册》。内布拉斯加州奥马哈，道格拉斯印刷公司，1953年

泰勒（D.M. Taylor）：《先天性内斜视：管理与预后》。纽约，洲际医学图书公司，1973年。

维罗内奥-特鲁特曼（S. Veronneau-Troutman）：《棱镜在斜视的内外科治疗中的作用》。圣路易斯，莫斯比出版社，1994年

赖特（K.W. Wright）（编著）、莱恩（S.J. Ryan）：《眼科手术彩色图谱》。费城，利平科特出版社，1991年

参考文献

[1] Ad-hoc committee on ophthalmic procedures: Botulinum toxin therapy of eye muscle disorders. American Academy of Ophthalmology Instrument and Book Issue, 1989; p. 37.
[2] Adler FH: Adler's Physiology of the Eye. St. Louis, CV Mosby, 1950.
[3] Agnew CR: Divergent squint. Trans Am Ophthal Soc 1866; 1:31.
[4] Allen JH. (ed.): Strabismus Ophthalmic Symposium I. St. Louis, CV Mosby, 1950.
[5] Allen JH. (ed.): Strabismus Ophthalmic Symposium II. St. Louis, CV Mosby, 1958.
[6] Alt AD: Clinical report of 3,873 eye patients treated at the New York Ophthalmological Aural Institute during 1876. Arch Ophthalmol 1877; 6:170.
[7] Ibid., p. 183.
[9] Apt L, et. al.: Catgut allergy in eye muscle surgery. Arch Ophthalmol 1961; 65:474.
[10] Archer SM, Sondhi N, Helveston EM: Strabismus in infancy. Ophthalmology 1989; 96:133.
[11] Baker FH, Grigg P, Noorden GK von: Effects of visual deprivation and strabismus on the response of neurons in the visual cortex of the monkey, including studies on the striate and prestriatecortex in the normal animal. Brain Res 1974; 66:185.
[12] Bielschowksy A: Lectures in Motor Anomalies, Hanover, NH, Dartmouth College Publications, 1940.
[13] Birch E, Stager D, Wright K, Beck R: The natural history of infantile esotropia during the first six months of life. Ped Eye Disease Invest. Group. JAAPOS, 1998; 2:325.
[14] Bisno DC. (ed.): Proceedings of the Dartmouth Eye Institute Commemorative Symposium, Hanover, NH, Dartmouth College, 1995.
[15] Ibid., p. 167.
[16] Ibid., p. 200.
[17] Ibid., p. 42.
[18] Ibid., p. 50.
[19] Ibid., p. 63.
[20] Boeder P: Ophthalmology Oral History Series: A Link with our Past; an oral history conducted in 1989 by Sally Smith Hughes, Regional Oral History Office, Univ. of California, Berkeley incooperation with the Foundation of the American Academy of Ophthalmology, San Francisco, 1992; p. 71.
[21] Ibid., p.53.
[22] Ibid., p. 80.
[23] Bolton J: A Treatise on Strabismus, with a description of new instruments designed to improve the operation for its cure, in simplicity, ease and safety, Richmond, PD Bernard, 1842.
[24] Brueggeman WG, Helveston EM: Ketamine anesthesia. Ophthal Surg 1971; 2:243.
[25] Chavasse BF: Worth's Squint, 7th ed., The Blakiston, 1939.
[26] Chisholm J: Congenital paralysis of sixth and seventh pair of cranial nerves in an adult. Arch Ophthalmol 1882; 11:323.
[27] Cogan DG: Neurology of the Extraocular Muscles, Springfield, IL, CC. Thomas, 1948.
[28] Cole SR, Beck RW, Moke PS: The amblyopia treatment index. JAAPOS 2001; 5:250.
[29] Costenbader FD: Factors in the cure of squint. In: Strabismus Ophthalmic Symposium, Allen JH (ed.), St. Louis, CV Mosby, 1950; p. 367.
[30] Costenbader FD: Clinical course and management of esotropia. In: Allen JH (ed.), Strabismus Ophthalmology Symposium II. St. Louis, MO, CV Mosby, 1958; p. 325.
[31] Crawford JS: Surgical treatment of Brown's syndrome. Am J Ophthalmol 1976; 81:289.
[32] Crawford MLJ, Blake R, Cool SJ, Noorden GK von: Physiological consequences of Crawford MLJ, Blake R, Cool SJ, Noorden GK von : unilateral and bilateral eye closure in macaque monkeys: some further observations. Brain Res 1975; 84:150.
[33] Crawford MLJ, Noorden GK von: The effects of short-term experimental strabismus on the visual system in Macaca mullatta. Invest Ophthalmol Vis Sci 1979; 18:496.
[34] Davis AE: Concomitant squint. J Am Med Assn 1910; 55:486.
[35] Deller M: Surgery of fully accommodative esotropia: treatment; alternative or imposture? Trans 20th Mtg European Strabismological Assoc Brussels, Belgium 1992; p.167.

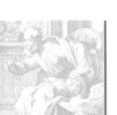
从开始到19世纪中叶的斜视学

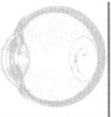
欧洲斜视学历史

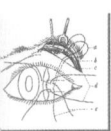
美国斜视学历史

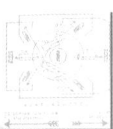
墨西哥斜视学历史

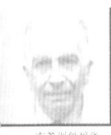
南美洲斜视学历史

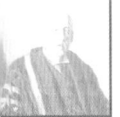
澳大利亚和新西兰的斜视学历史

日本斜视学历史

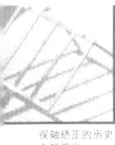
斜视矫正的历史全球概览

[36] Demer JL, Miller JL, Poukens V, et. al.: Evidence for fibromuscular pulleys of the recti muscles. Invest Ophthalmol Vis Sci 1995; 36:1125.
[37] Derby GS: Necrology, Lucien Howe. Trans Am Ophthalmol Soc 1929; 27:13.
[38] Dix JH: Treatise on Strabismus or Squinting and the New Mode of Treatment, Boston, D Clapp, 1841.
[39] Dorsey JS: Elements of Surgery for the Use of Students, 3rd edition. Philadelphia, E Parker, 1823.
[40] Duane A: A new classification of motor anomalies of the eye based on physiological principles. Ann Ophthalmol Otol 1896; 5:969.
[41] Ibid., p. 998.
[42] Duane A: Congenital deficiency of abduction associated with impairment of adduction, retraction movements, contraction of the palpebral fissure and oblique movements of the eye. Arch Ophthalmol 1905; 34:133.
[43] Duane A: Translation of Fuchs' Textbook of Ophthalmology by Fuchs HE. Philadelphia, JB Lippincott, 1908.
[44] Duane A: Fuchs' Textbook of Ophthalmology, 6th edition. Philadelphia, JB Lippincott, 1917; p. 786.
[45] Duane A: Unilateral rotary nystagmus. Trans Am Ophthalmol Soc 1906; 11:63.
[46] Dunnington JH: Tenotomy of the inferior oblique. Trans Am Ophthal Soc 1929; 27:277.
[47] Fink WH: Surgery of the Oblique Muscles of the Eye. St. Louis, CV Mosby Co., 1951.
[48] Fink WH: Surgery of the Vertical Muscles of the Eye, 2nd edition. St. Louis CV Mosby Co., 1962; p. 47.
[49] Ibid., p. 41.
[50] Folk E: Personal communication, 1972.
[51] Gibson W: Institutes and Practice of Surgery, Sixth Edition, Vol. 2, Philadelphia, JG Auner, 1841; p. 354.
[52] Ibid., p. 370.
[53] Ibid., p. 359.
[54] Ibid., p. 375.
[55] Ibid., p. 376.
[56] Gross SD: A clinical lecture on the nature, causes, and treatment of strabismus. West J Med & Surg 1842; 5:241.
[57] Guyton D: Exaggerated traction test for the oblique muscles. Ophthalmology 1981; 88:1035.
[58] Guyton DL, Moss A, Simons K: Automated measurement of strabismus deviations using a remote haploscope and an infrared television-based eye tracker. Trans Am Ophthalmol Soc 1987; 85:320.
[59] Guyton DL, Noorden GK von: Sensory adaptations to cyclodeviations. In: Reinecke R (ed.), Strabismus, New York, Grune & Stratton, 1978.
[60] Hamilton FH: Monograph on Strabismus, With Cases. Buffalo, Jewett & Thomas, 1845.
[61] Helveston EM, Callahan MA: Synthetic absorbable suture for strabismus surgery. Am J Ophthalmol 1976; 82:300.
[62] Helveston EM, Manthey RA, Ellis FD: Photo-induced convulsions after use of the translid binocular interactor. Ophthalmology 1981; 92:279.
[63] Helveston EM, Merriam WW, Ellis FD, et. al.: The trochlea: A study of the anatomy and physiology. Ophthalmology 1982; 89:124.
[64] Helveston EM, Meyers SF: Synthetic absorbable suture. Ophthal Surg 1974; 5:63.
[65] Helveston EM, Neely DE, Stidham B, et. al.: Results of early alignment of congenital esotropia. Ophthalmology 1999; 128:1716.
[66] Helveston EM: Dissociated vertical deviation: a clinical and laboratory study. Trans Am Ophthalmol Soc 1981; 78:734.
[67] Helveston EM: Surgical Management of Strabismus. St. Louis, CV Mosby, 4th ed., 1993; p. 21.
[68] Ibid., p. 121.
[69] Ibid., p. 321.
[70] Hirschberg J: The History of Ophthalmology, Vol. 9, FC Blodi transl, Bonn, JP Wayenborgh Verlag, 1990; p. 32.
[71] Ibid., p. 122.
[72] Ibid., p. 124.
[73] Ibid., p. 131.
[74] Ibid., p. 40; quoted from Philadelphia Medical Examiner IV, p. 119.
[75] Holmes EL: Two cases of upward strabismus. Arch Ophthalmol 1882; Vol. 13.
[76] Howe L: The Muscles of the Eye, Vol. I: Anatomy and Physiology. New York: G. P. Putnam's Sons, 1907.
[77] Ibid., p. 259.
[78] Ibid., p. 200.
[79] Ibid., p. 200.
[80] Ibid., p. 201.
[81] Ibid., p. 202.
[82] Ibid., p. 35.
[83] Ibid., p. 356.
[84] Ibid., p. 368.
[85] Ibid., p. 44.
[86] Howe L: The Muscles of the Eye, Vol. II: Pathology and Treatment. New York, GP Putnam's Sons, 1908.
[87] Ibid. p. 296.
[88] Ibid., p. 102.
[89] Ibid., p. 107.
[90] Ibid., p. 14-15.
[91] Ibid., p. 167.
[92] Ibid., p. 216.
[93] Ibid., p. 223.
[94] Ibid., p. 224.
[95] Ibid., p. 297.
[96] Ibid., p. 299.
[97] Ibid., p. 301.
[98] Ibid., p. 307.
[99] Ibid., p. 322.
[100] Ibid., p. 323.
[101] Ibid., p. 345.
[102] Ibid., p. 347.
[103] Ibid., p. 351.
[104] Ibid., p. 353.
[105] Ibid., p. 355.
[106] Ibid., p. 356.
[107] Ibid., p. 357.
[108] Hoyt WF, Keane JR: Superior oblique myokymia: Report and discussion of five cases of benignintermittent uniocular microtremor. Arch Ophthalmol 1970; 84:461.
[109] Hubel DH, Wiesel TN: Receptive fields, binocular interaction and functional architecture in the cat'svisual cortex. J Physiol 1962; 160:106.
[110] Hulen VH: Strabismus Surgery. Calif St Med J 1917; 15:243.
[111] Ing M, Costenbader FD, Parks MM, et. al.: Early surgery for congenital esotropia. Am J Ophthalmol1966; 61:1419.
[112] Ing MR: Early surgical alignment for congenital esotropia. Trans Amer Ophthalmol Soc 1981; 79:625.
[113] Ing MR: Outcome study of surgical alignment before 6 months of age for congenital esotropia.Ophthalmology 1995; 102:2041.
[114] Ing MR: Timing of surgical alignment for congenital (infantile) esotropia. J Pediatr Ophthalmol Strabismus1999; 36:61.
[115] Jackson E: Ocular Muscle Operations. Am Ency Ophth 1917; 11:8240.
[116] Jameson PC: Correction of squint by muscle recession with suturing. Arch Ophthalmol 1922; 51:421.

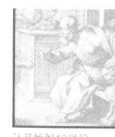
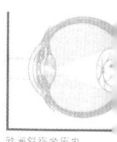
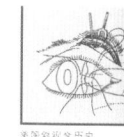
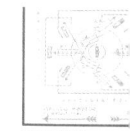
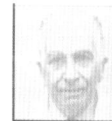
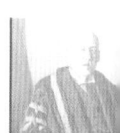
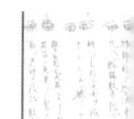
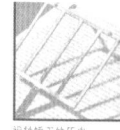

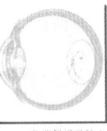

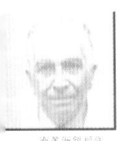
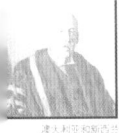
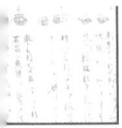
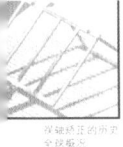

[117] Jampolsky A, Flom M, Thoroson JC: Membrane Fresnel prisms: A new therapeutic device. In: Fells P (ed.),The First Congress of the International Strabismological Association, St. Louis, Mosby-Yearbook,1971; p. 183.
[118] Jampolsky A: Adjustable strabismus surgical procedures. In: Symposium on Strabismus. Trans NewOrleans Acad Ophthalmol, New York, Raven Press, 1986; p. 150.
[119] Jampolsky A: Personal communication, 2001.
[120] Jampolsky A: Round table discussion. In: Haik G. (ed.) Strabismus Symposium III, St. Louis, CV Mosby,1962; p. 413.
[121] Jampolsky A: Surgical leashes in strabismus surgical management. In: Symposium on Strabismus.Trans New Orleans Acad Ophthalmol St. Louis, CV Mosby, 1978; p. 244.
[122] Jones LT: A new concept of the orbital fascia and its surgical implications. Trans Am Acad OphthalmolOtolaryngol 1968; 72:755.
[123] Kaufmann AK: Alfred Bielschowsky. Strabismus 1998; 6:205.
[124] Kestenbaum A: Clinical Methods of Neuro-Ophthalmologic Examination. New York, Grune & Stratton,1961; p. 331.
[125] Knapp H On cocaine and its use in ophthalmic and general surgery. Arch Ophthalmol 1884; 13:402.
[126] Knapp H Three cases of tenotomy of the superior and inferior recti with comments. Arch Ophthalmol1874; 4:20.
[127] Ibid., p. 23.
[128] Ibid., p. 20.
[129] Ibid., p. 28.
[130] Ibid., p. 31.
[131] Knapp P: Diagnosis and treatment of hypertropia. Am Orthoptic J 1971; 21:29.
[132] Knapp P: Vertically incomitant horizontal strabismus: the so-called "A" and "V" syndromes. Trans AmOphthalmol Soc 1959; 57:666.
[133] Lancaster WB: Alfred Bielschowsky 1871-1940. Arch Ophthalmol 1940; 23:1354.
[134] Nixon RB, Helveston EM, Miller KK, et. al.: Incidence of strabismus in neonates. Am J Ophthalmol1985; 100:798.
[135] Noorden GK von, Campos EC: Binocular Vision and Ocular Motility: Theory and Management ofStrabismus, 6th edition. St. Louis, CV Mosby 2002.
[136] Ibid., p. 287.
[137] Ibid., p. 458.
[138] Noorden GK von: A reassessment of infantile esotropia. XLLIV Edward Jackson Memorial Lecture. Am J Ophthalmol 1988; 105:1.
[139] Noorden GK von: Personal communication, Aug. 2001.
[140] Noorden GK von: The limbal approach to surgery of the rectus muscles. Arch Ophthalmol 1968; 80:94.
[141] Noorden GK von, Crawford MLJ, Levacy RA: The lateral geniculate nucleus in human anisometropic amblyopia. Invest Ophthalmol Vis Sci 1983; 24:788.
[142] Noorden GK von, Crawford MLJ: Morphological and physiological changes in the monkey visual system after short-term lid suture. Invest Ophthalmol Vis Sci 1978; 17:762.
[143] Noorden GK von, Crawford MLJ: The lateral geniculate nucleus in human strabismus amblyopia. Invest Ophthalmol Vis Sci 1992; 33:2729.
[144] Noorden GK von, Dowling JE, Ferguson DC: Experimental amblyopia in monkeys. I. Behavioral studies of stimulus deprivation amblyopia. Arch Ophthalmol 1970; 84:206.
[145] Noorden GK von, Dowling JE: Experimental amblyopia in monkeys. II. Behavioral studies in strabismic amblyopia. Arch Ophthalmol 1970; 84:215.
[146] Noorden GK von, Middleditch PR: Histology of the monkey lateral geniculate nucleus after unilateral lid closure and experimental strabismus; further observations. Invest Ophthalmol Vis Sci 1975; 14:674.
[147] Noorden GK von, Sprunger DT: Large rectus muscle,recession for treatment of congenital nystagmus. Arch Ophthalmol 1991; 109:221.
[148] Noorden GK von: Behavioral, neurophysiologic and histologic aspects of experimental amblyopia in rhesus monkeys. In: Medical Primatology, Basel, S Karger, 1972; p. 289.
[149] Noorden GK von: In: Bisno DC (ed.) Proceedings of the Dartmouth Eye Institute Commemorative Symposium, Hanover, NH, Dartmouth College, 1995; p. 130.
[150] Ibid., p. 133.
[151] Ibid., p. 134.
[152] Ibid., p. 135.
[153] Ibid., p. 413.
[154] Noyes JF: A new method of operating for strabismus. Trans Am Ophthalmol Soc 1874; 2:273.
[154] a O'Connor R: Transplantation of ocular muscles. Am J Ophthalmol 1921; 4: 838.
[155] Packard FR: Selection from Gibson's Rambles in Europe. In: The Annals of Medical History, F. R. Packard, (ed.), Vol. 7, New York, PB Hoeber, 1925; p. 153.
[156] Pancoast J: On the operation for the cure of strabismus. Medical Examiner IV, 1841; p. 390.
[157] Parks MM: Fornix incision for horizontal rectus muscle surgery. Am J Ophthalmol 1968; 65:907.
[158] Parks MM: Founding and early history of the American Association for Pediatric Ophthalmology and Strabismus. JAAPOS 2001; 5:199.
[159] Parks MM: Isolated cyclovertical muscle palsy. Arch Ophthalmol 1958; 60:1027.
[160] Parks MM: The monofixation syndrome. Trans Am Ophthalmol Soc 1969; 67:609.
[161] Peter L: Extra-ocular muscles. Philadelphia, Lea & Febiger, 1941.
[162] Ibid., p. 341.
[163] Ibid., p. 324.
[164] Ibid., p. 325.
[165] Ibid., p. 358.
[166] Plager DA: Traction testing in superior oblique palsy. J Pediatr Ophthalmol Strabismus 1990; 27:136.
[167] Posey WC: Tenotomy of the inferior oblique muscle. Trans Am Ophthalmol Soc 1915; 14:65.
[168] Post AC: Observations on Cure of Strabismus With an Appendix on the New Operation for the Cure of Stammering, New York, Francis CS, 1841.
[169] Pratt-Johnson JA, Tillson G: Management of Strabismus and Amblyopia: A Practical Guide. New York, Thieme, 1994.
[170] Pratt-Johnson JA: Acquired disruption of fusional amplitude. Ophthalmology 1979; 86:2140.
[171] Prentice CF: A metric system for measuring prisms. Arch Ophthalmol 1890; 19:64.
[172] Reber W: The indications for operations of strabismus. Penn Med J 1914-1915; 18:602.
[173] Repka M: Very early versus early or late surgery for infantile esotropia. Can J Ophthalmol 1995; 30:239.
[174] Repka MX, Connet JE, Scott WE: The one-year outcome after prism adaptation for the management of acquired esotropia. Ophthalmology 1996; 103:922.
[175] Risley SD: A new apparatus for detecting and measuring the anomalies of ocular muscles. Medical and Surgical Reporter 1891; 65:884.
[176] Rosenbloom AA, Morgan MW (eds.): Principles and Practice of Pediatric Optometry. Philadelphia, JB Lippincott, 1990.

[177] Rutkow IM: The History of Surgery in the United States. San Francisco, Norman Publishing, 1992; p. 178.
[178] Ibid., p. 179.
[179] Savage GC: Ocular muscles. Am Ency Ophth 1917; 11:8089.
[180] Savage GC: Ophthalmic Myology. Nashville, 1902.
[181] Savage GC: Ophthalmic Neuro-myology. Nashville, 1926.
[182] Scobee RG: The Oculorotary Muscles. St. Louis, CV Mosby, 1947.
[183] Ibid., p. 238.
[183a] Scot AB, Rosenbaum AL, Collins CC : Pharmacologic weakening of extraocular muscles. Invest Ophtalmol 1973; 12 : 924.
[184] Scott AB: Botulinum toxin treatment of strabismus and blepharospasm: A multiple investigator study. In: Campos E (ed.), Proceedings of the fifth meeting of the International Strabismological Association, Modena, Italy, Scientific Distributors, 1986; p. 483.
[185] Sherrington CS: Experimental notes on two movements of the eyes. J Physiol (London) 1894; 17:27.
[186] Simon JW, Lininger LL, Scheraga JL: Recognized scleral perforation during eye muscle surgery. J Pediatr Ophthalmol Strabismus 1992; 29:265.
[187] Sprunger DT, Fahad B, Helveston EM: Recognition time after four muscle surgery for nystagmus. Am Orthoptic J 1997; 47:122.
[187a] Stager DR: Anatomy and surgery of the inferior oblique muscle: recent findings. JAAPOS 2001; 5:203.
[188] Stephens JL: Incidents of Travel in Yucatan, Vol. 1. New York: Dover Publications, 1963, p. 61 (Republication of work first published by Harper Brothers, 1843; cited in: Noorden GK von, Campos C Binocular Vision and Ocular Motility, 2002, p. 568.)
[189] Stevens GT: A system of terms relating to conditions of the ocular muscles known as "insufficiencies". NYMJ 1886; 44:624.
[190] Stevens GT: Anomalies of the extraocular muscles. Arch Ophthalmol 1887; 16:149.
[191] Stevens GT: Anomalies of the ocular muscles. Arch Ophthalmol 1888; 17:155.
[192] Stevens GT: Motor Apparatus of the Eyes. Philadelphia, FA Davis, 1906; p. 403.
[193] Ibid., p. 398.
[194] Stevens GT: Quoted in: Wilkinson O, Strabismus: Its Etiology and Treatment. St. Louis, CV Mosby Co., 1927; p. 33.
[195] Stevens GT: Tendon resection and tendon contraction for shortening recti muscles. NYMJ 1889; 49:345.
[196] Stuart DDV: In: Wilkinson O. Strabismus: Its Etiology and Treatment. St. Louis, CV Mosby Co., 1927; p. 42.
[197] Swan KC, Talbot T: Recession under Tenon's capsule. Arch Ophthalmol 1954; 51:32.
[198] Swan KC: (ed) The nature of binocular vision. Trans Am Acad Ophthalmol Otolaryngol 1953; 57:121.
[199] Thompson HS, Blanchard DL: One hundred important 20th-century ophthalmic books. Arch Ophthalmol 2001; 119:761.
[200] Tiffany BF: Anomalies of Refraction and Muscles of the Eye. Kansas City, Hudson-Kimberly, 1894; p. 307.
[201] Twain M: Mark Twain's Speeches. New York, Harper Bros., 1910; p. 19.
[202] Unnebrink K, Bauer C, Kolling G, Simonsz HJ: The early vs. late infantile strabismus surgery study. Trans 26th Mtg European Strabismological Assoc, Barcelona, 2000; p. 57.
[203] Urrets-Zavalia A, Solares-Zamora J, Olmos HR: Anthropological studies on the nature of cyclovertical squint. Br J Ophthalmol 1961; 45:478.
[204] Valk F: Strabismus Surgery. J Amer Med Assn 1919; 3:603.
[205] Van der Hoeve Prof: Cited in, Wilkinson O. Strabismus: Its Etiology and Treatment. St. Louis, CV Mosby Co., 1927, p. 51.
[206] Wells DW: The Stereoscope in Ophthalmology. Boston, EF Mahady Co., 1928; p. 44.
[207] Ibid., p. 22.
[208] Wiesel TN, Hubel DH: Effects of visual deprivation on morphology and physiology of cells in the cat's lateral geniculate body. J Neurophysiol 1963; 26:978.
[209] Wilkinson O: Strabismus: Its Etiology and Treatment. St. Louis, CV Mosby Co., 1927.
[210] Ibid., p. 109.
[211] Ibid., p. 66.
[212] Ibid., p. 67.
[213] Ibid., p. 116.
[214] Ibid., p. 143.
[215] Ibid., p. 170.
[216] Ibid., p. 192.
[217] Ibid., p. 196.
[218] Ibid., p. 198.
[219] Ibid., p. 202.
[220] Ibid., p. 206.
[221] Ibid., p. 28.
[222] Ibid., p. 57.
[223] Worth C: Squint: Its Causes, Pathology and Treatment, 3rd edition. Philadelphia, P Blakiston's Son & Co., 1906; p. 90.
[224] Ibid., p. 55.
[225] Wright K, Edelman PM, Mc Vey JH, et. al.: High grade stereoacuity after early surgery for congenital esotropia. Arch Ophthalmol 1994; 112:913.

致谢

我感谢琳达·斯莫伍德（Lynda Smallwood）为准备手稿提供的帮助，感谢安·范瓦尔肯堡·哈默（Ann Vanvalkenburg Hammer）为本章的研究提供的帮助。（图3-9）经出版商许可转载。

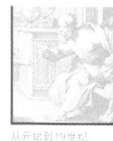
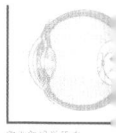
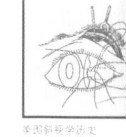
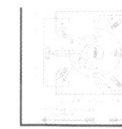
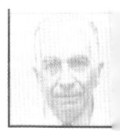
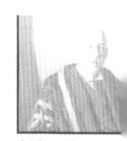
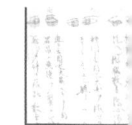
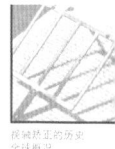

IV

墨西哥斜视学历史

阿尔贝托·布朗-利蒙（ALBERTO BROWN-LIMÓN）和
艾玛·利蒙·德·布朗（EMMA LIMÓN DE BROWN）

本章不会深入探讨影响墨西哥眼科历史的所有事件，而将重点关注对其国内斜视学进步作出贡献的最引人瞩目的事件。根据报告目的，我们将历史分为以下3个阶段。

1. 前哥伦比亚时期（公元前1000年—1520年）

2. 殖民地独立时期（1520—1833）

3. 现代—当代（1833年—至今）

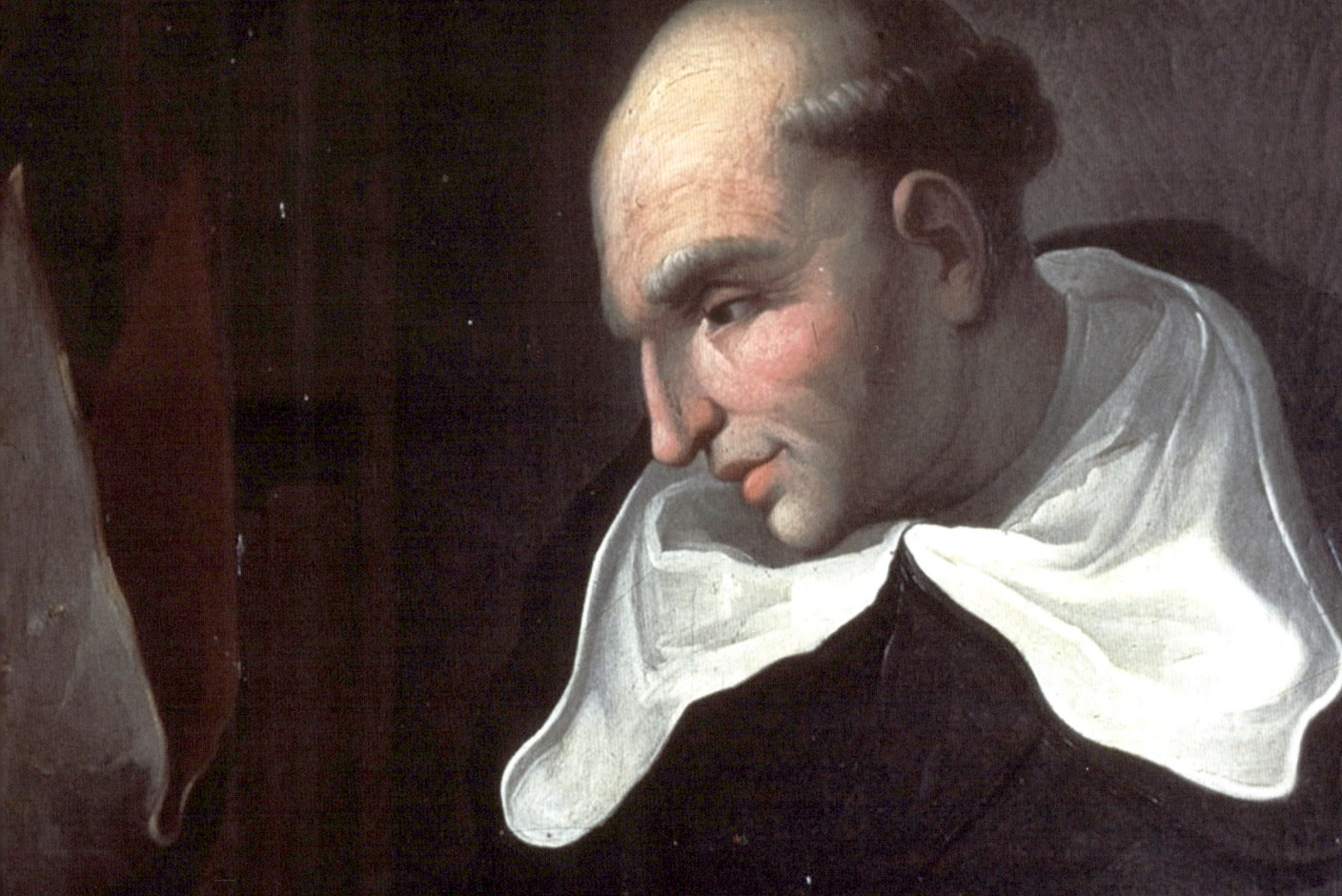

巴托罗梅·德·拉斯·卡萨斯（Fray Bartolomé de las Casas）1484—1566

第一节 前哥伦布时期

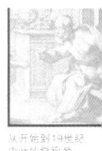
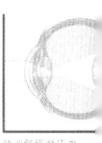

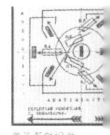
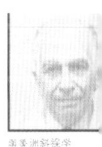
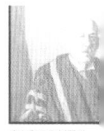
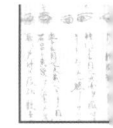
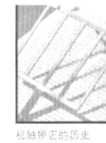

在前哥伦布时代，墨西哥认为疾病要么是上帝的惩罚，要么是众神的报复。外科医生特别求助于司管眼部疾病的神，西佩托特克（图4-1）。

我们不太确定，是否定居在墨西哥中部的阿兹特克人出于治疗目的进行了解剖。但人们相信他们没有这样做，因为他们从未质疑过他们神的力量和影响力。然而，牧师、传统治疗师和巫医对人体及其解剖学有着广泛的了解，大概是从人类祭祀的实践中获得的。

阿兹特克人将眼睛称为"ixtelotli"，斜视患者称为"ixnecuiltic"。显然，他们认为斜视不需要干预[30]。

在前哥伦布时代，由母亲或助产士在出生时重塑头部的文化习俗在墨西哥人民中广泛传播。对于玛雅人来说，重塑头部是一种具有审美目的的仪式。由于他们认为美洲虎是他们的主神，他们试图使头部的结构尽可能地类似于美洲虎的头骨。当孩子躺在婴儿床上时，会在孩子头上放一个特殊的装置，该装置的形状特殊，会导致枕骨的拉长垂直或向后倾斜（图4-2），正如我们稍后将讨论的那样，这导致了眼眶的重大改变，我们认为，这会使孩子患上斜视。

历史学家巴托罗梅·德·拉斯·卡萨斯（Fray Bartolomé de las Casas）写道："头部的形状通常与身体的其余部分和四肢成比例，也就是说，它通常是直的。然而，有些人的头部呈细长的锥形，具有方形、扁平的额头，如同尤卡坦岛的人一样。几乎每个地方都有努力重塑头部以与其他人不同的习惯。他们为加长头部付出的努力令人惊讶，尤其是男人的大头。刚出生时，他们用韧皮纤维绳、棉或羊毛绷带将新生婴儿的头部紧紧地绑起来，并将这些绷带放置两三年。这种压力足以使头部显著拉长，并将其重新塑造成如同贝壳或长粘土臼的形状"[11, p.179]。

居住在墨西哥南部的玛雅人，其前额和头部平坦，并且对整形技术进行了修改。出生后4~5天，母亲将婴儿放在婴儿床内，他们的头被放在两块木板之间："一个放在颈背上，一个放在额头上。然后将木板紧紧地绑在一起，让这个可怜的

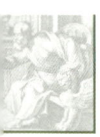
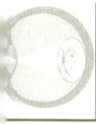
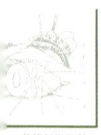
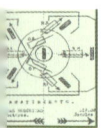
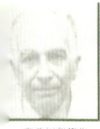
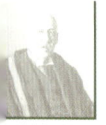

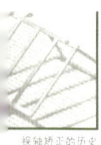

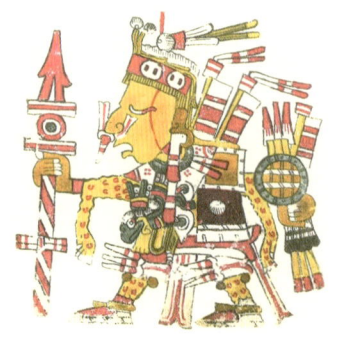

图 4-1
"西佩托特克"神

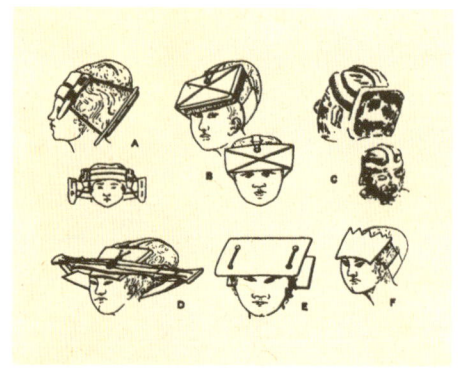

图 4-2
不同的挤压平面

孩子受苦几天,直到他或她的头被重塑。[17]德·兰达(De Landa)报道说,"玛雅人发现轻微的斜视很有吸引力。*为了实现该目的,妈妈们会在孩子的头发上粘上一团蜂蜡或树脂,这样它就可以挂在他们的眼睛之间。孩子们会用眼睛跟随移动的物体,最终变成内斜视"[17, p.105]。无论男女婴儿,无论其社会地位如何,都会这样做。

我们推测他们使用这个装置来刺激集合功能,因为孩子们的眼眶在他们的头部受压后变得分散。

* 在中美洲旅行期间,我多次注意到,古代陶器和现代陶器上描绘的玛雅和印加太阳神的拟人化形象经常令人眼花缭乱。(冈特K·冯·诺登)

第二节 殖民地独立时期

西班牙医学和以草药为主的本土医学相结合，带来了前所未有的进步。不幸的是，殖民者狂热的宗教热情导致宝贵的信息和习俗遭到破坏。

第一批毕业的医生与殖民者一起抵达墨西哥。1524年，征服者埃尔南·科尔特斯（Hernán Cortés）在墨西哥城建立了圣母无染原罪（de la Inmaculada Concepción）医院，后来被称为耶稣医院，随后还有更多。然而，直到1750年，一家疗养院才在今天的墨西哥首都成立，专门治疗眼部疾患[44]。

17世纪和18世纪上半叶是墨西哥医疗实践的黑暗时期。在那段时间里，医疗领域的进展相对较为有限，然而，这对眼科并没有构成重大影响。这一进步具有教育性质，建立了皇家教皇大学，第一批墨西哥医生就是在这里毕业的。该学校后来在1833年被医学学院取代，该学院提供外科医生学位。墨西哥医学院成立于1836年[37]。

斜视的第一个书面描述可以追溯到1834年，发表在墨西哥的医学杂志上[4]。病例涉及一名11岁女孩，检查时患者双眼看起来并无异常，只要患者保持眼睛不动，不将眼睛固定在特定物体上，就完全不能发现眼睛偏斜。然而，一旦让她仔细观察某物，她的右眼就会开始向外转动，而左眼则一直盯着物体。她左眼的视力很好，但右眼视力很差，只能辨认大物体。医生对这种偏斜给出的解释是"大脑底部右侧的某些充血不仅改变了视神经的功能，还改变了右侧的其他功能。"治疗包括在她的右耳后面涂抹水蛭以消除充血，每天清洗并用贴片覆盖她的左眼，这样她就会逐渐习惯让她"懒惰"的眼睛工作。从结果的描述中可以看到治疗是成功的。六周后，患者的右眼能看得更清楚，斜视仅在某些情况下变得明显，例如当她注意力不集中时。

不久之后，迪芬巴赫（Dieffenbach）于1839年（第1章）革命性地在墨西哥引入了眼外肌切开术（第1章）。1841年，时任美国总统授予美国旅行家约翰·劳埃德·斯蒂芬斯（John Lloyd Stephens）在中美洲的外交任务。斯蒂芬斯利用这个机

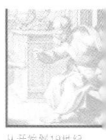
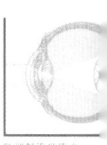
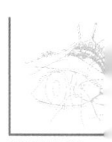
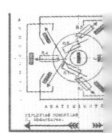
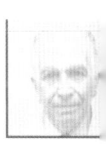
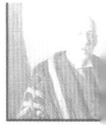
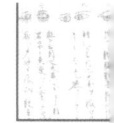
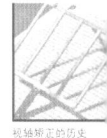

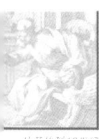
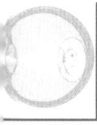
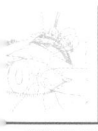
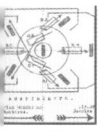
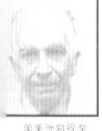
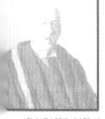
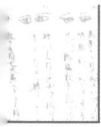
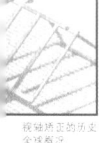

会带领考古探险队前往伯利兹、中美洲、恰帕斯州和尤卡坦半岛，由素描家弗雷德里克·凯瑟伍德（Frederick Catherwood）和波士顿著名外科医生塞缪尔·卡伯特（Samuel Cabot）陪同。

正如人们想象的那样，当时墨西哥的通信系统如此落后，以至于当其他国家的新科学发现到达这个国家时，几乎为时已晚。农村地区的沟通更加糟糕，以至于完全没有人听说过迪芬巴赫医生的手术（第一章）。斯蒂芬斯从一个外行的角度提供了一个生动的描述，我们假设在没有早期发表报告的情况下，他描述了在墨西哥土地上进行的第一例斜视手术。以下内容引用自1843年在美国首次出版的斯蒂芬斯著作的西班牙语翻译和再版[40]。

卡伯特（Cabot）医生决定在南部尤卡坦州首府梅里达开展手术，以普及手术并传播其效益（图4-3）。不管是因为他更加关注这种现象，还是因为事实确实如此，在卡伯特医生看来，这里的内斜视患者比其他任何地方都多。起初，当地居民不愿去看外国医生。当他们发现手术免费时，就更不愿意相信他了。第一个病人是一个小男孩，他是由危地马拉的瓦多（Vado）医生推荐而来的。这位医生曾在巴黎学习，并在梅里达被称为杰出的医生。卡伯特抵达后第一次检查了他的仪器。它们是在巴黎制造的，十分精细，对环境变化高度敏感。尤卡坦半岛的大气非常潮湿，几乎不可能防止金属物体生锈。卡伯特认为他已经采取了所有必要的预防措施，将他的仪器箱包在衣服里，放在一个行李箱内。但他发现这个最重要的工具，因为尖端生锈而变得毫无用处。整座城市都没有一个这样的仪器，也没有一个人能修好这个仪器。凯瑟伍德（Catherwood）先生拿出一块旧磨刀石，两人都试图清理仪器。

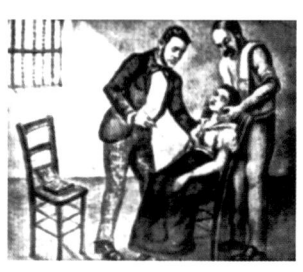

图4-3
凯瑟伍德（Catherwood）绘制的草图，展示了由斯蒂芬斯（Stephens）先生协助的塞缪尔·卡伯特（Samuel Cabot）医生即将进行眼科手术。
来自 斯蒂芬斯J（Stephens J）前往尤卡坦半岛(40)

患者大约14岁，是个英俊的小伙子，患有斜视。首先，他们在窗户旁边放了一张桌子，上面放了一个床垫和一个枕头，让男孩可以躺下。为了准确调整眼位，必须切断挛缩的肌肉，眼睛会立即恢复到正常位置。在凯瑟伍德先生和斯蒂芬斯先生的协助下进行手术。患者在完全安静状态下，双臂交叉放在胸前，但当仪器切割肌肉时，他痛苦地尖叫着，所有的观众都逃到了隔壁的房间。可这声尖叫声还没结束，手术就结束了，男孩坐直了身体，眼睛里满是鲜血，但眼位完全正位。卡伯特遮盖了术眼，在接受了一些关于后续治疗的指导后，男孩带着与进来时同样的微笑离开去看他的母亲，周围是一群对他表示赞美和祝贺的人。

从开始至19世纪中叶的斜视学

这个奇迹的消息很快传开，夜幕降临前，卡伯特接到了许多紧急的手术请求。第二天，当客人吃完早餐回来时，一大群内斜视的男孩聚集在屋前。门一打开，他们就冲了进去。有许多窥探者聚集在窗户边，他们不得不用床单盖住窗户。那天早上，卡伯特邀请了穆尼奥斯（Munoz）医生和其他当地医生来见证这个过程，所以几乎没有足够的空间可移动。第一个出现在手术室的是一个二十多岁的男孩。没有人知道他是谁或他来自哪里，但他的斜视是最糟糕的一种。他身体健壮，以至于每个人都认为他可以忍受任何手术。尽管体力很好，但是当医生开始切割肌肉时，该病人就表现出焦虑的迹象。最终，他迅速侧过头，拿走了卡伯特的手术刀。他紧紧捂住眼睑，仿佛下定决心要永远握住手术刀。幸好医生及时放开了仪器；否则男孩会撕裂他的眼睛。病人就这样坐着，一只眼睛包着绷带，另一只眼睛挤压仪器。或许，在那一刻，他宁愿放弃自己对美貌的骄傲，保留他的内斜视，回到自己的生活中，不受痛苦，眼睛上挂着手术刀。但这仪器对卡博特来说太贵重了，他不能就这样放手。目击者嘲笑病人的懦弱和缺乏热情。终于，在所有这些责备之后，他睁开眼睛，将手术刀扔到了地板上。不幸的是，这样做，他只会让事情变得更糟。如果他再等几秒钟，手术就会成功结束。现在他们不得不重新开始。手术刀再次提起肌肉。看着病人的瞳孔，几乎可以感觉到他会再次转过头，但他没有。他保持冷静，这令所有人惊讶和满意，但并无同情，他从桌子上走了下来，眼睛布满鲜血，但眼位正位。外面的男孩大声地为他欢呼，但再也没有人见过这位病人。

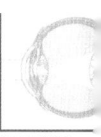

欧洲斜视学历史

美国斜视学历史

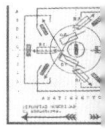

墨西哥斜视学历史

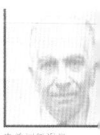

南美洲斜视学历史

一个非常年轻的"混血儿"，肯定只有10岁，从头到尾都严格按照程序进行操作，穿过人群。他二话不说，给了所有人一个"斜视"的眼神，清楚地表明了他想要什么。他穿着典型的"混血儿"装束：棉衬衫、裤子和草帽。他看起来如此渺小和天真，以至于没有人会认为他是自己做出的决定。医生们给他介绍了手术后，他用朴实但坚定的声音回答说："我想"。男孩试图爬上桌子，但他的腿很短，不得不需要帮助。他的眼睛被包扎，头靠在枕头上，双臂交叉在胸前，完全按照吩咐做了。30秒之内，手术就完成了，他甚至没有退缩，一寸不动。那是一种非凡的耐力表现。在场的所有人都表达了钦佩之情，纷纷恭喜他，男孩从桌子上下来，眼睛被敷料遮盖，一言不发，带着真正的小英雄气概，拉着父亲的手，走了出去。

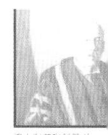

澳大利亚和新西兰的斜视学历史

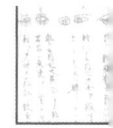

日本斜视学历史

卡伯特向当地医生详细解释了手术干预措施，甚至提出提供仪器。由于所有这

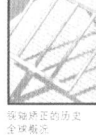

斜视矫正的历史全球概览

斜视学历史 · 197

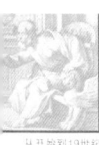

从开始到19世纪中叶的斜视学

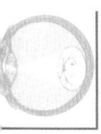

欧洲斜视学历史

英国斜视学历史

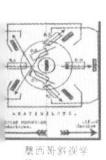

墨西哥斜视学历史

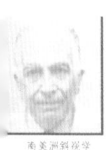

南美洲斜视学历史

澳大利亚和新西兰的斜视学历史

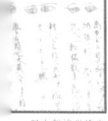

日本斜视学历史

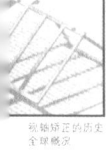

斜轴矫正的历史全球概况

些手术都取得了成功（没有长期的随访），他认为该手术术式已经很好地引入了该国，并决定就此离开，但这绝非易事。围在他家门口的人群不会轻易让他脱身。卡伯特发现自己被乞求做手术的斜视患者困住了。整个下午，内斜视的人都会在街上"徘徊"，向他们的门"斜瞥"一眼。而到了晚上，当卡伯特医生一行人聚集在广场时，路人都会冲着他们大喊："治疗斜视的人来了"。卡伯特没有使用麻醉或无菌，因为当时这点不被关注。不过手术结果很好，接受手术的人说他们几乎没有受到影响。由于缺乏通信，及尤卡坦州与其他州之间的距离遥远，卡伯特医生和他的墨西哥同事所取得的进展在墨西哥的其他地方仍然鲜为人知[40]。

1842年，包括眼科医生在内的新一代医生纷纷出现。在卡伯特医生访问尤卡坦半岛后的一年，在墨西哥率先使用氯仿麻醉的路易斯·穆尼奥斯（Luis Muñoz）医生[13]，在墨西哥完成第一例输血的玛利亚·贝尔蒂斯（Matías Béistegui）[1]，以及一位著名教师兼著名眼科医生何塞·玛利亚·贝尔蒂斯（José María Vértiz），共同从巴黎返回墨西哥城。他们曾前往欧洲，师从伟大的奥古斯特·德马雷斯（Auguste Desmarres）。这次旅行也让他们有机会目睹斜视最新的眼外肌切开术[27]。

有趣的是，路易斯·穆尼奥斯（Luis Muñoz）曾经说过，他记得在他父亲的家里看到过这种矫正斜视的手术。这位父亲汤·何塞·米格尔·穆尼奥斯（Don José Miguel Muñoz）在1825—1855年也做过白内障手术[31]。然而，没有记录表明他在迪芬巴赫之前做过斜视手术。玛利亚·贝尔蒂斯（Matías Béistegui）[27]是1842年初第一位对斜视患者进行肌肉切开术干预的墨西哥外科医生[27]，随后是维特茨（Vértiz）医生和穆尼奥斯（Muñoz）医生，他们将其作为主要事业。到1842年5月16日，在第一批接受手术的40人中，只有5人继续患有斜视，尽管没有术前那么严重[27]。越来越多的医生到穆尼奥斯医生家见证了名为"眼部肌肉切开术"的手术，该手术随后开始盛行。

自从穆尼奥斯（Muñoz）、维特茨（Vértiz）和贝尔蒂斯（Béistegui）医生开展手术以来，他们发现患者经常将斜视的病因归因于新生儿被从黑暗的房间带到阳光充足的房间、暴露在气流中或模仿其他斜视的人。大多数患者尝试通过在太阳穴上使用不同类型的贴片来消除或减少眼位偏斜，以使眼位变正，但均未成功。*

手术干预总是从内直肌的切开术开始，医生认为手术很容易进行，没有意外。

手术当天眼睛周围只有轻微的疼痛,轻微的发红。在肌肉被切开后,一些患者会出现复视或恶心、呕吐或偏头痛,但眼位恢复后,这些症状会消退,术前建议可通过饮食、泻药、温水洗头和足浴来抵消这些不良反应[27]。

如前所述,在殖民时代已经建立了一家眼科医院。耶稣会士被驱逐出境后,隶属于圣安德烈斯医院,早在1847年,那里就开始治疗一些眼部疾病了。后来,在慈善家伊格纳西奥·瓦尔迪维埃尔索(Ignacio Valdivielso)的遗嘱下和华雷斯(Juárez)总统政府的帮助下,这座曾作为老人之家的建筑得到了翻修。后来,在1876年,它成为瓦尔迪维尔索研究所,只用来免费治疗眼病患者,目前仍在运作,被称为光明圣母(Nuestra Señora de la Luz)医院(图4-4)。该医院由理查德·维尔迪斯(Ricardo Vértiz)医生创立,是拉丁美洲西班牙语地区最古老的医院,仅限于治疗眼部疾病[44]。

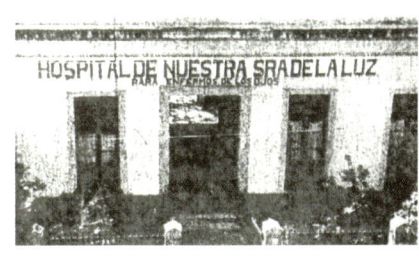

图4-4
光明圣母(de la Luz)医院

1007年,理查德·维尔迪斯(Ricardo Vértiz)在墨西哥开创了眼科学作为医学的一个独立分支的先河(图4-5),他请求政府批准在医学院纳入官方眼科培训。一年后,这位杰出的院士成为第一位实施消毒的眼科医生,使用利斯特(Lister)的方法并进行了轻微修改,因为某些消毒产品在墨西哥尚不可用。理查德·维尔迪斯医生离开了他多年来获得的庞大客户群,专心致力于眼科疾病。他甚至获得了在法国从事该专业的授权,在那里,他也有大量患者,并获得了当时最知名的法国眼科医生的认可[31]。

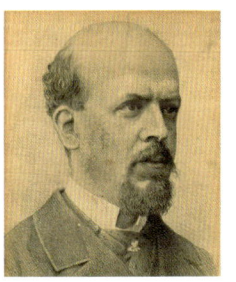

图4-5
理查德·维尔迪斯(Ricardo Vértiz)

1893年2月18日,在若泽·拉莫斯(José Ramos)医生家举行的一次会议上,成立了墨西哥眼科学会。参加此次会议的有若泽·拉莫斯(José Ramos)、费德里

---

* 正如第1章所指出的,16世纪欧洲某些地区的习俗是在一个内斜视儿童的太阳穴上系上一块红色的羊毛,希望这样可以使眼睛变成正位。有趣的是,这种习俗在某些地区一直盛行到19世纪末(冈特K·冯·诺登)。

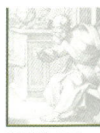

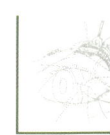
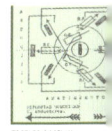
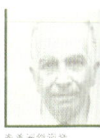
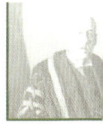
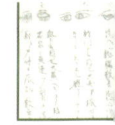
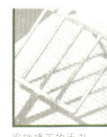

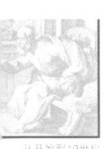
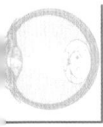

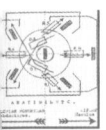
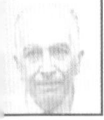
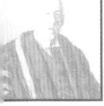

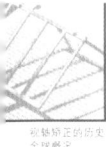

科·阿布雷戈（Federico Abrego）、阿古斯丁·查孔（Agustín Chacón）、洛伦佐·查韦斯（Lorenzo Chávez）、费尔南多·洛佩兹（Fernando López）、埃米利奥·蒙塔尼奥（Emilio Montaño）和曼努埃尔·乌里韦·伊特隆科所（Manuel Uribe y Troncoso）。该学会也是拉丁美洲最古老的眼科专业的协会[31]。

1898年，曼努埃尔·乌里韦·伊特隆科所（Manuel Uribe y Troncoso）和丹尼尔·M·贝莱斯（Daniel M. Vélez）创建了《墨西哥眼科学会年鉴》，这是美国第一个涉及眼科学的西班牙语出版物，也是最古老的，一直持续到今天。该出版物于1917年与《纽约眼科杂志》合并[31]。

1905年2月，墨西哥总医院在墨西哥城成立（图4-6），当时是全国最大的医疗机构，是内外科专业的摇篮，它的眼科配备了当时最先进的技术。第一任主任是费尔南多·洛佩兹（Fernando López）医生，他是一名职业军医，曾在巴黎跟随韦克（Wecker）、伦道夫（Landolt）和拉佩尔松（Lapersonne）学习眼科。他是墨西哥第一个使用可卡因作为眼部麻醉剂的人。他以不同寻常的技巧开展眼科手术，斜视矫正术是其专长之一[44]。

1910年，拉斐尔·门多萨（Rafael Mendoza）向墨西哥眼科学会介绍了"斜视的矫正治疗"[26]。这篇文章反映了当时对潜在病因学知识的缺乏。他建议仅在10岁后进行手术干预，他还支持在患者很小的时候，可以用阿托品麻痹调节来治疗内斜视的想法。

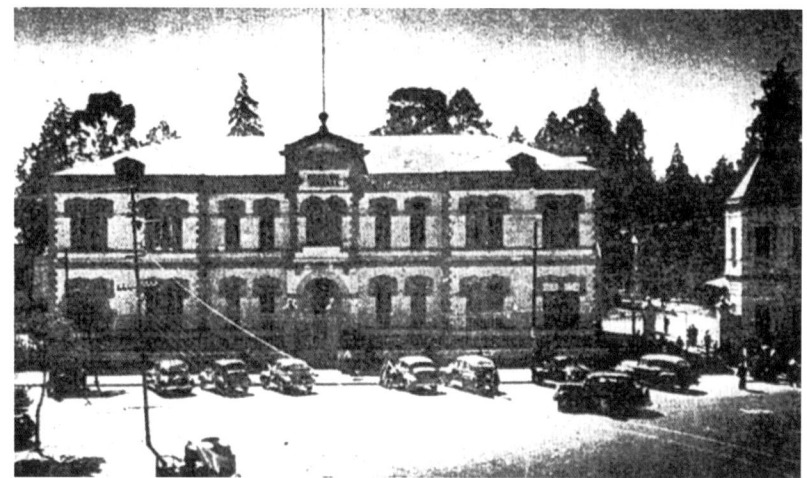

图4-6
墨西哥城综合医院

第三节 当代

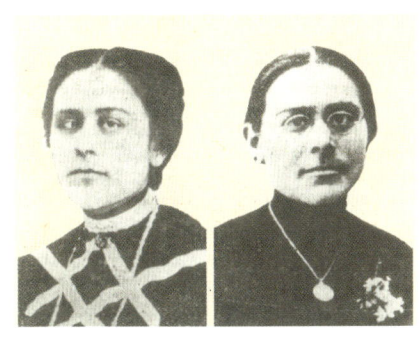

图4-7
阿隆索（Alonso）医生斜视术前（左）和后（右）患者的外观

1920年的《墨西哥医学公报》报道了安东尼奥F·阿隆索（Antonio F. Alonso）进行的斜视矫正手术。阿隆索（Alonso）医生返回墨西哥后与帕纳斯（Panas）一起，将在巴黎获得的知识应用到家乡圣路易斯波托西州[31]。在众多病例中，他描述了一名30岁的女性，她因为右眼斜视而未能在商业领域找到工作[1]。外科医生使用可卡因滴注作为局部麻醉依次在内外直肌方向上的Tenon氏囊下方注射了普鲁卡因—肾上腺素。然后进行内直肌断腱术，同时外直肌前徙，其顶部和底部边缘重新缝合到巩膜上。双眼遮盖7天之后拆线。术眼再次遮盖2天，然后去除所有敷料，每天滴用含硼乳液的洗眼液2次。并建议患者做一些正位训练以增加弱视眼的视觉灵敏度。几个月后，患者再次接受检查，她的视力有所改善，矫正效果非常好（图4-7），并且患者找到了工作。

阿隆索医生也是墨西哥第一个使用正位训练治疗斜视的人，并将这种方法引入墨西哥医学文献¹。根据他治疗斜视的经验，阿隆索得出结论[1]：

①鉴于视觉功能在人脑中的重要性，在大学设立专门的实验室来研究视觉生理，并在自然科学、眼科学和生理心理学领域继续取得进展至关重要。

②视轴矫正训练并不能取代手术干预，而是作为手术治疗的辅助手段。

③斜视手术不仅是重建双眼视觉的唯一因素，而且具有重要的社会性，特别是对女性而言，可使她们能够找到工作并独立生活。

④眼外肌前徙术并不能取代眼外肌断腱术，但对于适应证的选择具有一定的限制，因为人们需要更加小心谨慎地应用该术式。由于其快速简便的性能、立竿见影的美学效果和较小的风险，断腱术已成为大多数眼科医生的主流术式。然而，必

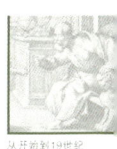
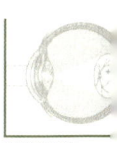
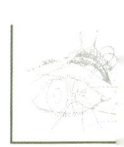
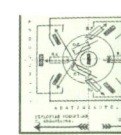
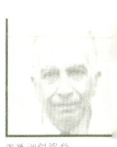

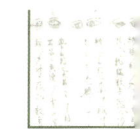
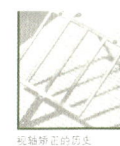

须采取预防措施并具有良好的预见性,因为该术式通常最终会产生外斜视,比原来的内斜视更为令人不舒服,同时对外观影响也较大。此外,断腱术可能会产生一定程度的集合功能缺失。

⑤眼外肌前徙术包括将肌肉迁徙到角膜边缘,用以恢复双眼的正常功能并矫正眼位偏斜。

阿隆索(Alonso)医生强烈反对墨西哥大多数眼科医生当时普遍使用的随意的断腱术,这值得称赞。

1923年,拉斐尔·西尔瓦(Rafael Silva)[39]是巴黎伟大的临床医生伦道夫(Landolt)的著名学生,他对解剖学和眼球运动产生了浓厚的兴趣。他更改了先前由瓜恩德(Guende)、帕纳斯(Panas)和马尔克斯(Marquez)医生发表的眼肌麻痹诊断示意图[39]。

1936年,安东尼奥·托雷斯·埃斯特拉达(Antonio Torres Estrada)[41]是西尔瓦(Silva)医生的学生,他创造了一个更自然、更容易记忆的方案,用于诊断和记录眼肌麻痹。这些表标注了一些修改,并结合了以前由马尔克斯(Marquez)和西尔瓦医生设计的图表(图4-8)。

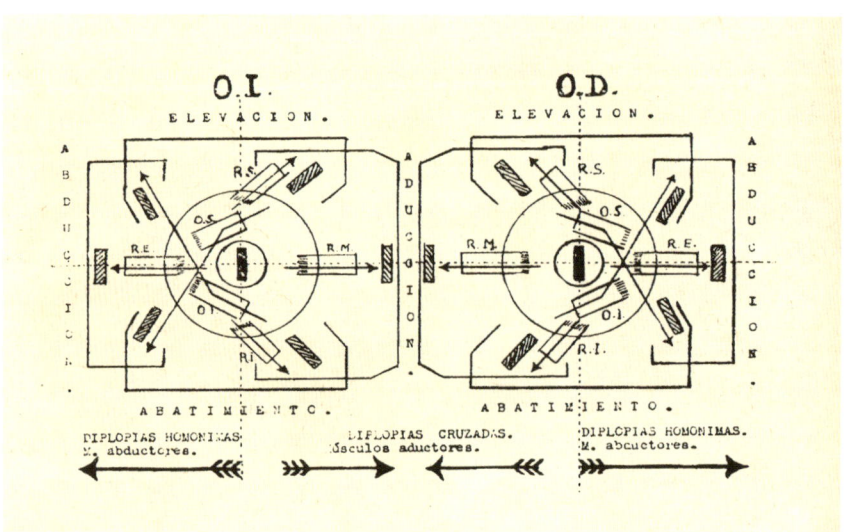

图4-8
埃斯特拉达用于帮助诊断麻痹肌肉的示意图。他尝试了一种方案,受影响的肌肉,其方向、运动和双重图像的投影是叠加的

埃斯特拉达（Estrada）注意到结膜不能耐受任何缝合材料，并于1928年向国家医学科学院提交了对沃斯（Worth）肌肉手术技术的改良[42, p.149-159]。同时，在试验了各种传统治疗斜视的方法后，他设计了眼外肌前徙术，治疗效果更好。他公开反对自由的断腱术，他认为这会造成肌肉残缺不全，并倾向于通过部分断腱术来延长肌肉。同时，埃斯特拉达医生也在墨西哥率先使用肠线代替丝线进行肌肉手术。

曼努埃尔·普伊格·索拉内斯（Manuel Puig Solanes）（图4-9）是墨西哥眼科医师委员会[15]的第一任主席，他曾担任墨西哥总医院的眼科主任。他还为墨西哥眼科学会年鉴做出了贡献。曼努埃尔·普伊格·索拉内斯[34]提出斜视的治疗应该是"包罗万象"的，包括以下几个阶段：

① 获取每只眼睛的最佳视觉情况。

② 开始双眼视觉恢复治疗。

③ 进行外科手术。

④ 恢复期治疗。

1945年，费利西亚诺·帕洛米诺·德纳（Feliciano Palomino Dena）和他的弟子雷南·穆里略·法哈尔多（Renan Murillo Fajardo）在墨西哥儿童医院创立了第一个斜视矫正专科。

费利西亚诺·帕洛米诺·德纳（Feliciano Palomino Dena）、雷南·穆里略·法哈尔多（Renán Murillo Fajardo）和萨比诺·西尔瓦·塞罗恩（Sabino Silva Zerón）也在1958年4月的第四届墨西哥眼科学大会[29]上提交了一份关于《斜视手术治疗的一般指南》的报告[32]，展示了15年的研究结果和经验，以及在治疗中使用的一些手段。他们演示了如何制定手术计划并给出了斜视手术的适应证。

雷南·穆里略·法哈尔多医生（Renán Murillo Fajardo）（图4-10）出生于1913年7月27日。他毕业于尤卡坦州梅里达的苏雷斯特大学，并在墨西哥军医院和马萨诸塞州波士顿总医院的眼耳医院主修眼科。他在墨西哥跟随布列坦·佩恩（Brittain Payne）医生学习眼病理解剖学，并跟随瓦里斯·切里夫（Rivas Cherif）医生学习眼视光学。他曾负责墨西哥儿童医院的眼科，并成为医学院眼科和斜视研究生诊所的负责人。他是墨西哥和国外各种斜视矫正术课程的讲师，曾任墨西哥眼科学会主席和墨西哥眼科学会年鉴主任。他发表了五十多篇论文，反映了他对斜视等领域的兴趣和经验[14]。

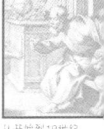
从中世纪到19世纪中叶的斜视学

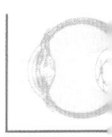
欧洲斜视学历史

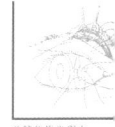
美国斜视学历史

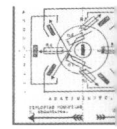
墨西哥斜视学历史

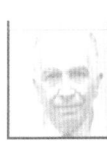
南美洲斜视学历史

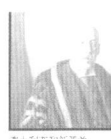
澳大利亚和新西兰的斜视学历史

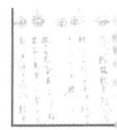
日本斜视学历史

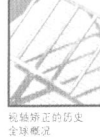
斜视矫正的历史全球概况

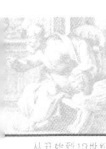
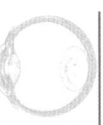

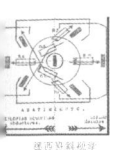
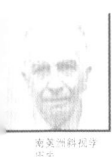

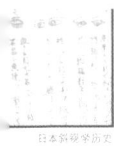
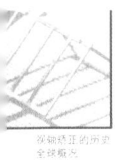

中央军区医院眼科教授阿贝拉尔多·塞尔图切（Abelardo Zertuche）向墨西哥眼科界介绍了"A"和"V"综合征的概念[28]。

20世纪50年代，出现了新一代的眼科医生，其中许多人对斜视相关问题产生了特别的兴趣。安塞尔莫·丰特·巴尔塞纳（Anselmo Fonte Barcena）开始对神经眼科产生兴趣，并开始在墨西哥城的墨西哥总医院就垂直斜视问题和麻痹性斜视举办讲座。他是墨西哥第一位对斜肌进行手术的外科医生[36]。

安塞尔莫·丰特（Anselmo Fonte）在眼科的各个领域从业33年。他获得了奖学金并在阿根廷布宜诺斯艾利斯进行深造，师从豪尔赫·马尔布兰（Jorge Malbran）教授。在布宜诺斯艾利斯期间，他对眼睛的神经肌肉异常产生了兴趣，尤其是对非共同性斜视。返回墨西哥后，他被任命为社会保障研究所神经精神科的眼科医生。他与普依格·索拉内斯（Puig Solanes）医生一起报告了该国首例杜安综合征病例[35]。

特奥杜洛·曼努埃尔·阿贡迪斯（Teodulo Manuel Agundis）（图4-11）于1910年6月2日出生在墨西哥的圣路易斯波托西州。毕业后不久，他开始行医，与同为医生的父亲一起工作，并成为圣路易斯波托西大学眼科诊所的教授。为了增加知识，他前往美国，在纽约长老会医疗中心的眼耳医院担任住院医师。他还曾在约翰霍普金斯医院（巴尔的摩）的威尔默研究所和罗切斯特的梅奥诊所工作。之后，他前往巴黎和伦敦接受进一步的培训。回到墨西哥后，他加入了卢斯新圣母院，在那里度过了25年[38]，后来在墨西哥防盲协会的斜视部工作。他重新开始出版杂志《墨西哥防盲协会档案》，以及出版有关A型和V型斜视手术治疗的重要出版物[12]。

艾玛·利蒙（Emma Limón）（图4-12）于1926年出生于墨西哥城，她也毕业于医学院。1956年，她在墨西哥总医院工作期间获得了凯洛格奖学金，并在爱荷华州立大学与赫尔曼·布利安（Hermann Burian）一起继续她的研究生学习。1957年回到墨西哥后，她专攻斜视，她的作品反映了布利安（Burian）和科斯坦贝德（Costenbader）的影响（第3章）。她曾就职于卢兹新圣母眼科医院，后来被分配到总医院眼科部。随后，她成为曼努埃尔·盖亚·冈萨雷斯（Manuel GEA González）总医院的眼科主任。

1966年底，圣地亚哥的奥斯卡·哈姆（Oscar Ham）邀请艾玛·利蒙（Emma Limón）和其他一些来自南美洲的斜视学家一起在智利举行会议，目的是建立拉丁美洲斜视委员会，西班牙语缩写是"CLADE"（第5章）。该协会在拉丁美洲斜视

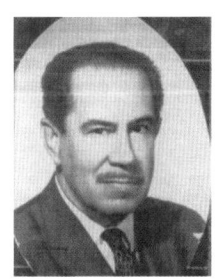
图 4-9
曼努埃尔·普伊格·索拉内斯（Magin Puig Solanes）

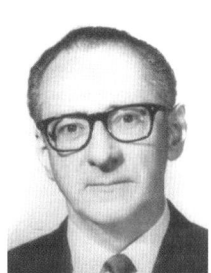
图 4-10
雷南·穆里略·法哈尔多（Renán Murillo Fajardo）医生

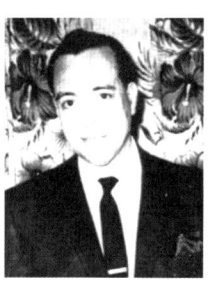
图 4-11
特奥杜洛·曼努埃尔·阿贡迪斯（Teodulo Agundi）

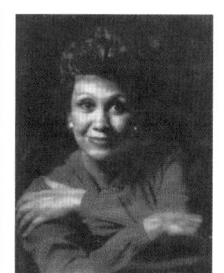
图 4-12
艾玛·利蒙（Emma Limón）

学的后续发展中发挥了重要作用。正是在第一次会议上，与会人员决定，将在各自的国家设立专门治疗斜视的中心。1967年，墨西哥斜视中心的成立是一个特殊事件，它引发了墨西哥当代斜视学的开始。这个想法是在一次社会性质大于科学性质的集会中提出的，在墨西哥城的"圣天使旅馆"餐厅，艾玛·利蒙（Emma Limón）医生倡议，阿贝拉尔多·塞尔图切（Abelardo Zertuche）、安塞尔莫·丰特·巴尔塞纳（Anselmo Fonte Barcena）、特奥杜洛·曼努埃尔·阿贡迪斯（Teodulo Agundis）、奥罗拉·米兰达（Aurora Miranda）、雷南·穆里略（Renán Murillo）和费利西亚诺·帕洛米诺·德纳（Feliciano Palomino Dena）医生附议，这些眼科医生成为该中心的创始成员。艾玛·利蒙是墨西哥斜视中心的第一任主席（1967—1969），在此期间，第一篇科学文章发表在新成立的《墨西哥斜视中心信息杂志》上[5]。

20世纪70年代初，大卫·古铁雷斯·佩雷斯（David Gutiérrez Pérez）和大卫·罗梅罗·阿皮斯（David Romero Apis）加入了该中心，带来了与旧金山的亚瑟·詹波尔斯基（Arthur Jampolsky）一同学习时获得的专业知识。他们分别于1969—1971年和1971—1973年担任墨西哥斜视中心的主席[16]。在利奥波尔多·穆里略·穆里略（Leopoldo Murillo Murillo，1973—1975）领导下的，艾玛·利蒙开始研究颅面骨发育不良患者的斜视的原因，如Crouzon & Apert病和hyperteleo-orbitism病。她描述了在这些情况下导致V型斜视的眶顶和眶底的骨性改变。作为这项研究的结果，引入了术语"眼眶斜视"[19]，并且首次将眼眶异常作为一个病因。

1977—1979年担任斜视中心主席的路易斯·冈萨雷斯·古铁雷斯（Luis González y Gutiérrez）介绍了墨西哥斜视的影像资料[5]。

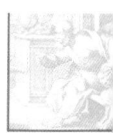
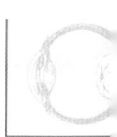

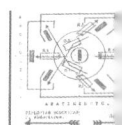
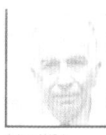

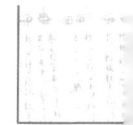
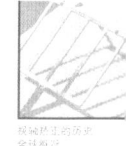

1986年，第一届眼球震颤和斜视的实践治疗课程在墨西哥举办，冈特K·冯·诺登（Gunter K. von Noorden）、亚伯拉罕·施洛斯曼（Abraham Schlossman）和安妮特·斯皮曼（Anette Spielmann）担任客座教授。艾玛·利蒙（Emma Limón）[21]在本次活动中介绍了用于治疗伴有和不伴有斜视的眼球震颤，以及所有4条水平直肌后退术的初步结果，她独自发展了该技术，这项技术原本由意大利医生比埃蒂（Bietti）和巴戈利尼（Bagolini）描述，但当时对其认识较少。

1994年，阿尔贝托·布朗−利蒙（Alberto Brown Limón）与来自国家神经病学和神经外科研究所X射线科部门的拉斐尔·罗哈斯·哈索（Rafael Rojas Jaso）一起描述了一些伴有垂直分离性斜视的患者[9]。1997年之后，曼努埃尔·盖亚·冈萨雷斯总医院眼科、墨西哥城国家人类学和历史博物馆的人类学部门之间，进行了超过10年的联合研究。阿尔贝托·布朗−利蒙（Alberto Brown Limón）、艾玛·利蒙（Emma Limón）和人类学教授何塞菲娜·鲍蒂斯塔·马丁内斯（Josefina Bautista Martinez）研究了可能在前哥伦比亚时代，玛雅人存在斜视的原因。他们用一系列的200个头骨进行分析，可追溯到公元1000—公元2000年，这些骨头被认为是出于文化原因故意变形的，并对其进行了形态学和人体测量学分析，眼眶问题得到强调[7-9]。记录显示，眼眶变形，取决于受压平面的位置和本章前面提到的婴儿期仪式性压迫颅骨导致不对称变形的程度。当受压平面位于前额上时，它会使眼眶分开，从而有利于外斜视的发展，而当受压平面位于前额上方时，它会使眼眶会聚，产生内斜视（图4-13）。目前，墨西哥斜视中心在西尔维娅·莫格尔·安切塔（Silvia Moguel Ancheita）的指导下继续开展工作，每月举行临床会议、年度大会并开展与斜视相关的各种其他活动，如国家"E"日（Estrabismo），并且墨西哥所有健康中心都致力于筛查斜视。

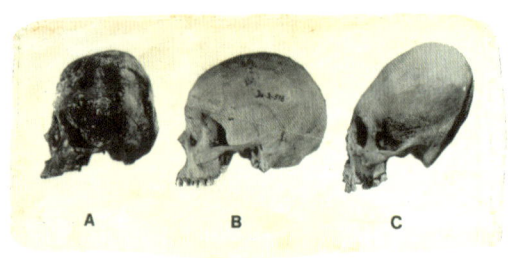

图4-13
不同的颅骨变形取决于受压平面的位置。（A）垂直平面颅骨，其中压缩平面与横向平面平行放置；（B）正常颅骨；（C）斜向平面颅骨，其中压缩平面向后倾斜放置

参考文献

[1] Alonso A: El estrabismo convergente y su tratamiento quirurgico. Gaceta Medica de Mexico 1920; 765–776.
[2] Anales de la Sociedad Mexicana de Oftalmologia: La oftalmologia en Mexico. Tomo V Abril 1903; 10: 0–15.
[3] Anales de la Sociedad Mexicana de Oftalmologia: Los progresos de la oftalmologia. Mayo 1905; 15–21.
[4] Andrade y Pastor M: Periódico de la Academia de Medicina de Mexico. Tomo IV, Agosto de 1839.
[5] Arroyo Yllanes M: Temas selectos de estrabismo. Centro Mexicano de Estrabismo. 1993; 1–19.
[6] Barragan Mercado L: Historia del Hospital General de Mexico, Hospital General de Mexico, Mexico. 1995.
[7] Bautista Martinez J, Brown Limón A: La deformación craneana intencional y algunas alteraciones oculares. Investigaciones en biodiversidad humana. Edición a cargo de Tito A. Varela. Universidad deSantiago Compostela, Sociedad Espanola de Antropologia Biológica. Espana. 1999; 183:189.
[8] Bautista Martinez J, Limón de Brown E: Una nueva tecnica osteometrica para el analisis de la variedad de las orbitas, aplicada a los craneos de la penitenciaria del D.F. Revista Mexicana de Estudios Antropológicos. 1988; 36:73–78.
[9] Brown Limón A, Rojas Jasso R, Limon de Brown E, Ferrer Burges J et al: Magnetic resonance imaging findings of the brainstem in patients with dissociated vertical deviations. In G. Lennerstrand (ed.): Update on Strabismus and Pediatric Ophthalmology, Proceedings of the joint ISA and American Academy of Pediatric Ophthalmology and Strabismus Meeting. Vancouver Canada, Boca Raton, CRC Press, 1994; 347.
[10] Brown, Limon A, Bautista Martinez J, Limon de Brown E: Plagiocefalia cultural y sus posibles alteraciones estrabológicas, Revista Mexicana de Oftalmologia 1997; 71: 144– 53.
[11] Casas Fray B de las: Los Indios de Mexico y Nueva Espana (Editorial). Porrua Colección Sepan cuantos, Mexico 1967; 57.
[12] De Buen : Anales de la Sociedad Mexicana de Oftalmologia (Editorial) 1977; 51, 1–6.
[13] Diccionario Porrua Historia, Biografia y Geografia de Mexico, Cuarta Edición, Editorial Porrua, S.A.1995.
[14] Flores, AF: Historia de la Medicina en Mexico, 3 volumes, 1886; 526–532.
[15] Graue Diaz Gonzalez E: Oración In Memoriam del Profesor y Academico Dr. Renan Murillo Fajardo. Boletin del Hospital Oftalmológico de Nuestra Senora de la Luz Abril–Junio 1986; 38: 53–56.
[16] Gutierrez Perez D: Personal Communication, April 2001.
[17] Landa Fray D de: Relación de las cosas de Yucatan 8va. Edición Colección Biblioteca Porrua No.12, 1959.
[18] Limón de Brown E: Strabismus in Crouzon's disease, In P. Fells (ed.) Second Congress of the International Strabismological Association, Marseille, France, Diffusion Genereale, 1974; 371.
[19] Limón de Brown E, Ortiz Monasterio F, Fuente del Campo, A: Mechanism and correction of "V" syndrome in Cranio facial Dysostosis, Symposium on Plastic Surgery in the Orbital Region, St. Louis, CV Mosby, 1976; 246.
[20] Limón de Brown E, Ortiz Monasterio F, Barrera, Padilla G: Estrabismo en Hiperteleorbitismo, Revista de Cirugia Plastica Ibero – Latinoamericana, Madrid, Espana 1979; 193–206.
[21] Limón de Brown E, Corvera Bernardelli J: Metodo debilitante para el tratamiento del Nistagmus, Revista de la Sociedad Mexicana de Oftalmologia, 1979; 63:65–67.
[22] Limón de Brown E: Primero y Segundo Cursos Internacionales sobre manejo practico del Nistagmus y estrabismo, 1986, 1989.
[23] Limón de Brown E, Bautista Martinez J: Metodo para el analisis morfoantropometrico de las orbitas, Revista Mexicana de Oftalmologia, 1988; 62:65–72.
[24] Limón de Brown E, Bautista Martinez J: Aplicación del Metodo morfoantropometrico para el analisis de las orbitas, Revista Mexicana de Oftalmologia, 1989; 62:73– 76.
[25] Limón de Brown E, Bautista Martinez J: Alteraciones Orbitarias debidas a Craneoestenosis Prematura, Revista Mexicana de Oftalmologia, 1990; 63: 3–7.
[26] Mendoza, R: Tratamiento Ortopedico del estrabismo. Anales de Oftalmologia 1912; 14:353–360.
[27] Munoz, L: Operación del Estrabismo en Mexico. Periódico de Medicina, 1842; p.1.
[28] Munoz Rodriguez P: Publicaciones Oftalmológicas de Mexico, Asociación Para Evitar la Ceguera en Mexico Laboratorios Sophia, S.A. de C.V. Guadalajara Jalisco Mexico, 1991:175–183.
[29] Murillo Murillo L: Personal Communication, May 2001.
[30] Neri Vela R: La Oftalmologia en el Mexico Prehispanico, Departamento de Historia y Filosofia de la Medicina, Facultad de Madicina UNAM (DFHM/FUNAM), Mexico, D.F. 1991; pp. 83–89.
[31] Neyran, Garcia J: Historia de la Sociedad Mexicana de Oftalmologia, 1993. pp. 28 – 93.
[32] Palomino Dena F, Murillo Fajardo R: Lineamientos generales para el tratamiento quirurgico del estrabismo, Simposium presentado en el IV Congreso Mexicano de Oftalmologia, Monterrey Mexico Abril 1958, 109–137.
[33] Peralta JM: Museo Yucateco, Periódico Cientifico y Literario, Tomo segundo, Octubre 1842.
[34] Puig Solanes M: Tratamiento general del estrabismo concomitante, Anales de la Sociedad Mexicana de Oftalmologia, 1965; 38:177–189.
[35] Puig Solanes M: Dr. Anselmo Fonte Barcena– In Memoriam, Anales de la Sociedad Mexicana de Oftalmologia Abril–Junio 1975, 59–67.
[36] Romero Apis D: Personal Communication, April 2001.
[37] Ruiz EL: Apuntes históricos de la Escuela Nacional de Medicina, UNAM 1963.
[38] Sanchez Bulnes L: Teodulo Manuel Agundis (1910 – 1981), Archivos de la Asociación para Evitar la Ceguera en Mexico 1981; 22:1–6.
[39] Silva R: El diagnostico de las paralisis de los musculos del ojo. Anales de la Sociedad Oftalmológica y Otorrinolaringologia, 1923; 4: 1–12.
[40] Stephens J: Viajes a Yucatan Tomo I, Producción Editorial Dante, S.A. , 1984; 117–125.
[41] Torres Estrada A: Un nuevo esquema para el diagnostico y registro de las paralisis de los musculos extrinsecos del ojo, Boletin del Hospital Oftalmológica Nuestra Stra. De la Luz, Mexico, D.F. 1942 Enero–Febrero,pp. 90 – 98.
[42] Torres Estrada A: Condiciones que debe llenar la sutura en el avance muscular, Anales de la Sociedad Mexicana de Oftalmologia y Oto-Rino-Laringologia, Noviembre y Diciembre 1928. pp. 149 –159.
[43] Uribe y Troncoso, M: Los progresos de la oftalmologia, Memorias de la 2da. Reunión anual de la Sociedad Oftalmológica Mexicana, Mayo 1905 pp. 15 – 21.
[44] Velez, D. M: Apuntes para la historia de la oftalmologia en Mexico, Sociedad Mexicana de Oftalmologia y Otorrinolaringologia, Mexico, D.F. 1926; pp. 368 – 402.
[45] Villa, J: Semblanza de la Dra. Aurora Miranda Martinez, Archivos de la Asociación para Evitar la Ceguera en Mexico Tomo XIX Enero Marzo 1977 Num. 84 pp. 23 – 25.

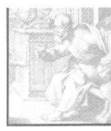
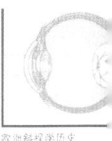
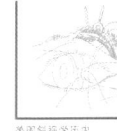
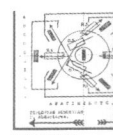
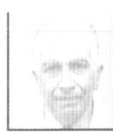
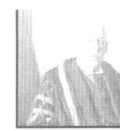
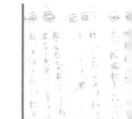
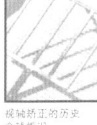

V

南美洲斜视学的历史

亨德森·塞莱斯蒂诺·德·阿尔梅达（HENDERSON CELESTINO DE ALMEIDA）和杰拉尔多·德·巴罗斯·里贝罗（GERALDO DE BARROS RIBEIRO）

本章讨论三个时期。

1. 前殖民时期；

2. 殖民时期；

3. 后殖民时期：

    A. 过去和现在的领军人物

    B. 南美斜视学家的贡献

    C. 拉丁美洲斜视委员会（CLADE）的历史

    D. 南美洲的视轴矫正史

    E. 在南美洲出版的关于斜视的书籍

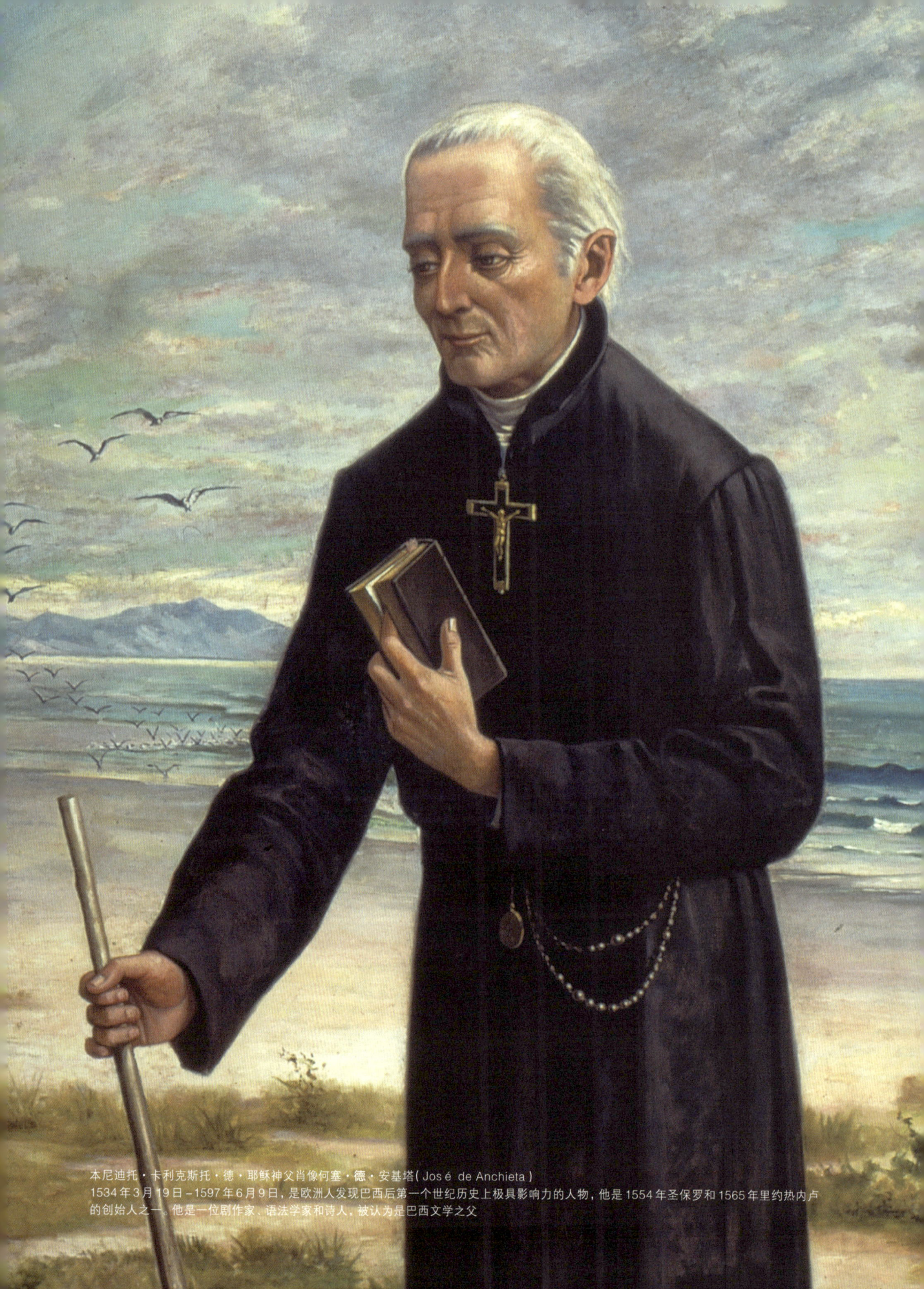

本尼迪托·卡利克斯托·德·耶稣神父肖像何塞·德·安基塔（José de Anchieta）1534年3月19日–1597年6月9日，是欧洲人发现巴西后第一个世纪历史上极具影响力的人物，他是1554年圣保罗和1565年里约热内卢的创始人之一。他是一位剧作家、语法学家和诗人，被认为是巴西文学之父

第一节 前殖民时期

在前殖民时期,没有关于非玛雅印第安人斜视的已知参考资料。玛雅人谈到"器质性眼病",其实指的可能是结膜炎和"非器质性眼病",即斜视[35]。事实上,描述印第安人生活方式和习惯的作者几乎没有提到眼部疾病[33]。在探险者们的普遍印象和描述中,印第安人很健康,视力很好,几乎从不生病。1560年左右,抵达巴西为印第安人皈依的安基塔(Anchieta)神父在写给葡萄牙的信中反复提到,居住在巴西的印第安人身体健康,很少有畸形、失明或耳聋的情况。正如安基塔的信函[38]中所指出的,这种情况可能是由于出生时存在某种畸形的印第安人儿童寿命较短。安基塔还提到印第安人经常洗澡,他们高度发达的卫生习惯保护他们免受传染性眼病的侵害[49]。

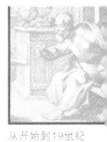
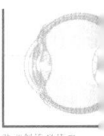
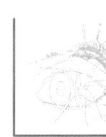
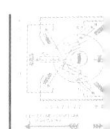
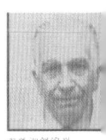
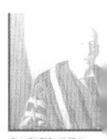
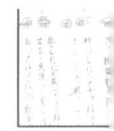
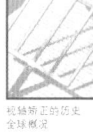

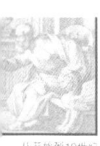
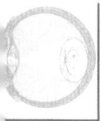
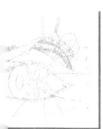
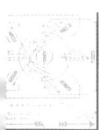
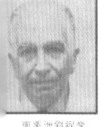
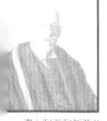

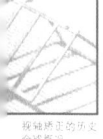

第二节 殖民时期

在1637年，吉列尔梅·皮索（Guilherme Piso, 1611—1678）开启了巴西的科学医学时代。17世纪荷兰入侵期间抵达巴西的皮索（Piso）撰写了第一部巴西医学教科书：《巴西医学史》[45]，且与博物学家乔治·马格拉夫（George Marcgrave）共同撰写了《巴西自然史》。这本书用拉丁文写成，于1648年在阿姆斯特丹出版[31]，书中有一个关于眼睛的章节名为"论眼睛的缺陷"，其中提到士兵和穷人黄昏和早晨视力不佳，而印第安人没有这种疾病[31]。本书中没有提到斜视。

在殖民时期，从欧洲乘坐殖民者船只抵达的所谓"医学从业者"，开始进行疾病的治疗。1793年3月11日在委内瑞拉出版的《医生、外科医生、助产士、接生婆和野蛮人的收费标准》一书中，最早提到了眼科，本书中的一些章节提到了具体的程序。泪道瘘手术费为25比索，白内障摘除术的费用为50比索，但治疗白内障（将浑浊晶体推入玻璃体腔内的术式）仅需25比索[8]。

18世纪初，在巴西和其他国家发现黄金之后，埃尔多拉多的前景极大地吸引了南美移民，这种人口增长也吸引了医疗专业人员。在18世纪下半叶，殖民地的贵族家庭开始将他们的孩子送到欧洲寻求学术教育。对于未来的医生来说，首要选择是科英布拉大学和后来的蒙彼利埃。巴西第一所医学院（巴伊亚医学与外科学院）成立于1808年。同年，位于当时该国主要城市中心——里约热内卢的"外科学校"也开始投入运行[31,50]。

第三节 后殖民时期

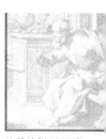

南美斜视学的历史相对较新,直到20世纪,专门致力于研究眼球运动的眼科医生才在当地崭露头角。1842年,也就是迪芬巴赫(Dieffenbach)在德国进行第一次斜视手术(第1章)仅3年后,巴西外科医生本托·何塞·马丁斯(Bento José Martins)已经收集了大量的斜视手术病例。马丁斯(Martins)发表了一篇关于82例患者的直肌和上斜肌断腱术的文章[41],这些斜视的病因包括:先天性(39例)、痉挛(13例)、眼部炎症(8例)、麻疹(6例)、外伤(3例)、打架(3例)、角膜混浊(2例)、霍乱(1例)以及铅水入眼(1例);此外,作者认为另有一名患者可能的原因是睡觉时嘴里含着腰果(原文如此),其他5名患者病因不明。患者表现为单独或合并存在的内、外斜或垂直斜视。马丁斯等人只用了1个窥器、2个齿镊和2把剪刀进行手术,手术时患者坐在一扇窗户前,助手用2个镊子夹住结膜、形成一个折痕,然后应用肌肉钩切开,露出并切断肌肉。手术时间:1分钟,手术中有2例患者出现严重的"结膜炎"(感染,球结膜下出血),后用水蛭在眼眶周围进行吸血治疗[41]。

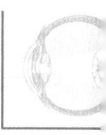

一、过去和现在的领军人物

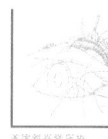

阿根廷的豪尔赫·马尔布兰(Jorge Malbran, 1897—1972)(图5-1),是国际知名的斜视学家、斜视专业的先驱者,他是整个拉丁美洲最早从事该专科的眼科医生之一。他曾担任布宜诺斯艾利斯"圣卢西亚医院""拉格利斯研究所"和"意大利医院"的眼科主任,被选为阿根廷眼科学会名誉会员。1938年,他与阿德罗格(Adrogue)一起出版了教科书《斜视》[39]。这本书不仅成为南美洲的主要参考资料,而且在法语译本面世后也成为一些欧洲国家的主要参考资料。它由生理学部分组成,描述视觉感知、空间投影和正常双眼视觉;随后是病理部分的内容,描述了斜视患者的视觉;这强调了斜视中感觉与运动异常的重要性,特别提到了抑制在斜视性弱视发病机制中的作用。书中有"斜视患者的检查"和"斜视的病因"等专门讨论斜视的章节,最后一部分专门记录了介绍、讨论和处理的255名斜视患者。1949年,马尔布兰(Malbran)出版了第二本书《斜视与剖析》,认为斜视由于其多种致病原因引起,是一种真正的综合征,书中强调了斜视的运动起源[40]。作者不同意将斜视分为共同性和麻痹性的经典分类,且指出在许多情况下,前者是后者的结果。

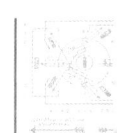
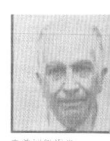
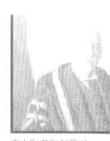
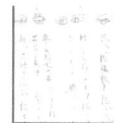
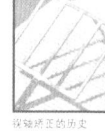

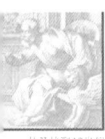
从开始到19世纪中叶的斜视学

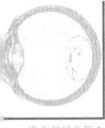
欧洲斜视学历史

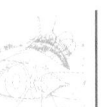
美洲斜视学历史

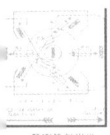
墨西哥斜视学历史

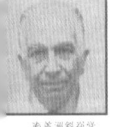
南美洲斜视学历史

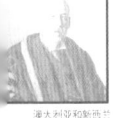
澳大利亚和新西兰的斜视学历史

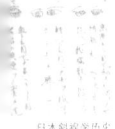
日本斜视学历史

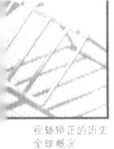
视错觉正的历史全球概览

斜视学的另一位享有国际赞誉的早期贡献者是阿尔贝托·J·乌雷茨–扎瓦利亚（Alberto J. Urrets-Zavalia, 1891—1972）（图5-2），他出生于阿根廷的巴拉那，于1916年毕业于"科尔多瓦国立大学"医学院，是该学院的眼科名誉教授和系主任。他发表了106篇论文，其中19篇与眼球运动障碍有关。1948年，他描述了双侧先天性下斜肌麻痹，指出眼睛上转时，正常上直肌的内转作用克服了麻痹下斜肌的外转作用；眼睛下转时，情况相反，就出现了V型斜视[57]。1955年，他发表了第二篇原创论文，将轻微的面部畸形与A型斜视和V型斜视联系起来。在流产胎儿中可见到的下颌面部发育不良，即颧骨发育不全、睑裂向下倾斜和S形下眼睑，通常与下斜肌的功能亢进和V型斜视有关。另一方面，蒙古人的眼睑倾斜、睑裂变窄和颧骨发育良好，与下斜肌功能不足和A型斜视有关[58]。尽管后来发现这些面部异常并不经常与A型斜视和V型斜视相关，但是乌雷茨–扎瓦利亚（Urrets-Zavalia）首先考虑到了眼眶异常是"A"–"V"型斜视的原因。

莫阿西尔·E·阿尔瓦罗（Moacir E. Alvaro, 1899—1959）（图5-3）出生于巴西圣保罗，他于1922年完成医学院学业，然后在维也纳和柏林学习。1936年，他成为巴西圣保罗保利斯塔医学院（现名为圣保罗联邦大学）的眼科名誉教授和眼科主任。1940年，他在美国克利夫兰组织了第一届泛美眼科学会大会；同年，他与康拉德·贝伦斯（Conrad Berens）和亨利·格雷德尔（Henry Gradle）一起创立了泛美眼科协会，并于1952年成为该协会的主席。1950年，阿尔瓦罗（Alvaro）报道了一例上斜视，通过上斜眼的水平直肌垂直移位成功矫正了该眼的上斜视，并提出每毫米垂直移位可以矫正1°的垂直偏差。这种术式可以对最多2条水平直肌进行操作，同时矫正水平和垂直斜视[5]。虽然在1946年，福斯特（Foster）和彭伯顿（Pemberton）发现外直肌的垂直转位几乎总是导致眼前极部上移[32]，但阿尔瓦罗是第一个提出上斜视水平直肌垂直转位的术式的医生，这种术式至今仍在使用。

另一位著名的斜视学家是智利的胡安·路易斯·阿伦森·索尔（Juan Luis Arentsen Sauer）（图5-4），他出生于1916年。他于1941年毕业于医学院，于1944年师从马尔布兰（Malbran）（布宜诺斯艾利斯）、于1951年师从卡斯特罗维霍（Castroviejo）（纽约），于1956年获"查理奖"，1964年获"格拉德奖章"。曾任智利眼科学会主席（1962—1963）、泛美眼科协会主席（1976—1977），并成为美国眼科学会的荣誉院士。他在1954年发表的博士论文是关于

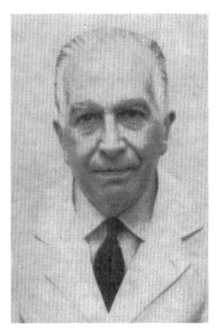
图 5-1
豪尔赫·马尔布兰（Jorge Malbran）

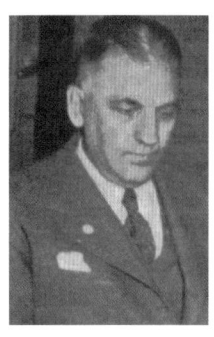
图 5-2
阿尔贝托·J·乌雷茨-扎瓦利亚（Alberto J. Urrets-Zavalia）

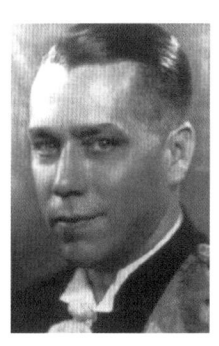
图 5-3
莫阿西尔·E·阿尔瓦罗（Moacir E. Alvaro）

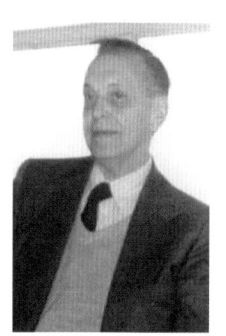
图 5-4
胡安·路易斯·阿伦森·索尔（Juan Arentson Sauer）

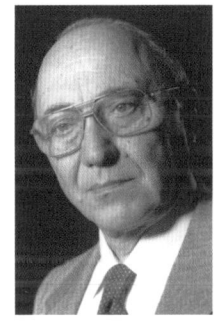
图 5-5
阿尔贝托·钱西亚（Alberto Ciancia）

"立体视觉"的[6]，共发表了78篇论文、编撰了5本书籍，其中一本书是众所周知的《光，自我和宇宙》[7]。这本书包含关于生理光学、双眼视觉和空间感知的专业知识，除了经典理论之外，书中还包含该方面相关的观察研究和实验，并且插图精美。

本章必须提到两位当代杰出的斜视学家，他们在专业上非常活跃。第一个是阿尔贝托·钱西亚（Alberto Ciancia）（图5-5），1924年出生于阿根廷布宜诺斯艾利斯，他无疑是南美斜视学的现任领袖。他与奥斯卡·哈姆（Oscar Ham）同是"拉丁美洲斜视理事会"（CLADE）（见下文）的创始人，并成为其第二任主席（1968—1970）。他还创立了阿根廷斜视学中心，并成为其第一任主席（1966—1968年）。

他还创立了"儿童眼科基金会"，并一直担任其主席。该基金会的目标是向年轻的眼科医生教授斜视，促进他们对眼球运动的研究并治疗贫困儿童。他写了四本书：《斜视的感官后遗症：病理生理学，诊断和治疗》[21]《斜视的感觉后遗症》[与贝夏·G（Bechac. G）共同编撰][22]《视觉与视轴矫正：斜视的再教育治疗》[与科内霍·MC（Cornejo. MC）共同编撰][24]和《眼科元素》[与曼齐蒂·E（Manzitti. E）共同编撰][25]。在1962年，钱西亚（Ciancia）描述了一种婴幼儿的内斜综合征[23]，这种斜视可能在出生时就有，但在出生后第2个月和第3个月更频繁地发生，该综合征的主要特点是：内斜度数大，双眼外展受限，交叉固定（仅内转眼固定），水平头位偏斜，通常双眼视力正常、伴轻度的屈光不正和隐性眼球震颤，在固定眼外转时加重；该综合征常伴分离垂直偏斜（DVD），导致头部向固定眼一侧倾斜。钱西亚发表了11篇关于该综合征的论文[26,28]，并在"比尔肖斯基讲座"[29]和"克纳普纪念讲座"[30]等多个会议上进行探讨。1970年，钱西亚和普列托-迪亚兹（Prieto-Diaz）[27]提出上斜肌后徙可矫正高达35PD的A型内斜视，该术式现在仍广泛应用。

第二位当代斜视学家是卡洛斯·拉莫斯·苏亚雷斯-迪亚斯（Carlos Ramos Souza-Dias）（图5-6），1932年出生于巴西圣保罗。若昂·苏亚雷斯·迪亚斯（Joao Souza Dias）的儿子，也是一名眼科医生，卡洛斯（Carlos）于1957年毕业于"圣保罗大学"，于1973年发表了关于手术治疗上斜肌麻痹的博士论文。苏亚雷斯·迪亚斯（Souza-Dias）是眼科的名誉教授，并于1978—1988年在巴西圣·保罗担任"圣卡萨医学科学院"眼科主任。他是"巴西斜视中心"（1973—1975）和CLADE（1998—2000）的主席，并且是国际斜视学协会（International Strabismological Association, ISA）即将离任的主席。他出版了四本专业书籍：《斜视、斜肌手术：指示与技术》[54]《斜视》[与阿尔梅达·HC（Almeida. HC）共同编撰][55]《斜视》[与普列托-迪亚兹·J（with Prieto-Diaz. J）共同编撰][48]和《斜视手册》[56]，共发表了108篇关于眼球运动障碍的论文。在两篇关于眼球后退综合征的论文[51,52]中，他第一次提出"上射"和"下射"是由于横向肌肉共同收缩引起的缰绳效应。在关于这个综合征的第三篇论文中，他是首位意识到协同分开是眼球后退综合征的一种特殊形式的人[53]。

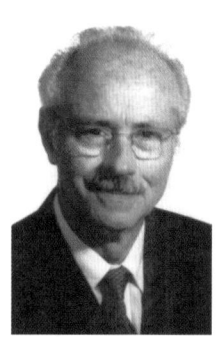

图5-6
卡洛斯·拉莫斯·苏亚雷斯-迪亚斯（Carlos Ramos Souza-Dias）

二、南美斜视学家的贡献

除了已经提到的那些，以下按字母顺序列出的贡献，这些贡献值得我们铭记：

在1971年的第三次CLADE会议上，H. C. 阿尔梅达（H. C. Almeida）和N.卡利克斯托（N. Calixto1）[1]（巴西）描述了I型眼球后退综合征患者在眼球内转时眼内压变化的情况，认为这种眼压的增加是由水平直肌的共同收缩导致的。

H. C. 阿尔梅达（H. C. Almeida）和M.A.G. 阿尔瓦雷斯（M.A.G. Alvares）[3]

（巴西）还描述了下斜肌劈开延长以矫正上斜视以及两条下斜肌劈开延长以矫正V型斜视的手术方式。最后，阿尔梅达（Almeida）[2]将其命名为"A和V各向异型"（A型和V型斜视），并使得该词在拉丁美洲极为流行，这是一个比A型斜视、V型斜视或综合征更好的术语。

H.E.A. 比卡斯（H.E.A. Bicas）[9,10]（巴西）提出了一种诊断垂直眼外肌麻痹的新检查方法，该检查方法比流行的帕克斯检查更准确。比卡斯还提倡在手术期间使用回弹平衡试验[11]，并且（与合著者）建议在儿童中使用弱睫状肌麻痹药物来矫正伴高AC/A的外斜视[12]。目前，比卡斯致力于利用磁力来治疗眼球震颤，改变眼球位置和诱导眼球运动[13,14,15]。

J. A.F. 卡尔德拉（J. A.F. Caldeira）（巴西）在上斜肌后徙矫正A型斜视方面做出了杰出贡献[16,17,19]，并描述了外斜视中侧方注视非共同性的重要临床特征[18]。

智利的V.M. 科尔特斯（V.M. Cortes）[31a]与法国的马辛（Massin）和胡德洛（Hudelo）[41a]首次描述了用于直肌手术矫正斜视的角膜缘结膜切口，两位学者在同一年各自发表文章报道了这项术式。

1974年阿根廷的J.普列托–迪亚兹（J.Prieto-Diaz）[46]改良了上斜肌后徙术，避免了外转时眼球后退和极度下视时过度集合的缺点：后徙的肌肉应在角膜缘后12~14mm、上直肌鼻侧4mm的位置进行固定。1980年，普列托–迪亚兹（Prieto-Diaz）[47]描述了上斜肌止端断腱术可以矫正达15PD的A型斜视，该术式仍在世界范围内被广泛使用。

G. 韦莱斯（G. Velez）[59]（哥伦比亚）描述了一种卡尺，可以测量眼球运动的程度，以毫米为单位，并在伴DVD的患者中进行了研究[60-62]。

除了已经提到的那些之外，南美洲还出版了其他斜视的书籍[4,20,34,36,42,43,44]，于本章的"E"部分列出。

三、拉丁美洲斜视委员会（CLADE）的历史

直到20世纪50年代，南美洲的大多数国家都没有系统的眼科住院医师培训计划，许多拉丁美洲医生前往欧洲和美国完成眼科培训并学习斜视方面的专业知识。智利的奥斯卡·哈姆（Oscar Ham）（图5-7）是其中的一位眼科医生，他在德国的吉森师从库博思（Cüppers）教授（第2章），并在回国后（1963年）成立了智利斜视

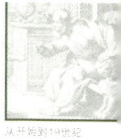
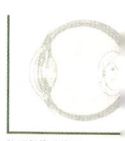
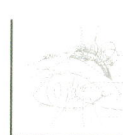
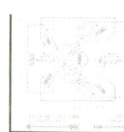
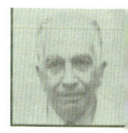
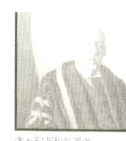
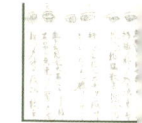
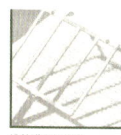

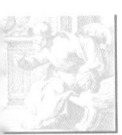

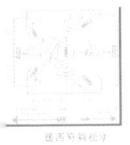
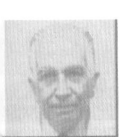
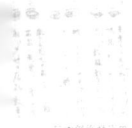
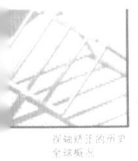

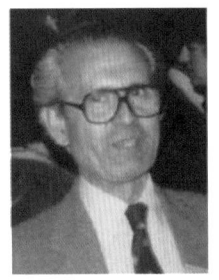

图5-7
奥斯卡·哈姆
(Oscar Ham)

中心。作为该中心的主席(1964—1965年),他越来越感觉到需要构建与其他拉丁美洲同事的交流的固定平台,这个想法得到了多方认可。

1966年4月7日,在阿根廷门多萨市召开了一次会议,该会议由阿根廷、玻利维亚、智利、巴拉圭和委内瑞拉的眼科医生支持举办,同时得到来自阿根廷和智利的视轴矫正师和医疗技术人员的支持。正是在这次会议上,在泛美眼科学会大会(Pan-American Association of Ophthalmology, PAAO)的赞助下,拉丁美洲斜视委员会(Latin American Council of Strabismus, CLADE)正式成立。临时董事会由选举产生,总部设在智利圣地亚哥,由哈姆医生领导,并得到T.M. 莉莲·卡塔利福德(T.M. Lilian Cathalifaud)和马里奥·科尔特斯(Mario Cortes)医生的支持。以下摘要列出了该协会在发展过程中发生的重要事件。

"CLADE"自成立以来,举办了许多成功的大会,其中一些有意义的会议列举如下。"CLADE"的第一次会议于1966年在智利圣地亚哥举行,会议由奥斯卡·哈姆(Oscar Ham)医生主持,并得到了来自阿根廷、智利、哥伦比亚、厄瓜多尔、墨西哥、巴西和委内瑞拉代表的支持。来自西班牙的阿尔弗雷多·阿鲁加(Alfredo Arruga)医生作为嘉宾,被选为"CLADE"荣誉会员。除了科学研究项目外,大会还讨论了交流项目和标准化斜视学术语和首字母缩略词的项目。会议通过了"CLADE"的章程,该组织被定义为旨在促进有关斜视和弱视的预防、治疗、科学研究、患病率调查和教学知识和信息交流方面的科学协会。"CLADE"协会创建了两个会员类别:正式会员(医师)和准会员(视轴矫正师和医疗技术人员),每3年召开1次会议。本次会议选举产生了一个新的董事会,由哈姆(Ham)医生主持,由任命的来自6个国家的代表和选举产生的来自其他4个国家的代表构成,这些代表负责在各自国家建立斜视诊疗中心,本次会议论文集发表在《西班牙—美洲协会档案》上。

"CLADE"的第二次会议于1968年在智利的比尼亚德尔马召开,再次由哈姆医生主持,这次会议产生了新任主席阿尔贝托·钱西亚(Alberto Ciancia)医生以及来自9个国家的代表,哈姆医生为秘书长,本次会议论文集由来自墨西哥的大卫·罗梅罗·阿皮斯(David Romero Apis)医生发表。1969年,阿根廷的胡利奥·

普列托-迪亚兹（Julio Prieto-Diaz）医生开始出版《CLADE杂志》。

1971年11月，"CLADE"与泛美眼科学会联合召开了第一次大会。本次会议在阿根廷的马德普拉塔举行，会议由A.钱西亚（A.Ciancia）医生主持，罗梅罗（Romero）医生被选为新的协会主席。本次会议论文集由亚历德罗·巴尔扎雷蒂（Alejandro Balzaretti）医生出版，罗梅罗医生首次出版了"CLADE"的文献索引库。

1975年，"CLADE"再次与泛美眼科学会大会一起举办会议，本次会议在波多黎各的圣胡安举行。此次会议中发生了几件重要的事件：创建《拉丁美洲斜眼杂志》，由若昂·F·诺布雷加（Joao F. Nobrega）医生编辑。成立了由吉尔达·S.B.德·索尔迪（Gilda S.B.de Sordi）女士协办的"视轴矫正事务委员会"，由何塞·贝尔米罗·C·莫雷拉（Jose Belmiro C. Moreira）医生协办的"文化科学委员会"，由莫里西奥·布里克（Mauricio Brik）医生协办的"弱视预防委员会"；本次会议还对"CLADE"的章程进行了修改，章程中增加了新的候选人类别，即非拉丁美洲人。

第5次"CLADE"会议于1976年在巴西圣保罗的瓜鲁雅举行，本次会议由哈雷·比卡斯（Harley Bicas）医生主持，詹波尔斯基（Jampolsky）医生是该协会的名誉主席。本次会议的一部分内容是关于基础科学的研讨会，该研讨会由史密斯凯特威尔眼科研究所的成员组织进行。本次会议选举吉列尔莫·韦莱斯（Guillermo Velez）医生为新任主席，会议论文集由卡洛斯·拉莫斯·苏亚雷斯-迪亚斯（Carlos Souza-Dias）医生编辑。

自第一次会议以来，"CLADE"大会每3年举行1次，由以下城市和国家主办，并由著名的斜视学家主持，来自美国或欧洲的主要斜视学家一直作为受邀嘉宾定期参会。在2000年"CLADE"大会之前，举行了由史密斯凯特威尔研究所组织的第二次基础科学研讨会。

1979年，哥伦比亚的麦德林[吉列尔莫·韦莱斯（Guillermo Velez）]；

1981年，委内瑞拉卡的拉巴雷德[佩德罗·巴勃罗·莫拉莱斯（Pedro Pablo Morales）]；

1984年，乌拉圭的蒙得维的亚[玛丽亚·埃尔托·伯纳斯科尼（Maria Huerto Bernasconi）]；

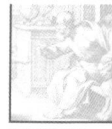
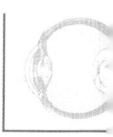
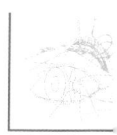
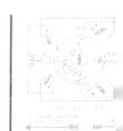
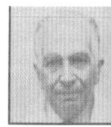
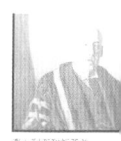
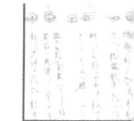
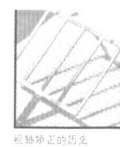

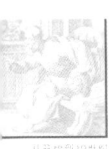
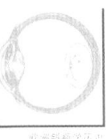

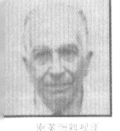
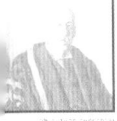
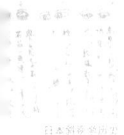
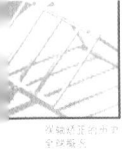

1987年，巴西的阿雷格里港[保罗·奥尔塔·巴尔博萨（Paulo Horta Barbosa）]；

1990年，秘鲁的利马[罗慕洛·乌尔塔多（Romulo Hurtado）]；

1993年，智利的比尼亚德尔马[奥斯卡·哈姆（Oscar Ham）]；

1996年，阿根廷的布宜诺斯艾利斯[胡利奥·普列托－迪亚兹（Julio Prieto Diaz）]；

1998年，墨西哥阿卡普尔科[玛丽亚·埃斯特拉·阿罗约（Maria Estella Arroyo）]；

2000年，巴西圣保罗[毛罗·戈尔德施密特（Mauro Goldschmit）]。

除了"CLADE"举办的定期大会之外，我们必须提到在"CLADE"的赞助下，南美国家建立的国家斜视中心的重要作用。这些中心定期组织区域会议、专题讨论会或在常规的"CLADE"会议间歇举办指导课程，还推动了弱视预防项目的制定。"CLADE"组织的关于斜视和弱视的专题讨论会和指导课程，已成为泛美眼科学会大会的常规部分。

自该协会创立35年来，"CLADE"通过其期刊和会议交流的形式，在向协会成员传播斜弱视的临床和科学研究成果方面取得了非凡的效果。这些出版物最杰出的编辑是胡利奥·普列托—迪亚兹（Julio Prieto-Diaz）医生和最近的费尔南多·普列托—迪亚兹（Fernando Prieto-Diaz）医生。在其成长和发展过程中，"CLADE"得到了北美和欧洲同行、美国儿科眼科和斜视协会（AAPOS）和欧洲斜视协会（ESA）的慷慨支持。

四、南美洲的视轴矫正史

1947年，莫阿西尔·E·阿尔瓦罗（Moacyr E. Alvaro）在"圣保罗联邦大学医学院"开设了巴西第一个视轴矫正课程。为此，阿尔瓦罗（Alvaro）受到了一些同事的批判和抵制。然而，阿尔瓦罗对其特殊的情感和精力以及他的一些斜视患者的支持帮助他继续开展此项课程，他甚至设法为第一次参加此课程的伦敦皇家医院视轴矫正师玛丽·马尤（Mary Mayou）女士提供了资金支持。从那时起，对增视疗法和视轴矫正的重视，已经改变了门诊设施，数百名儿童在矫形师的监督下参加了这些练习。

1950年，在巴西米纳斯吉拉斯州联邦大学的圣杰拉尔多医院，希尔顿·罗恰（Hilton Rocha）教授鼓励眼科医生玛丽亚娜·诺罗尼亚（Mariana Noronha）将她的工作重点放在医院门诊的斜视患者的护理上。由于诺罗尼亚（Noronha）早逝，1965年希尔顿·罗恰（Hilton Rocha）教授安排亨德森·阿尔梅达

（Henderson Almeida）医生和矫正师内德·兰伯特·奥雷菲斯（Neide Lambert Orefice）一起领导和管理圣杰拉尔多医院的斜视门诊。1966年，在米纳斯吉拉斯州开设了第一个视轴矫正课程，该课程在巴西仅是第二个。1966年，兰伯特（Lambert）[3]组织了巴西最早的弱视预防工作之一。

1970年，斜视矫正的课程成为"圣保罗联邦大学医学院"的官方课程。1974年，巴西里约热内卢的"巴西康复医学研究所"开设了第三期视轴矫正课程。最初，这些课程的目的是培养技术人员来协助眼科医生治疗斜视患者。1978年，"联邦教育委员会"（一个政府实体）将"圣保罗联邦大学医学院"和"巴西康复医学研究所"的课程设置为大学课程内容，圣杰拉尔多的视轴矫正课程于1997年终止。

1956年，阿伦森（Arentsen）医生在智利开办了"劳动技术"课程，其中包括视轴矫正。1962年，该课程被纳入智利大学的课程内容中，并更名为"医学技术课程"。目前共有3所大学开设此课程，课程需要5年的学习时间。

在阿根廷，胡利奥·莫科雷亚（Julio Mocorrea）医生在20世纪60年代开设了视轴矫正课程，但目前并没有相关课程。在哥伦比亚，对视轴矫正感兴趣的人会进入视光学院进行为期5年的学习。

然而，这些治疗有关的经验论、对于工作和资源的消耗以及对现状改善的缓慢问题（如果有改善的话），最终引发了大家对该方法有效性的质疑。技术的发展促进了斜视矫正手术的施行，而此后，尤其是20世纪60年代，在国际科学舞台上引发了所谓"感官主义者"和"干预主义者"的激烈争鸣。最终得出的结论是，镊子和剪刀在熟练的外科医生手中，可以比视轴矫正获得更快的斜视矫正的效果。在这些新的治疗策略中，优势眼早期遮盖治疗避免弱视和手术治疗斜视是典型的例子。

五、在南美洲出版的关于斜视的书籍

阿尔梅达·HC（Almeida HC），库里·RLN（Curi RLN）：《斜视手册》第1版。里约热内卢，出版。列奥纳多出版社，1997年，157页。

阿伦森·JLS（Arentsen JLS）：《光、自我和宇宙》。第1版。圣蒂亚戈，出版。安德烈斯·贝略出版社，1988年。

卡斯蒂略·JL（Castillo JL）：《斜视》。图库曼，米格尔·维奥莱托图形工作室，1962年。

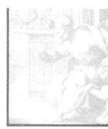

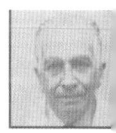
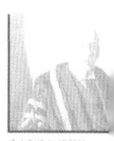
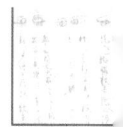
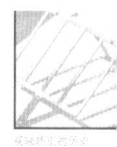

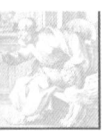
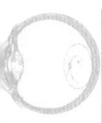

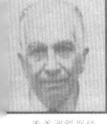
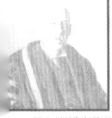
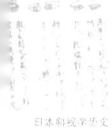

钱西亚·AO（Ciancia AO）：《斜视感觉后遗症：病理生理学、诊断和治疗》。第 1 版。布宜诺斯艾利斯，马基兄弟出版社，1960 年，126 页。

钱西亚·AO（Ciancia AO），贝查克·G（Bechac G）：《斜视的感觉后遗症》。第 1 版。巴黎，G·多安出版社，1962 年，第 175 页。

钱西亚·AO（Ciancia AO），科内霍·MC（Cornejo MC）：《光学与光学矫正：斜视的继续教育治疗》。第 1 版。布宜诺斯艾利斯，马基兄弟出版社，1966 年，263 页。

钱西亚·AO（Ciancia AO），曼齐蒂·E（Manzitti E）：《眼科要素》。第 1 版。布宜诺斯艾利斯，洛佩斯书店，1966 年，272 页。

奥尔塔·巴尔博萨 P（Horta-Barbosa P）：《斜视》第 1 版。里约热内卢，医学文化出版社，1997 年，356 页。

拉莱泽·P（Lagleyze P）：《斜视》。第 1 版。布宜诺斯艾利斯，吉迪·布法林出版社，1913 年。

马尔布兰·J（Malbran J），阿德罗格·E（Adrogue E）：《斜视》。第 1 版。布宜诺斯艾利斯，雅典人书店，1938 年，472 页。

马尔布兰·J（Malbran J）：《斜视与剖析》。第 1 版。布宜诺斯艾利斯编辑：眼科出版社，1949 年，675 页。

梅莱克·德·巴尔基耶利·NB（Melek de Barchielli NB）：《间歇性外斜视：临床和手术观察》。科尔多瓦，阿雷丝之家，1976 年。

莫科雷亚·J（Mocorrea J）和洛卡西奥·I（Locascio I）：《斜视的临床和手术》。布宜诺斯艾利斯，雅典人出版社，1978 年。

蒙托亚·ZC（Montoya ZC）：《斜视和眼球运动病理学，一般分类》。第 1 版。波哥大，编辑部 ISNB，1993 年。

普里埃托·迪亚兹·J（Prieto-Diaz J），苏扎·迪亚斯·CR（Souza-Dias CR）：《斜视》。第三版：圣保罗，罗卡编辑部，1996 年。第 4 版：英文版，巴特沃斯·海因曼出版社，波士顿，1999 年。

苏扎·迪亚斯·CR（Souza-Dias CR）：《斜视、斜肌手术：指示与技术》。第 1 版。圣保罗，埃德·桑托斯，1982 年，第 38 页。105 张幻灯。

苏扎·迪亚斯·CR（Souza-Dias CR），阿尔梅达·HC：《斜视》圣保罗，罗卡编辑部，1993 年，253 页。

苏扎·迪亚斯·CR（Souza-Dias CR）：《斜视手册》。里约热内卢，医学文化出版社，1999 年。

参考文献

[1] Almeida HC, Calixto N: Sindrome de Stilling-Turk-Duane. Actas Del III Congreso del Consejo Latino-Americano de Estrabismo. Mar del Plata, 1971, p.141-145.
[2] Almeida HC: Corre<ao cirurgica das sindromes em A e V pelos deslocamentos verticais monocular e binocular de retos horizontais. Doctorate Thesis. Faculdade de Medicina UFMG, Belo Horizonte, 1978.
[3] Almeida HC, Alvares MAG: Split lengthening of the inferior oblique muscles. Graefe's Arch Clin Exp Ophthalmol 1988;226:181-182.
[4] Almeida HC, Curi RLN: Manual de Estrabismo. 1st ed. Rio de Janeiro. Ed. Leonam, 1997, 157p.
[5] Alvaro ME: Simultaneous surgical correction of vertical and horizontal deviation. Ophthalmologica 1950;120:191-197.
[6] Arentsen JLS: Vision Tridimensional. Thesis for Extraordinary Professor of Ophthalmology, 1954.
[7] Arentsen JLS: Luz, Egos y Universos. 1st ed. San Tiago, Ed. Andres Bello, 1988.
[8] Beaujon O: Oftalmologia en La Medicina Venezolana. Bol I.N.D.I.O. (Boletin del Instituto Nacional de Investigaciones Oftalmologicas) 1973;1:207-219.
[9] Bicas HEA: Nova tecnica para estudo dos desequilibrios cicloverticais. Actas Del III Congreso del Consejo Latino-Americano de Estrabismo. Mar del Plata, 1971, p.127-130.
[10] Bicas HEA, Ferreira A, Silva MLM, De Sordi GBS, Wehbe I: Considera<5es sobre um novo metodo de estudo dos desvios verticais. Compara<5es com diagnosticos de outros metodos. Rev Bras Oftalmol 1974;33(1):113-130.
[11] Bicas HEA: Considera<5es sobre o estudo das for<as passivas do olho. Anais do V Congresso do Conselho Latino-Americano de Estrabismo. Guaruja, 1976, p.48-71.
[12] Bicas HEA, Faria e Sousa SJ, Midoricava R: Weak cycloplegia for correction of exodeviations. Part I: Rationale and selection of solutions based on depth of cycloplegia within two hours. Stabismus, Proceedings of the Third Meeting of the International Strabismological Association. Reinecke RD edit. Grune & Stratton New York, 1978, p.249-270.
[13] Bicas HEA: Studies for obtaining conjugate eye movements in cases of oculomotor paralyses. Annals Smith-Kettlewell Oculomotor Symposium, 1996, p.551-555.
[14] Bicas HEA: Ajustamentos posicionais oculares e estabiliza<5es do equilibrio oculomotor sem impedir rota<5es. Arq Bras Oftalmol 1998;613:294-304.
[15] Bicas HEA, Abreu SDR: Magnetic forces for stabilization of ocular positions and movements. Experimental studies of a method. Proceedings of the Jampolsky Festschrift, Scott AB ed. San Francisco, 2000, p.177-183.
[16] Caldeira JAF. Graduated recession of the superior oblique muscle. Br J Ophthalmol 1975;59:553-9.
[17] Caldeira JAF. Bilateral recession of the superior oblique in "A" pattern tropia. J Pediatr Ophthalmol Strab 1978;15(5):306-11.
[18] Caldeira JAF. Lateral gaze incomitance in surgical exodeviations:clinical features. Binocul Vis Eye Muscle Surg Q, 1992;7:75-82.
[19] Caldeira JAF. Bilateral recession of the SO graded according to the "A" pattern: A prospective study of 21 consecutive patients. Binocul Vis Eye Muscle Surg Q, 1995;10:167-174.
[20] Castillo JL: Estrabismo. Tucuman,Talleres Graficos Miguel Violeto, 1962.
[21] Ciancia AO: Las Secuelas Sensoriales del Estrabismo: fisiopatologia, diagnostico y tratamiento. 1st ed. Buenos Aires, Macchi Hnos. 1960, 126p.
[22] Ciancia AO, Bechac G: Les Sequelles Sensorielles du Strabisme. 1st ed. Paris, G.Doin et cie, 1962, 175p.
[23] Ciancia AO: La esotropia con limitacion bilateral de la abduccion en el lactante. Arch Oftalmol B Aires 1962;26:207-211.
[24] Ciancia AO, Cornejo MC: Ortoptica e Pleoptica: los tratamientos reeducativos del estrabismo. 1st ed. Buenos Aires, Macchi Hnos, 1966, 263p.
[25] Ciancia AO, Manzitti E: Elementos de Oftalmologia. 1st ed. Buenos Aires, Lopez Libreros Ed., 1966, 272p.
[26] Ciancia AO: Management of esodeviations under the age of two. Intern Ophthal Clinics, Schlossman A ed. Boston, Little Brown and Co, 1966, 503-518.
[27] Ciancia AO, Prieto-Diaz J: Retroceso del oblicuo superior. Arch Oftalmol B Aires 1970;45:193-200.
[28] Ciancia AO. Early esotropia. Intern Ophthal Clinics. Boston, Little Brown and Co. 1971, p.81-87.
[29] Ciancia AO. On infantile esotropia with nystagmus in abduction. Bielschowsky's Lecture, VII ISA Meeting, Vancouver, 1994.
[30] Ciancia AO: Medium and long term evolution of operated infantile esotropia. Philip Knapp Memorial Lecture, 27th annual meeting of the AAPOS, Orlando, 2001.
[31] Conde EM: Evolu<ao da Oftalmologia no Brasil. Arquivos de Clinica Oftalmologica e Otorrinolaringologica 1937;1:99-105.
[31a] Cortes, V.M.: Nueva incision conjunctival para la operacion de estrabismo. Arch Chil Oftalmol 14:54, 1962.
[32] Foster J, Pemberton EC: The effect of operative alterations in the heights of the external rectus insertions. Brit J Ophthalmol 1946;30:88-92.
[33] Gomes OC: Higiene. Historia da Medicina no Brasil no Seculo XVI. Instituto Brasileiro de Historia da Medicina. Rio de Janeiro, 1974, p.203-211.
[34] Horta-Barbosa P: Estrabismo. 1st ed. Rio de Janeiro, Cultura Medica, 1997, 356p.
[35] Ibarra JP: Memoria del IV Congreso Panamericano de Historia de la Medicina. Guatemala, 1969, p.163.
[36] Lagleyze P: Estrabismo. 1st ed. Buenos Aires, Ed. Guidi Buffarin, 1913.
[37] Lambert Neide: Tratamento e preven<ao da ambliopia. Dados preliminares sobre a sua incidencia em Belo Horizonte. Revista Brasileira de Oftalmologia 1966; 25:63-69.
[38] Lery JL: Viagem a Terra do Brasil. Trad. Millet S. Livraria Martins. Sao Paulo, 1941, 278p.
[39] Malbran J, Adrogue E: Estrabismo. 1st. ed. Buenos Aires, El Ateneo, 1938, 472p.
[40] Malbran J: Estrabismos y Paralisis. 1st. Ed. Buenos Aires: Editorial Oftalmologica, 1949, 675p.
[41] Martins BJ: O estrabismo. Rev Med Bras (Revista Medica Brasileira) 1842;2(8):343-56.
[41a] Massin, M., and Hudelo, J. L'incision de la conjunctive au limbe dans les operations pour strabisme et pour decollement de retine. Ann Ocul 195.995, 1962.
[42] Melek de Barchielli NB: La Exotropia Intermitente: observaciones clinicas y quirurgicas. Cordoba, Casa Ares, 1976.
[43] Mocorrea J, Locascio I: Clinica y Cirugia del Estrabismo. Buenos Aires, Ed.El Ateneo, 1978.
[44] Montoya ZC: Estrabismo y Patologia Oculomotora. Clasificacion General. 1st ed. Bogota, Editorial ISNB, 1993.
[45] Piso G: De Medicina Brasiliensi. Trad Alexandre Ferreira, Sao Paulo, Ed. Nacional, 1940.
[46] Prieto-Diaz J: Resultados y complicaciones del retroceso del oblicuo superior. Actas del IV Congreso del Consejo Latino-Americano de Estrabismo, Acapulco 1974, p.186-192.
[47] Prieto-Diaz J: Posterior tenectomy of superior oblique. J Ped Ophthalmol Strabismus 1980;17:101-105.
[48] Prieto-Diaz J, Souza-Dias CR: Estrabismo. 3rd ed. Sao Paulo, Ed.Roca 1996, English 4th. ed. in 1999
[49] Rezende C: Historia da Ophthalmologia no Brasil. Anais do Primeiro Congresso Brasileiro de Ophthalmologia. Sao Paulo: Imprensa Oficial do Estado, 1936, p.291-303.

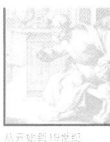
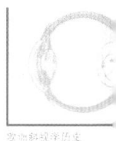

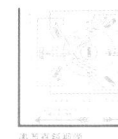
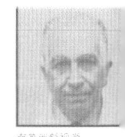
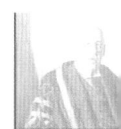
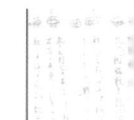
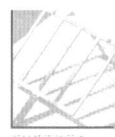

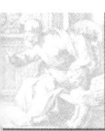
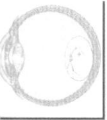

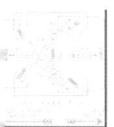
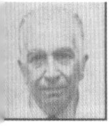
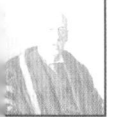
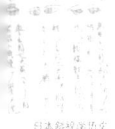

[50]　Salles P: Historia da Medicina no Brasil. Belo Horizonte: Editora G Holman Ltda, 1971, 269p.
[51]　Souza-Dias CR: Additional consequences of muscle co-contraction in Duane's syndrome. In Smith- Kettlewell Symposium on Basic Sciences In Strabismus. Sao Paulo, Ed.Loyola, 1978, p.93-101
[52]　Souza-Dias CR: Considera<5es etiopatogenicas e tratamento cirurgico do fen6meno conhecido por "upshoot" e "downshoot" que acompanha a sindrome de Duane em alguns pacientes. Rev Bras Oftalmol 1978;37:11-19.
[53]　Souza-Dias CR: Considera<5es etiopatogenicas sobre a assim chamada "divergencia sinergica". Rev Lat Amer Estrab 1979;3(1):42-46.
[54]　Souza-Dias CR: Estrabismo, cirurgia dos musculos obliquos: indica<5es e tecnicas. 1st ed. Sao Paulo, Ed.Santos, 1982,38p. 105 slides.
[55]　Souza-Dias CR, Almeida HC: Estrabismo. 1st ed. Sao Paulo, Ed.Roca, 1993, 253p.
[56]　Souza-Dias CR: Manual de Estrabismo. 1st ed. Rio de Janeiro, Ed.Cultura Medica, 1999.
[57]　Urrets-Zavalia A: Paralisis bilateral congenita del musculo oblicuo inferior. Arch Oftalmol B Aires 1948;23:172-183.
[58]　Urrets-Zavalia A: Significance of congenital cyclo-vertical motor defects of theeyes. Brit J Ophthalmol 1955;39:11-20.
[59]　Velez G: Calibrated measurement of eye movements. J Pediatr Ophthalmol Strabismus 1969;6:19- 21.
[60]　Velez G: Dissociated vertical deviation. Graefe's Arch Clin Exp Ophthalmol 1988;226:117-118.
[61]　Velez G: Management of dissociated vertical deviation. Binocular Vision 1985; 1:91.
[62]　Velez G: Fracasos Quirurgicos en DVD. Anais do XIV Congresso do Conselho Latino-Americano de Estrabismo. Sao Paulo, 2001, p.171-172.

致谢

感谢：阿尔贝托·钱西亚（Alberto Ciancia）、阿纳贝拉·瓦伦苏埃拉（Anabella Valenzuela）、卡洛斯·拉莫斯·苏亚雷斯·迪亚斯（Carlos Ramos Souza Dias）、费利萨·肖基达（Felisa Shokida）、吉列尔莫·韦莱斯（Guillermo Velez）、哈雷·埃德森·阿马拉尔·比卡斯（Harley Edson Amaral Bicas）、何塞·贝尔米罗·卡斯特罗·莫雷拉（Jose Belmiro Castro Moreira）、胡利奥·普列托-迪亚兹（Julio Prieto-Diaz）、露西娅·玛丽亚·坎赫斯特罗·德·法里亚（Lucia Maria Canhestro de Faria）、奥斯卡·哈姆（Oscar Ham）和索拉伊达·阿尔瓦雷斯·德·马丁内斯（Zoraida Alvarez de Martinez）。他们为本章节做出了重要贡献，没有他们的贡献，本章不可能完成。

VI

澳大利亚和新西兰的斜视学发展史

比尔·吉利斯（BILL GILLIES）

与其他章节不同，澳大利亚和新西兰的斜视学发展史是以地域为中心展开的，本章将从以下7点进行讲述。

1. 介绍
2. 墨尔本
3. 悉尼
4. 澳大利亚其他中心
5. 新西兰
6. 视轴矫正
7. 总结

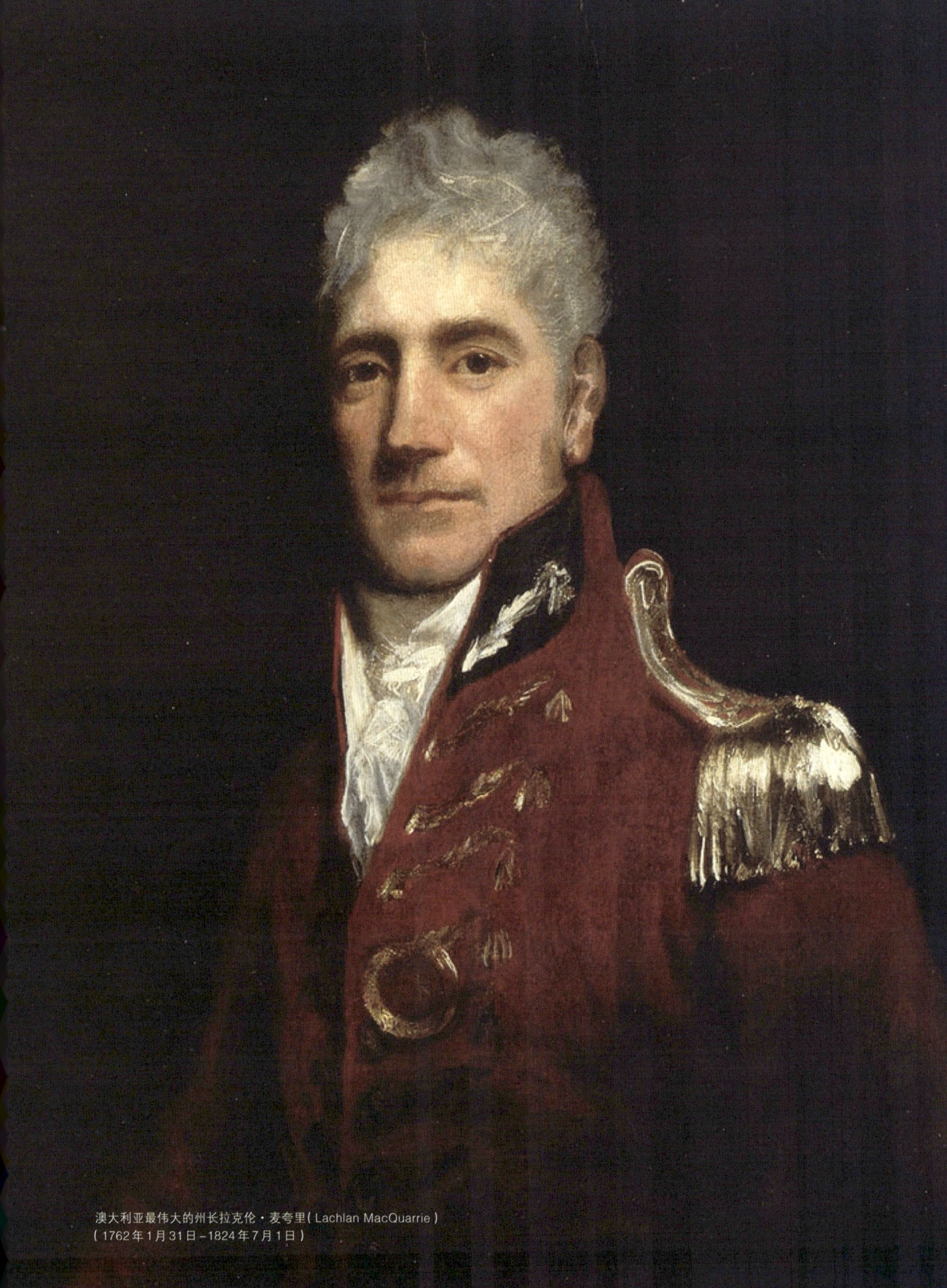

澳大利亚最伟大的州长拉克伦·麦夸里(Lachlan MacQuarrie)
(1762年1月31日—1824年7月1日)

第一节 介绍

随着第一支舰队于1788年1月26日抵达悉尼湾，欧洲人开始在澳大利亚定居。这次移民由英国皇家海军的11艘舰艇完成，其中包括700多名囚犯和200多名士兵组成的新南威尔士军团。

在经历了几年饥荒之后，1813年，蓝山西部的平原被开发为牧区，首次移民的定居地才慢慢发展起来。

此外，澳大利亚最伟大的州长拉克伦·麦夸里（Lachlan MacQuarrie）制定了一项赦免政策。他利用特权赦免所有已经完成服役期的罪犯。这为未来澳大利亚社会平等奠定了基础，这是一个所有人都自由平等的地方，而不是一个拥有土地的君主统治着被奴役的农民和劳工阶级的国家。

随着农业经济的增长，更多的移民随之而来。其中仍然有许多罪犯，但由于罪犯中男女比为5∶1，因此并未留下很多后代。

19世纪上半叶，澳大利亚的医疗服务受到很多因素影响。一些外科医生随第一舰队到达，而另一些外科医生则与囚犯和士兵一起随后期舰队抵达。还有少部分医生作为自由移民抵达。直到1851年，黄金的发现带来了极速增长的移民潮，他们要在新国家寻求财富；这使得人口在10年内增长了4倍，达到100万，同时也促进了经济的蓬勃发展。墨尔本尤其如此，巴拉拉特和本迪戈矿山的开发为这里带来了巨大的财富。

继1788年在澳大利亚的第一批欧洲人移民至悉尼后，澳大利亚海岸周围也出现了其他移民地，直到19世纪中叶，这里共有6个殖民地，首府城市均位于海港——布里斯班、悉尼、墨尔本、霍巴特、阿德莱德和珀斯。他们来自当时大英帝国的英语区，非常爱国，并渴望独立。经过旷日持久的艰难谈判，他们于1901年5月9日成立了澳大利亚联邦。新西兰之所以没有加入此联邦，部分原因是很难获得澳大利亚6个州的同意。然而，两国之间强烈的情感、哲学和文化联系始终存在。

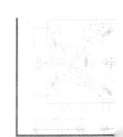
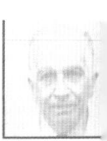
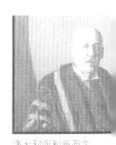
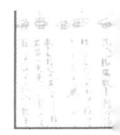
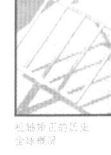

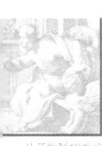
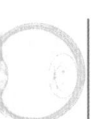

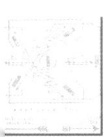
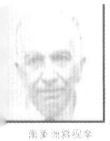
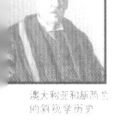
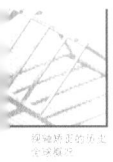

19世纪，悉尼大学、墨尔本大学、阿德莱德大学和奥塔哥大学（但尼丁）建立了医学院。在此之前，在澳大利亚和新西兰工作的医生通常是在英国或欧洲的医学院毕业的。当时的专科培训没有正式开展，但是可以在英国进行培训，或者通过在当地一家大型医院的专科领域工作，进行在职培训。眼科医生的工作多数涵盖整个眼科领域，而有些人，如英国的克劳德·沃斯（Claude Worth），可能会将他们的工作集中在眼科的某专科领域。澳大利亚联邦成立于1901年，由六个州组成，而就在1903年，克劳德·沃斯（Claude Worth）关于斜视的一部著作成为西方斜视学建立的重要基础。

在19世纪后期和20世纪初，澳大利亚有许多优秀的眼科医生，但鉴于沃斯的书直到1903年才出版，所以在第一次世界大战之前，斜视学几乎没有发展。眼科医生经常与耳鼻喉科联合进行执业，因此他们的亚专业发展很少。

在斜视专科领域，亟待一位能够引领行业进程的权威人物出现。这个人正是1920年出现在墨尔本的乔·林格兰德·安德森（Joe Ringland Anderson）。因此我们将首先关注斜视学在墨尔本的发展，然后再关注澳大利亚其他地区。

第二节 墨尔本

19世纪末,维多利亚州首府墨尔本的人口和经济迅猛增长,这得益于附近巴拉拉特和本迪戈矿山开发后大量的黄金开采。

大量轻工业在贸易保护的壁垒下发展起来,新医院蓬勃发展,新的墨尔本大学于1855年成立并迅速发展,并于1862年与一所医学院合并,成为澳大利亚第一所开设完整医学课程的医学院。

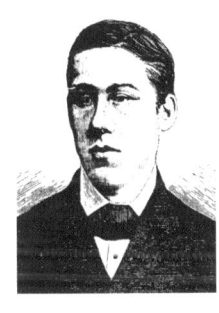

图6-1
年轻时的詹姆斯·巴雷特
(James Barret)

詹姆斯·威廉·巴雷特(James William Barrett,1862—1945)出生于墨尔本。他是一名优秀的学生,毕业于医学专业,在担任驻地医疗官两年后,他前往伦敦皇家外科学院进修。他在25岁时以优异的成绩通过了两部分的考试(图6-1)。他留在伦敦继续他的医学研究生涯,并教授生理学。像巴雷特(Barrett)这样有成就的生理学家及眼科医师很快意识到沃斯(Worth)在1903年工作的重要性,但巴雷特和朗格(Lang)关于"内斜视"的论文[13](1888年)是在沃斯的书出版前15年发表的。该论文讨论了戴镜矫正、弱视和手术(内直肌断腱术)。然而,作者似乎并未认识到遮盖对弱视治疗的价值。但我们可以想到这篇文章对沃斯产生了重要的影响。随后家庭压力迫使巴雷特返回澳大利亚。回到墨尔本,他开始从事眼科医生的工作。在这里,他的专业技术日益成熟,很快成为墨尔本维多利亚眼耳医院的高年资眼科医生。他发表了很多关于斜视的文章,其中包括"眼部带状疱疹后复视"[16]"与散光相关的复视"[14]"后马托品替代阿托品"[11]和"肌病学对调节的作用"[12]。他还发表了许多眼科其他方向的论文[15]以及很多非医学方向的论文。他对音乐也有非常浓厚的兴趣,墨尔本交响乐团的第一任指挥伯纳德·海因茨(Sir Bernard Heinze)爵士称赞巴雷特对墨尔本古典音乐的发展有重要影响。

据说巴雷特是一个没有幽默感的人,经常被同事嘲笑,但他很擅长与赞助商交际。虽然他的职业生涯非常出色,但许多同事却非常不喜欢他。他在第一次世界大

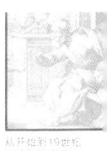

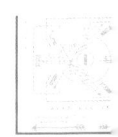
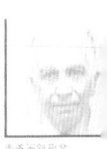
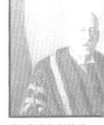
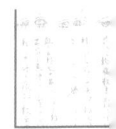
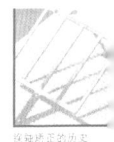

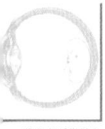

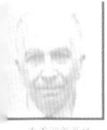
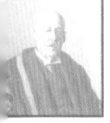

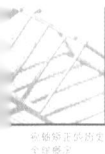

战期间在中东服役时利用不正当手段使自己成为最高的医疗指挥官，这引起了很多人对他的不满。然而，他在那场战争中失去了一个儿子。他的才智是毋庸置疑的，他的多项工作为斜视学的早期建立奠定了基础。尽管他有一些缺点，但仍为后辈们致力于从事斜视专业产生了深远的影响。

作为詹姆斯·巴雷特（James Barrett）爵士，他先后担任墨尔本大学的副校长和校长（图6-2）。在担任校长后不久，他因丧偶而晚年再婚。据说，第二天早上，墨尔本大学学生会的布告栏上就出现了"校长的风流韵事"。尽管他对未来的眼科医生产生了重要的影响，但很难说巴雷特对教育事业

图6-2
詹姆斯·巴雷特爵士担任墨尔本大学校长（由墨尔本大学档案馆提供）

做出了多少贡献。特别是他对另一位也是最重要的一位眼科学家乔·林格兰德·安德森（Joe Ringland Anderson）的影响程度尚不得而知。因为林格兰德·安德森（Ringland Anderson）从未提及巴雷特及其作品，尽管战争期间他在墨尔本，应该对巴雷特非常了解。

约瑟夫·"乔"·林格兰德·安德森（Joseph "Joe" Ringland Anderson，1894—1961）对整个澳大利亚的斜视学有着十分深远的影响。作为庄园主的儿子，他一直是以至高的正直、智慧与忠诚为宗旨的加尔文长老会的成员。1916年从墨尔本大学医学系毕业后，他立即加入了在海外服役的澳大利亚帝国军队，并被派往西线。他在猛烈火力下的前沿阵地建立了援助哨所，他因其英勇事迹被授予军事十字勋章。他不仅勇敢，而且非常温和且谦虚有礼。1919年，他完成在爱丁堡皇家外科医学院外科专业的学习，回到澳大利亚并很快成为眼科的学术带头人。他出版了关于"视网膜脱离"[1]（首次描述视网膜脱离）和"水眼"[2]或先天性青光眼的著作，当时人们对这些难治性眼病知之甚少。他发表了许多关于眼球运动的论文[3-9]。他还出版了一本关于《眼位偏斜和眼球震颤的治疗》[10]的书籍，内容深奥且难以被大多数人理解。他在《先天性眼球震颤的原因和治疗》[8]一文中介绍可以通过调整双眼水平肌肉将眼球震颤患者的中间带从一侧移到正前方，以改善其歪头视物的代偿

头位。而关于此创新术式的首次提出时间尚存争议，克斯坦鲍姆（Kestenbaum）在同年发表了一个治疗非对称注视的眼球震颤的相似的术式（虽然不是完全相同）。但林格兰德·安德森（Joe Anderson）对此并不在意，他曾描述过他是如何与克斯坦鲍姆会面，并表达出对遇到一位志同道合的同事的喜悦之情。他在工作和业余生活中都充满热情（图6-3和图6-4）。

林格兰德·安德森影响了许多年轻人。尽管当时坐船去欧洲要历时一个月，他依旧通过定期的游学不断更新他的知识。作为眼科医生，他的优秀业绩经常引起同事的嫉妒，他经常被指责"抢病人"，即在没有转诊的情况下接管病人。然而，有位同事与林格兰德·安德森一起工作了几年直至他去世，几乎没有见过这样的事。相反，由于他的名声在外，很多患者慕名寻求转诊给他。此外，与他工作密切的同事都称赞他的正直与公平。

战争期间，林格兰德·安德森对斜视学的最大贡献是他首次建立了视轴矫正学，在眼球运动学领域培养了很多专业人才。因此，普通眼科医生能够为斜视患者提供更好的诊治意见。如今，我们很难评价视轴矫正学在改善整个澳大利亚的斜视诊疗以及在澳大利亚眼科医生中传播克劳德·沃斯（Claud Worth）原则的重要性。林格兰德·安德森（Ringland Anderson）于1931年在墨尔本的阿尔弗雷德医院开设了第一家视轴矫正诊所，作为"视力救治诊所"，进行弱视的治疗。他在那里培训了澳大利亚第一批视轴矫正师。1932年，悉尼的埃米·拉塞尔女士（Emmie Russell）（图6-5）与墨尔本的四位视轴矫正师一起跟随乔·安德森进行培训。培训结束后，埃米·拉塞尔回到悉尼，并于1933年在皇家亚历山德拉儿童医院开设了第一家视轴矫正诊所。随后悉尼周围的其他医院陆续开设了更多诊所。

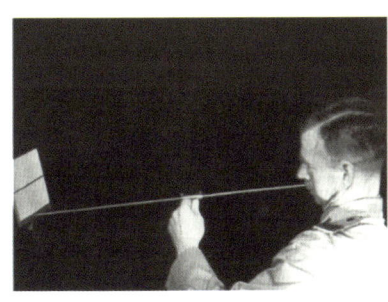

图6-3
乔·林格兰德·安德森（Joe Ringland Anderson）身着澳大利亚皇家空军制服展示歪头试验

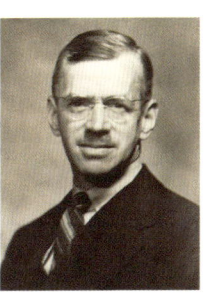

图6-4
乔·林格兰德·安德森（Joe Ringland Anderson）在他职业生涯的巅峰时期

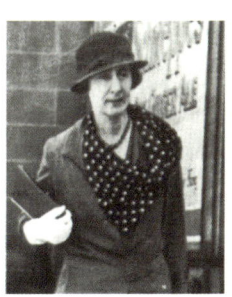

图6-5
埃米·拉塞尔（Emmie Russel）悉尼第一任视轴矫正教师和领导者

因此，林格兰德·安德森在澳大利亚斜视学发展中的首创精神是毋庸置疑的。在第二次世界大战期间，他担任澳大利亚皇家空军的顾问，与视轴矫正师合作，改善机组人员的双眼协调功能。他在一次往返于空军基地的途中遭遇交通事故受了重伤，但他意外地康复了，虽然伤后走路有明显的跛行，但是他的行走速度一点也没有减慢。

除了眼科，他还对园艺、古典芭蕾以及日本艺术和文化有极高的热忱。战后，他努力改善澳大利亚与日本的关系，多次出访，并帮助寻找在对澳战争中失去儿子的日本同事家属的最后安息之地。他非常喜爱芭蕾舞，并拍摄了当时澳大利亚芭蕾舞（Borovansky）的纪录片——成为当前重要的档案材料。他在舞台上方悬吊一个箱子，他从箱子里探出的角度看起来非常危险，以至于观众常常想知道他为什么没有从包厢跌落到舞台上，而共同演绎《天鹅湖》芭蕾舞剧。

林格兰德·安德森（Ringland Anderson）死于黑色素瘤。正如他在车祸后没有放慢步行速度一样，在生命最后的三年里，他依旧没有放慢脚步。

还有很多事情要做。在最后的几年里，他出版了关于垂直斜视的著作。然后，他全力以赴在墨尔本大学设立了眼科基金会。在他去世前，基金会完成了澳大利亚的第一个任命，他对此感到非常高兴。

许多眼科医生受到林格兰德·安德森的影响，其中托马斯·阿贝克特·特拉弗斯（Thomas a'Beckett Travers, 1902—1999），后来的托马斯B·特拉弗斯爵士（Thomas B. Travers）（图6-6）非常感激安德森（Anderson）对他的启发。1927年，他第一次见到安德森是在阿尔弗雷德医院担任他的家庭外科医生，从此受到安德森的启发，从事眼科专业。1929年，在他职业生涯的早期，他从英国进修回来后继续与安德森合作。特拉弗斯在20世纪30年代发表了一系列关于双眼视觉、异常视网膜对应以及弱视暗点的论文[44-46]。他大部分时间都在阿尔弗雷德医院林格兰德·安德森的视轴矫正诊所工作，这些论文是基于这部分工作完成的。他说，作为一个在20世纪30年代初的经济萧条中开始从业的年轻人，他也几乎没有其他事情可做。

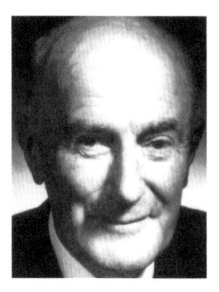

图6-6
托马斯·阿贝克特·特拉弗斯（Thomas a'Beckett Travers），古怪、迷人，微笑中带着一丝调皮

特拉弗斯是一位身材瘦小的美学家，对戏剧和艺术有着浓厚的兴趣。他有自己独特的幽默风格。在他晚年，作为一名很有成就的高年资眼科医生，他在澳大利亚眼科医师学院的成立大会上发表了一场演讲。他将其命名为"双眼视觉之

缺陷"[47]。虽然他指出斜视手术医生的理想目标是恢复正常眼位及重建双眼立体视功能，但这个目标很少能实现，眼科医生的两个主要职责是使患者的每只眼睛都尽可能地看清楚，并使患者的外观尽可能看起来"正常"。或许特拉弗斯对其职业生涯早期付诸努力的视觉矫治工作的重新评估与1966年屈佩尔斯（Cüppers）在吉森（Giessen）进行的评估结果并不完全一致，但鉴于特拉弗斯在20世纪30年代后繁重的工作，这样的结果可以理解。也许是这样，但当他离开讲台时，他脸上带着调皮的微笑，狡黠地眨了眨眼睛。

另一位深受林格兰德·安德森影响的眼科医生是罗纳德·弗朗西斯·洛（Ronald Francis Lowe，1913—1998）。洛（Lowe）身材高大，棱角分明，他的性格与外形相得益彰。他以其掌握眼科知识的广度和深度而著称，也是一位思维缜密的临床医生。虽然有时不够圆滑，但他将病情讨论延伸到基础理论，并解释得深入浅出的能力很少有人可与之媲美，更是无人可以超越。他的主攻方向是青光眼，但他对斜视产生了浓厚的兴趣，并为斜视专业的学术会议和严谨教授斜视检查法作出了很大贡献，获得了大家的尊重。多年来，他活跃在澳大利亚的视轴矫正学组，对视轴矫正师的教育工作提出了很多建设性的建议。罗纳德·洛（Ron Lowe）毕生致力于眼科学事业，并坚信其使命是造福人类。他的兴趣在很多方面与林格兰德·安德森一致，他曾经向林格兰德·安德森提出希望与他共事。但是安德森拒绝了，也许是因为罗纳德·洛过于直率。罗纳德·洛在推进林格兰德在青光眼和斜视方向的事业可能比任何人都做得更多，虽然与青光眼相比，他在斜视领域发表的文章很少[28]。尽管如此，他依旧活跃在斜视领域，并于1969年在约翰·诺顿·泰勒（John Norton Taylor）的指导下在墨尔本皇家维多利亚眼耳医院建立了第一家眼球运动门诊。该门诊与医院视轴矫正工作相辅相成。约翰·泰勒（John Taylor）对动眼神经麻痹和先天性眼球震颤的手术治疗做出了一定贡献。他提出可以通过将外直肌转位至内直肌上方来治疗动眼神经麻痹[35]。他还为伴有垂直方向的眼球震颤改进了手术设计[36]。

莱昂内尔·科瓦尔（Lionel Kowal）在1991年被任命为眼球运动门诊主任后，延续了约翰·泰勒（John Taylor）的传统。每当澳大利亚斜视学组在墨尔本开会时，莱昂内尔·科瓦尔会在杰出的视轴矫正师佐兰·乔治耶夫斯基（Zoran Georgievski）的协助下，从他们对现场患者的病情介绍中获得一些关于诊所工作改进的思路。科瓦尔医生一直是澳大利亚斜视学事业坚定而积极的倡导者，并且投身于澳大利亚斜视学组的事务。

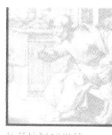
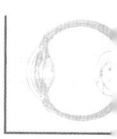
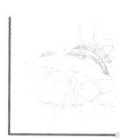

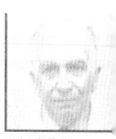
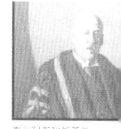
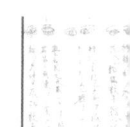
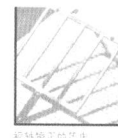

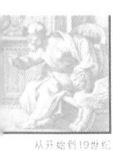

从开始到19世纪中叶的斜视学

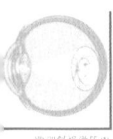

欧洲斜视学历史

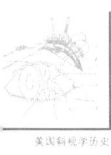

美洲斜视学历史

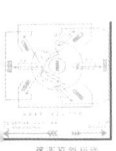

墨西哥斜视学历史

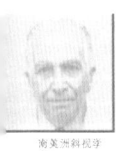

南美洲斜视学历史

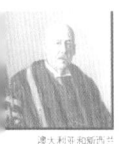

澳大利亚和新西兰的斜视学历史

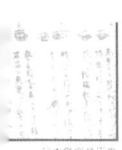

日本斜视学历史

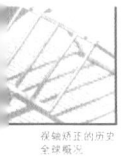

视轴矫正的历史全球概览

墨尔本的比尔·吉利斯（Bill Gillies）同样也深受林格兰德·安德森的影响，通过发展澳大利亚和新西兰斜视学组以及发表相关文章，为澳大利亚维多利亚地区的斜视学发展做出了贡献。这些研究包括关于下斜肌减弱、眼眶纤维化综合征、视远内斜或辐辏不足的研究，以及用"A"型扫描对眼部测量后进行手术的方法研究。

近年来，凭借着史蒂夫·琼斯（Steve Jones）、詹姆斯·埃尔德（James Elder）、安德鲁·成田（Andrew Narita）、温迪·马什曼（Wendy Marshman）和苏·卡登（Sue Carden）等受过专业培训的医生们的努力，墨尔本的斜视学得到了进一步发展。这些医生通过书写与发表专科的论著，促进了该专业的发展。

我们还应该注意到，澳大利亚视轴矫正学组的前秘书弗雷德·芬顿（Fred Fenton）在伦敦的老威斯敏斯特眼科医院与基思·莱尔（Keith Lyle）共同接受了培训。他是20世纪50年代和60年代墨尔本斜视领域的优秀教师。

第三节 悉尼

悉尼市比墨尔本市大一点,但现代斜视学的发展可能会慢一点,这主要是因为乔·林格兰德·安德森(Joe Ringland Anderson)恰好在墨尔本。

悉尼有一位杰出的斜视领域的医生,他是北爱尔兰人埃德温·坦普尔·史密斯(Edwin Temple Smith,1878—1968)。他早先在北昆士兰州查特斯堡的金矿区担任医生,在那里,他摘除了作者父亲的一只严重受伤的眼睛。这只眼在他年轻时就受伤了,这也致使他无法在第一次世界大战中服役。坦普尔·史密斯(Temple Smith)后来前往悉尼,他在两次大战之间都很活跃,在第一次世界大战中首次担任骆驼军团的少校。

他发表了大量关于斜视以及眼科其他方面的文章[37-43]。特别是他介绍了一种用于治疗外直肌麻痹的肌腱转位方法,即上直肌和下直肌的颞侧转位。一些年长的眼科医生仍然记得他是一位可爱的老人,他喜欢开车、开游艇和钓鱼,同时他也非常热爱文学。他出版了一本诗集,并定期向著名的澳大利亚开创性期刊《旧悉尼公报》的"红页"投稿。他不时回想起19世纪90年代末他在伦敦担任普里斯特利·史密斯(Priestly Smith)的家庭外科医生的日子。或许是受20世纪早期男性态度的影响,他还建议他的男性居民有两个情妇,所以无论在一个月的什么时候,总有一个人方便接待他。

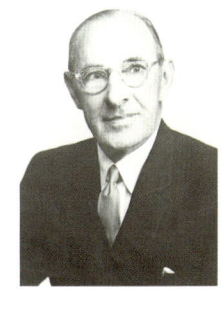

图6-7
诺曼·麦卡利斯特·格雷格(Norman MacAlister Gregg)爵士,风疹胚胎病的发现者

诺曼·麦卡利斯特·格雷格(Norman MacAlister Gregg,1892—1966)曾担任过几年坦普尔·史密斯(Temple Smith)的领导(图6-7)。他对风疹在先天性白内障、先心病和耳聋发病中的作用研究很有建树。然而他的重要发现最早被北美医学领域认可,但并没有被澳大利亚的专科医生和外科医生重视,他们并不相信一个眼科专业的医生会了解诸如心脏疾病和耳聋等知识。格雷格在斜视领域非常活跃,一直工作到晚年,但与他同时期的年轻一代认为他在该领域的能力不如坦普尔·史密斯

（Temple Smith）。当病人要求更多治疗意见时格雷格有自己的解决办法。"好的，当然！"他会同意："多一些意见参考当然是更好的。我会给你一个国内斜视专业领域最好的医生的名字，你可以打电话预约他，一个月后再来找我复诊。"一个月后，患者或患儿父母困惑地回到诊室说："格雷格医生，我们无法联系到你推荐的医生。""奇怪，"格雷格表现得很疑惑："你在哪个电话簿里找的？""悉尼的。""噢，悉尼的电话簿没用，林格兰德·安德森医生在墨尔本！"那时去墨尔本要坐火车到500英里（804.67公里）外！

还有一个关于格雷格年轻时候的故事，坦普尔·史密斯向他展示了自己擅长的"Lagrange手术"（巩膜虹膜切除术）。然后他让格雷格进行手术。在成功完成手术后，坦普尔·史密斯对手术室护士说："你瞧，就是这么简单，谁都可以完成这个手术"。

视轴矫正在悉尼虽然很早就开始了，但最初并没有很专业的培训。然而，1932年，埃米·拉塞尔（Emmie Russell）从悉尼前往墨尔本，在林格兰德·安德森和汤姆·特拉弗斯（Tom Travers）的指导下进行视轴矫正的培训。1933年，她回到悉尼，6个月后在皇家亚历山德拉儿童医院开设了第一家视轴矫正诊所，并开始正式的视觉矫治培训与治疗。1939年，悉尼正式的视轴矫正培训由此开始。

海外年轻眼科医生的回归进一步提高了悉尼的斜视诊疗水平。格雷厄姆·皮塔尔（Graham Pittar）和休·马西（Hugh Massie）就是杰出的代表。澳大利亚眼科医学院于1969年成立，其总部设在悉尼，这对在全国范围内推广眼科专业诊疗具有重要意义。自此，所有眼科医生均需接受6年的专业培训，考试分为两部分，一部分在培训前，另一部分在完成培训计划后。完成第一阶段培训计划后，还需在澳大利亚或海外进行1~2年的实习。年轻的眼科医生将接受小儿眼科的专业培训，因为这个专科在全国应用范围很广。这进一步提高了斜视诊疗的标准。悉尼的格雷厄姆·皮塔尔（Graham Pittar）可能是澳大利亚第一位在1971年访问北美后将斜视学作为其主攻方向的眼科医生，其实他自1964年以来一直从事眼科诊疗。他与旧金山的史密斯·凯特尔维尔研究所建立了密切的联系，获得了使用可调节缝线和其中的菲涅耳棱镜的权限。1982年，他与唐·邓禄普（Don Dunlop）一起参加了艾伦·斯科特（Alan Scott）的肉毒素相关治疗的培训课程，但直到1985年才在澳大利亚使用肉毒素用于治疗。皮塔尔（Pittar）于1990年出版了一本关于《斜视诊疗学——简述斜视诊断和治疗方法》的教科书[34]。

另一位在斜视学领域非常活跃的悉尼眼科医生是鲁本·赫茨伯格（Reuben Herzberg），他在斜视与小儿眼科的亚专业培养了许多当代斜视学家。

在整个20世纪80年代和90年代，弗兰克·马丁（Frank Martin）在皇家亚历山德拉儿童医院的工作对斜视学在悉尼的持续发展发挥了重要作用。他得到了接受过小儿眼科和斜视专科培训的年轻眼科医生的大力帮助，其中包括罗斯·菲茨西蒙斯（Ross Fitzsimons）、克雷格·唐纳森（Craig Donaldson）、马克·雅各布斯（Mark Jacobs）、尼克·萨德（Nick Saad）和斯蒂芬·兴（Stephen Hing）。

在悉尼北部的纽卡斯尔，唐·邓禄普（Don Dunlop）和他的妻子，视轴矫正师帕特·邓禄普（Pat Dunlop）对斜视专业非常感兴趣，并做了很多研究工作。他们与物理学家和心理学家合作，通过对立体视觉进行评估发现，视力欠佳也可具备大范围立体视觉，而立体视锐度则要求双眼中心视力均达到较高水平[18-23]。他们还研究了阅读障碍，发现一些阅读障碍儿童虽然双眼看得更清楚，但通常单眼阅读效果更好，这表明可能存在单侧视功能差的问题[15]。凯西·邓禄普（Cathy Dunlop）继续在纽卡斯尔从事这方面工作。

在悉尼西部的奥兰治，克利福德·科尔文（Clifford Colvin）一直对斜视学有着浓厚的兴趣，是澳大利亚旧眼科学会科学会议的定期撰稿人。当业界对斜视手术治疗方法还知之甚少时，他就在研究下斜肌后退术方面进行了卓越的早期探索。

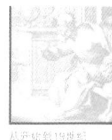

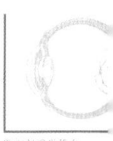

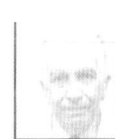

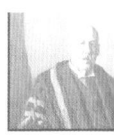

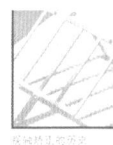

第四节 澳大利亚的其他中心

总体来讲,在除墨尔本和悉尼的澳大利亚其他地区,斜视学的发展是相对落后的。在布里斯班,直到1912年才成立第一所大学,直到1940年首届医学生毕业。1955年,保罗·斯皮罗(Paul Spiro)开始在布里斯班儿童医院工作,并一直持续到今天。在视轴矫正治疗师简·柯比(Jan Kirby)的得力协助下,他在公立医院和私立诊所开展了规范的斜视诊疗。1993年,格伦·戈尔(Glen Gole)开始在斜弱视领域执业,为斜视学和小儿眼科领域做出了贡献。

阿德莱德(Adelaide)在1883年成立了一所大学和一所医学院,但直到第一次世界大战之前,都没有正规的眼科培训,更不用说斜视专科培训了。19世纪30年代,威洛比(Willoughby)女士师从于林格兰德·安德森(Ringland Anderson),成为一名视轴矫正师,她在阿德莱德开设诊所,还获得了英国视轴矫正委员会的学位。这为阿德莱德眼科医生的斜视实践提供了可靠的诊断依据。布鲁斯·马丁(Bruce Martin)最初接受过验光师培训,随后获得了科学学位。由于他对斜视非常感兴趣,随后开始了医学课程的学习,在课程期间兼职从事视轴矫正。毕业后,他获得了眼科医生资格,并从1965年开始在阿德莱德从事斜视诊疗工作。其他在阿德莱德工作的还有特里萨·凯西(Theresa Casey)和后来的约翰·帕特(John Pater),他们都接受过专业的斜视培训。

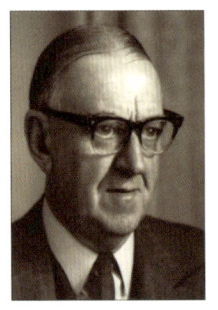

图6-8
布鲁斯·汉密尔顿(Bruce Hamilton),澳大利亚眼科领军人物

珀斯(Perth)在二战后1956年才开设第一家医学院。普通眼科医生在贝弗莉·巴尔弗(Beverley Balfour)的矫正服务的帮助下,提高了斜视诊疗水平。直到1982年,罗斯·阿涅洛(Ross Agnello)才将斜视治疗发展为专科诊治,后来杰夫·蓝姆(Geoff Lam)接受了斜视专科培训后也开始从业。

虽然直到1960年霍巴特才开设医学院,但这里因拥有布鲁斯·汉密尔顿(Bruce Hamilton, 1907—1968)(图6-8)而引人关注,后者是当时澳大利亚最重要的眼科医生之一。他身材高大,智力超群,总是未见其人先闻其声。他为人谦和,发表了很多斜视方面的文章[24-27],并于1931年开始斜视专业的诊疗。吉尔克里斯特(Gilchrist)女士师从林格兰德·安德森(Ringland Anderson),她非常出色,在英国视轴矫正委员会获得学位后,于20世纪30年代来到霍巴特开始从业。在后来的几年里,一位年轻的斜视与小儿眼科专家大卫·麦基(David Mackey)凭借他在遗传学方面的杰出工作为塔斯马尼亚的斜视学科做出了重要贡献。

1990年,国际斜视学协会(ISA)在当时的学会主席冈特K冯·诺登的提议下,于澳大利亚成功举办了第六届学术大会。这次会议的成功更重要的是促成了澳大利亚和新西兰斜视学组的成立,此后每年举行一次为期两天的学术会议,并邀请海外专家做演讲。这使得来自世界各地的斜视专家、视轴矫正师和眼科医生能够定期会面,互相交流学习。

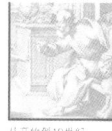

从古代到19世纪中叶的斜视学

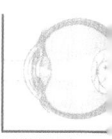

欧洲斜视学历史

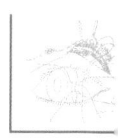

英国斜视学历史

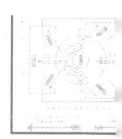

德语系斜视学历史

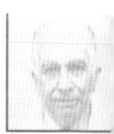

南美洲斜视学历史

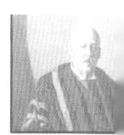

澳大利亚和新西兰的斜视学历史

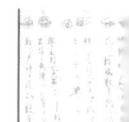

日本斜视学历史

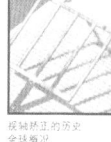

ެ术斜视学的历史全球概况

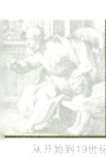
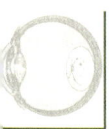

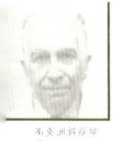
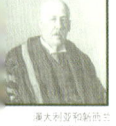
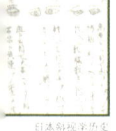

第五节 新西兰

19世纪50年代之前,新西兰大多数眼科医生所在的医学中心规模较小,并且几乎没有亚科发展空间。林多·弗格森(Lindo Ferguson)对斜视学有着浓厚的兴趣,并得到一些优秀的视轴矫正师的帮助。作为达尼丁眼科教授的托尼·莫尔顿(Tony Molte)也对斜视学非常感兴趣。他提出了一种检测儿童眼部状况的方法,并制定了一种有用的照相方法,用于快速筛查眼位偏斜和屈光不正。作为对比利时专家戈宾(Gobin)工作的补充[30-33],莫尔顿(Molteno)还在斜肌功能不全的诊疗方面进行了研究。

伊恩·埃利奥特(Ian Elliott)和贾斯汀·莫拉(Justin Mora)一直都对斜视领域有着浓厚的兴趣,该领域还包括著名的视轴矫正师温迪·达根(Wendy Duggan)和菲奥娜·格拉丁(Fiona Gladding)。

第六节 视轴矫正

自1931年林格兰德·安德森（Ringland Anderson）开始倡导后，视轴矫正在悉尼和墨尔本持续发展。1938年澳大利亚眼科协会成立后不久就组建了澳大利亚视轴矫正学组，悉尼的诺曼·格雷格（Norman Gregg）担任第一任主席，墨尔本的弗雷德·芬顿（Fred Fenton）担任秘书。该机构负责视轴矫正师的培训和注册，这里获得的认证等同于1947年英国视轴矫正委员会获得的认证。此后，学组的性质发生了很大变化。首先，视轴矫正师成为该学组的代表，随后此学组完全独立于澳大利亚皇家眼科医学院（前身为澳大利亚眼科学会）。学组之所以发生这些变化，是因为视轴矫正师和眼科医生都认为视轴矫正需要作为一种专门的职业进行发展。

正如之前所指出的那样，我们很难评估视轴矫正师对澳大利亚斜视学发展的重要性。尽管早期的矫正方法已经过时，但矫治师使用标准的眼位测量与双眼视觉评估的方法极大地提高了全国斜视学的专业标准。此外，悉尼和墨尔本的视轴矫正培训学校为促进这些地区的斜视学发展做出了很大贡献。通常在眼科医师未转诊前，视觉矫治师接诊并做最初的指导治疗，普通眼科医生通常不会给出更多的指导，除了简短的说明，"我有一个内斜视的患儿，目前该如何处理？"经过初步遮盖治疗后，视轴矫正师会决定何时进行手术，并帮助进行术后护理。

近年来，澳大利亚的视轴矫正师扩展了他们的专业领域，基本上成了眼科临床诊疗专家。这一转变发生在19世纪70年代，皇家维多利亚（Royal Victorian）眼耳鼻喉医院首席视轴矫正师艾莉森·赛姆（Alison Syme）提出倡议，眼球运动门诊负责人约翰·诺顿·泰勒（John Norton Taylor）、医疗主管肯·豪萨姆（Ken Howsam）医生大力支持。这一提议传播到澳大利亚的其他中心，为视轴矫正师提供了更广泛的职业空间。他们的培训已纳入到悉尼和墨尔本的大学专业中，学习四年后获得（应用）科学学士学位。由于他们学习的专业要广泛得多，有些人会认为这些专业的学生毕业后从事视轴矫正师者较以前会减少，而且许多人（尽管不是全部）在眼球运动等专业方向并不是十分擅长。

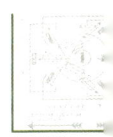
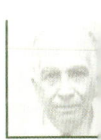
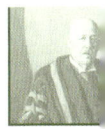

随着专业培训被纳入大学专业，校长的职责变得更加重要。在澳大利亚视轴矫正学组的指导下，墨尔本的视轴矫正培训最初由温·布朗（Win Brown）指导，然后由戴安娜·曼（Dianna Mann）指导。曼女士（图6-9）是一名理科毕业生，受到林格兰德·安德森（Ringland Anderson）的影响而从事视轴矫正事业，她担任了多年的讲师，发表了很多论文[29]。紧随其后的是伊莱恩·康奈尔（Elaine Cornell）（图6-10），她的教学为学校增添了很多活力。学校随后转移到林肯学院，这是一所高等学院，先是由兰内斯·麦克拉恩（Llaneth MacLarn）领导，然后是维维恩·戈登（Vivienne Gordon）和安妮·休斯（Anne Hughes）。学校后来搬到拉特罗布大学，由最初在英国从业的视轴矫正师艾莉森·皮特（Alison Pitt）领导，现在由克里·菲茨莫里斯（Kerry Fitzmaurice）博士领导。

在悉尼，帕特·兰斯（Pat Lance）（图6-10）负责学校管理。随后学校并入坎伯兰学院，由墨尔本的伊莱恩·康奈尔（Elaine Cornell）领导，他先是该学院，后来在悉尼大学任视轴矫正副教授，与内丽拉·乔利（Neryla Jolly）轮流任教。随着专业领域的扩大，进入大学教育后，视轴矫正学校的这些负责人不得不进行必要的课程扩展及提高学术标准。这提高了视轴矫正学的专业地位，高水平的教学还能吸引更多的优秀学生进行专业学习。

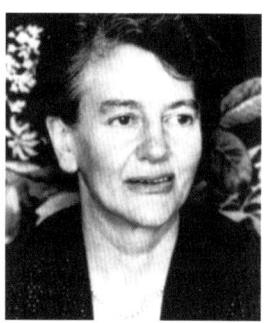

图6-9
戴安娜·曼（Diana Mann），墨尔本矫治教学的先驱

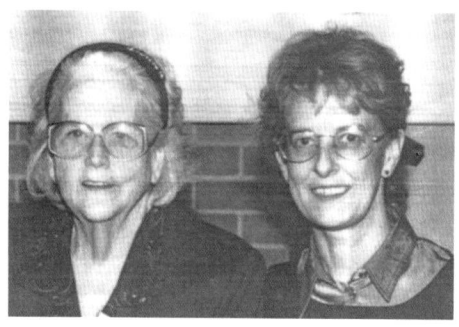

图6-10
帕特·兰斯（Pat Lance）和伊莱恩·康奈尔（Elaine Cornell）继承了悉尼视轴矫正学校的传统

第七节 总结

我认为,在第一次世界大战之前,斜视学在澳大利亚并没有发展起来,即使克劳德·沃斯(Claud Worth)早期发表了十分出色的学术文章,但之后的一段时间内并未得到进一步发展。詹姆斯·巴雷特(James Barrett)早期的论文则很有意义。鉴于他对该领域的浓厚兴趣,巴雷特一定对斜视有非常深刻的理解,并且一定熟悉沃斯(Worth)的工作。我们很难判断沃斯是否知道巴雷特和朗格(Lang)的工作,及该工作是否对他产生影响。也很难说巴雷特在墨尔本长期从事眼科工作期间对斜视的兴趣有多大,或者他是否影响了林格兰德·安德森(Ringland Anderson)在该领域所做的工作。安德森(Anderson)的眼科事业在第一次世界大战后的20年中与巴雷特的职业生涯时间重叠,直到巴雷特去世。

林格兰德·安德森在两次战争之间和第二次世界大战之后的工作具有里程碑式的意义。凭借过人的前瞻性思维,林格兰德·安德森一直在寻求创新,自己作出贡献的同时激励他人。在他的影响下,澳大利亚许多人对斜视学产生了兴趣。他始终如一。他的工作说明了临床研究的重要性以及个人出色努力的重要性。自安德森去世后,斜视学依旧稳步发展。澳大利亚和新西兰斜视学会的成立是重要的里程碑。此外,澳大利亚皇家眼科医学院的专业培训也为学科发展奠定了坚实的基础。值得肯定的是,悉尼和墨尔本的视轴矫正学校的开展使其成为澳大利亚斜视学发展的主要中心,虽然其中许多杰出的医师也在其他领域执业。现在,澳大利亚有许多斜视学专家,他们都接受过良好的专业培训,也发表了很多研究成果。我们希望澳大利亚和新西兰斜视学会能够促进这些专家的合作,在前期工作的基础上继续取得更好的成绩。

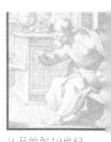

从开始到14世纪中叶的斜视学

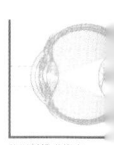

欧洲斜视学历史

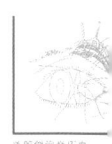

美国斜视学历史

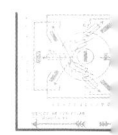

墨西哥斜视学历史

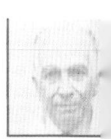

南美洲斜视学历史

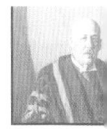

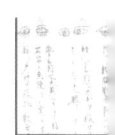

澳大利亚和新西兰的斜视学历史

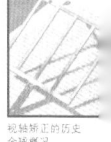

日本斜视学历史

视轴矫正的历史 全球概况

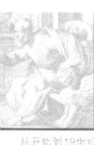

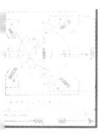
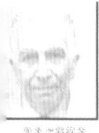
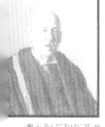
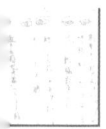
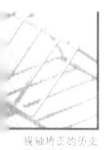

参考文献

[1] Anderson JR: Detachment of the retina. Published for the Brit J Ophthalmol. Univ. Press Cambridge, England 1931.
[2] Anderson JR: Hydropthalmia or congenital glaucoma. Ibid 1939.
[3] Anderson JR: Some aspects of visual fusion in peace and War. Trans Ophthalmol. Soc. Aust. 1940; 2:19-25.
[4] Anderson JR: Ocular vertical deviations. Brit J Ophthalmol 1947: Monograph Supp. XII.
[5] Anderson JR: Sidelights on the inferior oblique muscle. Brit J Ophthalmol 1948; 32:653-668.
[6] Anderson JR: Post operative progression of drift in convergent strabismus. In: Proc. XVI Int Cong Ophthalmol London 1950; 827-834.
[7] Anderson JR: A cross section of cross eyes. Brit Orthoptic J 1951; 8:14-53.
[8] Anderson JR: Causes and treatment of congenital eccentric nystagmus. Brit J Ophthalmol 1953; 37:263-281.
[9] Anderson JR: Latent nystagmus and alternating hypertropia. Ibid 1954; 38:217-231.
[10] Anderson JR: Ocular deviations and the yreatment of nystagmus. British Medical Association, London, 1959.
[11] Barrett JW, (with Lang W): The use of Homatropine as a Substitute for Atropine. Harrison and Sons, St Martins Lane London,1885.
[12] Barrett JW, (with Lang W): The action of myotics on the accommodation. 1886. Harrison and Sons, St Martins Lane, London.
[13] Barrett JW (with Lang W): On convergent Strabismus. Royal London Ophthalmic Hospital Reports, 1888;XII,I+11.
[14] Barrett JW: Diplopia-Polyopia in connection with astigmatism, 1914. The Ophthalmoscope 24-27 Thayer Street, West London.
[15] Barrett JW: The Problem of the Partially Sighted. Aust Med Publishing Co, 1938.
[16] Barrett JW: Diplopia following herpes zoster. The Intercolonial Medical Journal of Australia, July 20th 1902.
[17] Colvin C: Inferior oblique tenotomy and recession. Trans Ophthalmol Soc Aust 1968;27:58-60.
[18] Dunlop P: The changing role of orthoptics in dyslexia. Brit Orthoptic J.1976; 33: 22-28. 19.
[19] Dunlop IS, Dunlop P: Reversible ophthalmoplegia in CPEO. Aust & NZ J Ophthalmol 1995; 23:231-234.
[20] Dunlop DB, Neill RA, Dunlop P: Exploring the spatial and temporal parameters of Stereopsis. In: Orthoptics, Research and Practice eds Mein and Moore, Kimpton London 1981;198-206.
[21] Fenelon B, Grant K, Delahunty A, Neill RA. Dunlop DB, Dunlop P, Frost B, Quayle A: Global Stereopsis in stroke patients. (Proceedings of Australian Association of Neurologists, Singapore 1985).
[22] Clinical and Experimental Neorology. Ed Eadie MJ, Williams, Wilkins, Adis Pty Ltd Sydney 1986; 22:25-33.
[23] Manning ML, Finlay DC, Lewis SAM, Dunlop DB: Detection duration thresholds and evoked potential measures of stereosensitivity. Documenta Ophth 1992; 79:161-175.
[24] Neill RA, Fenelon B, Dunlop DB, Dunlop P: The visual evoked response and stereopsis. Aust Orthop J 1982; 19:25-29.
[25] Hamilton JB: The modern treatment of squint and prevention of blindness. Med J Aust 1938; 1:619.
[26] Hamilton JB: A Guide to Ophthalmic Operations. HK Lewis & Co Ltd, London, 1939
[27] Hamilton JB: Heredity in Ophthalmology. AH Massino & Co, Melbourne, Australia, 1951.
[28] Lowe RF: The use of atropine in the treatment of amblyopia ex anopsia. Med J Aust May 1963; 725-728.
[29] Mann DS: Treatment of fusion (convergence) deficiency. Trans Ophthalmol Soc Aust 1940; 2:26-27.
[30] Molteno ACB: The otago photoscreener a method for the mass screening of infants to detect squint and refractive errors. Trans Ophthal Sc NZ 1983; 35:43-49
[31] Molteno ACB: Clinical experience with the Otago photoscreener. Aust NZ J Ophthalmol 1985; 13:49-58.
[32] Molteno ACB: The development of fixing and focusing behaviour in normal human infants as observed with the Otago photoscreener. Aust NZ J Ophthalmol 1992; 20:197-205.
[33] Molteno ACB: Reliability of the Otago photoscreener. Aust NZ J Ophthalmol 1993; 21:257-265.
[34] Pittar G: Practical Management of Squint. 1990. Turton & Armstrong Pty Ltd. 21 Lister St Wahroonga, New South Wales. 1990
[35] Taylor JN: Management of oculomotor nerve palsy with lateral rectus transplantation to the medial side of the globe. Aust NZ J Ophthalmol 1989; 17:27-31.
[36] Taylor JN: Surgical management of congenital nystagmus. Ibid 1987; 15:25-34.
[37] Temple Smith E: Heterophoria as a cause of intractable headache. Aust Med Gazette 20 July 1909.
[38] Temple Smith E: The treatment of squint. Med. J. Aust. 10th August 1918.
[39] Temple Smith E: Strabismus. Med J Aust 31st May 1924; Supp: 361-363.
[40] Temple Smith E: Ocular torticollis. inferior oblique tenotomy and its indications. Med J Aust 2nd September 1933:307-308.
[41] Temple Smith E: Ocular torticollis. Brit. Med J. 1934.
[42] Temple Smith E: Tendon grafting in paralytic squint. Aust NZ J Surg. January 1936.
[43] Temple Smith E: The operative treatment of hyperphoria. Med J Aust 1942.
[44] Travers TAB: A Comparison Between the Visual Results Obtained by the Various Methods Employed in the Treatment of Concomitant Strabismus. Geo Pulman and Sons, London. 1936
[45] Travers TAB: Suppression of vision in squint and its association with retinal correspondence and amblyopia. Brit J Ophthalmol 1938; 12: 577-604.
[46] Travers TAB: The origin of abnormal retinal correspondence. Brit J Ophthalmol 1940; 24:58-64.
[47] Travers TAB: Some disadvantages of binocular vision. Trans Aust Coll Ophthalmol 1969; 1:19-24.

VII

日本斜视学发展史

阿也忍和渡边义政

本章将日本斜视学历史分成5个部分进行介绍。

1. 早期的术语和概念
2. 早期
3. 十九世纪
4. 20 世纪上半叶
5. 20 世纪下半叶

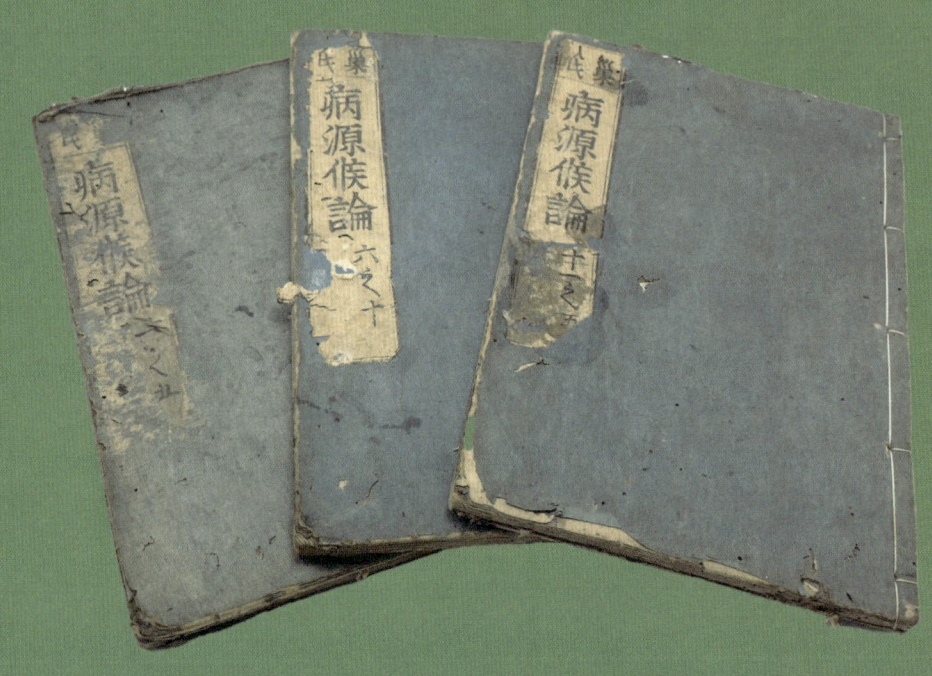

隋代，巢元方等著《诸病源候论》是中国现存第一部论述各科病症的病因、病机、证候内容的专著。对于本书的作者、成书年代及卷数，目前学术界的共识为本书由隋朝医官巢元方等编撰，成书于隋·大业六年（即公元610年）。全书共50卷，分为67门，1739候。该书在目病诸候一卷内，集中收载三十八候，包括胞睑、两眦、白睛、黑睛、瞳神等部疾病。此外，对于突眼、近视以及一些与全身性疾病相关的眼病也有了记载，而且对症状描述和病源探讨都比前人前进了一步。

第一节 早期的术语和概念

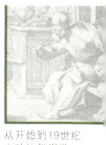
从开始到19世纪中叶的斜视学

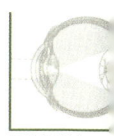
欧洲斜视学历史

斜视症状比较明显且严重影响外观,自古以来即受关注。在许多语言体系中,斜视的外观受到诸多嘲笑,这些嘲笑术语也存在于日语体系中,并随不同区域而有所不同。公元610年,50卷中国古籍《诸病源侯论》中,斜视被称为"偏视"。日文译本著于1645年[27]。其中只有一段对"偏视"进行了描述。段落中提到"偏视"偶尔伴有复视。据推测,这种疾病的发生是由于"风邪入于目,瞳子被风所射,睛不正则偏视。"但本书尚未明确提及治疗。

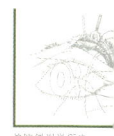
美洲斜视学历史

大约在同一时期的另一著作中[16],斜视与另一个流行名称"yabunirami"(斜视)同被描述为"偏视"。寒冷、受风再次被认为是这类疾病的诱因,并且提到于婴儿期或老年时期发病。书中还提到另一术语"hyumoku",字面意思是"小或弱的眼睛",也可描述一只眼睛偏斜或瞳孔的部分遮盖,看起来像视物不清的小眼球。

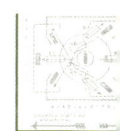
墨西哥斜视学历史

在另一本比较中国、日本和欧洲术语[23]的书中,列出关于斜视的一些术语:"kogan"(中文:空眼)或"yowarime"(日语:弱眼),这可能是对于我们今天所说"弱视"的描述。此外还有一些术语例如"Henshi"或"higarame""sugame"(=斜视外观或眯眼)"kentouchigai"(=错误猜测)或"asatte"(=明天之后)等。一只眼是"今天",偏斜眼则是"明日之后"。或许此术语起源于那些"今日"和"明日之后"分别使用不同眼别视物的病人。上面提到的和日本许多不同地区用来表示斜视的诸多流行术语均收集在一本关于方言的书中[28]。

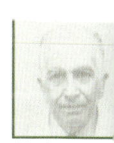
南美斜视学历史

澳大利亚和新西兰的斜视学历史

"Higarame"和"sugame"也是有趣的词,因为它们的意思是"眯着一只眼睛",类似于使用英语术语"squinting",即在强光下闭上一只眼睛。这些术语可能源于对间歇性外斜视患者畏光症状的观察。

这些古籍中提到发生斜视的原因可能是眼肌麻痹或力量过强导致的失衡。这些基本概念涵盖从古至今,从飞鸟时代(公元592年—公元709年),到江户时代(1600—1867)、明治时代(1868—1912)、大正时代(1912—1926)、昭和时代(1926—1989),到平成时代(1989—至今)。

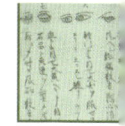
日本斜视学历史

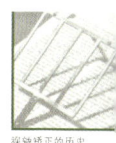
视轴矫正的历史全球概况

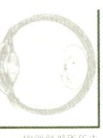

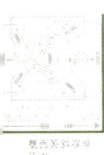
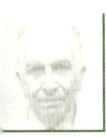
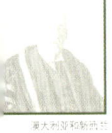
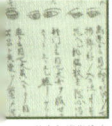
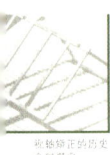

第二节 早期

一、公元前400年至公元16世纪中叶的中医影响时期

尤利乌斯·希施贝格（Julius Hirschberg）[11]将日本医学史分为四个阶段：

①古老的远古时期，从未知的起源延伸到公元前400年。

②公元前400年—公元16世纪中叶，中医影响时期。

③16世纪中叶—19世纪中叶，欧洲医学与中国传统医学交织影响的现代时期。

④19世纪中叶至今，欧洲医学影响时期。

此分类方法基本无须补充，只是鉴于17世纪日本才首次接触欧洲眼科学，因此可将第二个时期延长至包括17世纪。

前两个时期基本上没有关于斜视学的报道。中医在日本盛行时，人们喜欢将燃烧艾草、针刺、针灸及按摩作为主要的疾病治疗方法。为便于燃烧，人们将日本艾草的叶子制成细圆柱体或圆锥体（艾灸）。17世纪，艾草的名字出现在医疗史上。而针灸很可能于12世纪之前由中国传入，并于17世纪末左右重新开始流行。

在1607年所著的"Byogan Hisho"（《眼疾专科秘籍》）[8]中，描绘各种眼疾外观的插图共52幅。其中四幅插图（图7-1）描绘了眼位偏斜症状及相应的中草药治疗。图7-1A左图表示左眼偏高，右图表示左眼偏低，推测与颅内疾病相关，可用柳梅和黄百合药草的粉末，名为琉球，进行治疗。图7-1B显示双眼向下看而不伴有集合，可能提示集合麻痹，可用红梅粉进行治疗。图7-1C中，左眼向上偏斜，被诊断为"大龙眼"，可能由全身性疾病引起，推荐使用菊花粉和酸梅酱进行治疗。在图7-1D中，描述由内部器官疾病引起的左眼向上偏斜，被记录为"tenbyoumoku"（=天堂病眼）。

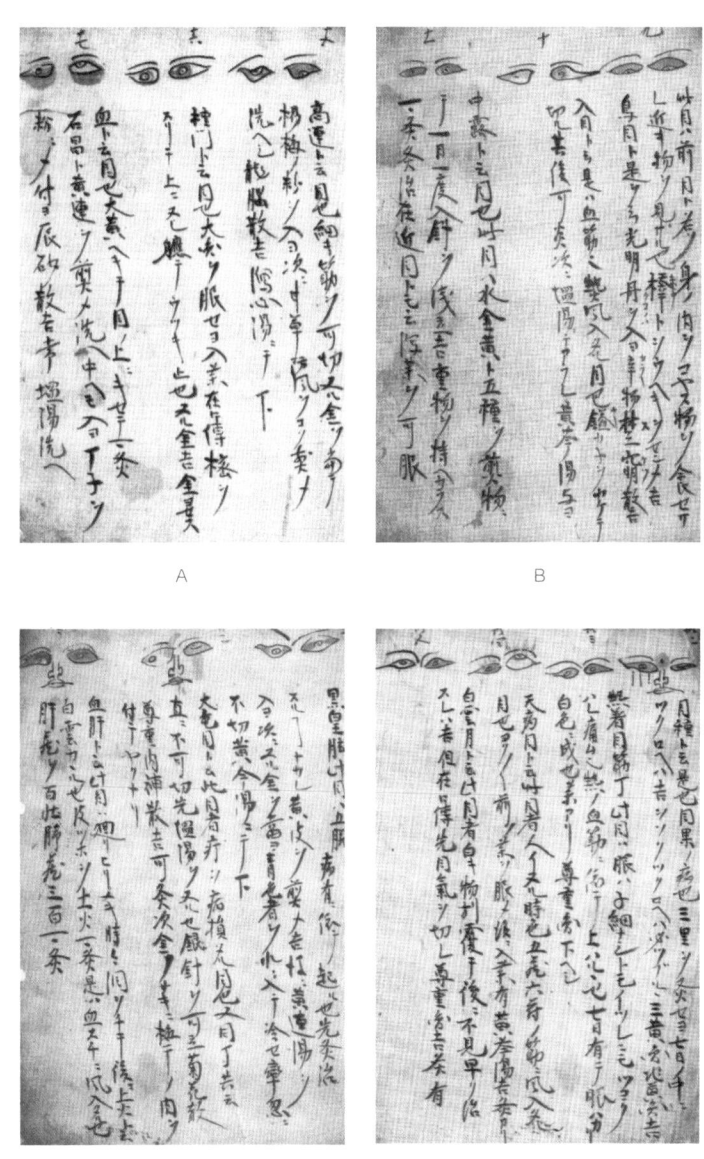

图 7-1A-D
解释见正文。
来自"Byougan-Hisho"《眼疾专科秘籍》(8) 比利时奥斯坦德韦恩堡收藏

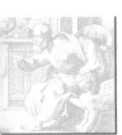
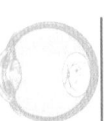
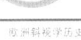

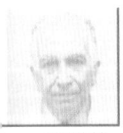
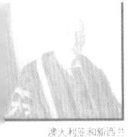
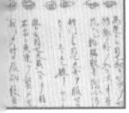
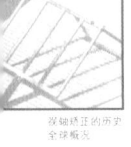

二、16世纪中叶以来欧洲医学的影响

希施贝格（Hirschberg）对日本医学史的描述中介绍了欧洲医生初抵日本的情况[11]。自16世纪中叶以来，只有少数欧洲医生在日本行医及传授医学知识，一部分学生对此深感兴趣并开始认真学习。直到19世纪，他们的教学理念与当时盛行的中医发生了冲突。葡萄牙人于公元1543年登陆日本，不久后派出两名医生定居京都，种植草药并开办医院，救治贫苦患者，取得的成就甚至超越其国内同行。然而在1582年，这些医生最终被驱逐出日本。

研学荷兰医学的日本著名医生杉田玄白（Genpaku Sugita，1733—1817）对一名已被处决的日本囚犯进行了尸检，证明内脏的解剖位置和结构并不完全符合古代中医的教义，而与荷兰解剖学书籍的描述和绘图完全一致[17]。在此之前，传统医学与欧洲医学理念之间的矛盾和差异被简单认为是"不同种族之间的解剖结构差异"[11]。杉田（Sugita）医生最终对荷兰书籍《解剖图谱》进行了翻译，并于1774年出版了日文版本的《解体新书》[29]。

葡萄牙人离开后不久，荷兰人来到日本，并成功地在长崎附近的出岛建立贸易站。相比葡萄牙人，他们受过更好的医学教育且学识渊博。然而，由于彼时规定如未经授权与欧洲人接触，将被处以死刑，因此他们的影响力十分有限。尽管如此，还是有几位荷兰医生和德国医生将西方医学传授给日本医生。其中值得注意的是荷兰人丹纳（Danner）、阿鲁曼斯（Arumans）和卡斯帕（Casper），他们在长崎和江户（即现在的东京）任教了两三年。希施贝格指出日本学生直到听完课后才允许做笔记，因此学习医学只能靠记忆[11]。他们几乎不懂荷兰语，并且禁止收藏该语言的相关书籍。

对日本医学，尤其是眼科学影响最大的是德国医生西博尔德（Ph.F.von Siebold）（其父亲和祖父都是德国大学著名的临床医学教授）。他将天花疫苗和白内障摘除术引入日本，而这些方法当时在日本几乎不为人知。他被称为"神医"。1823—1829年，西博尔德（Siebold）访问日本，并用德语撰写了一本书《日本，日本描述档案》[26]，由于当时外界对日本知之甚少，因此引起了广泛关注。1826年，西博尔德成为唯一一名获准留在江户（日本当时的首都）的欧洲医生。然而后来他因非法拥有日本地图而遭到驱逐。

1848年，幕府颁布了严禁西医的法令。因此，直到19世纪中叶之前，欧洲医学

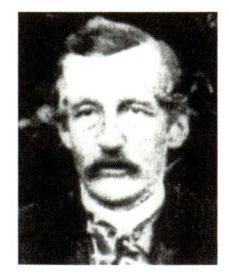

图7-2
安东尼·弗朗西斯·博杜安（Antonius Franciscus Bauduin，公元1820—1885年）

对日本再无进一步影响。

早期，许多欧洲医生为日本医学发展做出了重大贡献，其中包括荷兰人安东尼·弗朗西斯·博杜安（Antonius Franciscus Bauduin）（图7-2）。特别值得关注的是，他不仅传授常规眼科学知识，而且对斜视学进行了非常详细的教学。1862—1870年，他在日本首次开展斜视及眼睑下垂手术。他的讲义涵盖了症状学、病因学，并于1867年出版了一本关于斜视手术学的书籍[7]。其精髓可概括如下：

斜视是一种常见疾病，表现为双眼的视线不平行，且双眼看到的物体无法融合。所有新生婴儿都表现出眼位不正，这是由于他们无法看清物体。先天性斜视的发病可能是由于某条肌肉缺失或力量不足，通常是遗传性的。从偏斜类型来看，内斜发生频率最高，外斜发生频率稍低，而垂直偏斜则很少见。一只眼睛向上看"天空"，另一只眼睛向下看"地面"（可能是倾斜偏差？）。情绪变化可能会加重斜视的偏斜程度，而这种偏斜角度易变的类型被称为"不稳定斜视"。当好眼被遮盖时，偏斜眼常会移到中心进行注视。若斜视眼固定无法转动，那么当注视眼被遮盖时，偏斜眼将无法回到正位。这可能是由于眼部肌肉的大量切除所致。眼球活动受限可分为4级。

关于病因部分，书中提到，先天性斜视中肌肉本身功能是正常的，可能由于肌肉长度异常或止端位置异常而最终导致斜视。斜视发生可能与全身系统性疾病有关。长时间单眼视物可能会导致另一只眼睛因废用而发生偏斜。单眼近视或远视可能导致患眼习惯性废用，从而导致斜视。肌肉不平衡或肿瘤压迫眼球的运动神经也可导致斜视发生。当伴有蛔虫、疼痛、牙痛、怀孕、产科疾病或脑脊髓刺激时，可诱发颅脑疾病或者腹部交感神经异常而进一步引起感觉神经的敏感度增大，这些均可能导致斜视发生。从当今医学观念来看，上述部分理论是完全正确的，而部分则仅是推测。

许多日本学生和医师从国外的医师和教授们那里学习眼科知识，后来到德国及欧洲其他国家进一步深造。在19世纪至20世纪回国后，他们即在日本多个城市的医学院开设了眼科专业。

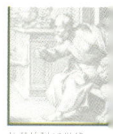
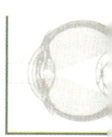

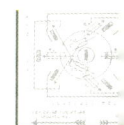
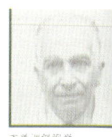

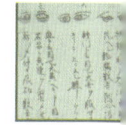
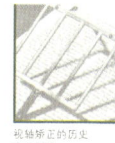

第三节 19 世纪

19世纪末之前,斜视在日文记录中很少被提及。在《日本眼科学史》中进行了如下报道[21]。1870年,一位来访的英国医生威利斯(Willis)在6个月的时间里共治疗了3 206名患者。其中包括534名眼科患者,2名患有斜视。在1882年发表的另一份报道中,6个月内就诊的943名眼科患者中包括8例"弱视"患者。而在东京大学医学院的一份统计报告中,1883年间7个月内诊治的1 146名眼科患者中有12例诊断出患有眼外肌疾病。1886年,井上达也(Tatsuya Inoue)报道了2 374名眼科患者中诊断出39例"弱视"和26例斜视。我们将弱视加引号是因为当时诊断弱视和斜视的定义并不明确,无法将这些数据与当代患病率数据直接进行比较。当时对于斜视和弱视的病理生理学特征和分类方法缺乏关注。

日本最古老的眼科学教科书[31]中,曾对6条眼外肌进行了阐述(图7-3),由于未能正确描述上斜肌的滑车结构,因此与我们掌握的解剖学知识并不完全相符。为治疗斜视,乔治·巴提旭(Georg Bartisch)的斜视面具(第1章)后来通过欧洲文献传入日本。

R·苏蒂加(R Sugita, 1815)[30]翻译的《日本荷兰眼科学新书》第5卷中关于斜视进行了详细讨论,对19世纪初日本国内斜视相关知识进行了较好的概述。重点包括:描述几种不同类型斜视,包括单侧和双侧的内斜或外斜,偶尔伴有上斜视或下斜视。斜视可能伴有复视。随着年龄增长,婴儿的"斜视样外观"(假性斜视)可能会自发改善。可通过数月的遮盖健眼来治疗单眼或双眼斜视,治疗后弱视有望以康复。书中还提及斜肌的力量亢进或不足,以及引起斜视的原因,例如眼球直接外伤、中风、癫痫或全身性疾病。右侧肌肉麻痹可能导致向左偏斜,左侧肌肉麻痹可能导致向右偏斜。当所有肌肉都麻痹时,眼球会像正常人一样保持正位。若因眼眶肿瘤导致肌肉麻痹,需行肿瘤切除。

被称为"shado-gan"(=斜移眼)的情况中,单眼眼位偏移可能由于以下因素引起:例如,角膜中央混浊、晶状体中央混浊、异位瞳孔和具有中心暗点的黄斑病变,该暗点阻止视觉物体在视网膜中央凹上成像。单眼视力降低,例如近视,可能会导致视远时单眼注视,对侧眼有可能会出现斜视。双侧视力减退可能导致双侧斜视。

所有这些关于斜视症状和原因推测的描述都非常详细,除了部分细节和治疗方案介绍之外,与我们今天所掌握的知识比较接近。

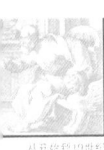

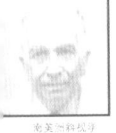

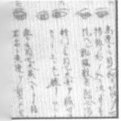
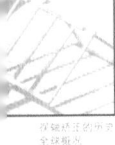

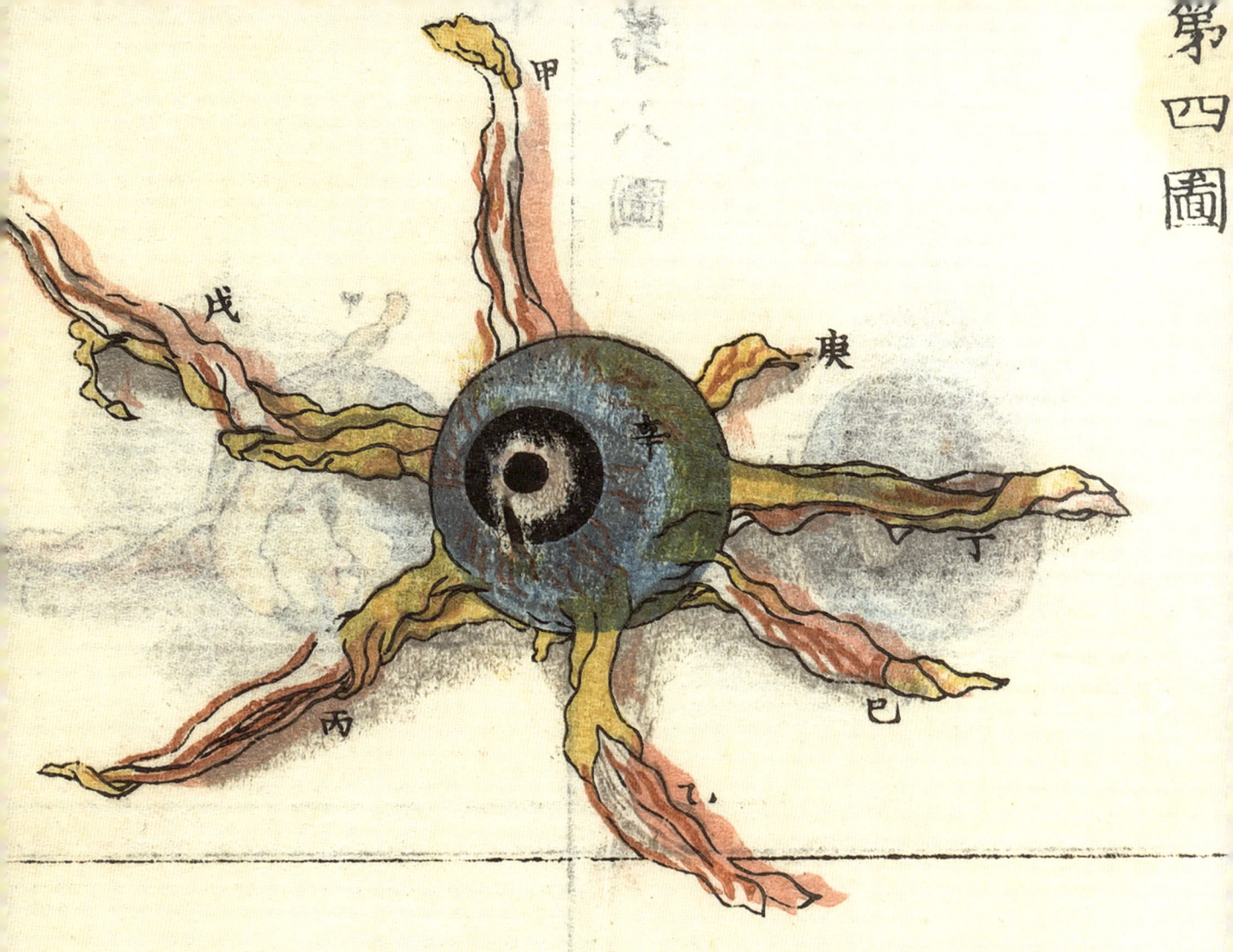

眼球六筋

甲 挈上筋
丙 转运斜筋
戊 上斜筋
庚 鉴神经
乙 挈下筋
丁 旋廻筋
己 下斜筋
辛 白膜

图7-3
6条眼外肌的解剖，来自R·苏蒂加（R Sugita）翻译的《日本荷兰眼科学新书》[3]

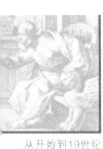
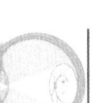
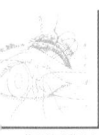
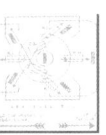
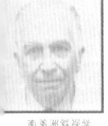

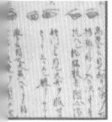
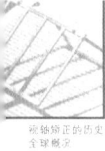

第四节 20 世纪上半叶

在20世纪上半叶，双眼视觉生理学和斜视学在欧美等国家得以迅速发展，其中最具学术影响力的专家为欧洲的J·穆勒（J. Müller）、A·冯·格拉斐（A. von Graefe）、贾瓦尔（Javal）、马多克斯（Maddox）、沃斯（Worth）、沙瓦斯（Chavasse）、伯姆（Bohm）、萨特勒（Sattler）、比尔肖斯基（Bielschowsky）等人（第2章），以及美国的A. 杜安（A. Duane）、斯科比（Scobee）、兰卡斯特（Lancaster）、奥格尔（Ogle）、阿德勒（Adler）（第3章）等。在此期间，日本缺乏相关的重大研究及临床进展。斜视会影响患者外观，因此当患者有美容需求时，要进行手术治疗。许多日本医生前往欧洲学习包括斜视在内的眼科专业知识及临床技能，然后将所学知识和技能传授给家乡的同事和学生们。

在此期间，日本仍有两项与斜视学相关的早期研究成果值得关注。小口忠太（Chuta Oguchi, 1875—1945）首次对屈光参差性弱视（1904）[24]进行了描述，同时他还是第一位发现静止性夜盲症（Oguchi病）的医生。他在一次征兵体检时观察到一名单眼患有中度远视的20岁青年男子，矫正视力无法提高，仅为20/50。他强调了检查结果的准确性并使用"远视性弱视"来进行描述。第二位杰出贡献者是石原忍（Shinobu Ishihara, 1879—1963），他于1904年毕业于东京大学医学院，并在研究生期间完成了1年普通外科和2年眼科的学习。1912年访问德国，在耶拿大学进行1年眼科学习，于1914年第一次世界大战爆发后返回日本。他在军医院校任教眼科，并于1916年获得东京大学博士学位。1922年，他接替小本（Kohmoto）教授成为东京大学第二位眼科教授，并于1923—1925年担任院长，直至1926年退休时获聘为名誉教授。他的著作《简明眼科学》于1925年出版。虽然书名朴素，但这实际上是第一本涵盖各类眼科疾病包括斜视的综合性日本眼科学教科书。这本书对视觉功能、双眼视觉、眼球运动和斜视等进行了详细阐述，包括诊断和治疗。除了目前仍广泛使用的色觉测试法，石原忍还研发了日本第一套用于远近视力检测的视标，这对于弱视的诊断具有重要意义[14]。

第五节 20 世纪下半叶

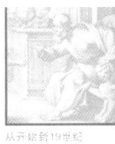

一、斜视和弱视研究的新时代

20世纪50年代,瑞士人班格特尔(Bangerter)和德国人库博思(Cüppers)(第2章)提出了增视疗法,这激起了人们对于斜弱视的极大的兴趣,这种兴趣很快从欧洲蔓延到其他大陆,也传到了日本。尽管增视疗法的长期效果较预期欠佳,但这项关于斜视和弱视的临床和基础研究的新活动在许多国家继续进行,并在日本蓬勃发展。

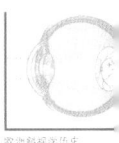

日本早期发表的关于斜视和弱视的论文大多是用日语写成的,因此并未在国外广为流传。但仍有几项贡献值得关注。A·岩越(A.Iwakoshi)[15]对斜视患者中的弱视患病率进行了报道,但其中对弱视定义并不十分清晰,只是基于班格特尔(Bangerter)书中给出的定义[6]。

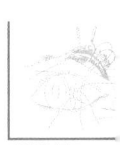

安達公一(Koiti Adati)和稻见昭博(Akihiro Inatomi)[13]对斜视性弱视的功能及治疗效果进行了研究。

1961年,渡边义政(Yoshimasa Watanabe)、赤木五郎(Goro Akagi)和奥田勘二(Kanji Okuda)[34]报道了115名斜视患者中有39.9%的人发生了弱视,并且其中内斜视发病率高于外斜视。不伴有斜视的弱视常见于1.50D及以上的远视患者。渡边在一项重要的观察研究报告指出,具有垂直偏斜注视模式的双眼弱视患者与在斜视患者中观察到的功能性弱视不同。

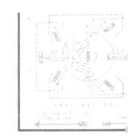

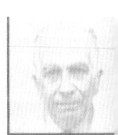

本章的一位作者(S.A.)曾质疑班格特尔关于弱视的定义,班格特尔将弱视定义为"没有器质性原因的视力下降,或与器质性损伤程度不成比例的视力下降"[6]。这种定义比较模糊,而且班格特尔对轻度、中度和重度弱视的分类也容易引起单纯功能性弱视即可逆性弱视理解的混淆,并刺激了该领域的研究。粟屋(Awaya)对弱视重新精确定义,目前日本仍在使用[5]。

1952年,井上真澄(Masazumi Inoue)将第一台"Clement Clark同视机"引入日本。

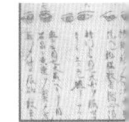

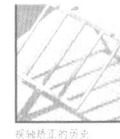

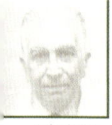

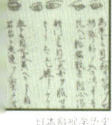

1953年以先天性眼球震颤手术而闻名的墨尔本医生J.R.安德森（J.R. Anderson）（第6章）应邀前往东京顺天堂大学时介绍了他的"大型弱视镜"。

1955年，顺都津木（Jun Tsutsui）（日本）在爱荷华州立大学学习，师从赫尔曼·布利安（Hermann Burian）教授，后将所学的斜视学和神经眼科学知识带回日本。

大约在这个时期，内田佐江子（Saeko Uchida）首席在顺都津木（Tsutsui）教授和和田世基正（Watanabe）教授的指导下，在冈山大学开设视轴矫正诊所。川村绿（Midori Kawamura）首席在加藤和夫（Kazuo Katoh）指导下，于顺天堂大学开设视光学。临床研究的开展标志着日本现代斜视学的开始，并奠定了该专业在当代眼科学的学术地位。

二、日本眼科学会斜视专科座谈会

日本眼科学会（Japanese Ophthalmological Society, JOS）成立于1897年，由东京大学的小本重次郎（Jujiro Kohmoto）教授担任主席，这是日本首个临床医学协会，此后每年举行一次会议。大西修武（Oshitake Ohnishi）[25]记录，就职大会共552名创始成员出席，川上源次郎（Genjiro Kawakami）发表了雄辩有力的"开幕致辞"，致辞中强调了眼科学的重要性和必要性，"没有它，整个日本将永远不会繁荣并且很快就会衰退。"随着社会发展，眼科在日本医学体系内的地位日益稳固。

"JOS"早期的研究项目为探索日本斜视学的发展提供了沃土。前面曾提到20世纪上半叶，该学科研究相对匮乏，体现在1897—1913年发表的总共562篇科学报告中，据大西修武（Ohnishi）描述，只有4篇与斜视有关。

年度研讨会是"JOS"会议的亮点。三名研讨会成员均为其专业领域的领军人物，选举通过无记名投票方式，并在研讨会召开前2年公布结果。20世纪下半叶，日本斜视学迅速发展起来，1958年、1964年和1985年相继举办了三次斜视专科的专题讨论会。这些研讨会代表了20世纪下半叶日本斜视学发展中里程碑式的重要成果，总结如下。

1958年，研讨会的小组成员是汤沢常和（Tunekazu Yuge, 1906—1987）、広石诚（Makoto Hiroishi）和中川顺一（Jun-ichi Nakagawa）。汤沢常和（T.uge）（图7-4）评估了"昆兹手术"*对外斜视的矫正效果，并得出结论：几乎

*1949年，昆兹（Kunz）在德国文献中发表了一篇关于水平斜视患者单眼等量后退切除联合手术的论文[18]。尽管在昆兹（Kunz）发表之前，此术式已在欧洲和美国开展多年，但奇怪的是，在日本，他的名字已经与这项手术联系在一起（冈特K·冯·诺登）。

所有患者术后一年都有复发。而80%的内斜视患者进行此术式后可得到纠正。在1958年之前，日本斜视患者仅在青春期或成年后才进行手术治疗，手术只是为了改善外观。而汤沢常和（Yuge）指出，由于斜视术后物体成像于术眼黄斑中心凹，因此通过手术矫正有助于双眼视觉功能恢复。他强调，在斜视患者中融合功能会因抑制而受损。他还假设，斜视中眼位控制异常可能来源于脑干上行网状激活系统（ARAS）[35]。汤沢常和后来写了一部关于《斜视和弱视》的专著[36]和一本关于《儿童弱视》的书籍[37]。

広石诚（Makoto Hiroishi, 1924—1991）（图7-5）提出了斜视的分类，并强调了弱视的早期遮盖治疗。斜视发病越早、越晚治疗会导致异常视网膜对应的加重。作为最早的眼科医生之一，他提倡早期手术。他还提出了手术量的定量公式，并认为目前开展术式的有效性按以下顺序递增：肌肉后退术、后退切除术和加强术。大多数患者需要进行1~2次手术，直至恢复正位[10]。

中川顺一（Jun-ichi Nakagawa, 1903—1991）（图7-6）强调除了水平肌肉手术外，还需要对斜肌进行手术。他发现以水平、共同性、非麻痹性斜视为主的患者中，约30%伴随有非共同性垂直成分。1950年前，在日本仍习惯于通过直肌手术来矫正垂直斜视，但中川顺一（Nakagawa）主张应根据斜肌在第三眼位时力量的过强或不足，进行斜肌手术来矫正[22]。

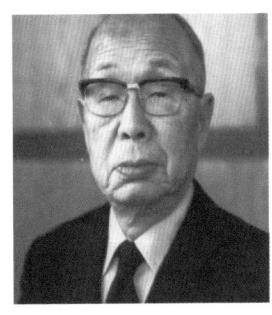

图7-4
汤沢常和（Tunekazu Yuge, 1906—1987）

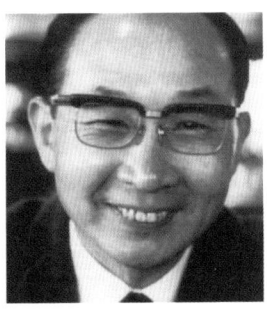

图7-5
広石诚（Makoto Hiroishi, 1924—1991）

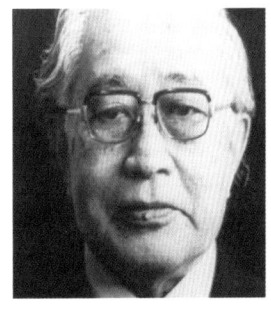

图7-6
中川顺一（Jun-ichi Nakagawa, 1903—1991）

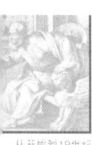
从开始到19世纪中叶的弱视学

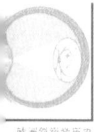
欧洲斜视学历史

美国斜视学历史

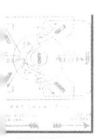
墨西哥斜视学历史

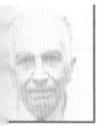
南美洲斜视学历史

澳大利亚和新西兰的斜视学历史

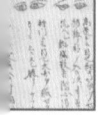
日本斜视学历史

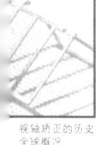
屈光矫正的历史全球概况

1964年，日本眼科学会组织的第二次研讨会的小组成员是原田正美（Masami Harada）、上村康雄（Yasuo Uemura）和安達浩一（Koiti Adati）。其中原田正美（Masami Harada）以外斜视矫正手术而闻名[9]，会上分享了通过德国引进后像镜来治疗弱视的经验。在那个时候，功能性弱视和器质性弱视之间并未明确区分，治疗指征不明确，预后也难以预测。原田正美将斜视性弱视定义为视力≤20/100且伴有斜视和旁中心注视，但无器质性异常或高度屈光不正。他在日本利用电生理检测例如EOG和VEP以及古德曼视野检测进行斜视研究，他对旁中心注视的发病机制进行了研究，并认为是由注视反射异常所导致。

原田正美认为斜视性弱视并非由斜视直接导致，而是由斜视和弱视常见的"原始单眼性"引起的。他认为，VEP研究对区分斜视性弱视和由器质性病变引起视力下降具有重要的诊断意义。

第二位小组成员上村康雄（Yasuo Uemura，1924—1996）用电视摄像机对眼球运动进行追踪，并发现无论注视性质如何，弱视眼注视诱发眼球运动时均会出现异常改变。正常眼和旁中心注视的弱视眼的VEP存在差异。上村康雄（Uemura）对弱视的病理生理学做出了巨大贡献，成为日本国内弱视早期视觉筛查和早期治疗领域的权威人物[33]。

安達浩一（Koiti Adati，1915—1980）在本次研讨会上报道，弱视眼诱发的电生理检查结果提示海马体异常[1]。

1973年，顺都津木（Jun Tsutsui）（日本）在第27届临床眼科学年会上对其斜视和弱视的VEP研究进行了专题报告[32]，详细阐述了人类外侧膝状体视觉通路。并对出生后视觉皮层发育情况进行了探讨。

稻见昭博（Akihiro Inatomi）、丸尾敏男（Toshio Maruo）和阿也忍（Shinobu Awaya）是日本眼科学会组织的第三届"双眼功能"研讨会（1985年）的专题讨论小组成员。

稻见昭博（Akihiro Inatomi）主要研究旋转垂直斜视，并发明了一种新型眼底测量仪，用于旋转斜视的客观检测。使用该仪器，可以通过眼底直视下检测，对各种双眼视功能进行研究。他发现眼球的客观旋转量相对较小，而感觉旋转融合幅度相对较大[12]。

丸尾敏男（Toshio Maruo）对内斜视行双眼内直肌后退术进行研究，纳入患者共575例,研究结论表明,先天性内斜视需要轻微过矫,而后天性内斜视则应以完全正位为目标。伴有分离垂直偏斜的患者,术后发生连续性外斜视的风险较高。一项对456例行双侧外直肌后退的外斜视患者的研究表明,没有必要进行过度矫正,且在任何年龄都可以进行斜视矫正手术[19]。他与岩重裕也(Hiroyasu Iwashige)合作,首次将肉毒素治疗引入日本。

阿也忍(Shinobu Awaya)回顾了他在视力和立体视觉方面以及斜弱视相关的视感知觉方面的研究进展。他将弱视定义为:因形觉剥夺、单眼恒定性斜视、屈光不正等因素引起的单眼或双眼视力下降。阿也忍(Awaya)分别进行了为期9年(始于1959年)和13年(始于1972年)的弱视患病率研究,发现后者患病率显著降低。这一发现也证明了弱视早期治疗的有效性。他还证明,在1岁以内,短暂(7天)的单眼形觉剥夺(例如睑内翻术后遮盖)就足以导致遮盖眼的视力下降。这种视觉剥夺的敏感性在出生后第一个月不太明显,随着年龄增长敏感性逐渐增加,直至1岁半时达到顶峰,然后逐渐下降,至8岁结束[2,5]。阿也忍还介绍了"新的不等像测试"和"新的旋转测试",*均可作为测量物像不等症或旋转斜视的简单有效的方法[3,4]。

三、日本斜视和弱视协会(JASA)

日本斜视和弱视协会(Japanese Association of Strabismus and Amblyopia, JASA)成立于1964年,拥有约280名会员。成立大会在东京庆应义塾大学举行,由上村美佐(Misao Uemura)主持。这次会议标志着斜视学在日本正式被纳入眼科亚专业。在"JASA"成立之前,对斜视和弱视方向感兴趣的眼科医生每月或每两个月会举行一次非正式会议,并且已在东京地区以及关西(或中西部)地区举行了数年。两小组独立、稳步发展,并最终于1961年11月在日本名古屋借"第15届日本临床眼科学会"之际联合举办了"斜视小组讨论"。直到1986年,"JASA"每年举行2次国家科学会议。然而,在第42次会议之后,"JASA"决定每年只举办1次会议。1994年,小口重久(oshihisa Oguchi)在东京主持"JASA"年度会议,庆祝其成立50周年。

"JASA"的年会一般包括专题讲座、特邀讲座、1~2场专题讨论、免费论文和指导课程,众多听众积极参与。大约有1000名医生和视轴矫正师参加会议。多年来,"JASA"已经发展壮大,约有1710名医生和经过认证的视轴矫正师注册成为会员。

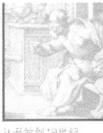

从开始到19世纪中叶的斜视学

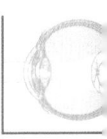

欧洲斜视学历史

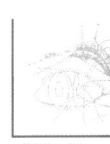

美国斜视学历史

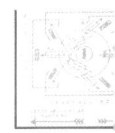

墨西哥斜视学历史

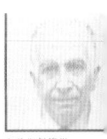

南美斜视学历史

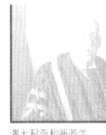

澳大利亚和新西兰的斜视学历史

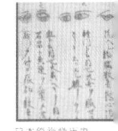

日本斜视学历史

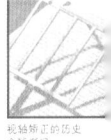

视轴矫正的历史全球概览

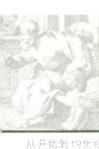
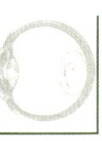

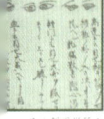
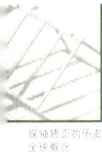

为了向1958年"JOS第一届斜视研讨会"的3位成员致敬,"JASA"于1980年设立了"汤泽常和奖""中川顺一奖"和"广石奖",以表彰年轻成员们杰出的研究成果。这些奖项的多位早期获得者目前已成为日本斜视学的领导者[20]。

* 资深作者与这些测试存在经济利益

四、国际斜视学会（ISA）

1966年（第2章）国际斜视学组织（international strabismological association, ISA）在吉森成立,四位日本斜视学专家（原田正美,丸尾敏男,山本弘子（Hiroko amamoto）和山下达郎（Tatsuo amashita）参加了此次会议。

4年后,10名日本斜视学专家参加了在阿卡普尔科举行的"ISA"首届会议。自此,参加"ISA"的日本专家人数稳步增加。1978年,第三届"ISA"大会联合第23届国际眼科会议在京都召开,这对于日本斜视学科来讲具有重要意义。会议超过500人参加,其中170人来自国外,330人来自日本国内。阿也忍从1982年到1990年担任"ISA"的秘书/财务主管,并于1990—1994年担任主席。4年后,上村康雄（asuo Uemura）和田世基正（oshimasa Watanabe）当选为"ISA"行政会议成员。

参考文献

[1] Adati K: Some experiment on amblyopia. Acta Ophthalmol Soc Japan 1964; 68:739.
[2] Awaya S: Amblyopia in man suggestive of stimulus deprivation amblyopia. Jpn J. Ophthalmol Soc 1973; 17:69.
[3] Awaya S, Sugawara M, Horibe F et al : The "New Aniseikonia Test" and its clinical application. Acta Soc Ophthalmol Jpn 1982;86:217.
[4] Awaya S, Iwata M, Miura M: The New Cyclo Test and its clinical application. In Campos E ed : Proc of the Fifth Meeting of the International Strabismological Assoc Modena Italy. Athena Scientific Distributors, 1986, p 225.
[5] Awaya S: Studies of form vision deprivation amblyopia. J. Japan Ophthalmol Soc. 1987;91:519.
[6] Bangerter A: Amblyopiabehandlung, S Karger Basel-New York, 1955, p 13.
[7] Bauduin AFa: Lectures on General Ophthalmology. Hand written and published in Japan in 1867.
[8] Byougan- Hisho: Byougan- Hisho (Proprietary Secret Book on Ocular Diseases ar Diseases) published in Japan in 1607. Figures 9, 15, 22, 34 (From Publisher's Library)
[9] Harada M: Electromyographic analysis of amblyopia. Acta Ophthalmol Soc Japan 1964; 68:634.
[10] Hiroishi M: Clinical studies on strabismus. Acta Ophthalmol Soc Japan 1958; 62:2100.
[11] Hirschberg J: The history of ophthalmology (transl FC Blodi) vol 10, JP Wayenborgh, Bonn, 1991, p.323–325.
[12] Inatomi A: Studies in cyclodeviation. J Japan Ophthalmol Soc1987; 91:1119.
[13] Inatomi A: Treatment of squint amblyopia. J. Jpn Ophthalmol Soc 1958; 62:1988.
[14] Ishihara S: Biography. In : History of Ophthalmol in Jpn : Commemo publica of the Centen of the Jpn Ophtholmol Soc (Vol. 5) ed Mishima S. Tokyo, The Jpn Ophthalmol Soc, 1997,p 123.
[15] Iwakoshi A: Amblyopia and hypermetropia. J. Chuoganka, 1927; 19:903.
[16] Kei S: Commentaries on Ophthalmic Diseases Vol.7,p 43 Published by Touemon, 1686.
[17] Kulms JAK: Tafel Anatomia, 1728. In : History of Ophthalmol in Japan : Commemo publica of the Centen of the Jpn Ophthalmol Soc (Vol.3) ed: Mishima S. Tokyo, The Jpn Ophthalmol Soc, 1997, p 64.
[18] Kunz E: Ein Weg zur exakten Dosierung der Schieloperationen. Klin Mbl Augenheilk 1949; 114:55.
[19] Maruo T: Strabismus surgery. J Japan Ophthalmol Soc 1987; 91:48.
[20] Maruo T: Japanese Association of Strabismus and Amblyopia.In : History of Ophthalmol in Japan : Commemo publica of the Centen of the Jpn Ophthalmol Soc (Vol. 3) ed : Mishima S. Tokyo, The Jpn Ophthalmol Soc, 1997, p 149.
[21] Mishima S: Statistics of Ophthalmic Diseases before establishment of the Jpn Ophthalmol Soc. In : History of Ophthalmol in Jpn : Commemo publica of the Centen of the Jpn Ophthalmol Soc (Vol. 1) ed : Mishima S. Tokyo, The Jpn Ophthalmol Soc, 1997,p 97.
[22] Nakagawa J: On the therapy of the non-comitant squint, with reference to the oblique muscle surgery. Acta Ophthalmol Soc Japan 1958; 62:2142.

[23] Ochiai Y: Chinese-Japanese-European Terminology of Ocular diseases. Eirando, Tokyo, 1883, p 124ff.
[24] Oguchi C: Unilateral hypermetropia. J. Jpn Ophthalmol Soc. 1904; 8:755.
[25] Ohnishi Y: How the Japanese Ophthalmological Society was established. In : History of Ophthalmol in Jpn : Commemo publica of the Centennial of the Jpn Ophthalmol Soc (Vol.1) ed : Mishima S. Tokyo, The Jpn Ophthalmol Soc 1997, p..103.
[26] Siebold P F von: Nippon, Archiv zur Beschreibung von Japan, Cited from J Hirschberg: The History of Ophthalmology (transl FC Blodi), Bonn, JP Wayenborgh Verlag, Volume 10, 1991, p 325.
[27] Sou G: Etiology and Symptomatology of Diseases. Vol.28, Published in China in 610 (Sui Dynasty). Translated and published in Japan, 1645.
[28] Suganuma A: Dialects of 3 ocular Diseases. Practical Ophthalmology 1937; Vol.20, p 407.
[29] Sugita G: Kaitai Shinsho (New Work on Anatomy), 1774. In : History of Ophthalmol In Jpn : Commemo publica of the Centennial of the Jpn Ophthalmol Soc (Vol.3) ed : Mishima S. Tokyo, The Jpn Ophthalmol Soc 1997, p.64.
[30] Sugita R: Japan-Dutch Ophth New Book (publisher unknown) Vol. 5, 1815. p 28.
[31] Sugita R: Japan-Dutch Ophthalmol New Book. In : History of Ophthalmol in Jpn : Commemo publica of the Centen of the Jpn Ophthalmol Soc (Vol.1) ed : Mishima S. Tokyo, The Jpn Ophthalmol Soc, 1997,p.9.
[32] Tsutsui J: Neuro-Ophthalmologic approaches in strabismology. Jpn J Clin Ophthalmol 1974; 28:23.
[33] Uemura Y: Studies on amblyopia. Acta Ophthalmol Soc Japan 1964; 68:663.
[34] Watanabe Y: Studies on amblyopia. J Jpn Ophthalmol Soc. 1961; 65:434.
[35] Yuge T: Some problems about strabismus and its treatment. Acta Ophthalmol Soc Japan 1958; 62:2030.
[36] Yuge T : Strabismus and Amblyopia, Nanzando, Tokyo, 1963.
[37] Yuge T : Amblyopia in Children. Kanehara, Tokyo, 1966.

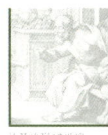

从开始到19世纪中叶的斜视学

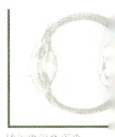

欧洲斜视学历史

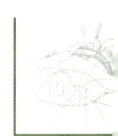

美国斜视学历史

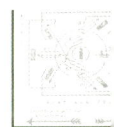

澳大利亚斜视学历史

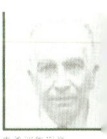

拉美洲斜视学历史

意大利亚和葡萄牙的斜视学历史

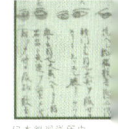

日本斜视学历史

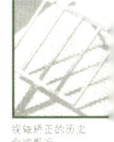

探索矫正的历史全球概览

致谢

作者感谢名誉教授久保信惠（Nobue Kubota）、名誉教授町田昭夫（Akio Majima）、教授和院长丸尾敏男（Toshio Maruo）、名誉教授三岛西一（Saiichi Mishima）、中泉幸史（Yukifumi Nakaizumi）医生、名誉教授泽田敦（Atsushi Sawada）和齐藤公夫（Kimio Saito）先生的建议和提供的重要信息。

VIII

视轴矫正的历史全球概况

吉尔·罗珀-霍尔（GILL ROPER-HALL）

本章将全球视轴矫正的发展分为以下8个阶段进行介绍。

1. 融合训练的开始

2. 新兴职业

3. 战争年代

4. 战后和国外视轴矫正学的传播情况

5. 美国和加拿大视轴矫正学的发展

6. 视轴矫正的范围变化

7. 国际活动

8. 视轴矫正当前和未来的角色

埃米尔·路易斯·贾瓦尔（Javal Emile Louis，1839—1907）
1896年出版的《斜视理论与实践手册》（Manuel théorique et pratique du strabisme）封面和内页

第一节 融合训练的开始

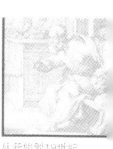
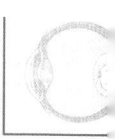

如果不清楚阐地述视轴矫正和视轴矫正师在斜视学进步和成功中所起的作用,斜视学的历史将是不完整的。眼科医生们逐渐意识到视轴矫正技术的本质,以及大多数患者都是小孩的事实,因而需要付出更多的时间和耐心。视轴矫正作为一门学科,比其作为一个职业的发展早了几十年。早期的矫正治疗不是由视轴矫正师,而是由眼科医生来实施的,以及在某些情况下,由配镜师实施。早期的重点是严格的眼保健操,以恢复甚至教授双眼功能,扩大融合范围并加强对偏斜的控制[12, p.470]。

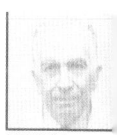

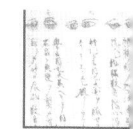
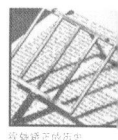

研究中有关视轴矫正早期历史的信息来源之一是M·J·雷维尔(M.J. Revell)的一本著作。作为在1971年为获得英国光学协会高级证书撰写的论文,这部广泛的著作探讨了过去的视轴矫正,追溯了当今方法如何演变的历史。它重新审视了一些现已废弃的技术,但最令人感兴趣的是旧方法以新的形式复活[48]。惠斯通(Wheatstone)[56]于1883年发明立体镜后不久,即进行了大量的改良,并形成了双眼刺激和斜视患者训练的基础。该领域最著名的早期先驱是巴黎的埃米尔·路易斯·贾瓦尔(Emile Louis Javal, 1839—1907)。第2章描述了他的生平和对斜视学的贡献。贾瓦尔是一位法国采矿工程师出身的眼科医生,他于1868—1896年在巴黎执业。他对双眼视觉的兴趣始于他的父亲和妹妹的斜视以及他自己的散光。贾瓦尔是一位多产的光学设备设计师,开创了双目仪器用于正视训练的新时代。他提倡改善双眼视觉的简单方法,包括条形阅读和多功能控制器(图8-1),也称为"Javal Grid"[48, p.17]。贾瓦尔意识到了抑制的概念,当时称为"中和",并理解斜视和抑制是双眼视觉的障碍[19,48]。贾瓦尔是立体镜的推崇者,他使用布儒斯特(Brewster)的透镜状立体镜来治疗他的妹妹索菲亚(Sophie)。后来他设计了自己的版本,对惠斯通立体镜进行了改进,使得镜子之间的角度可变。贾瓦尔在他的设备中使用了多种类型的立体图卡。1878年,密苏里州圣路易斯的朱莉·格林(John Green)设计了一套立体图卡片,其中一张描绘了3D风向标。不知何故,贾瓦尔知道这一点并将其作为他的十张卡片系列之一[48, p.121]。

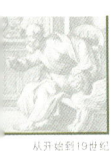
从开始到19世纪中叶的斜视学

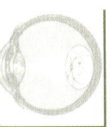
欧洲斜视学历史

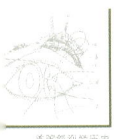
英国斜视学历史

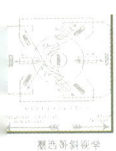
墨西哥斜视学历史

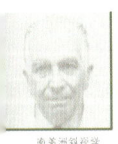
南美洲斜视学历史

澳大利亚和新西兰的斜视学历史

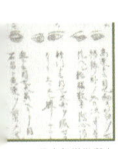
日本斜视学历史

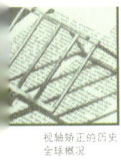
视轴矫正的历史全球概况

贾瓦尔将他的方法教给了许多同事，包括法国人雷米（Remy）和切尔宁（Tscherning）以及英国的普利斯特利·史密斯（Priestley-Smith）。他的方法非常耗时，而且并不总是成功。因此需要对患者给予很大的鼓励，这一点从贾瓦尔的一位治愈患者写给另一位煎熬的在治女童的信中可以看出[20]：

"我亲爱的小姑娘，你要赶紧让你双眼一起看的能力恢复起来，而不是戴上黑带子，把眼睛藏起来。这是意志的问题，你必须在使用立体镜的较短时间内非常努力地训练，以免在长时间休息时将练习时取得的进步丢掉，如果休息太多，这将不可避免；除了严格的、必需的休息以外，其他所有休息都是有害的。就个人而言，我曾经从训练14~18小时开始，这对于需要更多睡眠的你来说有些多，但我们可以要求12小时，至少10小时；你不要怕累，只有这样才能获得成功。你拥有贾瓦尔医生这样一位好老师，你不可能不成功，但这需要训练，大量的训练，而且要在很短的时间内完成……再见，我亲爱的小病人，我希望你能很快痊愈。我希望你保持健康。"

不幸的是，贾瓦尔的《斜视手册》没有被翻译成英文。因此，在法国以外，只有少数人阅读了贾瓦尔关于选择合适患者进行治疗的重要建议[19, p.370]。

1898年，在巴黎访问贾瓦尔后，普利斯特利·史密斯（Priestley-Smith）表示在治疗斜视时采用了三种措施，即光学、手术和视轴矫正，令人惊讶的是，这一说法在今天仍然有效[48, p.23]。普利斯特利·史密斯（Priestley-Smith's）对该领域的贡献包括普利斯特利·史密斯带和普利斯特利·史密斯融合管，这是弱视镜的前身（图8-2）[48, p.106, 142]。

瓦伦丁·雷米（Valentine Remy）是下一代从事视轴矫正的法国眼科医生中的一员，他继承并继承了贾瓦尔、帕里诺德（Parinaud）和其他人的工作。他在1901年设计了他的双目视力检查器，用三个字母"D""O""G"构建了这个简单的仪器，"D"和"G"指的是"droit"（右）和"gauche"（左）（图8-3）。雷米（Remy）还研究了在治疗抑制时用隔片将每只眼睛看到的图像分离的实际结果，从而设计了雷米双眼视觉分离器[48, p.55-56]。该设备由黑色木制隔板组成，近端边缘弯曲以适应中央处分开两眼的鼻子。下方有一个手柄供患者握住，而立体图卡则连接到远端（图8-4）。

A·坎东内（A. Cantonnet）是雷米的徒弟，他继承并继续了他老师的工作，因"皮—坎二氏立体镜"的研究而闻名[48, p.59]。如前所述，早期的重点是进行严格的眼部训练来恢复，甚至是教授双眼功能和扩大融合范围。许多技术都很流行，并使用了各种形式的立体镜[2]（图8-5至图8-7）。从贾瓦尔和其他人的教导来看，抑制或"中和"被理解并被认为是恢复正常双眼视力的障碍[19, 48]。唐德斯（Donders）的治疗技术（第2章）包括使用立体镜或红玻璃片和灯，必要时借助棱镜辅助。目的是让患者意识到两个图像以及将它们组合成一个图像的必要性[10, 48]。

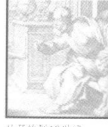

从开始到19世纪中叶的斜视学

到20世纪20年代，贾瓦尔、雷米和坎东内的方法传入英国，并在伦敦验光医院广泛实施。这家机构于1922年开业，由不是眼科医生的专家负责，现场也没有任何视轴矫正师——他们是眼科配镜师！验光被认为是对患者的一项重要服务。尽管眼科医生一直强调散瞳药的重要性，但配镜师总是习惯性地为斜视患者配制眼镜。公众对治疗他们的"斜视"（斜视在英国广为人知）的需求导致视轴矫正诊所的扩大，并配备立体镜和"健美操"[48, p.62]。

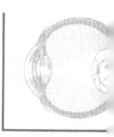

欧洲斜视学历史

此处简要地提一下，关于斜视起源的理论在双眼视觉训练发展的时候很流行。在世纪之交，关于斜视的病因还没有明确的共识。该领域的许多人意识到，虽然弱视和斜视是相关的，但它们的相互作用并没有被完全了解。每种理论都有坚定的支持者。认为斜视是神经异常者有英国的麦肯齐（Mackenzie）[34]、美国的杜安（Duane）[11,48]和法国的帕里诺德（Parinaud）[43]。帕里诺德（Parinaud）强调，任何眼功能的研究都应考虑到大脑的作用。他将斜视描述为包括运动和感觉成分在内的双眼视觉器官的发育缺陷[43]，他认识到集合代表了双眼视觉的运动部分[48, p.24]。帕里诺德还设计了带有可调节镜子的立体镜[48, p.25]。

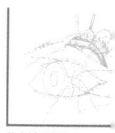

美国斜视学历史

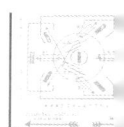

英格兰的克劳德·沃斯（Claud Worth）（第2、3章）是包括伯纳德·沙瓦斯（Bernard Chavasse）在内的许多人的真正的导师，他坚持认为存在"融合力"。他认为，这种中枢现象是正常双眼视力发展的关键因素。因此，斜视可以被描述为融合能力发展的先天缺陷[32, p.vii, 57; 42, p.134]。尽管如此，他认为双眼训练是合理的，只要这种治疗发生在生命早期。他设计了第一台带有可移动管和照明设备的弱视镜（图8-8）。置入的幻灯片向每只眼展示不同的目标，并且与主要的弱视镜和同视仪中仍在使用的类似。他通过在检查室的地毯上滚动带刻度的象牙球来测试不会识字的幼儿的视力[14a, 57]。

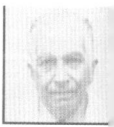

德语斯斜视学历史

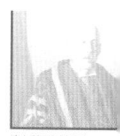

南美洲斜视学历史

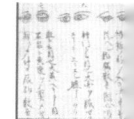

澳大利亚和新西兰的斜视学历史

尽管沃斯（Worth）的融合力理论经常受到批评，但它构成了曾经流行的融合训练的基础。在他于1936年去世后，讣告中发表了以下悼词。"30多年前，当我们

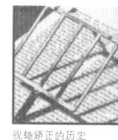

日本斜视学历史

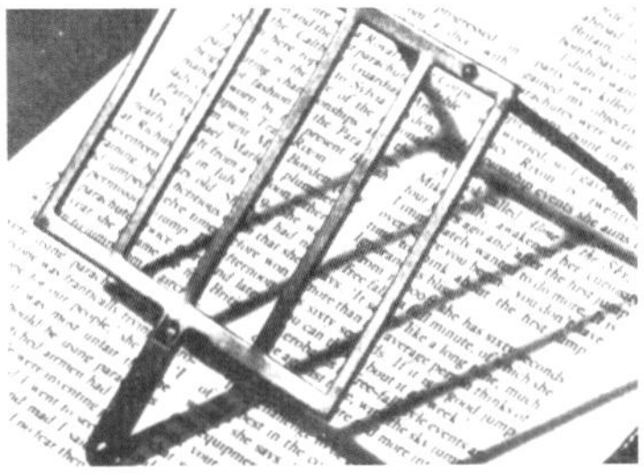

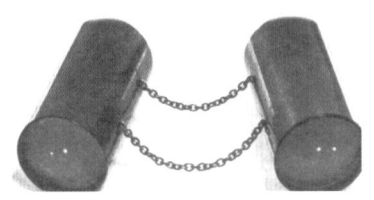

图 8-1
贾瓦尔的多功能控制器

图 8-2
普利斯特利·史密斯管

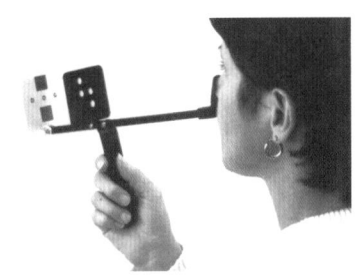
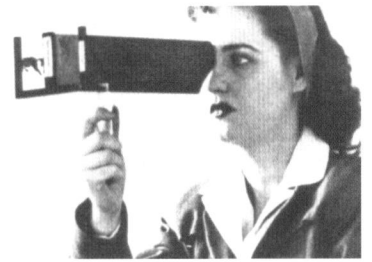

图 8-3
雷米双目视力检查器

图 8-4
雷米双眼视觉分离器

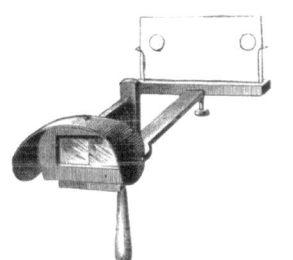
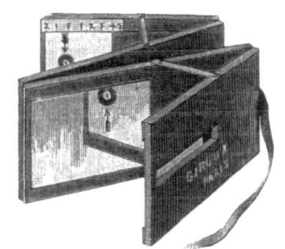

图 8-5
霍姆斯立体镜

图 8-6
铰链立体镜

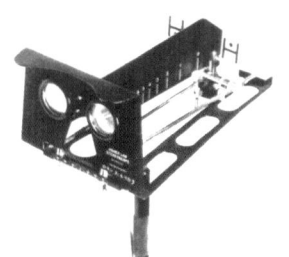
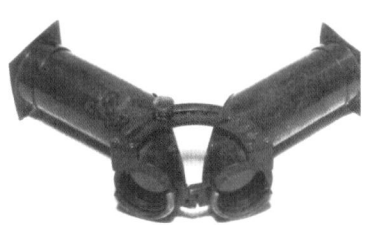

图 8-7
阿舍尔·劳立体镜

图 8-8
沃斯弱视镜

看到沃斯带着一小群斜视儿童走进莫菲尔德门诊部的侧室时，我们中的一些人觉得好笑。在那里，他一个小时又一个小时地努力说服那些躁动不安的小鬼，进行脑力和眼觉训练，我们确信他们不想做，也做不到。但沃斯，以他温和的方式、不慌不忙、安静地坚持甚至固执地实现了看似不可能的事[48, p.248]。"

这些先驱眼科医生从他们的经验中得出，6岁以下的幼儿会对治疗，包括早期手术产生反应，尽管那时候还未认识到关键期的存在。他们提倡阿托品散瞳验光、早期屈光矫正、遮盖注视眼，甚至阿托品压抑治疗——这些都发生在1920年之前！

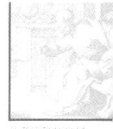

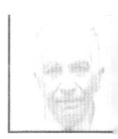

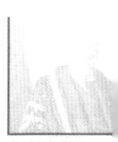

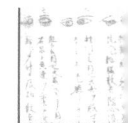

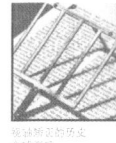

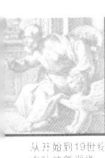
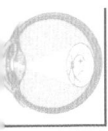
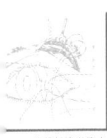
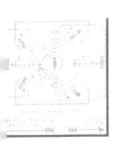
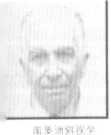
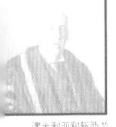
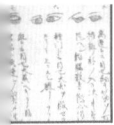
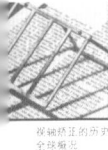

第二节 新兴职业

在20世纪20年代，使用各种立体镜进行融合训练的热情已经减弱，这主要是由于其耗时，且结果不可预测。如前所述，贾瓦尔关于选择合适患者进行治疗的重要性的观察结果并不为人所知，因为它们尚未被翻译成英文[19, p.370]。

欧内斯特·埃德蒙·马多克斯（Ernest Edmund Maddox，1863—1933）是一名眼科医生，曾在英国南部的伯恩茅斯执业（图8-9）（另见第2章）。他发明了许多眼科仪器，包括马多克斯杆或凹槽（1929）、马多克斯双棱镜（图8-10）、马多克斯翼（1913）（图8-11）、棱镜聚光镜[p.128]和斜视手矫器（图8-12,13）[12, p.381; 23, p.284; 31, p.17-18]。

他对眼球运动和双眼视觉有很大的临床兴趣，但鲜有时间来照顾需要做视觉训练的年轻患者。然而，他的女儿玛丽C·马多克斯（Mary C. Maddox），当时担任他的接待员，她热衷于学习，并迅速掌握了很多技能。尽管"Orthoptics"（视轴矫正法）这个词在1898年或更早之前出现在文献中，并且它的起源于希腊语"orthos"（=直）和"optikos"（=与眼睛有关）似乎是合乎逻辑的术语，但文献中没有明显提及最初的使用"Orthoptist"这个词。

马多克斯（Maddox）女士成为第一位视轴矫正师，1928年，在伦敦安妮女王街开设了她的私人诊所。由于突然对视轴矫正师的需求激增，她还于1929年在皇家威斯敏斯特眼科医院开设了矫正诊所和培训项目。这家医院位于德鲁里巷顶部的高霍尔本，后来被称为高霍尔本的穆尔菲尔德眼科医院。玛丽·马多克斯（Mary Maddox）结婚，成为朗兹·耶茨夫人（Mrs. Lowndes Yates）后很少再拍照，通过大范围的调查找到了一张罕见的拍摄于她晚年的照片（图8-14）。她的女儿伊丽莎白·劳恩德斯·耶茨（Elizabeth Lowndes Yates）也在伦敦从事视轴矫正工作。

1932年，在约纳·约克尔（Jona Yoxall）女士（娘家姓琼斯）的领导下，在伯明翰的儿童医院迅速开了第二所视轴矫正学校，随后在伦敦中心眼科医院，由希拉·梅尤（Sheila Mayou）领导的另一所学校成立。1934年，人们认为应该成立英

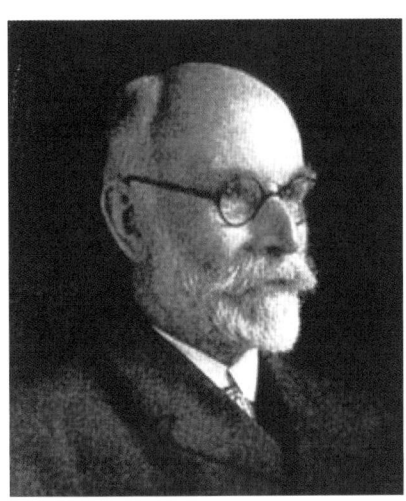

图 8-9
欧内斯特·埃德蒙·马多克斯（Ernest Edmund Maddox）

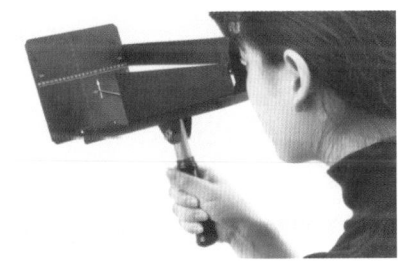

图 8-11
马多克斯翼

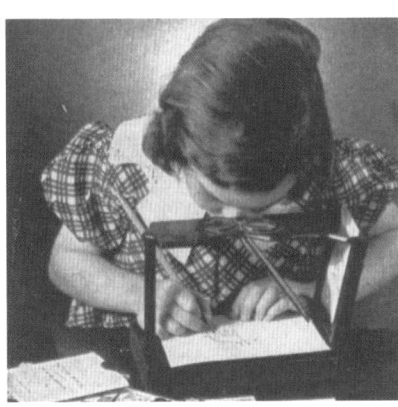

图 8-13
使用斜视手矫器的儿童

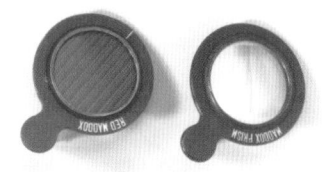

图 8-10
马多克斯杆和带有马多克斯双棱镜

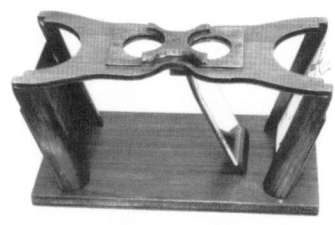

图 8-12
马多克斯斜视手矫器

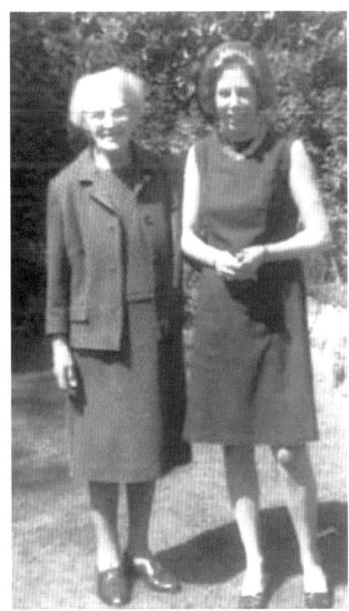

图 8-14
玛丽C·马多克斯（Mary C.Maddox）的罕见照片（左）。晚年与阿蒂·范帕森（Attie Van Paassen，荷兰）一起在她英国的花园中

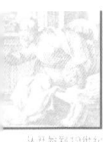

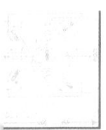
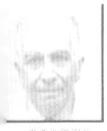

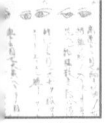
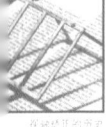

国视轴矫正协会来监督视轴矫正医生的培训和认证。到1935年，该国其他地区已经建立了6个以上的矫正训练项目。

1937年，英国视轴矫正协会的第一次董事会考试在伦敦举行。希拉·梅尤（Sheila Mayou）在当时和未来的许多年里都是视轴矫正领域的一股强大力量。她决定自己和她的第一批学生一起提出这个不寻常的要求，从而成为第一个通过英国（DBO）考试的验光师，这一点从她拥有第一张DBO证书就可证明。"梅尤女士"（没有人敢称她为希拉）为同视器开发了"梅尤抗抑制不等像和kappa角幻灯片"（图8-15），引入了几个安装的条形阅读器[36, 48pp18,20]，并推广了塞丹的大号字体阅读书用于弱视治疗。文本包含不同大小的字体及故意的印刷错误，供年轻弱视患者检测[53]。现年80岁的希拉教授了几代视轴矫正师并为该行业设定了标准（图8-16）。

因此，在1939年欧洲战争爆发之前，视轴矫正专业已经很好地建立起来。在伦敦和"各省"，主要是中部地区，视轴矫正师蓬勃发展，并形成了两个区域性的视轴矫正学会。1937年，两个团体开会讨论建立国家协会。眼科医生对这一运动给予了极大的支持。科学会议连续两天在曼彻斯特和伯明翰举行。视轴矫正师和眼科医生在那次会议上提交的论文包括"治愈标准"的提案，并于1939年发表在《英国光学矫正杂志》（British Orthoptic Journal, BOJ）的第一期[5, 35]，发表费用为5s6d（五先令六便士），相当于如今大约35美分[35]。下一卷BOJ直到1944年战后才出版。

第一本关于矫正原理的书，由视轴矫正师西尔维亚·杰克逊（Sylvia Jackson）和基思·莱尔（Keith Lyle）先生合著，写于1937年，被称为"莱尔（Lyle）和杰克逊（Jackson）的《斜视治疗中的实用光学矫正术》"。它在

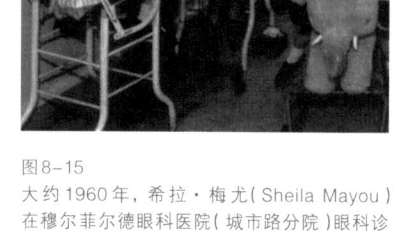

图8-15
大约1960年，希拉·梅尤（Sheila Mayou）在穆尔菲尔德眼科医院（城市路分院）眼科诊所的同视机上，与两名患儿在一起

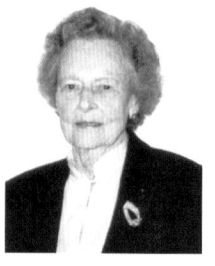

图8-16
希拉·梅尤在第二届穆尔菲尔德视轴矫正校友会"千禧年"会议上，伦敦，2000年11月

战前出版了第二版,但到1947年,西尔维亚(Sylvia)无法编辑第三版。基思·莱尔请求洛娜·比林赫斯特(Lorna Billinghurst)和戴安娜·索尔茨伯里(Diana Salsbury)协助他,这本书经历了一次重大改写。作为时代的产物,其封面内还有一个声明,表明这本书符合战争经济标准。(战时办公用纸经济标准)[31]。

除了玛丽C·马多克斯(Mary Maddox)之外,其他作为早期英格兰先驱者脱颖而出的还有洛娜·比林赫斯特(Lorna Billinghurst)、艾德娜·克拉里奇(Edna Claridge)、佩吉·科利尔(Peggy Colyer)、芭芭拉·海尔(Barbara Hare)、格莱迪斯·埃尔文(Gladys Irvine)、西尔维亚·杰克逊(Sylvia Jackson)、琼·梅森(Joan Mason)、希拉·梅尤(Sheila Mayou)、埃里克·彭伯顿(Eric Pemberton)(多年来唯一的男性视轴矫正师)、多琳·兰金(Doreen Rankin)、戴安娜·索尔茨伯里(Diana Salsbury)、艾德娜·斯特林格(Edna Stringer)、伊芙·文森特(Eve Vincent)和约纳·约克尔(Jona Yoxall)。

战后随着职业的发展,弗朗西丝·巴德科克(Frances Badcock)、凯瑟琳·布洛克(Kathleen Bullock)、卡罗琳·卡尔卡特(Carolyn Calcutt)、帕姆·道勒(Pam Dowler)、贝蒂·戈斯内尔(Betty Gosnell)、安·格威尔特(Ann Gwilt)、芭芭拉·李(Barbara Lee)、伊冯娜·莫勒(Yvonne Maurer)、乔伊斯·梅恩(Joyce Mein)、乔伊斯·平尼克(Joyce Pinnick)、瓦莱丽·斯普纳(Valerie Spooner)、凯瑟琳·斯沃尔(Kathleen Swale)、玛丽·韦森(Mary Wesson)和朱迪·亚普(Judy Yapp)继续扮演重要角色。

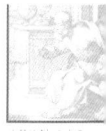

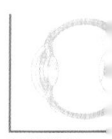

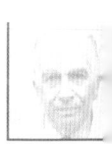

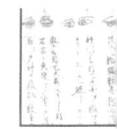

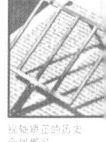

第三节 战争年代

在英国，战争年代激起了人们对视轴矫正的兴趣，人们发现患有隐斜视的皇家空军飞行员可以从视轴矫正训练中受益，并且他们的双眼技能可以得到提高。这部分归因于当时的空军联队长（后来晋升为空军副元帅）P.C.利文斯顿（P.C.Livingston）的影响。利文斯顿认为成功的双眼视觉功能所必需的"基本过程""已经具备，但在大部分情况下都没有得到最佳效果[30, p.81]。"

利文斯顿被描述为"一位军官和绅士……非常高大，一头银发[51]"，并被描述为"优雅、漂亮且非常具有军人气质"[26]。被他的朋友称为'PC'，他是英国皇家空军的眼科医师。他是基思·莱尔（Keith Lyle）和他的堂兄杰弗里·卡谢尔（Geoffrey Cashell）的指挥官，他们在战争期间都在英国皇家空军从事眼科工作，并且是视轴矫正的狂热支持者。英国皇家空军的量规或近点规则，今天仍在用于评估集合和调节近点（图8-17）[7, p.24]。还设计了一套皇家空军立体镜图和弱视镜幻灯片，这无疑影响了所展示的主题：飞机和幻灯片上描绘了一系列降落伞（图8-18）[30, p.95]。

莱尔（Lyle）和卡谢尔（Cashell）声称，他们可以通过降落飞机的方式来区分飞行员的外隐斜视和内隐斜视。患有外隐斜视的飞行员倾向于进行更柔和的着陆，因为他们会"推迟"并滑行着陆，尽管这偶尔会导致失速[30, p.102-104]。患有内隐斜视的飞行员对跑道的预测太快，着陆时颠簸得厉害！他们从描述"飞行反应复合现象"[30, p.77]的指挥官那里了解到这一点，并认为即使是轻微程度的隐斜视也会产生"在快速驾驶或在机场或航空母舰上进行着陆时的判断不确定"[30, p.82-83; 54]。本章作者有幸认识这些眼科医生，20世纪60年代后期，她在伦敦的穆尔菲尔德眼科医院与莱尔先生一起接受培训，并在附近的雷丁皇家伯克希尔医院与卡谢尔先生一

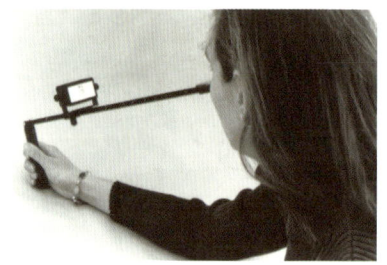

图8-17
皇家空军（RAF）仪表

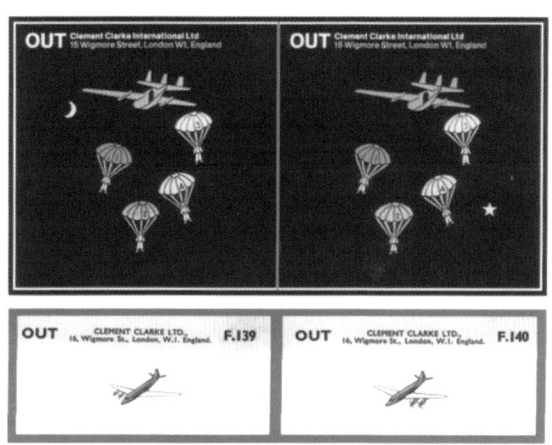

图 8-18
展示降落伞和飞机对航空影响的同视机幻灯片

起接受了她的第一个视轴矫正师职位。两者都坚持在英国皇家空军测量仪上测量调节和集合的近点并记录融合幅度。任何融合储备的缺陷都得到了积极的治疗。为了扩大融合幅度，卡谢尔先生过去常常要求他的视轴矫正师"稍微修整一下"。

除了治疗双眼视疲劳和症状性隐斜视外，视轴矫正师还被招募来测试战斗机飞行员的视野和夜视能力。这种严格的双眼视觉标准是为大多数低于公认准则的飞行员制定的，并给予了视轴矫正治疗。并非所有人都有视疲劳，但着陆技巧不好就会被认为是症状。指导方针可见于一份官方文件：《航空刊物130》[30, p.102]。这导致更多的视轴矫正师被招募到武装部队中，33名进入英国皇家空军，7名进入皇家海军[3]。这一发展的另一个偶然结果是利文斯顿的私人视轴矫正师正是中队军官安·格威尔特（Ann Gwilt），他成为英国视轴矫正协会的创始人之一，并在国际视轴矫正协会的早期发展中起了重要作用。

英国的许多视轴矫正师都是前皇家空军女军官或皇家海军女军官，他们在军队服役期间学习了视轴矫正。这些训练有素的矫正师在战后可以在私人诊所和医院诊所进行矫正，许多人建立了矫正训练计划并开始培训学生。其中一些前军官是洛娜·比林赫斯特（Lorna Billinghurst）、安·格威尔特（Ann Gwilt）、芭芭拉·李（Barbara Lee）、乔伊斯·梅恩（Joyce Mein）和戴安娜·索尔茨伯里（Diana Salsbury）。

当芭芭拉·李决定加入"WRNS"（皇家海军女子服务队）时，她与海军部的联系是通过一位叫作伯明翰的同事、海军军官和眼科医生H.W. 阿彻-霍尔（H.W. Archer-Hall），本章作者的叔祖父[26, 51]。

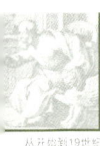
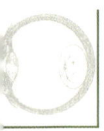

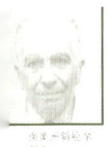
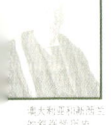
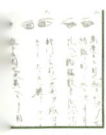
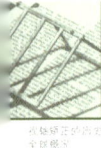

第四节 战后和国外视轴矫正学的传播情况

战争结束时，视轴矫正专业的重要性并没有减弱，反而变得更加牢固。这不仅是因为它成功地治疗了空军人员的隐斜视，还因为它在识别和治疗从事精细近距离工作的工人和其他雇员的视疲劳方面具有价值。1948年，随着战后工党政府将医学收归国有，并出现了国民健康服务体系，战后时期，英国各地的医院都被鼓励在眼科聘用视轴矫正师[32, p.ix]。许多视轴矫正师把他们的技能带到国外，移民到澳大利亚、加拿大、欧洲和南非。尽管此时美国本土的视轴矫正已有稳定的发展（见下文）。但许多来自英国和欧洲的视轴矫正师在战后仍继续移民到那里。几位英国视轴矫正师访问了其他国家，以帮助教授视轴矫正或制订计划。希拉·梅尤（Sheila Mayou）于1934年应澳大利亚医学协会的邀请参加在墨尔本举行的百年纪念会议时已前往澳大利亚。希拉的姐姐贝丽尔·梅尤（Beryl Mayou）去巴西教书。乔伊斯·梅恩（Joyce Mein）受邀到澳大利亚任教，并作为墨尔本林肯学院的第一位林肯研究员建立了一所培训学校。南希·卡波比安科（Nancy Capobianco）于1956年应比埃蒂（Bietti）教授的要求离开纽约，到意大利任教一年，并停留了43年！

在每个国家建立正式的培训计划或矫正协会之前，第一批矫正师从与他们一起练习的眼科医生那里学习了技能，然后访问附近的国家接受更正式的指导。许多人涌向英国，特别是穆尔菲尔德眼科医院，其他人则涌向附近的瑞士圣加仑[班格特尔（Bangerter）教授]、德国吉森[库博思（Cüppers）教授]和法国里尔[雷内·雨果尼埃（René Hugonnier）医生和苏珊娜·克莱耶特–于戈尼耶（Suzanne Clayette–Hugonnier）医生]。

即使在战前，澳大利亚也是最早拥有视轴矫正师的国家之一。1939年，五位英国视轴矫正师在阿德莱德、霍巴特、墨尔本和悉尼执业。1944年，在当时许多眼科医生的支持下，已经有十几位视轴矫正师在悉尼执业（第6章）。1944年3月，在埃米·拉塞尔（Emmie Russell）家中召开了一次会议，讨论建立一个视轴矫正组织的基础。这促成了澳大利亚视轴矫正协会（Orthoptic Association of Australia, OAA）的成立，该协会于1945年举行了第一次会议。宪章成员包括珍妮特·阿诺德（Janet Arnold）、贝弗莉·巴尔弗（Beverley Balfour）、帕特里夏·查尔默斯（Patricia Chalmers）、埃塞尔·多姆布雷恩（Ethel D'Ombrain）、玛格丽特·福克斯（Margaret Fox）、吉尔克里斯特夫人（Mrs Gilchrist）、吉莱斯皮夫人（Mrs. Gillespie）、艾琳·格卢克曼（Irene Gluckman）、艾夫斯修女（ister Ives）、帕特里夏·兰斯（Patricia Lance）、艾维·马丁（Ivy Martin）、埃米·拉塞尔（Emmie Russell）、戴安娜·曼（Diana Mann）和露西·威洛比（Lucy Willoughby）。在最近的"OAA"50周年庆典上，贝弗莉·巴尔弗（Beverley Balfour）、帕特·兰斯（Pat Lance）和露西·威洛比（Lucy Willoughby Retalic）三名创始成员出席了会议[13]。帕特·兰斯经常在澳大利亚境外旅行，在国际上享有盛誉（图8-19）。该领域的其他领导者包括谢恩·布朗（Shayne Brown）、莱奥妮·科林斯（Leonie Collins）、伊莱恩·康奈尔（Elaine Cornell）、玛吉·道尔（Marge Doyle）、克里·菲茨莫里斯（Kerry FitzMauric）、朱莉·格林（Julie Green）和玛丽恩·里弗斯（Marion Rivers）。

早期的"OAA"会议记录以会刊的形式出版，直到1959年才正式成为《澳大利亚视轴矫正杂志》。澳大利亚有大约500名注册的视轴矫正师，其中15%是男性。该数量与英国和美国的视轴矫正师相似。

除了澳大利亚之外，赤道以南的另外两个早期参与视轴矫正的国家是巴西和南非。1947年，在巴西圣保罗开设了第一门专业的视轴矫正课程（第5章）。希拉·梅尤（Sheila Mayou）的妹妹贝丽尔·梅尤（Beryl Mayou）受邀到巴西教授莫阿尔·阿尔瓦罗（Moacir Alvaro）医生的课程，"由于斯图尔特·杜克-埃尔德（Stewart Duke-Elder）爵士的善意[14, p.323]。"在包括累西腓和里约热内卢在内的其他几个城市开设了更多课程。卡西尔达·F.加洛（Cacilda F. Gallo）夫人，是国际视轴矫正界的知名人物、是巴西早期热情的矫正师之一，她帮助创立了巴西视轴矫正协会（Associaçao Brasileira di Orthòptica）。

尽管1945年在德班就已经有一名视轴矫正师在执业，但南非的大部分视轴矫正师都是由战后的英国提供的。朱恩·克里斯韦尔（June Criswell）在战后从英国外交部"遣返"（复员）后于1949年抵达约翰内斯堡。矿山福利协会（金矿的医疗援助计划）为她提供了辅助和设备来建立该职业；当时她还在兼职从业。约翰内斯堡威特

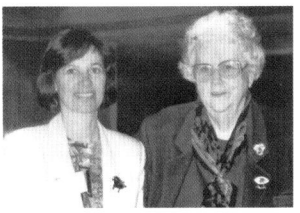

图8-19
吉尔·罗珀-霍尔（演讲嘉宾）与帕特·兰斯（右）在OAA年度会议上。墨尔本，澳大利亚，1995年11月

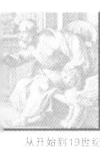
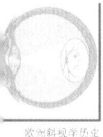
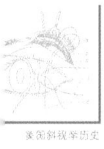
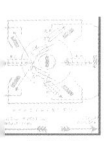
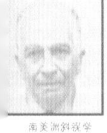

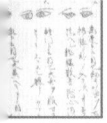
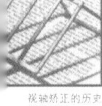

沃特斯兰德大学的M·伦茨（M. Luntz）教授在1974年帮助建立了一所视轴矫正学校，尽管该学校目前并不活跃。来自英国的其他视轴矫正师包括罗斯·亨德森（Ros Henderson）、本·阿姆斯特朗（Ben Armstrong）和帕金森（Parkinson）女士。南非于1973年成立了自己的视轴矫正协会。开普敦大学的安东尼·默里（Anthony Murray）教授成为南非视轴矫正师的强有力支持者。

荷兰第一所视轴矫正培训学校于1956年在阿姆斯特丹的威廉明娜·加斯泰斯（Wilhelmina Gasthuis）开办，由眼科医生培训的约·范登博斯（Jo van den Bosch）和莉·威尔（Rie Weil）成为荷兰第一批视轴矫正师。汉妮·赫夫廷（Hanny Hefting）和阿蒂·范帕森（Attie van Paassen）都在英国接受过培训，与约一起宣誓就职，汉妮（Hanny）和阿蒂（Attie）在阿姆斯特丹工作，莉（Rie）在斯基达姆工作（图8-34）。H. 琼克斯（H. Jonkers）医生和E.C. 格拉维梅耶尔（E.C. Gravemeijer）医生推广了他们的成果。其他支持视轴矫正师的人包括R.克罗恩（R. Crone）教授、W. 豪特曼（W. Houtman）、A.范巴伦（A. van Balen）和M.戈宾（M. Gobin）医生。后者与约斯·比尔拉赫（Jos Bierlaagh）密切合作，约斯·比尔拉赫在伦敦穆尔菲尔德进行了部分培训。其他在荷兰脱颖而出的领导人包括过去的塔吉恩·布鲁梅尔坎普（Tjadienne Brummelkamp）和迪内克·德弗里斯（Dieneke de Vries），以及最近的何塞·范努伊斯（Jose van Nouhuys）和英格丽·弗利明（Ingrid Vleeming）。伊娜·布林克斯（Ina Brinks）、艾达·范穆里克–诺登博斯（Ada van Mourik-Noordenbos）和凯瑟琳·兰涛（Kathleen Lantau）。荷兰于1958年成立了自己的视轴矫正协会。大约有300名视轴矫正师（2000年）在荷兰执业。

从贾瓦尔（Javal）、切尔宁（Tscherning）、坎东内（Cantonnet）和他们的门徒时代，法国留下了令人印象深刻的遗产。视轴矫正师于1948年在法国执业，但该行业直到1956年才得到政府的正式批准。早期的法国视轴矫正师是克里斯蒂安·德布莱兹（Christiane Debleds）、吉纳维芙·普利让（Genevieve Prigent）和L.理查德-库阿斯农（L. Richard-Couasnon）女士、教授。巴黎的哈特曼（L. Richard-Couasnon）教授和布劳恩-维隆（Braun-Villon）培训了这些视轴矫正师，他们的专业知识迅速传播到鲁昂、里尔、里昂和南希。南希的托马斯（Thomas）教授在该专业的建立和认可方面发挥了关键作用。雷内·雨果尼埃（René Hugonnier）和苏珊娜·克莱耶特–于戈尼耶（Suzanne Clayette-Hugonnier）对视轴矫正技术表现出浓厚的兴趣,并开始了对视轴矫正师的培训。雷内·雨果尼埃(Rene Hugonnier)在英国旅行研究斜视时遇到了基思·莱尔(Keith Lyle)。1954年,他与基思·莱尔和那里的视轴矫正师辛西娅·道斯韦特(Cynthia Douthwaite)一起在里昂建立了第一个视轴矫正科。辛西娅(Cynthia)与雷内·雨果尼埃合作18个月,还教授苏珊娜·克莱耶特—于戈尼耶(Suzanne Hugonnier-Clayette),她是一位眼科医生,但对视轴矫正非常感兴趣。她于1954年接受辛西娅的培训,并于1957年开设了视轴矫正学院。雨果尼埃及其著作《斜视、隐斜视、眼球运动麻痹》对该专业产生了重大影响[16]。

法国第一位视轴矫正师是玛丽—何塞贝纳尔,她是里尔大学眼科中心主任,她在穆尔菲尔德和芭芭拉·李(Barbara Lee)一起学习,是第一位用法语写作,著有名为《视轴矫正实践》的视轴矫正师[1]。其他著名的法国视轴矫正师包括卡斯特的N·让罗(N. Jeanrot),写了一本名为《斜视实践及理论手册》[21]的书,以及S. 巴拉甘(S. Baragan)和A·P·阿沃尔特(A.P.Ravault),二者在1983年担任"IOA"组织委员会的主席,并参加了戛纳第五届"IOA"大会。法国视轴矫正协会成立于1965年。另一位国际知名人士米莱尔·卢利(Mireille Louly)于1979—1983年担任"IOA"主席(图8-20、图8-36、图8-37)。该协会的第一本视轴矫正杂志是《法国视轴矫正杂志》,于1978年成立,每年出版一次。法国有大约1600名活跃的视轴矫正师(2001年),其中122名男性,并声称拥有最大比例(64%)的视轴矫正师个体户。

瑞士早在1940年就开始在日内瓦的A.弗朗切特(A. Franceschetti)教授的积极领导下开展视轴矫正。A.班格特尔(A.Bangerter)教授影响了伯尔尼和圣加仑的学校,后者成为瑞士最大的矫正项目(第2章)。1949年,苏黎世的M·阿姆斯勒(M. Amsler)教授请阿尔弗雷德·胡伯(Alfred Huber)教授在那里建立一个矫正项目。在基思·莱尔(Keith Lyle)的建议下,学校由A.迈耶(A. Meyer)女士负责开办,她是一位受过英国训练的视轴矫正师。瑞士有许多活跃的视轴矫正师。1967年,P. 约斯

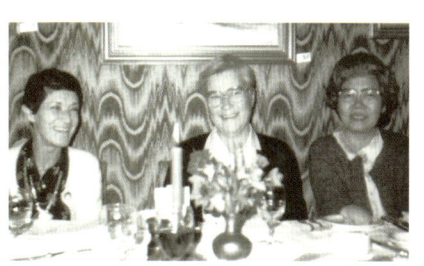

图 8-20
第一个法国视轴矫正师玛丽 – 何塞贝纳尔(Marie-Jose Bésnard, 中)与米莱尔·卢利(Mireille Louly, 左)和川村绿(Midori Kawamura, 右)在1981年在法国里尔举行的IOA理事会会议上

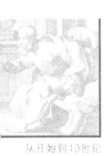
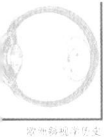

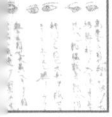
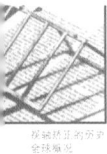

特（P. Jost）女士代表她的国家参加了在伦敦举行的第一届国际大会[22]。希尔达加德·福雷尔-科罗尔（Hildegard Forrer-Korol）在瑞士的视轴矫正组织和在国际舞台上一直都具有强大的影响力（图8-35）。

许多德国早期的视轴矫正师在英国接受培训，并于1950年开始在德国执业。几位视轴矫正师在波恩大学眼科诊所工作，并与慕尼黑私人诊所的眼科医生弗里茨·施图姆夫（Fritz Stumpf）一起工作。第一批德国学生在施图姆夫（Stumpf）医生经营的私立学校接受英国视轴矫正师的培训。学生们在那里开始学习，直到准备好参加中期的专业考试。来自谢菲尔德的著名英国视轴矫正师/眼科医生团队乔伊斯·梅恩（Joyce Mein）和伯蒂·纳特（Bertie Nutt）先生将前往慕尼黑为学生进行考核。如果成功，学生将在伦敦或牛津的视轴矫正诊所度过3~6个月，以获得临床经验，然后返回德国完成学业。另一位在学校任教的著名英国视轴矫正师是凯瑟琳·布洛克（Kathleen Bullock），她后来嫁给了施图姆夫（Stumpf）医生！索尼亚·马修斯（Sonia Mattheus）是施图姆夫（Stumpf）医生在伦敦穆尔菲尔德教授的第一批视轴矫正学生之一，获得教师证书（DBOT），然后返回德国任教。该行业于1958年获得国家认可，吉森的C. 库博思（C. Cüppers）教授于1960年监考了第一次专业考试。该行业有许多早期的领导者，但事实证明很难找到他们。

德国视轴矫正协会（Berufsverband der Orthoptistinnen Deutchlands）成立于1971年。最初有73名成员，到20世纪末增长到约1300名。德国出版物《斜视、弱视矫正治疗（Orthoptik Pleoptik）》于1973年首次出版。在德国以外的地方有几位知名的视轴矫正师，其中有一位脱颖而出。马里斯·伦克-舍费尔（Marlis Lenk-Schäfer）以其在国际舞台上的许多努力而闻名，自1995年以来一直担任"IOA"的主席。

奥地利的视轴矫正行业于1955年由护士开启。其中之一是约瑟芬·阿特温格（Josefine Attwenger）。她和约瑟芬·赖因德尔（Josefine Reindl）在瑞士和德国接受培训，并于1961年开始在萨尔茨堡工作。察默（Tschamer）夫人在瑞士圣加仑接受培训并在格拉茨工作。萨尔茨堡的诊所采用开放式设计，很像当时的穆尔菲尔德眼科医院（图8-21）。已故的埃丽卡·施密特-霍夫曼-弗里梅尔（Erika Schmidt-Hofmann-Friemel）医生一直推动该行业在奥地利发展，该行业于1975年成立了自己的协会，并于2000年庆祝其成立25周年。

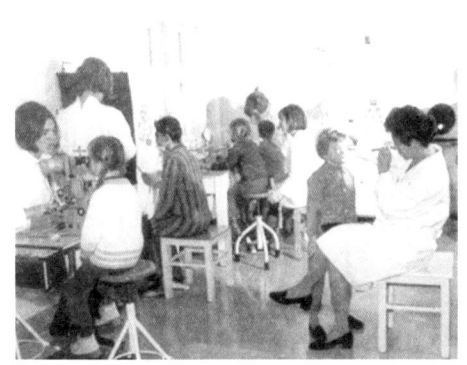

图8-21
1966年奥地利萨尔茨堡的视轴矫正诊所

意大利的视轴矫正始于1955年,从在米兰开设了第一所学校开始。有影响力的视轴矫正师是金马·卡萨利(Genma Casali)和E.G.波利夫人(Mrs. E.G.Poli)。布鲁诺·巴戈利尼(Bruno Bagolini)教授是一个伟大的支持者。1954年,在纽约举行的一次国际斜视会议上,比埃蒂(Bietti)教授听到了南希·卡波比安科(Nancy Capobianco)(图8-35)的演讲,这是对正式的视轴矫正训练的一次有趣的补充。他恳求当时与南希(Nancy)一起工作的赫尔曼·布利安(Hermann Burian)医生"把她借给他"一年,以便在罗马建立一所视轴矫正培训学校。南希在罗马,后来在锡耶纳建立了项目,与布鲁诺·巴戈利尼(Bruno Bagolini)一起进行研究,并于1968年帮助组织了意大利视轴矫正学会。南希教授过的学生至少有125名,这些学生继续在意大利和周边国家实践和教授视轴矫正。意大利目前拥有世界上最多的执业视轴矫正师,超过4000人,其中男性有200人。

第一位在葡萄牙执业的视轴矫正师是玛丽亚·特蕾莎·特里盖罗斯(Maria Teresa Trigueiros),她于20世纪50年代末在高霍尔本的穆尔菲尔德接受过培训。1963年,波尔图大学开设了由席尔瓦·平托(Silva Pinto)教授指导的第一个官方视轴矫正课程。葡萄牙视轴矫正师协会(Association of Portuguese Orthoptists, APOR)于1986年由平托(Pinto)教授的一群毕业生组成,第一任APOR主席是玛丽亚·阿曼达·苏萨(Maria Armanda Sousa)。穆尔菲尔德的毕业生伊莎贝尔·赖希·达尔梅达(Isabel Reich d'Almeida)是葡萄牙一位活跃的视轴矫正师,代表她的国家参加了许多国际会议。1978年,在葡萄牙政府的授权许可下,她帮助在新里斯本大学建立了第二所视轴矫正学院。伊尔达·玛丽亚·波卡斯(Ilda Maria Poças)于1982年成为该项目的协调员,对葡萄牙视轴矫正的教学质量和专业认可产生了重大的影响。该专业仍然很小,只有191名在职的视轴矫正师(2001年),其中31名是男性。葡萄牙的视轴矫正师已涉足许多其他领域,包括视力筛查。

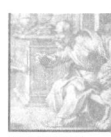
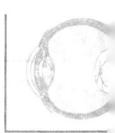
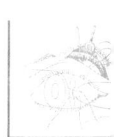
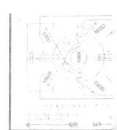
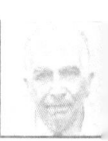
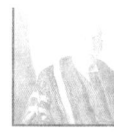
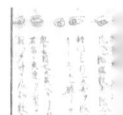
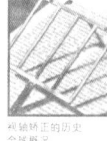

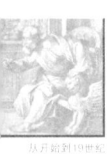
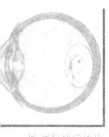

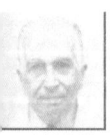
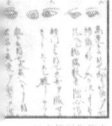
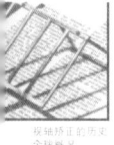

20世纪50年代末和60年代初，斯堪的纳维亚半岛的第一批视轴矫正师从丹麦开始。埃娃·林德津斯基（Eva Rindziunski）在哥本哈根与格哈德·龙内（Gerhard Ronne）医生一起练习，在丹麦接受培训并在穆尔菲尔德学习课程。1953年，他们发表了一篇关于异常视网膜对应的经典论文[50]。

李·卡斯特拉·麦克唐纳（Lis Castella McDonald）于20世纪60年代在英国接受培训，后来与伊娃（Eva）合作在培训中教授眼科医生。丹麦的视轴矫正专业得到了埃利夫·格雷格森（Eilif Gregersen）、克努德·诺斯科夫（Knud Norskov）、维戈·德莱尔（Viggo Dreyer）等的大力帮助和支持。英格·霍博尔特·霍尔斯特（Inger Hobolth Holst）和本特·霍斯特（Bente Host）于20世纪80年在英国接受培训，并继续在丹麦教授视轴矫正学。

玛格丽特·冯·施罗德（Margareta von Schroeder）是第一位在瑞典工作的视轴矫正师。她在基森接受培训，并于1957年在斯特罗斯市与格哈德·法比安（Gerhard Fabian）医生一起工作。自1947年以来，他一直在进行斜视手术，并为一岁儿童开设了筛查门诊。比吉塔·科克（Birgitta Kock）也来自瑞典，曾在基森接受培训，并于1964年回到斯德哥尔摩与格特·奥雷尔（Gert Aurell）医生一起工作，格特·奥雷尔医生是视轴矫正的大力支持者。随后，大多数瑞典的视轴矫正师在英国、德国和瑞士接受了海外培训，许多来自这些国家的视轴矫正师在20世纪70年代来到瑞典工作并留了下来。目前，瑞典有在智利等5个不同国家接受过培训的视轴矫正师。

挪威的第一位视轴矫正师是在苏格兰接受过培训的艾莉森·罗布·阿什豪（Alison Robb Aschhoug），他于1962年离开格拉斯哥前往奥斯陆执业。大学医院眼科主任托尔·托马森（Tore Thomassen）教授非常支持该事业。其他影响视轴矫正学发展的眼科医生是奥拉夫·萨托（Olav Sato）和奥拉夫·豪根（Olav Haugen）。领导者包括视轴矫正师安妮·埃斯佩兰（Anne Espeland）、温迪·埃文斯·洛瑟（Wendy Evans Lother）和马丽·科勒（Marli Kohler）。

1973年，斯堪的纳维亚国家首次与瑞典一起建立了自己的视轴矫正组织。建立了正式的培训计划。其行业领导者包括比吉塔·科克·奈克特（Birgitta Kock Neikter）、伊丽莎白·凯恩斯（Elizabeth Caines）和阿格妮塔·吕德贝里（Agneta Rydberg）。挪威的视轴矫正协会成立于1975年，丹麦的成立于1977年，两者都与瑞典合作，成为北欧联合培训学校系统的一部分。1977年丹麦、挪威和瑞典合并成为斯堪的纳维亚视轴矫正协会。斯堪的纳维亚国家没有自己的期刊,但定期发行时事通信。斯堪的纳维亚有不到200名有资质的视轴矫正师(2001年),其中大部分在瑞典执业。

尽管比利时在1946年首次对视轴矫正感兴趣,但它是由眼科医生实践的,他们反过来培训了视轴矫正师。布鲁塞尔的塞弗林(Sevrin)医生培训了几位视轴矫正师。第一位在比利时执业的认证视轴矫正师是玛格丽特·詹姆斯(Margaret James)。她是英国人,在伦敦接受培训,1955年抵达比利时。她是一位真正的先驱,曾与根特大学的J·弗朗索瓦(J. François)教授和安特卫普的几位眼科医生一起工作。1958年左右,两位眼科医生的女儿,来自哈瑟尔特的L.米索滕(L. Missotten)和来自利尔的L.塞尔斯(L. Sels)前往伦敦接受培训,并返回比利时与各自的父亲一起工作。卢蒂克斯(Lutycks)先生是一名护士,也在英国接受过培训,并在安特卫普执业。米尔扬·范·拉默伦(Mirjam Van Lammeren)作为该国最近的领导者脱颖而出。直到1978年,比利时才有正式的视轴矫正协会。1988年,在根特开始了视轴矫正培训计划,但在那之前,想要接受正式的矫正训练的学生都需要出国,大多去荷兰或法国留学。

除日本外,远东地区并未广泛开展视轴矫正。然而,中东地区散布着许多视轴矫正师,他们大多接受过英国或美国培训。印度和巴基斯坦当然也有许多视轴矫正师,那里也有视轴矫正教学项目。1953年,澳大利亚的J. 林格兰德·安德森(J. Ringland Anderson)教授捐赠了两台大型弱视镜后,视轴矫正开始在日本发展起来。从东京开始,第一个从事视轴矫正的是川村绿(Midori Kawamura)[图8-20,由佐藤勉(Tsutomu Sato)医生和中岛明(Akira Nakajima)教授培训]和加藤和夫(Kazuo Kato)医生。紧随其后的是1957年在京都的大西睦子(Mutsuko Ohnishi)、足立宏一(Drs.Kouichi Adachi)医生以及稻见昭博(Akihiro Inatomi)。同年,内田佐江子(Saeko Uchida)与顺都津木(Jun Tsutsui)教授在冈山开始了视轴矫正。该专业的先驱包括视轴矫正师川村绿(Midori Kawamura)、内田佐江子(Saeko Uchida)教授、清山茂神(Seiko Simoyama Mogami)、深井佐久子(Sakuko Fukai)教授和原沢佳代子(Kayoko Harasawa)。

视轴矫正培训学校于1970年在东京和1972年在大阪开设。日本认证视轴矫正师协会(Japanese Association of Certified Orthoptists, JACO)于1971年

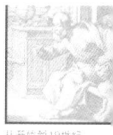

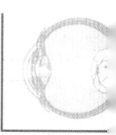

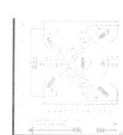

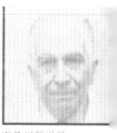

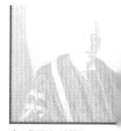

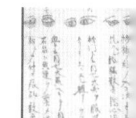

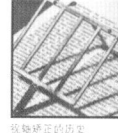

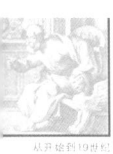
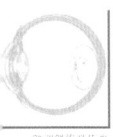

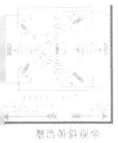

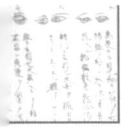
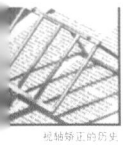

成立，拥有141名成员。同年，政府批准了视轴矫正师的执照。1973年，《日本视觉轴矫正杂志》首次出版。1981年，"JACO"庆祝成立10周年，并邀请了芭芭拉·李（Barbara Lee）和萨莉·摩尔（Sally Moore）作为演讲嘉宾。芭芭拉（Barbara）发表了关于50年视轴矫正学历史的演讲，萨莉（Sally）谈到了视轴矫正学的过去、现在和未来[27, 39]。"JACO"是世界上最大的国家视轴矫正组织之一，拥有超过3000名成员（至少有150名男性），并且还在不断发展壮大。

在芬兰、希腊、冰岛、爱尔兰共和国、以色列、列支敦士登、卢森堡和西班牙等几个非"IOA"成员国，也在推行视轴矫正学。

第五节 美国和加拿大视轴矫正学的发展

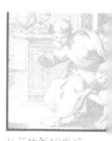

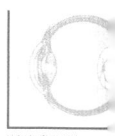

尽管30年代初的伦敦是公认的视轴矫正专业的发源地,但这个专业迅速传过英吉利海峡和大西洋。在美国东海岸,视轴矫正作为一种职业,像火苗一般迅速发展起来。被称为"Starkie"的伊丽莎白·斯塔克(Elizabeth Stark),与勒格兰德·哈迪(LeGrand Hardy)医生一起在纽约眼耳医院工作。斯塔克小姐曾于1931年到伦敦访学,参加英国视轴矫正师的临床培训。1932年,她回到纽约,开设了美国第一个视轴矫正培训项目。沃尔特 B. 兰卡斯特(Walter B. Lancaster)(第3章)的女儿朱利安·兰卡斯特(Julia Lancaster)是另一位美国早期的视轴矫正师。她是一个真正的亲英派视轴矫正师,总是穿着长连衣裙、戴大帽子和白手套。多萝西·贝尔(Dorothy Bair)是科斯滕·巴德(Costenbader)医生的视轴矫正师,曾在首都华盛顿工作。玛丽·埃弗里斯特·克莱默(Mary Everist Kramer)在她的嫂子路易莎·威尔斯·克莱默(Louisa Wells Kramer)的帮助下,于1949年编写了美国第一本视轴矫正学的教科书《临床视轴矫正学:诊断和治疗》[23]。弗朗西斯·沃拉文(Frances Walraven)设计了一系列众所周知并被广泛应用的治疗方法和设备(图8-22)[23, p.269-70; 48, p.217, 55]。上述视轴矫正师及其他一些人,如埃莱克特拉·希利(Electra Healy)、阿妮塔·斯特泽尔(Anita Stelzer)和玛吉·伊诺斯(Marge Enos)都是该领域的先驱。1949年在芝加哥的专业年会期间,玛吉(Marge)从帕尔默豪斯酒店的14楼跳下而自杀,这个消息令所有人都感到震惊和悲伤[14]。

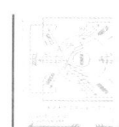

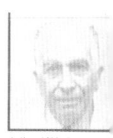

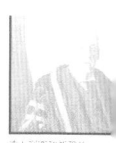

美国效仿英国专业体制,于1938年成立了美国视轴矫正学委员会,并于1940年成立了专业组织。朱利安·兰卡斯特(Julia Lancaster)担任第一任主席。该组织最初称为美国视轴矫正师协会(American Association of Orthoptic Technicians, AAOT),于1968年更名为美国认证视轴矫正师协会(American Association of Orthoptic Technicians, AACO),以体现其在小儿眼科和斜视领域不断变化的角色和职责。第一本《美国视轴矫正学杂志》于1951年出版,理查德·G·斯科比(Richard G. Scobee)担任主编。最近的主编包括尤金·赫尔维斯顿(Eugene Helveston)和现任编辑托马斯·弗朗西丝(Thomas France)。从那

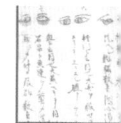

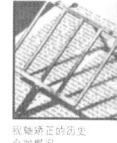

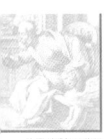
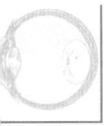

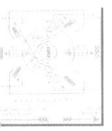
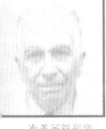
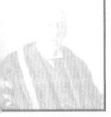
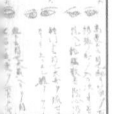
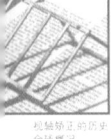

时起，该杂志每年出版一次，2001年庆祝建刊50周年。

华盛顿特区的多萝西·贝尔（Dorothy Bair）培训了许多学生，其中包括艾丽萨·蒂布斯（Aleatha Tibbs），她后来在亚特兰大的埃默里大学开设了一个视轴矫正师培训项目。与此同时，在波士顿，南希·卡波比安科（Nancy Capobianco）偶然间成为了一名视轴矫正师。从波士顿大学毕业后，南希（Nancy）决定工作一年，然后回到大学攻读硕士学位。她得到的工作是一位知名眼科医生——赫尔曼·布利安（Hermann Burian）的秘书（第3章）。有一天，赫尔曼·布利安医生告诉南希，她不适合当秘书。南希以为自己即将被解雇，结果当布利安告诉她应该报名参加由他的朋友沃尔特B. 兰卡斯特（Walter B. Lancaster）医生组织的视轴矫正学课程时，南希感到很惊讶。她问视轴矫正学是什么职业，他向她保证这门专业十分有趣。她回家告诉她的父母，她要辞去工作，去参加后来被称为兰卡斯特（Lancaster）的课程。当他们问起什么是视轴矫正学时，她说她不太清楚，但她要去学习它！

1948年，在缅因州斯普林维尔市的纳森学院举办了首届兰卡斯特视轴矫正学课程。一群真正星光熠熠的教师教授了这门课程。视轴矫正指导教师包括多萝西·贝尔（Dorothy Bair）、玛吉·伊诺斯（Marge Enos）、埃莱克特拉·希利（Electra Healy）、克莱默（Kramers）、朱利安·兰卡斯特（Julia Lancaster）、阿妮塔·斯特泽尔（Anita Stelzer）和弗朗西丝·沃尔拉文（Frances Walraven）（图8-22）。沃尔拉文（Walraven）女士设计了一款用于脱抑制训练的阅读器裂隙尺，一度在美国广泛使用（图8-23）[55]。该课程是由沃尔特·兰卡斯特（Walter Lancaster）医生规划设计的，他邀请眼科同事布利安（Burian）、科斯坦贝德（Costenbader）、库

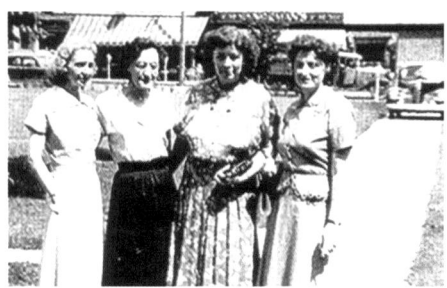

图8-22
1948年，美国缅因州第一届兰卡斯特课程的部分视轴矫正指导师。左起：埃莱克特拉·希利（Electra Healy）、阿妮塔·斯特泽尔（Anita Stelzer）、多萝西·贝尔（Dorothy Bair）和玛吉·伊诺斯（Marjorie Enos）

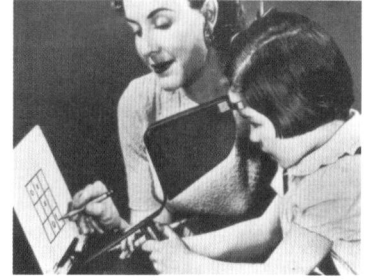

图8-23
沃尔拉文裂隙尺

珀（Cooper）和斯科比（Scobee）医生帮助他教授课程。

课程招收了26名学生，持续了整个夏天，非常艰苦（图8-24）。每周6天，从早8点到晚5点上课，晚上至少有2小时的家庭作业。每周五都有考试，每个学生都必须通过每组考试才能毕业。南希（Nancy）在光学方面的学习困难很大，她变得沮丧，两次收拾行李，试图离开。但每次她都遇到了布利安（Burian）医生，他要知道她想去哪里，然后把她送回楼上！兰卡斯特（Lancaster）医生听说了她的困境，主动提出要亲自教她——她的问题是每次她参加补考时，她的成绩就更差！让南希觉得很有趣的是，在她搬到意大利后，她最终成了锡耶纳大学的副教授和生理光学系主任！

该行业在美国的其他领导者，大多都桃李满天下，包括玛丽·阿格（Mary Argue）、克拉拉·贝里曼（Clara Berryman）、琼·布鲁斯（Jean Bruce）、芭芭拉·卡辛（Barbara Cassin）、玛格丽特·亨尼西（Margaret Hennessy）、南希·卢克·费舍尔（Nancy Luke Fischer）、贝蒂安妮·哈尔迪（BettyAnne Haldi）、艾达·亚科布奇（Ida Iacobucci）、多萝西·劳克林（Dorothy Laughlin）、萨莉·摩尔（Sally Moore）、萨拉·希普曼（Sara Shippman）、阿琳·斯特恩斯（Arlene Stearns），弗兰基·斯特加尔（Frankie Stegall）安·斯特龙伯格（Ann Stromberg），艾蕾莎·蒂布斯（Aleatha Tibbs），伊夫琳·汤姆林森（Evelyn Tomlinson）和杰拉尔丁·威尔逊（Geraldine Wilson），其中一部分人仍活跃在教学一线。

随后，在美国视轴矫正学上具有重要意义的里程碑包括设立"兰卡斯特奖"，该奖于1953年首次授予朱利安·兰卡斯特（Julia Lancaster），以及成立"理查德·G·斯科比"（Richard G. Scobee）讲座（见附录）。该奖项每年在全国的"AACO"会议上颁发，以纪念早逝的斯科比（Scobee）医生（第3章）。1970年，菲利普·克纳普（Philip Knapp）博士进行了斯科比的第一次演讲，主题是他著名的上斜肌麻痹分类。1976年，第七位斯科比演讲者和第一

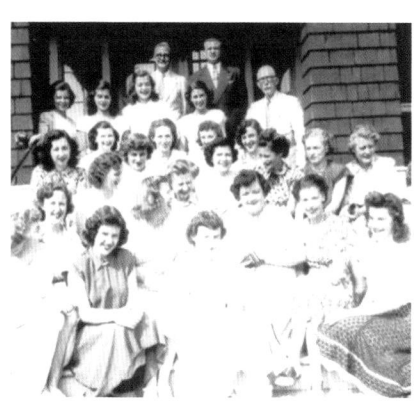

图8-24
在美国缅因州纳森参加第一届兰卡斯特课程的部分学生。后排：朗西斯·希德·阿德勒医生（Francis Heed Alder，左）和沃尔特B.兰卡斯特医生（Walter B. Lancaster，右）与兰卡斯特医生的加拿大同事（中）

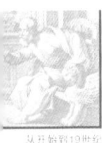
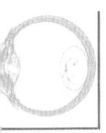

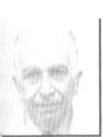

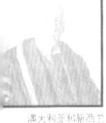
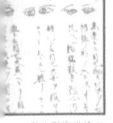

位受邀的视轴矫正师是吉尔·罗珀-霍尔（Gill Roper-Hall），他介绍了眼球运动的发展史。

1974年，美国小儿眼科协会成立，不久后更名为美国小儿眼科和斜视协会（American Association of Pediatric Ophthalmology and Strabismus，AAPOS）。"AAPOS"对视轴矫正师影响的重要性不言而喻，不仅可以增加他们的知识，而且AAPOS表现出愿意邀请视轴矫正师成为他们的成员。在早期的会议上，只能看到零星的视轴矫正师，甚至起初眼科医生的出席率也很低。25年来，会议规模越来越大，现在，大量的视轴矫正师参加研讨会，展示论文和海报以及成为核心委员会成员。

在美国，与其他国家一样，眼科医生正在寻找方法来简化他们的临床实践，并且经常期望视轴矫正师能够获得更多技能。1968年，眼科专职医疗人员联合委员会（Joint Commission on Allied Health Personnel in Ophthalmology，JCAHPO）成立，许多眼科医生选择聘用技能更多样化的眼科技术人员，而不是视轴矫正师。"AACO"内部的冲突加剧了这种情况，认为"打不过就加入"的视轴矫正师与认为视轴矫正师应该保持独立性的保守派产生了冲突。

到1980年，"JCAHPO"认识到有许多眼科医务人员的技能比一般的助理或技术人员更高，例如视轴矫正师和一些眼科摄影师。他们引入了一个新的认证级别，即认证的"眼科医疗技术人员"或"COMT"。20世纪80年代初，几位视轴矫正师获得了该级别的认证，佛罗里达州盖恩斯维尔的芭芭拉·卡辛（Barbara Cassin）开发了第一个双重认证培训项目，以培训新的复合型视轴矫正师。

加拿大是另一个在二战前拥有视轴矫正师的国家。最早在加拿大执业的视轴矫正师是K.科尔克（K. Corke）、R.坎德尔（R. Candler）和玛丽恩·艾尔斯（Marion Eyles）。他们是英国的视轴矫正师，1939年去了温尼伯（科尔克，1937年；埃德尔，1940年）和温哥华（艾尔斯，1940年）。洛娜·比林赫斯特（Lorna Billinghurst）还花时间在美国和加拿大教书，实际上是在战争爆发时被抓到那里的。加拿大视轴矫正学委员会（Canadian Orthoptic Council，COC）和加拿大视轴矫正学协会（称为TCOS，以区别于加拿大眼科协会或COS）成立于1967年。在1967年之前，所有在加拿大工作的视轴矫正师都在英国或美国接受过培训或获得资格。

加拿大视轴矫正学之母被认为是凯瑟琳·伦恩（Catherine Lunn），她于1967年成为"TCOS"的主席。另两位知名法裔加拿大视轴矫正学先驱是1969年担任TCOS主席的西蒙娜·里德曼（Simone Readman）和现已去世的伊维特·博利厄（Yvette Beaulieu）。

杰拉尔丁·蒂尔森（Geraldine Tillson）是一位著名的视轴矫正师，他在移民加拿大之前曾在伦敦的穆尔菲尔德任教。搬到不列颠哥伦比亚省温哥华市后，杰拉尔丁（Geraldine）与儿科眼科医生约翰·普拉特–约翰逊（John Pratt-Johnson）合作。他们一起建立了一个视轴矫正培训学校，培养了许多视轴矫正师，开展、展示和发表了关于感觉和运动性眼病的出色研究。

在萨斯喀彻温省的萨斯卡通、安大略省的多伦多和新斯科舍省的哈利法克斯也开展了视轴矫正学的培训课程。多伦多的杰克·克劳福德（Jack Crawford）医生是视轴矫正师培训的另一位坚定支持者。加拿大该领域的其他早期领导者包括莫亚·亚当斯·阿什比（Moya Adams Ashby）、威利斯·贝尔米（Willis Bellamy）、伊芙琳·罗斯·多马施（Evelyn Ross-Dommasch）、爱丽丝·波普（Alice Pop）、弗郎西丝·威廉姆斯（Frances Williams），以及最近的希瑟·麦克弗森（Heather McPherson）。

从开始到19世纪中叶的斜视学

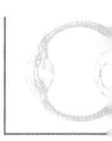

欧洲斜视学历史

美国视轴学历史

墨西哥斜视学历史

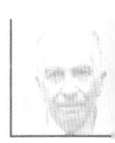

南美洲斜视学历史

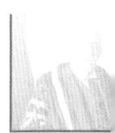

澳大利亚和新西兰的斜视学历史

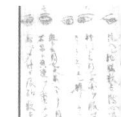

日本斜视学历史

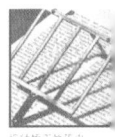

视轴矫正的历史全球概况

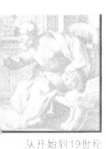
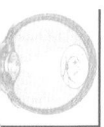

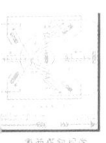
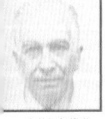

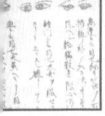
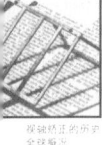

第六节 视轴矫正的范围变化

早期视轴矫正学的重点是通过严格的眼部训练恢复或增强融合,增加对斜视的控制。20世纪40年代—20世纪50年代,在欧洲和美国产生了许多顽固的视轴矫正师,他们坚信异常视网膜对应(abromal retinal correspondence, ARC)是恢复正常双眼视力的障碍,应该不惜一切代价根除。艾蕾莎·蒂布斯(Aleatha Tibbs)和多萝西·贝尔(Dorothy Bair)、阿妮塔·斯特泽尔(Anita Stelzer)、弗朗西丝·沃尔拉文(Frances Walraven)和那个时代其他的很多人一样,都是一群忠实的视轴矫正师。他们认为,矫正治疗可以治愈斜视,可以避免眼肌手术。到了20世纪60年代初,大西洋两岸的一些"异教徒"开始认识到,小角度的"ARC"实际上可能不是一件坏事,并提出应该鼓励它,不要管它。冈特K冯·诺登(Gunter von Noorden)回忆说艾蕾莎·蒂布斯将"ARC"视为"必须被驱除的恶魔。"有一次他不经意地对她说,他认为"ARC"患者比交替抑制的患者更好,结果她差点把他的眼睛挖出来!他声称当时艾蕾莎和许多视轴矫正师的座右铭是"融合,融合,超越一切"[41]!后来,许多国家的视轴矫正师和眼科医生认识到具有异常双眼反应的小角度斜视可能被认为是一种理想的,尽管不是婴儿内斜视治疗的最终结果,并且存在异常对应的双眼视觉,也总比没有双眼视觉要好,存在这种认识后,上述那种"传教式"的治疗热情减弱了。

也是在这个时候,人们开始认识到超小角度斜视是一种高级形式的异常双眼对应或轻微扭曲的双眼视觉。许多作者报告了这些小的偏斜,并注意到它们接近正常的融合属性。内斜视的小"偏斜"和潜在成分导致几位作者将这种情况称为"视网膜滑动"[46a, p.81] "融合视差"[17]或"内隐斜伴随的注视视差"[15]。克罗恩(Crone)认为这种情况称为真正的双凹融合和小角度ARC之间的过渡阶段[8, 9, p.13]。对这种情况的最早描述之一是在伯克郡的雷丁与卡谢尔先生一起工作的英国视轴矫正师鲁思·吉托斯·戴维斯(Ruth GittoesDavies)。卡谢尔(Cashell)和杜兰(Durran)在他们的《视轴矫正原理手册》一书中进一步阐述了该主题[7, p.66]。尽管现在我们将之称为微小斜视或单眼固视综合征,而他们错误地将其称为"注视差异"，认为它是奥格尔（Ogle）真正注视视差的延伸，通过扩展或重新定位帕努姆区域进行了一致的适应。卡谢尔先生总是深表遗憾：他们用了假定的机制给这种情况命名，而不是给它一个含糊的名称，即使是他自己的名字！

该时期这一研究的主要学者包括来自瑞士的约瑟夫·朗（Joseph Lang），他于1966年在吉森的一次演讲中定义了"微小斜视/微隐斜"这一术语，并被认为是第一个"从最广泛的意义上"描述这种情况的人[12, p.642, 24]。来自美国的帕克斯（Parks）和尤斯蒂斯（Eustis）最初将其称为单眼注视隐斜[46]。帕克斯本人后来重新定义并重命名了这种综合征[44,45]。卡谢尔和杜兰（Durran）在1971年修订的第二版中，也将这种情况重命名为"单眼固视综合征"以与其他作者一致[7a, p.66]。冯·诺登对这种情况及其令人困惑的术语进行了出色的历史回顾[42, p.310-12]。

使用比角膜映光更为精确的定量方法来测量斜视度。采用棱镜遮盖检查、偏斜计、九个诊断方位的同视仪检查，以及"Hess""Lees"和"兰卡斯特屏"等检查（图8-25）[7, p.71, 31; p.184. 37; p.70-75]。

直到20世纪70年代，复视治疗受到限制，因为只有笨重且不美观的夹片棱镜选择或将棱镜加入屈光眼镜制作中，这样就限制了可适用的棱镜总量。使用菲涅尔原理的晶片棱镜可以在塑料中获得更高强度，但没有简单的办法将它们固定在镜架上。因此，对于无法干预的复视，他们鼓励患者采用代偿性头位，或者如果头位不可行，则给予单眼遮盖以改善复视症状。

1970年，压贴三棱镜问世，这为我们治疗成人复视，尤其是合并水平和垂直斜视的患者带来了希望[18, 40]。它也迎来了三棱镜适应时代（PAT研究），这之所以成为可能，是因为用更高度数的三棱镜来校正，大的偏差就可以被"适应"了。

在20世纪60年代中期后像疗法浪潮（第2章）平息后，弱视治疗主要包括全天遮盖。曾经流行的屏蔽型遮挡器，如"Doyne遮挡器"，或镜片上的部分遮挡器，很少使用，直接在面部遮盖效果更好（图8-26、图8-27）。商业黏合眼贴尚不可用，因此视轴矫正学生开始熟练地用折叠的弹性塑料贴片以补充供

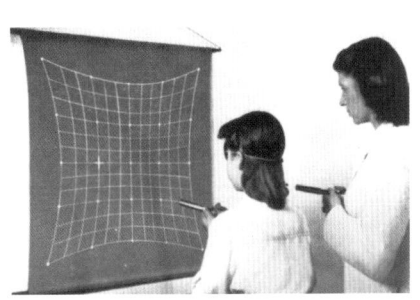

图8-25
Hess屏（克莱门特·克拉克设计）

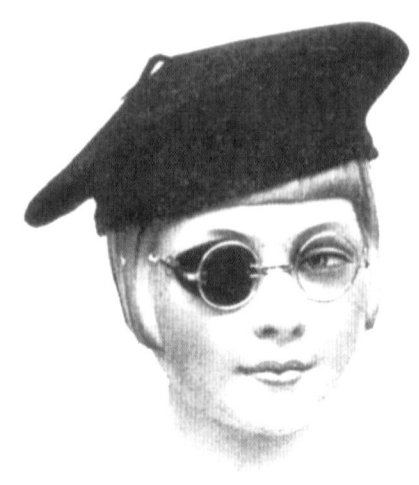

图 8-26
1939 年"Doyne 遮盖器"的广告

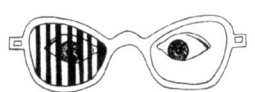 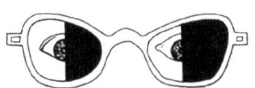

图 8-27
部分遮挡物的选择

应不足。这些需要相当高的灵活性[31, p.87]！在选定的病例中使用了黑色衬里贴片，有时遮盖治疗常伴随给予红光治疗。反转遮盖偶尔被用作初始治疗。

20 世纪 70 年代后期开始了一个短暂的最小遮挡技术时代，当时人们突然对使用"CAM（剑桥）刺激器"进行弱视治疗产生了热情。然而，因为它的有效性无法得到证实，这种方法很快就被放弃了（第 2 章）。

因为胡贝尔（Hubel）和威斯尔（Wiesel）对猫的研究以及冯·诺登在猴子的研究开始对临床治疗产生影响，20 世纪 70 年代带来了部分遮盖的弱视治疗手段。有人担心，积极遮盖治疗可能会导致年幼儿童的剥夺弱视或破坏介导立体视觉形成的皮层双眼区细胞。因此,全天遮盖在许多视轴矫正师中变得不受欢迎。然而,很快人们就清楚地认识到,通过遵循"安全"遮盖方案[42, p.521]可以避免遮盖眼的剥夺性弱视(20世纪50年代和20世纪60年代并不少见的并发症),同时发现,无论患者是否接受了遮盖治疗,早发性内斜视很少有正常的立体视发展潜力。

在20世纪60年代和20世纪70年代初期,大多数国家的视轴矫正治疗如火如荼。脱抑制治疗仍然很流行,但它的适应证现在仅限于间歇性斜视、已证明具有正常视网膜对应和融合能力的患者,或者偶尔适用于年轻的术前患者。红绿"Armstrong镜"与手电筒、红色滤光片以及同视仪训练一起联合使用。

强调视感知觉双眼视功能检查,并使用红绿色的"Armstrong镜",学生们经常使用柯达"Wratten"滤光纸和压舌板制作自己的红绿色眼镜。我们使用巴戈利尼(Bagolini)线状镜,后像检查、同视仪检查,经验丰富的检查人员可以从通过认真遮盖检查中发觉细微的差别[49]。

融合训练和集合训练是主要的日常训练内容,在开放式诊所中需要等待同视仪进行训练(图8-21、图8-28)。间歇性外斜视和完全调节内斜视的治疗非常常见,以复视或"朦胧和清晰"为指导训练正向和负向相对集合。使用"拇指杆"和"摩尔菲尔德杆"阅读刊物是另一种流行的技术。它基于生理性复视,类似于"贾瓦尔网格"的原理(图8-29)[36]。

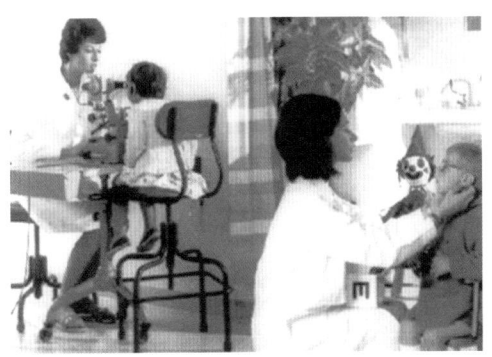

图8-28
1969年,英国雷丁,皇家伯克希尔医院诊所。琳达·麦金托什(Linda McIntyre)和小病人(左)使用同视仪;吉尔·罗珀-霍尔(Gill Roper-Hall)(右)用"E"立方体测试儿童的视力

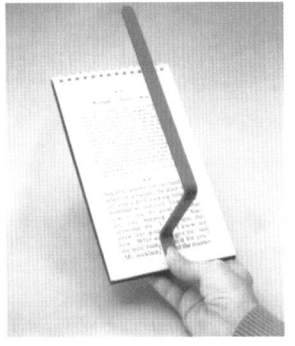

图8-29
莫菲尔兹条形阅读书和拇指杆

从开始到19世纪中叶的斜视学

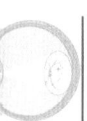

欧洲斜视学历史

英国斜视学历史

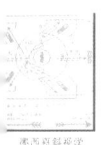

墨西哥斜视学历史

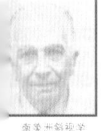

南美洲斜视学历史

澳大利亚和新西兰的斜视学历史

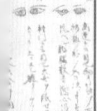

日本斜视学历史

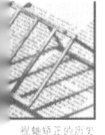

视轴矫正的历史全球概况

在20世纪70年代，随着视轴矫正师对诊断和其他技能（如检影检查、视野检查、眼科摄影和电生理学）越来越感兴趣，视觉训练在某种程度上被搁置了。此外，儿童眼科实践中的时间和经济限制通常不允许开展广泛的治疗。在一些国家，视轴矫正师正在以不同的方式发展，他们承担了视力筛查和低视力专家的角色。位于英国牛津的国家卫生服务中心所支持的一辆视力筛查车，就是由视轴矫正师驾驶，定期前往社区筛查。

第七节 国际活动

该行业最重要的成就发生在20世纪60年代,这就是国际视轴矫正协会(International Orthoptic Association,IOA)的发展。

1963年,建立一个拥有全球视轴矫正师的国际组织的想法在加奎宁水的杜松子酒的宴会上提出。芭芭拉·李(Barbara Lee)和乔伊斯·梅恩(Joyce Mein)出席了在马略卡岛帕尔马举行的欧洲斜视研究委员会(CESD-见第2章)会议。按照当时的习俗,除非非正式会议,视轴矫正师仅可作为听众出席和观看会议,但不能参与会议。在一次随意的交谈中,包括瑞士的约瑟夫·朗(Joseph Lang)和西班牙的阿尔弗雷多·阿鲁加(Alfredo Arruga)在内的一些眼科医生建议,视轴矫正师应该组织自己的国际会议。这一火花被点燃,不仅举办国际会议,而且组建国际协会的想法诞生了[27,29]!

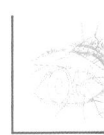
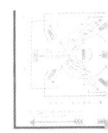

芭芭拉(Barbara)和乔伊斯(Joyce)将这个想法带回英国,并于1964年由英国视轴矫正师协会(British Orthoptic Society,BOS)的执行委员会进行了讨论。他们花费了三年时间,做出在协调诸多不同国家的视轴矫正师的大量外交努力,才完成了建立国际组织的提议。由"BOS"发起,他们迈出了建立国际视轴矫正协会(International Orthoptic Association,IOA)的第一步。IOA的目的是"促进提升视轴矫正学的国际知名度和提高对该行业的兴趣,并推广标准的国际术语。"组委会由安·格威尔特(Ann Gwilt)、芭芭拉·李(Barbara Lee)、乔伊斯·梅恩(Joyce Mein)和朱迪·亚普(Judy Yapp)组成。在芭芭拉·李的主持下成立了一个国际管理委员会,并制定了指导方针(图8-30、图8-31)。

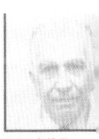
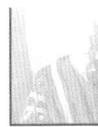
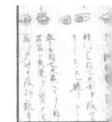

大会决定每四年召开一次,每次选择到世界各地的不同成员国举办会议。来自英国伦敦穆尔菲尔德眼科医院的芭芭拉·李成为首届"IOA"主席,同时首届会议在伦敦召开。乔伊斯·梅恩(Joyce Mein)是第一任科学委员会主席。来自美国的亚瑟·詹波尔斯基(Arthur Jampolsky)、来自西班牙的阿尔弗雷多·阿鲁加(Alfredo Arruga)和基思·莱尔(Keith Lyle)是演讲嘉宾。1967年7月,在伦敦林肯菲尔德的皇家外科学院举办了第一次"IOA大会",这是一项宏伟的计划。来自

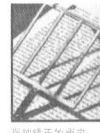

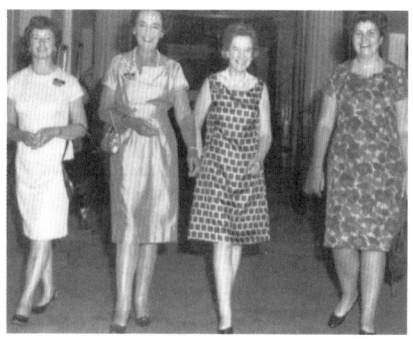

图 8-30
1967年在伦敦皇家外科学院举行的第一届"LOA"大会的组委会：左起，乔伊斯·梅恩（Joyce Mein）、安·格威尔特（Ann Gwilt）、主席芭芭拉·李（Barbara Lee）和朱迪·亚普（Judy Yapp）

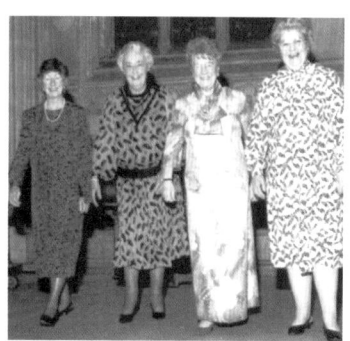

图 8-31
1987年在伦敦上议院举行的英国视轴矫正协会的纪念日，最初的"LOA"组委会再次聚首：左起，乔伊斯·梅恩（Joyce Mein）、安·格威尔特（Ann Gwilt）、芭芭拉·李（Barbara Lee）和朱迪·亚普（Judy Yapp）

25个国家超过500名代表参加了会议。国际委员会成立大会在第一天会议结束时举行，全场成员起立鼓掌！宪章成员包括已建立视轴矫正师组织的国家。它们是澳大利亚、巴西、加拿大、法国、荷兰、瑞士、英国和美国，每个投票国都派代表参加"IOA"。

在首届大会期间，吉尔·罗珀-霍尔（Gill Roper-Hall）和其同学们十分幸运地成为可以参会的高年级学生。他们被邀请作为会务人员参加科学会议。在茶歇和招待会期间，他们寻找参会人员，更多是在看登记证而不是脸，与眼科知名专家交流，如巴戈利尼（Bagolini）、詹波尔斯基（Jampolsky）、朗格（Lang）和当然还有……冯·诺登（von Noorden）！

第一次大会上的一些社交活动包括在药房大厅举行的晚宴，这是伦敦最古老的场所之一（建于1632年，于1666年在伦敦大火中被毁，于1670年修复）。由于地板太旧，考虑到承重原因，预订受到限制。通过药剂大师基思·莱尔（Keith Lyle）的沟通，促成了晚宴在这个美丽的大厅中举办。那天晚上的一个历史性时刻包括著名的合著者莱尔（Lyle）和杰克逊（Jackson）的重聚[31]（图8-32）。

冯·诺登回忆起当晚发生的有趣插曲："我们刚刚吃完一顿最优雅的晚餐，我正在点烟斗时，突然被一个穿着华丽制服的仆人训斥了一番，他不知从何而来，解释说这种行为应当被谴责，因为还没有向女王敬酒。于是，坐在主桌旁的肯尼斯·威巴尔（Kenneth Wybar）俯身向基思·莱尔（Keith Lyle），眼中闪烁着往常顽皮的光芒，悄悄道："你看，老伙计，这正是我们必须与那些匈奴人战斗的原因。"要不是早先看到我迷人的晚餐同伴，怀巴（Wybar）先生的女儿点燃了一支香烟，作为一名年轻而有抱负的日耳曼人血统的斜视学家，我会为我的失礼和这句玩笑而伤心欲绝"[41]。

举办方还组织了一次历史性的泰晤士河游船之旅，随后在堤岸旁的皇家节日大厅举行了宴会。我们中的大多数人和国际同事都度过了一个愉快的夜晚，船在夕阳中漂向汉普顿法院。然而，我们的船在离开威斯敏斯特码头后不久就出现了发动机故障。芭芭拉·李（Barbara Lee）说："我们在伦敦港休息，一边可以欣赏到圣保罗大教堂的美景"，但潮水太低了，我们陷入了泥泞中，"我们极其屈辱地被拖回威斯敏斯特码头。"承诺的香槟酒会发生在令人窒息的烟雾中，简直是一场灾难[25,29,51]。

大会有幸在开幕式上邀请到了一些高级政要。其中包括英国皇家外科医学院院长艾德礼·阿特金斯（Sir Hedley Atkins）爵士、教授，英国卫生部首席医疗官乔治·戈德伯爵士（Sir George Godber）。芭芭拉·李（Barbara Lee）、乔伊斯·梅恩（Joyce Mein）、基思·莱尔（Keith Lyle）先生和伯蒂·纳特（BertieNutt）先生都在主席台就座。卫生部长肯尼斯·罗宾逊（Kenneth Robinson）议员在第二天的招待会上向代表和来宾致意。

这种邀请东道国重要官员甚至贵族或皇室成员参加每届"IOA"大会的模式仍在继续。例如1987年在英国哈罗盖特举行的第六届"IOA"大会，当时安妮（Anne）公主殿下在开幕式上发表了讲话。出于安全原因，这需要我们至少提前一个小时出席。在与"IOA"理事会成员的私人午餐期间以及之后参观科学展览时，听到她如何做功课以提前了解我们专业，同时她提出了许多相关问题，令人印象深刻（图8-33）。

另一次皇家礼遇发生在1968年，英国女王伊丽莎白二世邀请当时穆尔菲尔德的负责人芭芭拉·李（Barbara Lee）到白金汉宫接受"MBE"（大英帝国成员），以表彰她对视轴矫正专业的国际服务。大约一年后，在她退休后不久，安·格威尔特（Ann Gwilt）获得了"OBE"（大英帝国勋章）。战争结束后，安（Ann）因在她的国家服兵役而获得了"MBE"。乔伊斯·梅恩（Joyce Mein）也是1977年的"MBE"获得者。这些崇高的荣誉和认可得到了获得者和所有视轴矫正专业人士的珍视。

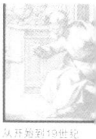
从开始到19世纪中叶的斜视学

欧洲斜视学历史

美国斜视学历史

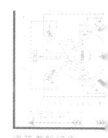
英国视轴矫正历史

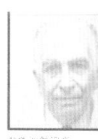
俄罗斯斜视学历史

意大利和葡萄牙的斜视学历史

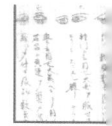
日本斜视学历史

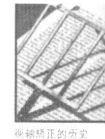
视轴矫正的历史全球概览

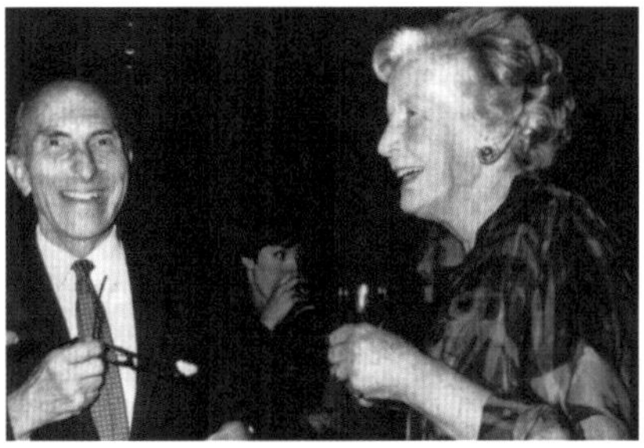

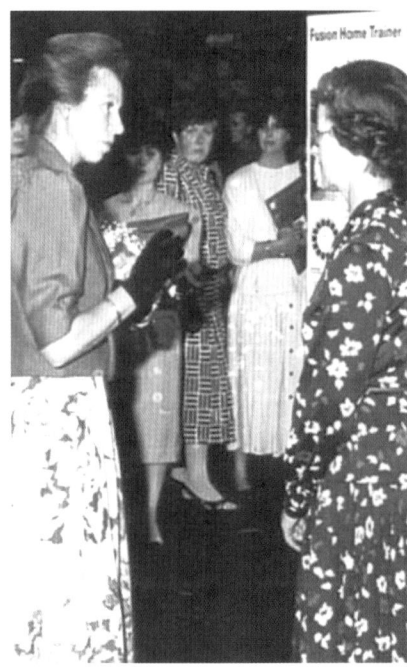

图 8-32
T. 基思·莱尔（T. Keith Lyle）先生和西尔维亚·杰克逊（Sylvia Jackson）（著名合著者）在 1967 年伦敦第一届"IOA"大会期间在药房大厅

图 8-33
1987 年在英国哈罗盖特举行的第七届"IOA"大会。简·沃克（Jane Walker）（右）与皇家安妮公主殿下讨论她的海报

在第一次成功的大会之后，"IOA"管理委员会和科学委员会召开会议，计划四年后在阿姆斯特丹举行下一次大会。阿蒂·范帕森（Attie van Paassen，荷兰）当选为第二届"IOA"主席（图 8-14，图 8-34）。芭芭拉·李（Barbara Lee）成为"IOA"秘书长，她一直担任该职位，直到 1986 年。随后的"IOA"主席来自所有成员国，包括米莱尔·卢利（Mireille Louly）（法国）、谢恩·布朗（Shayne Brown）（澳大利亚），弗兰基·斯特加尔（Frankie Stegall）（美国），主席马里斯·伦克-舍费尔（Marlis Lenk-Schafer）（德国）于 1995 年选出。随后的"IOA"大会在附录中列出。自 1967 年成立大会以来，"IOC"和"IOA"科学委员会在大会期间定期会面（图 8-35 至图 8-37）。

1973 年，德国加入"IOA"，并出版了第一份《IOA 通讯》。意大利于 1974 年加入"IOA"，同年 4 月，"IOA"宪法最终确定并根据英国法律注册为公司。随着新成员国的逐渐加入，"IOA"自成立以来，一直在持续发展：奥地利，（1978）；斯堪的纳维亚，（1980）；日本，（1981）；比利时，（1989）；葡萄牙，（1994）。

1974 年，赫尔曼·布利安（Hermann Burian）医生即将在波士顿担任第三届"IOA"大会名誉主席，可他在即将聘任前几个月去世，听闻此消息，国际视轴矫正学界十分悲痛。爱德蒙·库珀（Edmund

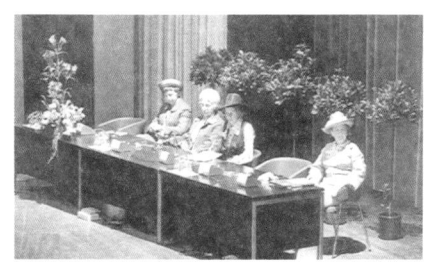

图 8-34
第二届国际视轴矫正大会,阿姆斯特丹,1971。左起:乔伊斯·梅恩(Joyce Mein)、约·范登博斯(Jo van den Bosch)、阿蒂·范帕森(Attie van Paassen)和芭芭拉·李(Barbara Lee)

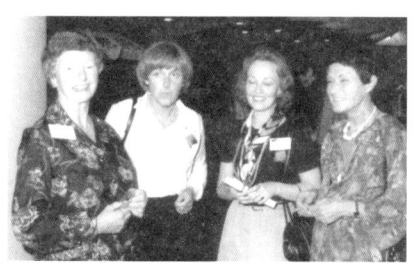

图 8-36
1979年9月,瑞士伯尔尼的"IOA"科学委员会。左起,乔伊斯·梅恩(Joyce Mein,英国)、马里斯·伦克-舍费尔(Marlis Lenk-Schafer,德国)、萨莉·摩尔(Sally Moore,美国)和米莱尔·卢利(Mireille Louly,法国)

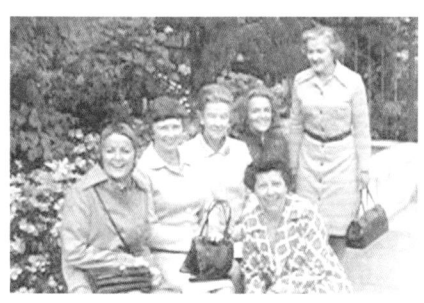

图 8-35
1972年在瑞士伯尔尼举行的"IOA"理事会会议。前方就座者:希尔达加德·福雷尔-科罗尔(Hildegard Forrer-Korei,瑞士)、乔伊斯·梅恩(Joyce Mein,英国)、芭芭拉·李(Barbara Lee,英国)和南希·卡波比安科(Nancy Capobianco,美国);站立者,玛丽·韦森(Mary Wesson,英国);右前方,杰拉尔丁·威尔逊(Geraldine Wilson,美国)

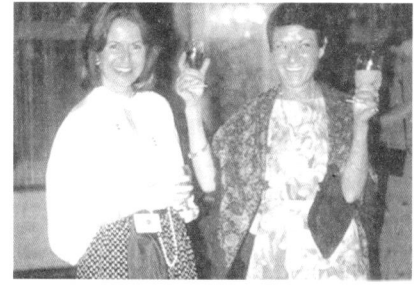

图 8-37
1979年,米莱尔·卢利(Mireille Louly,法国)被选举成为下一届"IOA"主席,谢恩·布朗(Shayne Brown,澳大利亚)在瑞士伯尔尼向其表示祝贺

Cooper)医生宣读了他计划发表的演讲。芭芭拉·李(Barbara Lee)在会上宣布为纪念他,成立"赫尔曼·布利安讲座"[28]。与布利安(Burian)医生关系密切的南希·卡波比安科(Nancy Capobianco)受邀担任首位布利安讲座的发言人。1979年,在伯尔尼举行的第四届"IOA"大会上宣读了她的论文[4a]。

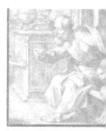
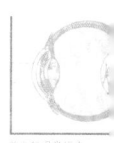
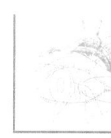
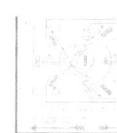
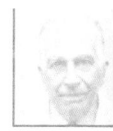

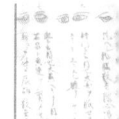
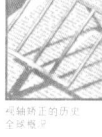

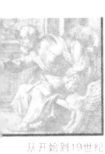
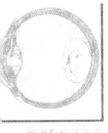

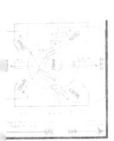
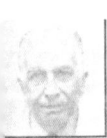
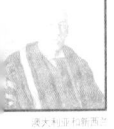
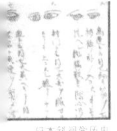

第八节 视轴矫正当前和未来的角色

自该专业成立以来,世界各地的眼科医生已经认识到拥有训练有素的视轴矫正师作为其斜视学团队成员的重要价值。大多数视轴矫正师不再像在该专业早期阶段那样以作为治疗师为主要工作,而是被赋予了更多职责。其范围已从临床专业知识扩展到研究、出版物和教学领域。极少有视轴矫正师留在独立的私人诊所。现在大多数人在学术环境中工作或与儿科眼科医生作为专业医疗团队一起在私人诊所工作。许多大学附属眼科的视轴矫正师还承担相应的医学生和住院医师的教学工作和研究活动。

从最初的视轴矫正师是全职治疗师,到20世纪70年代任何形式的治疗都被搁置一旁,全世界的大多数视轴矫正师扩大了他们在眼科领域的作用。他们的优势始终包括检查不配合婴幼儿的能力,对患者进行准确定量的测量,并为特定患者提供视轴矫正治疗并获得满意结果。冯·诺登(von Noorden)很好地总结了关于视轴矫正治疗价值的困境,他写道:"视轴矫正师的治疗活动是双倍的。(1)对眼睛神经肌肉异常患者的完整诊断评估和(2)进行视轴矫正训练。尽管由合格的视轴矫正师完成的诊断检查对临床医生来说无疑具有重要价值,但这并不一定适用于视轴矫正治疗。"大多数已发表的、试图评估视轴矫正结果的研究是主要基于临床印象而不是确凿的证据,并且经不起严格的审查。"冯·诺登建议,一项全面的、精心设计的前瞻性研究可以确定视轴矫正治疗是否有价值,是否优于其他形式的治疗,是应当恢复治疗还是应该暂停该项工作[42, p.512]。

克罗恩(Crone)写道:"导致双眼视力恢复的所有形式的训练都是有益的",但那些"脱抑制治疗,虽然恢复双眼视觉的机会很小,但却很危险"[9, p.204-206]。事实上,过度热衷于脱抑制治疗导致的无法忍受的复视,是一种并不少见的并发症,并且对患者的视觉舒适度有灾难性的后果[47]。

这位作者认为,应该提出与当今临床环境相关的几点问题:首先是没有多少视轴矫正师接受过培训,或者很少掌握详细而全面的视轴矫正训练技能。很少有人知道如何使用同视镜、立体镜、双眼分视镜或隔膜镜等治疗仪器,或者有足够的临床经验在实践中而不是在理论上、从各种书籍或讲座中了解细微差别，从而将知识传达给患者和未来的视轴矫正师。

其次，即使获得了这些技能，也很少有视轴矫正师有时间提供这些虽有价值但耗时的培训课程。看护治疗已成为过去式。除了集合不足的治疗外，如今没有多少其他疾病可以真正得到治疗。少数保留这些训练技能的矫正师也很少能将这些技能传授给下一代视轴矫正师。

视轴矫正师的角色是治疗弱视和复视，并利用定量技能和对双眼知觉行为的理解去鉴别及诊断各种形式的斜视。经验丰富的矫正师可以从新获得的运动障碍中识别先前存在的斜视，尤其当它们共存时。视轴矫正师有着极大的耐心和高超的技术来检查婴幼儿和所有年龄段不合作或有挑战的患者。

因此，在诊所、手术室以及教学研究项目中，视轴矫正师与眼科医生相互尊重，积极合作，常常催化产生一些非常重要的发现和研究成果。一些杰出的例子如英国的西尔维亚·杰克逊（Sylvia Jackson）和基思·莱尔（Keith Lyle）先生（图8-32）和后来的戴安娜·索尔茨伯里（Diana Salsbury）和洛娜·比林赫斯特（Lorna Billinghurst），以及乔伊斯·梅恩（Joyce Mein）和伯蒂·纳特（Bertie Nutt）医生。乔伊斯（Joyce）与布莱恩·哈考特（Brian Harcourt），后来与罗杰·特林布尔（Roger Trimble）合作[37,38]出版了《眼球运动的诊断和处理》一书。在其他国家，许多眼科医生/视轴矫正师团队通过研究和合著紧密联系。附录中列出了美国及其他国家的这些动态教学/研究/出版组合，许多眼科医生/视轴矫正师的学术配对仍在蓬勃发展中。由于篇幅有限，这里无法全部列出。

未来呢？视轴矫正师作为一项职业是将上升还是衰退？答案可能是它正在不断改进。在一些国家，必须通过法律斗争来维护视轴矫正师的执业权利。他们工作上的竞争来自其他眼科人员，包括验光师、视觉生理学家、眼科技师和视觉"康复师"等。许多国家已经成功地制定了法律以保护视轴矫正师，并且在加拿大、不列颠哥伦比亚省和魁北克省以及意大利赢得了诉讼或和解。

随着欧盟的到来，预计视轴矫正师执业方式会出现一些变化。米莱尔·卢利（Mireille Louly）和其他人于1989年成立了一个名为"欧洲视轴矫正师共同体（Orthoptistes de la Communaute Europeene, OCE）"的常设联络委员会，米莱尔（Mireille）是其第一任主席。"OCE"的目标是创建一个没有内部边界的区

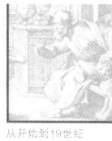
从开始到19世纪中叶的斜视学

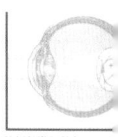
欧洲斜视学历史

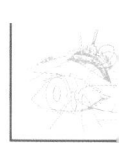
美国斜视学历史

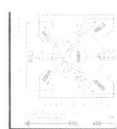
澳洲斜视学历史

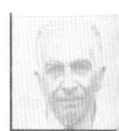

意大利奇和斯洛文尼亚的斜视学历史

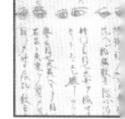
日本斜视学历史

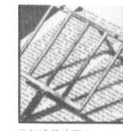
视轴矫正的历史全球概况

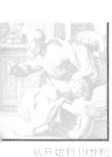

从开始到19世纪中叶的斜视学

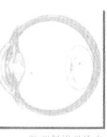

欧洲斜视学历史

亚洲斜视学历史

墨西哥斜视学历史

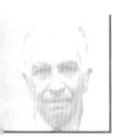

南美洲斜视学历史

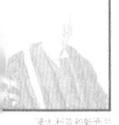

澳大利亚和新西兰斜视学历史

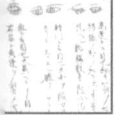

日本斜视学历史

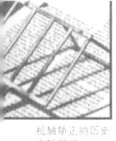

视轴矫正的历史全球概况

域，为货物、人员、服务和资本的自由流动提供保障。该委员会现在包括18个成员国。希望该委员会能够促进和协调视轴矫正学专业的教育、工作条件和发展。大多数国家，无论是在先前的视觉训练培训还是作为正式的学位课程，现在都需要学位才能进入该行业。一些国家已经转向以大学为基础的系统，包括澳大利亚、瑞典、英国和欧洲部分地区。自20世纪80年代中期以来，该课程已包括研究方法和科学理论，在一些国家，可以获得博士学位。

当今，视轴矫正师角色的变化促进了该行业的发展。21世纪的视轴矫正师被认为是医疗保健专业人员、诊断师、眼科医生的队友、学术合作伙伴、视轴矫正专业学生的教师和住院医师的指导教师，是研究团队不可分割的一部分。视轴矫正师必须努力保留该专业对斜视学家的独特价值，同时对新的想法和技能保持开放的态度。我们实现和保持高标准很重要，但不要变得专业和孤立，以至于其他学科可以占领我们的专业领域。

本章概述了作为职业的视轴矫正学和视轴矫正师的发展。由于篇幅限制，无法全部列出那些在本行业有突出贡献的专家。第十届"IOA"将于2004年在墨尔本举行——传奇仍在继续。

附录

美国认证视轴矫正师协会认证的"斯科比纪念讲座"主讲人

年份	主讲人	年份	主讲人
1970	菲利普·克纳普（Philip Knapp），医学博士	1986	萨拉·希普曼（Sara Shippman），视轴矫正师
1971	斯坦利·特鲁尔森（Stanley Truhlsen），医学博士	1987	伯顿·库什纳（Burton Kushner），医学博士
1972	古德温·布赖宁（Goodwin Breinin），医学博士	1988	朱迪·西伯（Judy Seaber），视轴矫正师
1973	赫尔曼·布利安（Hermann Burian），医学博士	1989	罗纳德·伯德（Ronald Burde），医学博士
1974	丽莎·齐比斯（Lisa Cibis），医学博士、视轴矫正师	1990	辛迪·阿维拉（Cindy Avilla），视轴矫正师
1975	约翰·普拉特-约翰逊（John Pratt-Johnson），医学博士	1991	M·拉宾诺维奇（M. Rabinowicz），医学博士
1976	吉尔·罗伯-霍尔（Gill Roper-Hall），视轴矫正师	1992	辛迪·普里查德（Cindy Pritchard），视轴矫正师
1977	保·博德（Paul Boeder），博士	1993	威廉·斯科特（William Scott），医学博士
1978	贝蒂·安妮·哈尔迪（Betty Anne Haldi），视轴矫正师	1994	保拉·埃德尔曼（Paula Edelman），视轴矫正师
1979	肯尼斯·斯旺（Kenneth Swan），医学博士	1995	托马斯·弗朗斯（Thomas France），医学博士
1980	弗兰基·斯特加尔（Frankie Stegall），视轴矫正师	1996	杰奎琳·弗兰克（Jacqueline Frank），视轴矫正师
1981	约翰·弗林（John Flynn），医学博士	1997	马尔科姆·马佐（Malcolm Mazow），医学博士
1982	萨莉·摩尔（Sally Moore），视轴矫正师	1998	卡罗尔·迪基（Carol Dickey），视轴矫正师
1983	冈特 K·冯·诺登（Gunter von Noorden），医学博士	1999	玛丽莲·米勒（Marilyn Miller），医学博士
1984	南希·卡波比安科（Nancy Capobianco），视轴矫正师	2000	凯尔·阿诺尔迪（Kyle Arnoldi），视轴矫正师
1985	尤金·赫尔维斯顿（Eugene Helveston），医学博士	2001	蒙特德尔·蒙特（Montedel Monte），医学博士

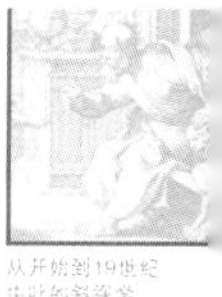

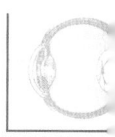

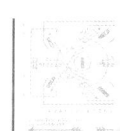
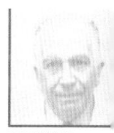
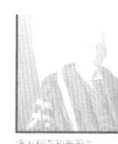
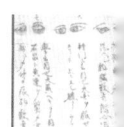
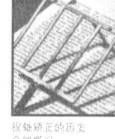

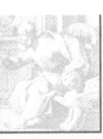
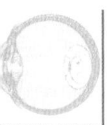

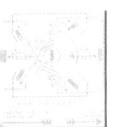
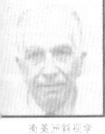

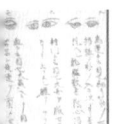
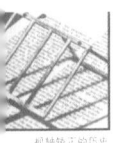

国际视轴矫正协会大会

第一次　英国伦敦，1967 年 7 月

第二次　荷兰阿姆斯特丹，1971 年 5 月

第三次　美国波士顿，1975 年 7 月

第四次　瑞士伯尔尼，1979 年 9 月

第五次　法国戛纳，1983 年 10 月

第六次　英国哈罗盖特，1987 年 6 月 /7 月

第七次　德国纽伦堡，1991 年 6 月

第八次　日本京都，1995 年 10 月

第九次　斯德哥尔摩，瑞典，1999 年 6 月

布利安讲者

1979 年，瑞士伯尔尼，南希·卡波比安科（Nancy Capobianco，美国 / 意大利）

1981 年，法国戛纳，朱迪·西贝尔（Judy Seaber，美国）

1987 年，英国哈罗盖特，乔伊斯·梅恩（Joyce Mein，英国）

1991 年，德国纽伦堡，卡罗琳·卡尔卡特（Carolyn Calcutt，英国）

1995 年，日本京都，朱莉·格林（Julie Green，澳大利亚）

1999 年，瑞典斯德哥尔摩，深井佐久子（Sakuko Fukai，日本）

一些合作的视轴矫正师/眼科医生团队

以下按时间顺序排列：

南希·卡波比安科（Nancy Capobianco）与布利安（Burian）医生、克纳普（Knapp）医生、贝蒂（Bietti）和巴戈利尼（Bagolini）医生

萨莉·摩尔（Sally Moore）和菲利普·克纳普（Philip Knapp）医生

萨拉·希普曼（Sara Shippman）和约翰·赫尔曼（John Hermann）医生

贝蒂–安·哈尔迪（Betty-Ann Haldi）和赫尔斯顿（Gene Helveston）医生

朱迪·西比尔（Judy Seaber）和爱德华·巴克利（Edward Buckley）医生

琼·布鲁斯（Jean Bruce），南希·卢克–费舍尔（Nancy Luke-Fischer）和亚瑟·斯蒂克尔（Arthur Stickle）医生

莱斯利·伦纳森·弗朗斯（法国）（以及许多后来的视轴矫正师）和比尔·斯科特（Bill Scott）医生

杰奎琳·弗兰克·希姆科（Jacqueline Frank Shimko）和托马斯·弗朗斯（Thomas France）医生

吉尔·罗珀-霍尔（Gill Roper-Hall）与罗纳德·伯德（Ronald Burde）博士合作，后来又与索菲亚·钟（Sophia Chung）博士和奥斯卡·克鲁斯（Oscar Cruz）博士合作

苏珊·林奇（Susan Lynch）和希拉姆·哈迪斯蒂（Hiram Hardesty）医生

简·沃克（Jane Walker）、阿琳·斯特恩斯（Arlene Stearns）、与马修·拉比诺维茨（Matthew Rabinowicz）医生

卡罗琳·卡尔卡特（Carolyn Calcutt）和埃里克·阿诺特（Eric Arnott）先生

杰拉尔丁·蒂尔（Geraldine Tillson）与约翰·普拉特-约翰逊（John Pratt-Johnson）先生

辛迪·阿维拉（Cindy Avilla）与冯·诺登（von Noorden）医生合作，后来又与马尔科姆·马佐（Malcolm Mazow）医生合作

朱迪思·罗宾逊（Judith Robinson）与保罗·罗曼诺（Paul Romano）医生

金妮·汉森（Ginny Hansen）和里奇·弗里曼（Rich Frooman）医生

帕蒂·詹金斯（Pattye Jenkins）与马佐（Dr. Mazow）医生和罗莎·唐（Rosa Tang）医生

雷切尔·詹金斯（Rachael Jenkins）与冯·诺登（von Noorden）医生

辛迪·普里查德（Cindy Pritchard）与约翰·弗林（John Flynn）医生合作，后来又与乔治·埃利斯（George Ellis）医生合作

芭芭拉·杜利（Barbara Dulley）和彼得·菲尔先生（Mr. Peter Fells）

伊娃·鲁德津斯基（Eva Rudzinski）和格哈德·罗恩医生（Dr. Gerhard Rønne）

约斯·比尔拉赫（Jos Bierlaagh）和马克斯·戈宾医生（Dr. Marc Gobin）

乔·范德博什（Jo van de Bosch）和罗伯特·克罗恩医生（Dr. Robert Crone）

凯瑟琳·布洛克（Kathleen Bullock）与汉斯·布雷德迈耶医生（Dr. Hans Bredemeyer），以及后来的弗里茨·施通普夫医生（Dr. Fritz Stumpf）

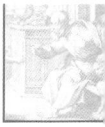
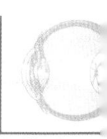
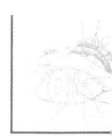
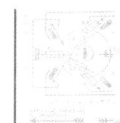
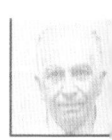
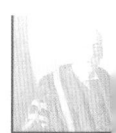
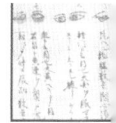
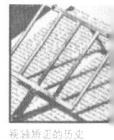

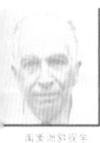

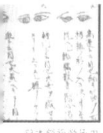
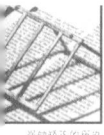

参考文献

[1] Besnard, MJ: Orthoptie Pratique. Masson, Paris, 1973
[2] Bredemeyer HG and Bullock K: Orthoptics: Theory and Practice. Mosby, St. Louis, 1968.
[3] British Orthoptic Society publication: BOS History – 50 years History of the British Orthoptic Society, 1937 – 1987. 1988.
[4] Burian H: Welcome address prepared for the opening ceremony. Read by Edmund L. Cooper. Transactions of the Third International Congress of Orthoptists, Boston, 1975. Stratton Intercontinental New York, 1976; p. xvii–xix
[4a] Capobianco N: Points of view about sensorial adaptation in strabismus. In Transactions of the Fourth IOA Congress Bern, J Mein and S Moore eds, 1979, Henry Kimpton, London, , 1981
[5] Cashell GW: Proposals for standards of cure. Operative and non-operative. Brit Orthopt J 1939; 1: 113–114
[6] Cashell GW: Fixation disparity. Trans Ophth Soc UK 1954; 74: 281–296
[7] Cashell GW and Durran IM: Handbook of Orthoptic Principles. Churchill Livingstone, 1967 p. 66
[7a] Cashell GW and Durran IM: Handbook of Orthoptic Principles. Churchill Livingstone, 2nd ed, 1971, p.66
[8] Crone R: From orthotropia to microtropia. Brit Orthopt J 1969; 26: 45
[9] Crone R: Diplopia. Excerpta Medica, Amsterdam, 1973.
[10] Donders F: Anomalies of Accommodation and Refraction. Translation by W.D. Moore, New Sydenham, London, 1864.
[11] Duane A: Fuchs' Textbook of Ophthalmology. 6th ed. Philadelphia, 1906.
[12] Duke-Elder S and Wybar K: In System of Ophthalmology, VI, Ocular Motility and Strabismus. Mosby St. Louis, 1973.
[13] Fitzgerald A: OAA President's address – 1993. Austr Orthopt J 1994; 30: 1
[14] Gallo CF, Nogueira Z: Orthoptics in Brazil. Transactions of the First International Congress of Orthoptists, London, 1967. Henry Kimpton, London, 1968; 323
[14a] Gimblett CL: The history of orthoptic treatment at the Royal Westminster Hospital. Brit Orthopt J 1939; 1: 63–5
[15] Gittoes-Davies R: An examination of the aetiology and treatment of small convergent deviations associated with a low degree of hypermetropia. Br Orthopt J 1951; 8: 71
[16] Hugonnier R and Hugonnier SC: Strabismus, Heterophoria, Ocular Motor Paralysis. Mosby, St. Louis, 1969.
[17] Jampolsky A: Differential diagnosis and management of small degree esotropia and convergent disparity. Am J Ophthal 1956; 41: 825
[18] Jampolsky A, Flom M and Thorsen JC: Membrane Fresnel Prisms: A new therapeutic device. In Fells P. editor: The First Congress of the International Strabismological Association. Mosby, St. Louis, 1971.
[19] Javal E: Manuel Theorique et Pratique du Strabisme. G Masson, Paris, 1896.
[20] Javal E: Cited in Hugonnier R and Hugonnier SC: Strabismus, Heterophoria, Ocular Motor Paralysis. Mosby, St. Louis, 1969.
[21] Jeanrot N: Manuel de Strabologie Pratique; Aspects Cliniques et Therapeutiques. G. Masson, Paris, 1994
[22] Jost P: Orthoptics in Switzerland. Transactions of the First International Congress of Orthoptists, London, 1967. Henry Kimpton, London, 1968; p. 335
[23] Kramer ME: Clinical Orthoptics: Diagnosis and Treatment. Cox RA, Miller WH, Kramer LW (eds) Mosby, St. Louis, 2nd ed. 1953.
[24] Lang J: Evaluation in small angle strabismus or microtropia. In: International Strab Symposium, Giessen 1966. S. Karger, Basel, 1968; pp. 219–222
[25] Lee BM: First International Congress of Orthoptists, 1967. Brit Orthopt J 1968; 25: 100–106
[26] Lee BM: Personal Communication. (Livingston, December 2001; H W Archer-Hall Jan 2002)
[27] Lee BM: The First Fifty Years. Japan Orthoptic Journal 1982; 10: 70–87
[28] Lee BM: Tribute to Hermann Burian. Transactions of the Third International Congress of Orthoptists, Boston, 1975. Stratton Intercontinental New York, 1976; p. v
[29] Lee BM: "1967 and all that" History of the IOA given at the opening ceremony of the Ninth International Orthoptic Congress, Stockholm, 1999. IOA Newsletter, 2000.
[30] Livingston PC: Approach to the Phorias. Brit Orthopt J 1939; 1: 71–104
[31] Lyle TK and Jackson S: Practical Orthoptics in the Treatment of Squint. Blakiston Company. Philadelphia, 1st ed, 1937 and 3rd ed, 1949.
[32] Lyle TK: Worth and Chavasse's Squint. The Binocular Reflexes and the Treatment of Strabismus. 8th ed, Philadelphia, The Blakiston Co, 1950.
[33] Lyle TK and Wybar K: Practical Orthoptics in the Treatment of Squint and other Anomalies of Binocular Vision. 5th Ed, H.K.Lewis and Co., London, 1967
[34] Mackenzie W: A Practical Treatise on the Diseases of the Eye, Longman Brown Green Longmans, London, 1854
[35] Maddox MC: President's letter. Brit Orthopt J 1939; 1: 6
[36] Mayou S: Mayou Bar-Reader; Model II. Brit Orthopt J 1957; 14: 88
[37] Mein J and Harcourt B: Diagnosis and Management of Ocular Motility. Blackwell Scientific, London, 1986.
[38] Mein J and Trimble R: Diagnosis and Management of Ocular Motility. 2nd ed. Blackwell Scientific, London, 1991
[39] Moore S: Orthoptics in the USA – Past present and future. Jpn Orthopt J 1982; 10: 88–100
[40] Moore S and Stockbridge L: Fresnel prisms in the management of combined horizontal and vertical strabismus. Am Orthopt J 1972; 22: 14–21
[41] Noorden GK von: Personal communication (Tibbs, Aug 2000; Wybar May 2001)
[42] Noorden GK von: Binocular Vision and Ocular Motility. Theory and Management of Strabismus. 5th ed. Mosby-Year Book, Inc., St. Louis, 1996.
[43] Parinaud H: Le Strabisme et son Traitement, Paris, 1899.
[44] Parks MM: Second thoughts about the pathophysiology of monofixational phoria. Amer Orthopt J 1964; 14: 159–166
[45] Parks MM: The monofixational syndrome. Trans Am Ophthal Soc 1969; 67: 601–651
[46] Parks MM and Eustis AT: Monofixational phoria. Am. J. Orthopt 1961; 11: 38–48 46a   Pugh MA: Squint Training. Oxford University Press, New York, 1936.
[47] Quere MA, Lavenant G, Pechereau A, Fourage H, Cauter O van: Les diplopies incoercibles post- therapeutiques. J Fr Orthopt 1993; 25: 191
[48] Revell MJ: Strabismus. A History of Orthoptic Techniques. Barrie and Jenkins, London, 1971.
[49] Romano PE and Noorden GK von: Limitations of the cover test. Am J Ophthalmol 1962; 72: 10–12
[50] R0nne G and Rindziunski E: The pathogenesis of anomalous correspondence. Arch Ophthalmol 1953; 31: 347
[51] Roper-Hall MJ: Personal communication (First Congress, June 2001; Livingston, Dec 2002, HW Archer- Hall, February 2002)
[52] Scobee RG: The Oculorotary Muscles. Mosby, St. Louis, 1947.
[53] Sedan J: Post cure de l'amblyopie re-eduque. Paris, 1956.
[54] Unwin B: Sixty Years of Orthoptics. Presented at the BOS annual conference. golden jubilee year, in Durham, England, in 1997.
[55] Walraven F: Walraven Bar Separator Technique in relation to single binocular vision. Am Orthopt. J 1955; 5: 65
[56] Wheatstone: Philosoph Trans 1938; 128: 371
[57] Worth CA: Squint: Its Causes, Pathology and Treatment. John Bales Sons & Daniels Sons Ltd, London, 1903

其他来源和致谢

照片、文章、关于日期、事件和人物的证明均来自以下贡献者：

英国：英国视轴矫正协会（British Orthoptic Society）、路易丝·加恩汉（Louise Garnham）、芭芭拉·李（Barbara Lee）、希拉·梅尤（Sheila Mayou）、安麦·金泰尔（Ann McIntyre）、琳达·麦金泰尔（Linda McIntyre）、乔伊斯·迈因（Joyce Mein）、迈克尔·罗珀-霍尔（Michael Roper-Hall）、布罗尼亚·温（Bronia Unwin）、简·沃克（Jane Walker）。

美国和加拿大：莫亚·阿什比（Moya Ashby）、珍·布鲁斯（Jean Bruce）、南希·卡波比安科（Nancy Capobianco）、帕梅拉·库茨克（Pamela Kutschke）、甘特·冯·诺登（Gunter von Noorden）、卡罗尔·潘顿（Carole Panton）、尼娜·皮克（Nina Pick）、辛迪·普里查德（Cindy Pritchard）、安东尼娅·拉西科维奇（Antonia Rasicovici）、玛丽·瓦克哈根（Mary Wackerhagen）。

欧洲：伊莎贝尔·雷克·达阿尔梅达（Isabel Reich D'Almeida）、埃米莉亚·加洛（Emilia Gallo）、黛西·戈茨（Daisy Godts）、英格·霍博尔特·霍尔斯特（Inger Hobolth Holst）、西格琳德·霍弗（Sieglinde Hofer）、玛尔莉·科尔（Marli Köhler）、凯瑟琳·兰陶（Kathleen Lantau）、玛尔利斯·伦克-施菲弗（Marlis Lenk-Schäfer）、米里埃尔·卢利（Mirielle Louly）、阿格尼塔·里德贝格（Agneta Rydberg）、克里斯蒂娜·舍林格（Christine Schäring）。

其他国家：萨拉·杨（Sara Young，南非）、伊莱恩·康奈尔（Elaine Cornell）、佐兰·格奥尔吉耶夫斯基（Zoran Georgievski）和帕特·兰斯（Pat Lance，澳大利亚）、根尾奈奈子（Kayoko Nemoto）和高坂浩子（Hiroko Takasak，日本）。

我们感谢以下出版社和个人允许我们在本章中使用他们的图片。

圣路易斯莫斯比出版公司：

图8-4　　　　雷米双眼视觉分离器（引自克莱默[23]处）

图8-7　　　　"Asher Law立体镜"（引自布雷德迈耶和布洛克[2]处）

图8-9　　　　欧内斯特·马多克斯的照片（引自杜克-埃尔德[12]处）

图8-13　　　使用手导镜的儿童（引自克莱默[23]处）

图8-27　　　部分遮挡物（引自克莱默[23]处）

Churchill Livingstone出版社：

图8-25　　　Hess屏（引自卡谢尔和杜兰[7]处）

英国视轴矫正杂志：

和戈登·霍伊斯（Gordon Hawes, 阿尔弗雷德·霍伊斯的儿子）

图8-6　　　　"Doyne遮盖片"

本章中的照片由以下人员提供：

图8-1、图8-2、图8-8、图8-22 M·J·雷维尔（M. J. Revell）先生[43]

图8-14　　　芭芭拉·李（Barbara Lee）和阿蒂·范帕森（Attie van Paassen）

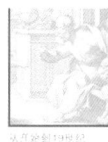
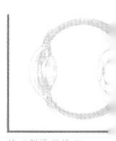
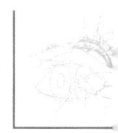
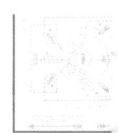
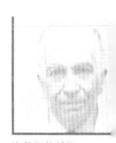

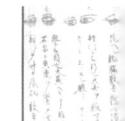
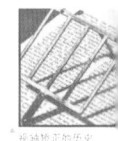

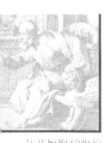
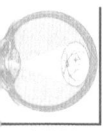

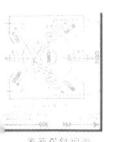
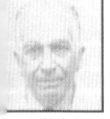
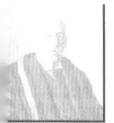
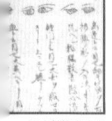
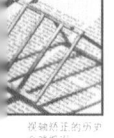

图8-15	安·麦金太尔（Ann McIntyre）
图8-20、图8-36、图8-37	米莱尔·卢利（Mireille Louly）
图8-21	克里斯汀·舍林格（Christine Schäring）
图8-23、图8-24	南希·卡波比安科（Nancy Capobianco）
图8-28	琳达·麦金太尔（Linda McIntyre）
图8-30、图8-31、图8-32	芭芭拉·李（Barbara Lee）
图8-33	简·沃克（Jane Walker）
图8-34、图8-35	凯瑟琳·兰涛（Kathleen Lantau）

概述

日期	名称	工作	参考*
公元前 460–380 年	希波克拉底（Hippocrates）	斜视的遗传特性	1/110
公元前 25 年至公元 50 年	凯尔苏斯（Celsus Aulus Cornelius）	眼外肌麻痹	1/172
625–690	埃伊纳岛的保卢斯（Paullus）	斜视面罩 弱视的定义	1/6
836–901	阿布·哈桑·塔比特·哈拉尼（Abul Hasan Thabital–Harrani）	弱视的遮盖治疗	1/210
1215–1310	彼得·朱利安（PetrusHispanus）	眼球运动疾病的神经支配病因	1/23
约 1325	阿卡里乌斯（Actuarius）	眼部肌肉痉挛性／萎缩性斜视	1/108
1613	阿吉洛尼乌斯（Aguilonius，鲁本）	立体视觉指向检查	1/1
1623	德·巴尔斯德（de Valdes）	屈光参差性弱视	1/58
1679	勒克莱尔（Le Clerc）	眼优势	1/137
1740	勒卡特（Le Cat）	偏心注视	1/135
1746	德·布丰（de Buffon）	知觉性斜视学龄前儿童视力表，光学压抑疗法	1/43
1807	特克勒斯（Troxler）	获得性"错误"视网膜识别	1/201, 202
1826	缪勒（Müller）	第一次使用术语共同性斜视	2/109
1829	罗西（Rossi）	部分遮盖	1/174
1838	惠斯通（Wheatstone）	立体镜	1/217
1838	斯特罗迈尔（Stromeyer）	尸体中行肌肉切断术	1/192
1839	迪芬巴赫（Dieffenbach）	内斜视的内直肌切断术	1/66
1839	惠斯通（Wheatstone）	立体镜	1/217
1840	冯·阿蒙（von Ammon）	上斜肌腱断腱术 斜肌	1/4
1840	弗朗茨（Franz）	斜视计	1/85
1841	盖兰（Guerin）	肌肉的前徙	1/96
1842	迪芬巴赫（Dieffenbach）	牵引缝合（固定术）	1/69
1842	迪芬巴赫（Dieffenbach）	肌肉部分切除术、断腱术	1/69
1842	皮克福德（Pickford）	视网膜异常对应的病例报告	1/158
1845	伯姆（Bohm）	隔日斜视后退综合征先天性内斜视中的面转单眼性或者交替性斜视的区别	2/20
1854	冯·格拉斐（vonGraefe）	使用检眼镜进行偏心注视的诊断	2/41a
1855	冯·格拉斐（vonGraefe）	眼底镜下诊断旋转斜视（眼底旋转）	2/41a
1857	冯·格拉斐（vonGraefe）	遮盖检查 用负镜治疗外隐斜	2/42
1862	冯·格拉斐（vonGraefe）	遮盖–去遮盖检查 肌性视疲劳	2/43
1864	唐德斯（Donders）	调节与集合的关系	2/30
1864	赫林（Hering）	相同视觉方向定律	2/53
1867	亥姆霍兹（Helmholtz）	异常视网膜对应的明确描述	1/104
1870	史蒂文斯（Stevens）	介绍术语 tropia（显斜）和 phoria（隐斜）区分显性和隐性斜视	3/123
1872	福孔（Faucon）	隐性眼球震颤	2/33
1879	克里泽姆（Chrisholm）	先天性双侧第 6,7 颅神经麻痹即莫比乌斯综合征（Möbius syndrome）的第一个描述	3/26

斜视学历史 • 309

日期	名称	工作	参考*
1881	施威格（Schweigger）	交替遮盖检查	2/116
1882	霍姆斯（Holmes）	上直肌断腱术	3/75
1885	伦道夫（Landolt）	下斜肌"断腱术"	2/78
1890	普伦蒂斯（Prentice）	棱镜度作为斜视测量单位	3/171
1894	施威格（Schweigger）	隔日斜视进行成功的手术治疗	2/118
1896	谢灵顿（Sherrington）	交互神经支配法则	1/186
1896	贾瓦尔（Javal）	在斜视治疗中引入缩瞳剂，提倡阿托品"压抑"	2/76
1896	杜安（Duane）	引入交替三棱镜遮盖检查，并描述了检查的终点	3/41
1900	霍夫曼·比尔肖斯基（Hofmann Bielschowsky）	描述了歪头试验的诊断价值 旋转垂直斜视	2/67
1906	杜安（Duane）	描述与视觉光亮相关的一过性单侧旋转性眼球震颤，后来被称为"肌颤症"（3/108）	3/45
1907	胡梅尔海姆（Hummelsheim）	麻痹斜视的肌肉转位术	2/70,71
1907	豪（Howe）	测量眼外肌的肌力	3/79
1907	比尔肖斯基（Bielschowsky）	第一次提到可调节缝线	2/15
1908	豪（Howe）	密度增加的光学滤光片用于治疗弱视	3/92
1912	C.弗洛马热（C.Fromaget）、H.弗洛马热（H.Fromaget）	隐性眼球震颤和斜视的关系	2/36
1908	豪（Howe）	水平直肌垂直移位治疗旋转斜视	3/99
1921	杰克逊（Jackson）	垂直直肌水平转位治疗外展肌麻痹	3/115
1928	扬施（Jaensch）	外伤性下斜肌假性麻痹伴内转时上转受限（另见布朗[1950]3/4）	2/73a
1929	艾姆斯（Ames）	物象不等的定义	3/12
1931	比尔肖斯基（Bielschowsky）	DVD(分离性垂直偏斜)的第一个全面描述	2/18a
1935	扬施（Jaensch）	外伤性融合缺陷	2/73b
1941	彼得（Peter）	直肌后巩膜固定以缩短接触弧（由库博思2/26修改）	3/164
1948/1955	乌雷茨-扎瓦利亚（Urrets-Zavalia）	水平斜视伴垂直方向的非共同性（后来称为"A"和"V"征）	5/57/58
1950	布朗（Brown）	先天性上斜肌腱鞘综合征	3/4
1955	斯泰格尔·弗尔特（Steiger Würth）	注视行为的照相测定	2/124
1958	帕克斯（Parks）	旋转垂直斜视诊断三步法	3/159
1958	巴戈利尼（Bagolini）	线状镜	2/6
1959	克纳普（Knapp）	A型和V型斜视中水平直肌垂直转位	3/132
1961	朗格（Lang）	微小斜视	2/79
1961	库博思（Cüppers）	内窥镜	2/25
1962	钱西亚（Ciancia，另见科尔坦贝德[1958]3/30和朗格[1967]2/82）	婴儿内斜视综合征	5/23
1962	科尔特斯·马辛（Cortes Massin）等	角膜缘结膜切口	5/31a 5/41a
1963	威斯尔·胡贝尔（Wiesel Hubel）	视觉剥夺对猫的外侧膝状体细胞的形态和生理	3/208
1966	阿德尔斯坦 库博思（Adelstein Cüppers）	眼球震颤"阻滞"综合征	2/1
1969	帕克斯（Parks）	单眼注视综合征	3/156
1970	冯·诺登（von Noorden）等	弱视的灵长类动物模型	3/44/45
1970	詹波尔斯基（Jampolsky）等	压贴棱镜	3/117

日期	名称	工作	参考*
1973	A.B. 斯科特（A.B.Scott）等	药物减弱眼外肌	3/183a
1974	库博思（Cüppers）	赤道后固定（"后固定术"）	2/26
1981	盖顿（Guyton）	上斜肌的被动牵拉试验	3/57
1982	赫尔维斯顿（Helveston）等	滑车的作用	3/63
1983	冯·诺登（von Noorden）等	人类屈光参差性弱视的外侧膝状体细胞萎缩	3/141
1986	詹波尔斯基（Jampolsky）	重新引入可调节缝线	3/117
1992	冯·诺登（von Noorden）等	人类斜视性弱视外侧膝状体细胞萎缩	3/143
1995	德默（Demer）等	肌肉肌滑车	3/36

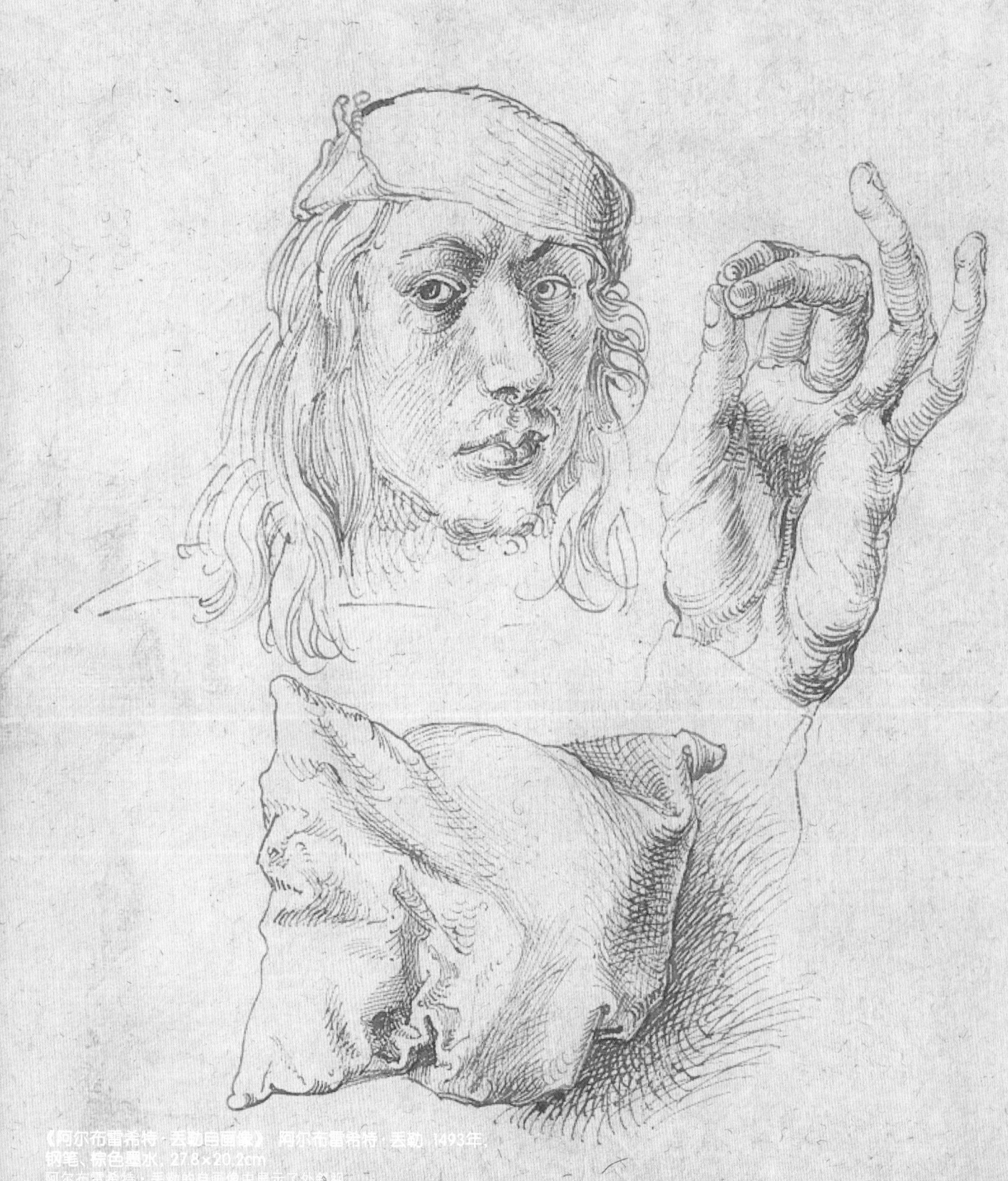

《阿尔布雷希特·丢勒自画像》 阿尔布雷希特·丢勒,1493年,钢笔、棕色墨水,27.8×20.2cm
阿尔布雷希特·丢勒的自画像中展示了外翻膝

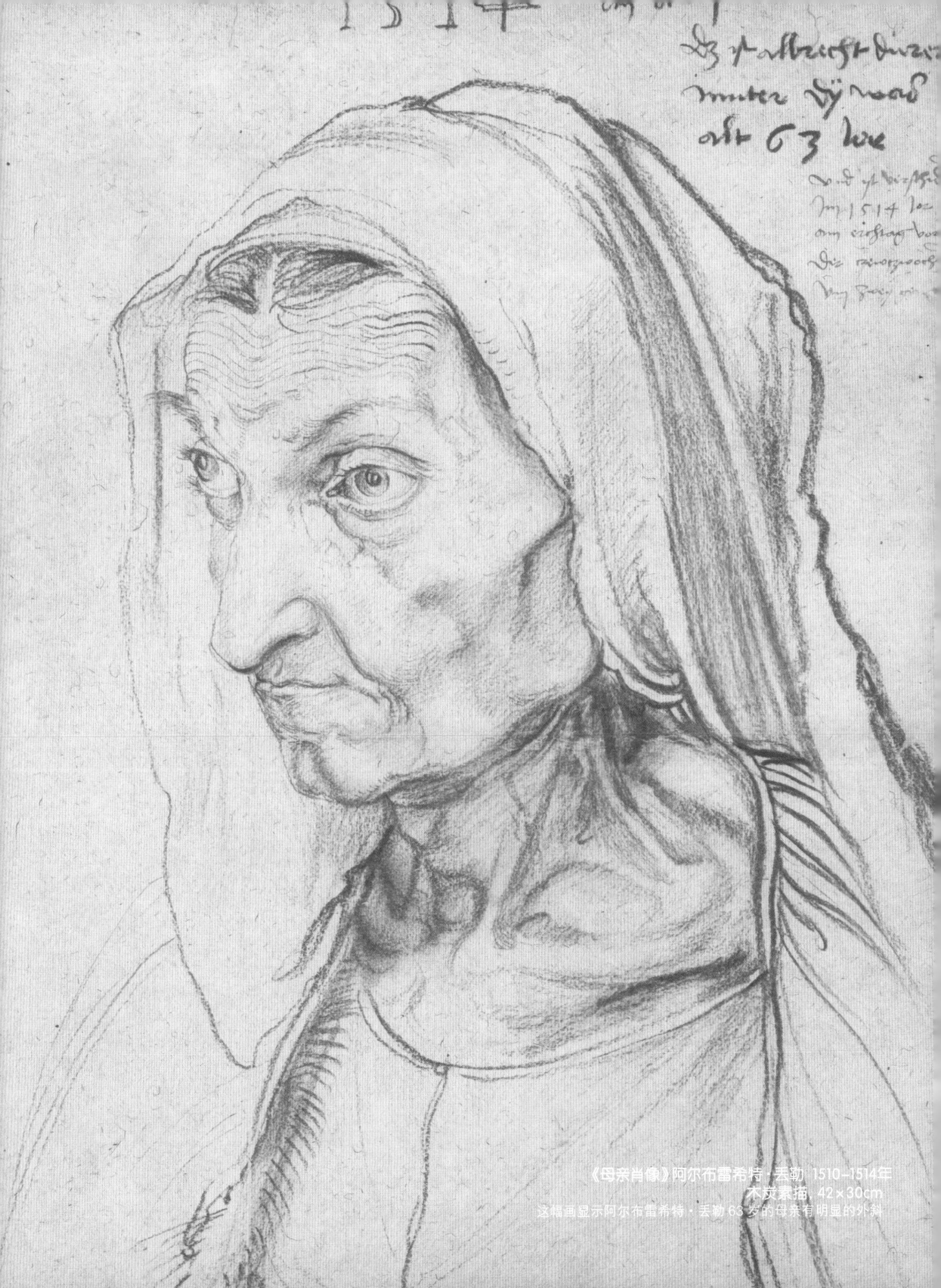

《母亲肖像》阿尔布雷希特·丢勒 1510—1514年
木炭素描，42×30cm
这幅画显示阿尔布雷希特·丢勒63岁的母亲有明显的外斜

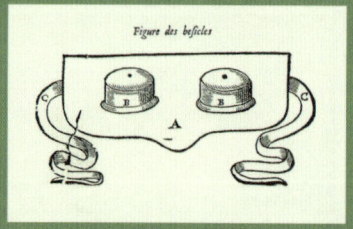

版权所有　侵权必究

ALL RIGHTS RESERVED
本书简体中文版权独家授予布克(北京)文化传播有限公司
版权登记号 02-2024-235

书名：斜视学历史
著：[英]GK 冯·诺登(Gunter K. von Noorden)
总策划：付晶　王宁利　孙兴怀　刘伟鹏
出版统筹：刘伟鹏
内容编辑：殷丽刚　李晓晨
装帧设计：韦艺丹　周玉龙
策划执行：布克(北京)文化传播有限公司

版权保护声明：未经著作权人及布克(北京)文化传播有限公司事先书面许可，本作品的任何部分均不得复制、存储于检索系统或以任何形式，采用任何方式加以传播，包括数字、电子、机械、光学、影印、录音或其他方法。
Buclas·布克 商标归布克时光(北京)教育科技有限公司独家拥有。